TRAITÉ DES MAL

DES

ORGANES GÉNITO-URINAIRES

PAR

LE Dr PAUL FURBRINGER

DIRECTEUR DE L'HOPITAL FRIEDRICHSHAIN DE BERLIN

TOME PREMIER

TRADUCTION FRANÇAISE ANNOTÉE

PAR

LE Dr G. CAUSSADE

ANCIEN INTERNE DES HOPITAUX

Préface par le professeur F. GUYON

---

15 FIGURES DANS LE TEXTE

PARIS

G. STEINHEIL, ÉDITEUR

2, RUE CASIMIR-DELAVIGNE, 2.

1892

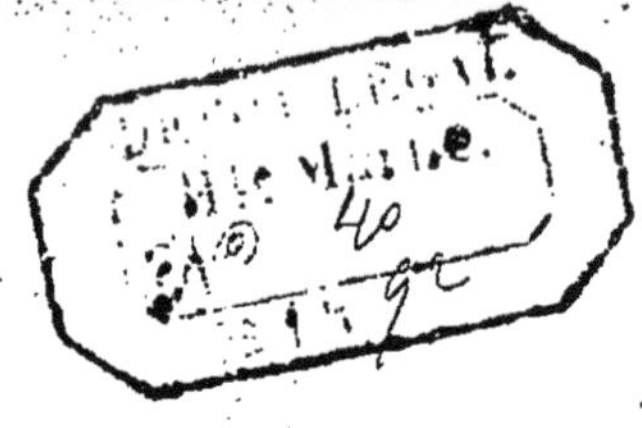

TRAITÉ DES MALADIES

DES

ORGANES GÉNITO-URINAIRES

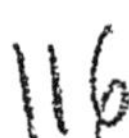

TRAITÉ DES MALADIES

DES

ORGANES GÉNITO-URINAIRES

PAR

LE Dr PAUL FURBRINGER

DIRECTEUR DE L'HOPITAL FRIEDRICHSHAIN DE BERLIN

TOME PREMIER

TRADUCTION FRANÇAISE ANNOTÉE

PAR

LE Dr G. CAUSSADE

ANCIEN INTERNE DES HOPITAUX

Préface par le professeur F. GUYON

15 FIGURES DANS LE TEXTE

PARIS

G. STEINHEIL, ÉDITEUR

2, RUE CASIMIR-DELAVIGNE, 2.

1892

PRÉFACE

A la fois médical et chirurgical, le traité que le Dr Paul Furbringer consacre à l'étude des maladies des organes génito-urinaires comprend nécessairement des sujets fort distincts. Semblables rapprochements ne sont pas sans intérêt. La médecine et la chirurgie doivent être mises à contribution aussi bien pour parfaire l'étude des maladies de l'appareil génito-urinaire que pour poser en toute connaissance de cause les indications souvent complexes de leur traitement ; il est peu de parties de la pathologie où la communauté du savoir soit plus utilisable. Cette union dans l'étude ne peut cependant être entièrement maintenue dans la pratique et la nécessité, plus encore que l'usage, distinguent de plus en plus dans leurs applications la médecine et la chirurgie.

En présentant au public français le livre du Dr Furbringer, l'éditeur a pensé qu'il conviendrait de le diviser en deux volumes, dont l'un serait consacré à la partie médicale du sujet et l'autre à la partie chirurgicale. Cette division ne pouvait que mettre plus en valeur l'œuvre importante du médecin de Berlin. Il devenait ainsi nécessaire de donner à une publication dont le cadre était aussi notablement élargi de nouveaux développements, et de faire appel non pas seulement à des traducteurs, mais à de véritables collaborateurs. M. Steinheil s'est adressé à MM. les docteurs G. Caussade et H. Hartmann ; il était difficile de faire de meilleurs choix. Grâce à la connaissance parfaite du sujet que la direction de leurs études et leurs travaux personnels leur avait procurée dans tous ses détails, MM. Caussade et Hartmann se trouvaient désignés pour accomplir cette tâche. Une énumération rapide des sujets qu'ils ont traités l'un et l'autre montrera comment ils l'ont comprise (1).

M. Caussade a donné sur l'*albuminurie*, sur l'*hémoglobinurie*, sur le *rein des gravidiques*, sur l'*infarctus rénal*, sur les *néphrites infectieuses*, sur la *glomérulo-néphrite*, sur l'*albuminurie dans la diphtérie*, sur la *néphrite dans la pneumonie*, sur la *néphrite syphilitique*, sur les *théories de l'urémie* et sur son *traitement*, sur le *régime des brightiques*, sur les *kystes rénaux*, l'*adénome rénal*, le *rein amyloïde* et d'autres questions, une série de notes qui témoignent aussi bien de l'étendue de son savoir et de la rectitude de son jugement que d'un sens médical élevé.

M. Hartmann a été conduit, pour donner au second volume l'allure chirurgicale qui lui convient, à écrire de véritables chapitres. La *séméiologie et l'examen chirurgical du rein et de la vessie* ; les *opérations que l'on pratique sur l'urèthre, la vessie et le rein*, le *traitement chirurgical des pyélites*, *des abcès urineux*, *des fistules urinaires* ont été successivement et complètement exposés. L'ardeur que M. Hartmann a toujours apportée à l'étude de la chirurgie, l'habitude des descriptions

(1) La contribution de chacun des annotateurs est indiquée dans le corps des deux volumes par la composition **en petit texte**. Pour la partie médicale, elle n'existe que sous forme de *notes* signées G. C. ; pour la partie chirurgicale, elle se rencontre également sous forme de notes signées H. H., mais de plus elle comprend des chapitres entiers, composés en petit texte et non signés (*Note de l'éditeur*).

didactiques acquises dans d'autres publications, la connaissance toute spéciale du sujet, devaient assurer à ses articles le caractère qu'ils présentent. Les questions y sont résumées avec la netteté et la précision voulues sans qu'aucun des détails nécessaires à ceux qui désireront apprendre et agir, fasse défaut en aucun point.

La contribution apportée par MM. G. Caussade et H. Hartmann au *Traité des maladies des organes génito-urinaires* est, on le voit, très importante. Elle ajoutera une nouvelle et très légitime condition de succès à celles qui déjà ont fait si favorablement accueillir la publication primitive.

F. GUYON.

Mars 1892.

TABLE DES MATIÈRES

PREMIÈRE PARTIE

Séméiologie générale.

DEUXIÈME PARTIE

Troubles de la circulation générale.

Inflammations des reins. — Néphrites.

PREMIÈRE PARTIE

I. — SÉMÉIOLOGIE GÉNÉRALE.

Nous croyons utile, d'après l'usage établi, de faire précéder ce traité spécial qui est consacré aux maladies des organes destinés à filtrer et à excréter l'urine, de *considérations générales* sur l'essence et la signification de quelques symptômes importants relatifs à la *nature de l'urine* et à l'*influence* des troubles de l'appareil urinaire sur l'ensemble de l'organisme. A ces symptômes appartiennent d'une part la présence de l'*albumine*, du *sang* et consécutivement de la *matière colorante du sang* et enfin des *cylindres* dans l'urine ; d'autre part, l'*hydropisie* et l'*urémie*.

1. — Albuminurie.

Définitions. — Faisant abstraction de ce qu'on désigne sous le nom de *fausse albuminurie*, c'est-à-dire de ces états dans lesquels l'urine ne contient de l'albumine que par suite d'un mélange de sang, de pus, de sperme, etc. nous ne traiterons ici que de l'*albuminurie rénale vraie*, qu'il existe ou non une véritable maladie des reins.

L'expression *albuminurie*, dans l'ancienne langue clinique, s'applique à la présence, dans l'urine, d'*albumine coagulable par la chaleur*, comprenant aussi bien l'albumine du sérum (séro-albuminurie, sérinurie), et la globuline du sérum (globulinurie, paraglobulinurie) ou ces deux sortes d'albumine à la fois (abstraction faite du fibrinogène) (1). D'après

---

(1) Le plasma sanguin est formé par des matières albuminoïdes parmi lesquelles on trouve la sérine et la paraglobuline appelée aussi substance fibrino-plastique par Schmidt ou séroglobuline ou fibrine dissoute par Denis de Commercy, par le fibrinogène, par la fibrine soluble d'Eichwald, par des corps gras.

Il n'existe dans le sang que des traces de peptone ; la peptone peut en être tout à fait absente. La distinction entre la sérine et la globuline a été faite depuis longtemps. Les travaux de Denis de Commercy sont les premiers qui ont fait reconnaître cette nouvelle matière albuminoïde, la globuline, grâce à sa méthode d'expérimentation par les sels qu'il a appliquée aux substances albuminoïdes du sérum. C'est lui et les procédés d'Hammarsten qui ont fait connaître que plusieurs sortes d'albuminoïdes devaient être distinguées dans le sérum.

Quant au fibrinogène il serait jusqu'à ce jour la seule matière albuminoïde connue dans le plasma sanguin. Fano et Wooldridge ont cependant étudié récemment plusieurs variétés de fibrinogène. Les résultats des travaux de Hayem et Winter ont confirmé ceux de ces auteurs. Voici ce que dit Hayem dans son livre, *Le sang* : « Après avoir obtenu du plasma en traitant du sang peptonisé par le centrifuge, Wooldridge maintient le liquide pendant quelque temps à 0° et voit se produire un précipité auquel il donne le nom de fibrinogène A.... Débarrassé par le froid ou le sulfate de magnésium du fibrinogène A, le plasma renferme encore une grande quantité d'une substance qui se transforme facilement en fibrinogène typique de Schmidt et Hammarsten, notamment par précipitation au moyen d'un égal volume de solution saturée de NaCl (procédé de préparation du fibrinogène d'Hammarsten). Wooldrige donne à cette matière le nom de fibrinogène B. Elle peut être, comme le fibrinogène A, précipitée de ses solutions par l'acide sulfurique très dilué.

Il existerait donc, dans le sang, deux fibrinogènes différents... les précurseurs de la fibrine ne sont pas des albuminoïdes pures, mais des substances renfermant de la lécithine et de l'albumine. Au contact du plasma sanguin elles se transformeraient en fibrine concrète et ce processus pourrait s'accomplir aussi bien à l'intérieur des vaisseaux qu'en dehors d'eux. »

De tout ceci, on peut conclure que les matières albuminoïdes du sang sont nombreuses, que leurs associations et leurs combinaisons sont

les recherches récentes, ce dernier cas semble être la règle, comme on pouvait le supposer *à priori*, d'après la grande diffusibilité et peut-être aussi la grande facilité de filtration de la globuline du sérum. F. Hoffmann parle même, pour l'urine albumineuse, d'un quotient albumineux, variable dans de larges limites (1 à 10), quotient dont il trouve la valeur en divisant le chiffre de la globuline par celui de l'albumine ; en certains cas même, toute l'albumine de l'urine ne se compose guère que de globuline (Estelle, Werner). On s'occupe encore si peu, aujourd'hui, de chercher la globuline d'après des méthodes sûres, dans les études cliniques (Ham-

---

diverses et que, pour étudier leur passage à travers le filtre rénal et faire leur étude dans l'urine, la question se complique de la variété des albumines du sang. Quelles sont les matières albuminoïdes que l'on peut retrouver dans l'urine ? A quels caractères pourra-t-on les reconnaître? Voilà les questions qui se posent et qui demandent une réponse.

Le fibrinogène existant dans le sang comme les autres matières albuminoïdes, il nous semble que la question, pour être complète, devrait traiter aussi de son élimination par les reins. Cependant il n'est pas nécessaire de savoir sous quelle forme la fibrine préexiste dans le sang, de savoir si la théorie de Schmidt (substance fibrinogène, substance fibrino-plastique et ferment nécessaire à la réaction de ces deux substances l'une sur l'autre pour former la fibrine du sang) est vraie, peu importe si la théorie de Hammarsten est exacte (le fibrinogène serait d'après lui la seule matière albuminoïde génératrice de la fibrine, il se transformerait en fibrine sous l'influence d'un ferment spécial ; il en existerait un excès dans le plasma, la partie superflue passerait pendant la coagulation à l'état de globuline et se retrouverait sous cette forme dans le sérum, globuline de coagulation) ; peu importe que le fibrinogène soit susceptible ou non de se décomposer en plusieurs fibrinogènes comme Hayem et Winter l'ont démontré. Il est probable qu'il y a unité de l'espèce, variété de l'individu. Mais ce qui est important à connaître, c'est sous quelles formes toutes ces substances qui ont des réactions chimiques spéciales se retrouvent dans l'urine et quelles variétés on peut y constater soit à l'état physiologique soit à l'état pathologique. (G. C.)

marsten, Ott, Kamenski); sa présence dans l'urine en quantité notable manque encore tellement de signification pour le diagnostic et pour le pronostic (Viglezio), qu'on néglige complètement sa présence quand on cherche l'albumine (1).

---

(1) Les rapports de la sérine et de la séro-globuline (c'est ainsi qu'on doit la désigner pour ne pas la confondre avec la globuline qu'on rencontre dans les hématies) ont besoin d'être précisés non seulement dans le sang ; mais aussi dans les urines albumineuses. Hammarsten signale sur 100 de sérum 7,626 d'albumine se décomposant en 4,516 de séro-albumine et 3,103 de séro-globuline. Hoffmann sur la même quantité de sérum sanguin donne 7,76 d'albumine : 5,04 de séro-albumine et 2,72 de séro-globuline. Les rapports de ces 2 albumines concernent des hommes bien portants. Hoffmann pense qu'à l'état pathologique le sérum sanguin est plus pauvre en séro-albumine et que, lorsque le quotient de la division de la sérine par la séro-globuline est au-dessous de un, l'état du malade doit être considéré comme grave.

Lécorché et Talamon constatent que plus le chiffre de globuline est élevé, plus l'état pathologique du malade est grave. C'est d'ailleurs le résultat des 2 expériences d'Estelle qui chez 2 brightiques a trouvé des chiffres de séro-globuline notablement supérieurs à ceux de la sérine. Mais les rapports dans le sérum sanguin de la sérine et de la séro-globuline ne sont pas fixés d'une manière précise. Denys donne la proportion de 2,4 ; Hammarsten de 1,5 ; Hoffmann de 1,8 à 2,4 ; Lécorché et Talamon 2,3. Dans l'urine albumineuse les discordances ne sont pas moins fortes. Ott a signalé l'acidité des urines comme facilitant la recherche de la globuline dans l'urine ; il a prouvé que la globuline augmentait en raison directe de l'acidité de l'urine et que la sérine subissait une diminution inverse. Lécorché et Talamon ont confirmé ces résultats en démontrant que avec la réaction alcaline la sérine augmentait et la séro-globuline diminuait. Par contre, l'acidification de l'urine dosée préalablement, quant au rapport de la sérine et de la séro-globuline, a donné une légère augmentation de la séro-globuline. La neutralisation d'urines dont l'acidité avait été reconnue antérieurement au dosage et qui avait donné une grande quantité de séro-globuline, a fait fortement diminuer la proportion de celle-ci au profit de la sérine.

C'est donc là un point litigieux et il est probable que nombre de cas

Recherche de l'albumine dans l'urine. — Pour opérer cette recherche, on emploie divers procédés, dont voici les plus usités :

1° On filtre l'urine, on la chauffe et l'on y ajoute de 1/4 à

---

de globulinurie signalés par Estelle et de Werner doivent être regardés comme des faits d'albuminurie légère à urines acides. Lécorché et Talamon n'ont jamais, sur une centaine d'analyses, constaté au sein d'une urine albumineuse, la présence de la séro-globuline à l'exclusion de la sérine même quand l'acidité était reconnue. Cependant, d'une part comme le fait remarquer Senator, les cas de sérinurie pure sont rares; la présence exclusive de la sérine dans l'urine n'a été signalée que dans un cas de cancer de l'estomac par Hoffmann, sans qu'on puisse l'affirmer; dans les néphrites aiguës, la globulinurie prédominerait. D'autre part Lécorché et Talamon *à priori* ne sauraient admettre que la globuline passe isolément dans l'urine. Sa grande diffusibilité admise par Schmidt expliquait à la rigueur ce phénomène. Mais Gottwald a démontré que la globuline n'était pas diffusible. Comment donc expliquer les expériences d'Estelle et de Faveret qui, en injectant dans les veines séparément la sérine et la séro-globuline en solution dans l'eau, ont retrouvé dans le premier cas de la sérine seule dans les urines et de la séro-globuline isolée dans le second cas?

D'après Hayem, Lécorché et Talamon, ces deux matières albuminoïdes ne sont pas chimiquement pures à cause des manipulations qu'elles ont subies et ne sont pas identiques à celles qui circulent dans le sang. A leur contact, le filtre glomérulaire est altéré, ces corps sont éliminés comme corps étrangers et à ce titre se trouvent en excès dans l'urine après avoir donné lieu à une albuminurie à peine marquée.

Il y a donc des conditions nombreuses qui font varier dans les urines les proportions de sérine et de séro-globuline. Il y en a qu'il faut chercher dans les variations mêmes de constitution de l'albumine du sang, dans l'état anatomique du rein, dans la nature de la lésion rénale.

Une des causes de la difficulté d'établir un rapport entre les albumines du sang et les deux albumines de l'urine vient de ce que, dans les tubes urinifères et dans tout le parcours de l'appareil urinaire, il peut survenir des sécrétions des épithéliums, des décompositions, et des dédoublements successifs par suite même des phénomènes pathologiques dont le rein est le siège. Estelle cependant dans deux observations, a fait les examens séparés du sang et de l'urine de brightiques au point

1/3 de son volume (et non pas quelques gouttes) *d'acide azotique officinal* à 30°. On obtient, selon la quantité d'albumine contenue, un trouble, un précipité floconneux ou même une coagulation totale. Cet essai ne lève pas tous les doutes, surtout pour le commençant ; car, dans certains cas, rares il est vrai, on peut confondre ce trouble avec des produits résineux, notamment avec des acides résineux produits par la décomposition de sels de la série aromatique (Lœbisch et Rokitansky). Assez souvent, aussi, la couleur foncée de l'urine empêche de reconnaître la formation de légers nuages. D'après Roberts, l'addition d'une solution concentrée de sulfate de magnésie empêche la trop forte décomposition des matières colorantes.

L'acide nitrique, *à froid*, est un réactif peu sensible ; s'il y a un nuage léger, on peut croire à un dépôt d'urates dans une urine concentrée. Il est important de savoir que la couche d'albumine apparaît nettement délimitée en haut et en bas et se trouve toujours située au-dessous de l'anneau formé par

---

de vue de leur teneur en sérine et en globuline et de leur rapport respectif dans ces deux milieux : la séro-globuline plus abondante dans le sang fut trouvée plus abondante aussi dans l'urine. Les expériences de Lécorché et Talamon confirment celles d'Estelle ; ils ont signalé aussi le même rapport entre les deux substances albuminoïdes du sang et de l'urine. Cette observation faite par différents auteurs est donc un fait acquis.

La réciproque est-elle vraie ? Les rapports de ces deux substances dans l'urine peuvent-ils nous renseigner sur l'état du sérum du sang ? Si ce fait est exact, on est obligé d'admettre l'altération préalable du sérum sanguin avant sa filtration urinaire. Le sérum des brightiques introduit dans les veines d'un animal sain doit produire de l'albumine ; par contre le sérum normal introduit dans les mêmes conditions ne doit occasionner aucun trouble. L'expérience faite par Hayem sur un chien sain injecté dans les veines avec le sang d'un chien brightique n'a causé aucune albuminurie. Pour Hayem cette origine de la néphrite hématique n'existe pas. (G. C.)

l'acide urique, dont la limite supérieure présente un aspect indécis et flottant. La dilution de l'urine dans deux fois son volume d'eau, donne lieu à l'apparition d'un léger trouble uratique.

2° On fait bouillir l'urine filtrée, et en maintenant l'ébullition, on y ajoute une à une au plus 5 gouttes *d'acide acétique officinal dilué* pour 10 c. c. d'urine. On a eu soin de neutraliser l'urine avant de la filtrer, si elle était alcaline. Avec l'acide acétique, l'ébullition, et la précaution que nous avons indiquée on a un réactif sensible qui ne colore pas l'urine. La réaction est beaucoup plus marquée quand on traite l'urine par un volume égal d'une solution saturée de sel de Glauber (Panum), ou par le tiers de son volume d'une solution concentrée de chlorure de sodium (Heynsius), qu'on acidifie *fortement* par l'acide acétique, et qu'on chauffe. Cette méthode est bonne et elle évite le danger de redissoudre l'albumine par un excès d'acide acétique. Jamais, dans notre pratique, nous n'avons rencontré un précipité de mucine pouvant troubler les résultats.

3° On précipite l'albumine, à froid, en traitant l'urine par l'*acide acétique* et par une solution de *ferrocyanure de potassium*. Après des recherches comparatives très nombreuses, on a ajouté à 10 c. c. d'urine, 18 gouttes d'acide acétique cristallisable et 1 à 2 gouttes d'une solution de ferrocyanure à 10 0/0 qui est la proportion la meilleure ; cette méthode, très sensible pour l'urine diluée, amène des échecs dans un certain nombre d'urines concentrées. Il est bon d'attendre une minute que le trouble se manifeste.

Procédés rapides. — Le besoin de rendre plus pratique, pour le médecin, la recherche de l'albumine, a conduit à employer comme réactifs susceptibles de traiter l'urine soit en solution soit en nature l'*acide picrique* (Bouchard, Galippe,

Johnson, Esbach, Ralfe), l'*acide acétique trichloré* (Raabe) et l'*acide métaphosphorique* (Hindenlang, Wikstrand). Pavy, qui se défie de l'ébullition et du temps que met ce dernier acide à se dissoudre a fait fabriquer des granules et des pastilles comprimées d'*acide citrique* et de *ferrocyanure de sodium* et les introduit directement dans l'urine. Enfin quand Tanret eut fait connaître l'emploi d'un mélange de sublimé, d'iodure de potassium et d'acide acétique, on a mis dans le commerce des *réactifs tout préparés*, parmi lesquels ceux de Wilson et de Geissler sont les plus répandus. Des deux papiers nécessaires pour un essai, l'un est imprégné d'iodure double de mercure et de potassium, l'autre d'acide citrique.

Cohen recommande comme un excellent réactif de l'albumine une solution d'iode et d'iodure de potassium dans l'acide acétique dilué, dans les proportions de 2 à 3 pour 500.

Presque toutes les méthodes que nous venons d'indiquer sont commodes et sensibles, mais cependant, comme l'a prouvé Penzoldt, elles ne sont pas complètement sûres, car elles produisent éventuellement des troubles qui peuvent induire en erreur, même dans le cas où l'urine n'est pas albumineuse. Ils sont attribuables surtout à la mucine, d'après Johnson.

Tout récemment, Fleischer a recommandé l'emploi du sublimé et de l'acide succinique.

Quand on peut faire l'analyse d'une urine au laboratoire, à la clinique, dans le cabinet du médecin, on doit préférer les méthodes anciennes et éprouvées, et procéder par l'ébullition. Il en est autrement quand il faut, sans filtre, sans lampe, au lit du malade et surtout à la campagne, exécuter un grand nombre d'essais d'urine, dans le but purement pratique de faire un diagnostic. Dans ce cas, le médecin doit se contenter de méthodes rapides.

Les papiers réactifs, abstraction faite de leurs propriétés de précipiter les alcaloïdes, laissent déposer dans l'urine à examiner de nombreuses fibrilles qu'il est ensuite nécessaire d'enlever; opération fort peu agréable. C'est pourquoi, de concert avec Stütz, nous avons composé de petites *capsules de gélatine* contenant un mélange de chlorure de mercure et de sodium, de chlorure de sodium et d'acide citrique. Ces capsules rendent l'opération très simple et très propre. On coupe la capsule aux deux bouts et on la jette dans un verre contenant environ 5 centimètres d'urine. Ces capsules partagent avec le réactif de Geissler la propriété de précipiter l'acide urique lorsque l'urine est *très concentrée* et de pouvoir amener de légers nuages qui ne sont pas constitués par de l'albumine. Le praticien doit être prémuni contre cette cause d'erreur et à l'occasion ne pas tenir compte de ces troubles. Nos capsules sont évidemment impropres aux essais scientifiques quand on doit tenir compte de faibles doses d'albumine.

Le médecin le plus mal outillé peut utiliser, même dans les ménages les plus pauvres, la méthode de Heynsius, pour reconnaître l'albuminurie pathologique, car on trouve partout une cuiller, une lumière, du sel de cuisine et du vinaigre (1).

---

(1) Néanmoins comme la distinction entre la séro-albumine et la séro-globuline a une importance clinique il est bon d'établir les moyens de les reconnaître et de séparer les deux matières albuminoïdes essentielles de l'urine. Les procédés indiqués précédemment les précipitent toutes les deux à la fois. Comme dans le sang cette séparation peut être faite dans l'urine. Dans le sang, la séro-globuline est précipitée par un excès d'eau, par un courant d'acide carbonique, par le chlorure de sodium, et le sulfate de magnésie en excès. Le procédé de Roberts basé sur la dilution de l'urine qui abandonne sa globuline, tenue en dissolution grâce aux sels neutres, en présence de l'eau ne donne aucun résultat.

La précipitation par un courant d'acide carbonique réclame 2 à 3 heures et ne précipite pas toute la globuline au bout de ce temps.

Quant à distinguer le trouble produit dans l'urine par l'*albumine* du trouble causé par la *mucine*, c'est une question qui a été récemment reprise, après avoir été déjà discutée par Reissner, il y a 25 ans. Elle n'a pas une grande importance pratique, car il n'y a jamais que des quantités infimes de mucine dissoute dans l'urine quand elle est claire. Il suffit de savoir que l'urine même diluée, quand elle contient de la mucine, décèle sa présence quand on y verse une grande quantité d'acide acétique. L'essai par l'acide acétique et par l'ébullition est alors contrôlé par l'épreuve, par l'acide nitrique. D'après Johnson, l'acide picrique ne précipite la mucine qu'en présence d'un autre acide fort. L'albumine accompagne très souvent la mucine dissoute. Senator et Citron ont fait récemment remarquer que les produits de décomposition de la nucléine, surtout dans les urines alcalines de la cystite, sont précipités par l'acide acétique, et, comme la mucine, restent insolubles dans un excès d'acide. F. Müller avait déjà fait mention d'un corps albumineux de l'urine précipitable par l'acide acétique. Malgré l'affirmation de Noorden que, chez l'homme sain, il a trouvé assez souvent de la mucine dans l'urine, Senator et Citron sont d'avis que l'on ne rencontre dans les urines non décomposées que des traces insignifiantes de mucine (1).

Le sulfate de magnésie suivant Hammarsten, Saundby et Estelle doit être employé de préférence ; dans 0,50 c. c. d'urine, on dissout du sulfate de magnésie en poudre jusqu'à saturation, on laisse reposer pendant 24 heures : au bout de ce temps la séro-globuline est ramassée au fond de l'éprouvette au-dessus de la couche de cristaux sous forme d'une substance blanche et molle. Par la méthode de la pesée, Estelle a déterminé, dans le laboratoire du professeur Lépine, la proportion de la globuline et de la sérine contenue dans 0,50 c. c. d'urine. (G. C.)

(1) La multiplication des procédés pour la recherche de l'albumine dans l'urine prouve la difficulté de cette recherche. Ou ils sont trop puis-

Dosage de l'albumine. — La meilleure manière de déterminer le contenu en albumine de l'urine, consiste à *peser* le coagulum lavé et séché. Pour les détails concernant cette méthode et les autres méthodes, nous renverrons le lecteur aux

---

sants comme ceux de Tanret et d'Axenfeld qui employait le chlorure d'or (matières albuminoïdes se colorant en rose en solution acide) et entraînent dans leur précipitation d'autres substances que la sérine et la séro-globuline, ou les réactifs employés ne sont pas assez puissants pour déceler des quantités minimes d'albumine dissoutes dans l'urine. Le réactif parfait, pour Lécorché et Talamon, doit réunir les deux propriétés suivantes : ne donner un précipité ou un trouble qu'en présence de l'albumine seule et déceler des quantités minimes d'albumine.

Il semble, d'après Lécorché et Talamon, que pas un des réactifs connus ne donne trace de réaction dans des solutions contenant 1 à 2 millig. pour 0/00. Les réactifs de Millard, d'Oliver et de Tanret sont sensibles à 2 millig., contenus dans une solution au + 1000e. Mais ces mêmes réactifs sont les moins sûrs puisqu'ils entraînent dans la précipitation de l'albumine, de l'acide urique, des peptones, du mucus, des alcaloïdes.

Du tableau comparatif que Lecorché et Talamon ont fait sur les réactifs albumineux les plus sensibles et sur les réactifs qui sont entachés de causes d'erreur il résulte que plus un agent chimique est sensible moins il est sûr. Le ferrocyanure de potassium et l'acide acétique aidé de la chaleur révèlent l'albumine à 0,02 centigram. d'albumine par litre. De plus, de tous les procédés connus, après la chaleur et l'acide nitrique qui sont moins sensibles que le ferrocyanure de potasssium ce sont eux qui ont le moins d'inconvénients. On n'a à se mettre en garde que contre la précipitation de mucus et d'hémialbumose. Or, comme cette matière albuminoïde est rare dans l'urine et que, jusqu'ici du moins, on ne l'a signalée que dans des cas spéciaux, dans l'ostéomalacie (Langendorff et Mommssen), dans la pneumonie, la diphtérie et dans le cancer de l'œsophage, on peut hardiment recourir à ce procédé dans la pratique courante.

Il convient toutefois de faire des réserves pour les procédés à employer dans les cliniques et dans les expériences, auxquels cas les réactifs d'Oliver, de Tanret, de Millard et l'acide picrique doivent être employés en se débarrassant préalablement des peptones, des alcaloïdes et des produits de désassimilation que ces divers agents chimiques pourraient entraîner dans la précipitation de l'albumine. (G. C.)

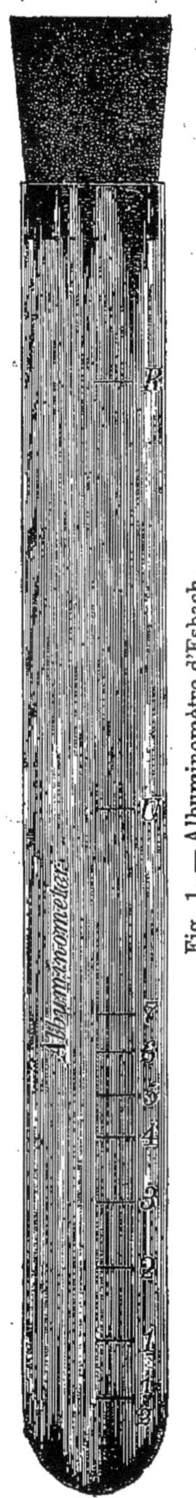

Fig. 1. — Albuminomètre d'Esbach.

traités d'analyse de l'urine (Neubauer et Vogel, Hoppe-Seyler, Hofmann et Ultzmann, Lœbisch, Zülzer, Huppert, Salkowski et Leube, Thomas, etc.). Le praticien peut se passer de déterminations chimiques exactes et les remplacer par une estimation approximative, en comparant simplement l'aspect du tube avec d'autres essais dont le résultat est connu.

L'*albuminomètre* d'Esbach est très utile sous ce rapport, comme l'ont démontré P. Guttmann et H. Schulz. Il consiste en un tube de verre gradué, dans lequel on précipite l'albumine par une solution d'acide picrique et d'acide citrique. Mais les résultats sont d'autant plus incertains que l'urine est plus dense et plus riche en albumine et que la température est moins élevée (Czapek) (1).

(1) L'albuminomètre d'Esbach a ces deux inconvénients très marqués. Mais Esbach indique un moyen de remédier au second. Il s'agit quand on est en présence d'une urine trop albumineuse de l'étendre dans un volume égal d'eau, de doubler les chiffres obtenus à l'albuminomètre. Quand l'urine est trop dense et trop chargée de sédiments urinaires, on laisse déposer l'urine et on décante.

Le dosage par la pesée est toujours plus sûr. Brandberg cependant a indiqué un procédé supérieur à celui d'Esbach et plus rapide. Il est basé sur le temps nécessaire à l'apparition du disque albumineux dans une solution donnée. Il fait une solution étalon à 1 pour 30.000 lit. Avec une pareille solution on sait que pour produire l'apparition du disque albumineux avec le réactif Heller-Gubler il faut 3 minutes. Il s'agit de ramener l'urine à une

Lozano, en se basant sur des recherches personnelles contrôlées par la pesée, constate qu'il ne faut accorder à ce procédé qu'une confiance assez relative. Il préfère déterminer la proportion d'albumine par le dosage, à l'aide de tubes gradués, du coagulum obtenu par la chaleur. Christensen et Mygge, eux aussi, ont trouvé, avec le procédé d'Esbach, des différences dues surtout aux variations de température et pouvant amener des erreurs de 100°. Ils préfèrent précipiter l'albumine par l'acide tannique, la faire tenir finement en suspension dans de la gomme arabique et doser d'après l'intensité du trouble ou plutôt d'après la transparence du liquide louche pour les traits noirs. Avec cette sorte de dosage, il faut nécessairement employer toujours un éclairage de même intensité (A. Lehmann).

L'*uroscospe* de Zülzer repose sur des principes analogues; c'est un tube en U dans lequel on met l'urine en contact avec une solution concentrée d'acide chromique.

Les débutants ont coutume d'estimer *trop haut* la quantité du coagulum ; ils doivent se rappeler que les troubles même les plus nets, produisant des précipités qui remplissent l'extrémité arrondie du tube, correspondent environ à 0,1 0/0, et que un contenu de 1 0/0 d'albumine rend l'urine complètement opaque et produit un coagulum qui occupe la moitié du tube. A 3 0/0 et au-delà, l'urine se prend en masse et le coagulum albumineux devint brun.

---

dilution telle qu'elle donne la réaction dans le temps indiqué. Et d'après le nombre de centimètres cubes d'eau ajouté, on calcule la quantité d'albumine contenue dans l'urine diluée. Brandberg a construit une table qui indique la quantité d'albumine pour 100 lorsqu'on connaît le nombre de c. c. d'eau qu'il a fallu ajouter à 2 c. c. d'urine diluée au 10e pour obtenir en 3 minutes la formation du disque albumineux.

(G. C.)

Certains auteurs français distinguent, à l'exemple de Bouchard, l'albumine *rétractile* (néphritique) et l'albumine *non rétractile* (dyscrasique), caractérisées, la première par un précipité floconneux, la seconde par un trouble durable; en pratique, on peut renoncer à cette distinction (1).

Quant à la précipitation d'autres corps albumineux de l'urine (peptone, propeptone etc.) qui ne sont pas en relation ou qui n'ont que des relations éloignées avec l'albuminurie, et par suite avec les maladies des reins, nous n'en parlerons pas ici malgré l'intérêt clinique acquis récemment à ces faits. Nous dirons seulement que la *peptone*, trouvée par Gerhardt dans les maladies fébriles comme *albumine latente*, c'est-à-dire comme signe précurseur de l'albuminurie, et comme éléments de pus dans la pyurie, peut être constatée dans l'urine pendant la résorption d'épanchements purulents, d'exsudats pulmonaires, etc. (Hofmeister, Maixner, Jaksch); la propeptone n'étant pas coagulable par la chaleur est donc de l'hémialbumose, degré intermédiaire entre la peptone et l'albumine; elle fut constatée d'abord par Johnson dans l'ostéomalacie et a été depuis trouvée souvent, dans ces derniers temps, par Senator, etc., dans les circonstances les plus diverses; elle peut apparaître comme précurseur de l'albuminurie (Lassar) ou concurremment avec elle (*albuminurie mixte* de Senator).

Posner a pu confirmer la relation que de Noorden supposait exister entre l'hémialbumose et la présence du sperme dans l'urine. Pour la manière de constater dans les urines la présence de la peptone et de la propeptone, on consultera les

(1) Cette distinction trop schématique de l'albuminurie ne possède plus aujourd'hui aux yeux des auteurs français la valeur qu'on a voulu lui donner autrefois. (G. C.)

traités d'analyse des urines ; cette recherche possède d'ailleurs à peine de valeur pratique.

Signification clinique de l'albuminurie. — Nous sommes loin du temps où la preuve d'une véritable albuminurie, même sans stase, passait pour la caractéristique d'une maladie rénale. Au contraire, nous possédons tant de faits positifs, d'après lesquels le dixième au moins des hommes sains sécrète de temps à autre de l'albumine avec l'urine, qu'on s'est longtemps demandé si l'on devait toujours considérer l'albuminurie comme un symptôme morbide, ou si elle n'était pas compatible avec ce que l'on désigne communément sous le nom de santé.

ALBUMINURIE PHYSIOLOGIQUE. — Senator s'est montré partisan ferme et décidé de l'existence d'une *albuminurie physiologique*. Combinant la théorie de Ludwig et celle de Heidenhain sur la filtration de l'urine, il la considère comme un mélange du transsudat des vaisseaux des glomérules, pauvre en albumine, et de la sécrétion non albumineuse des canalicules urinaires. Suivant lui, la variation incessante de la pression et de la rapidité de la circulation dans les glomérules vasculaires, la variabilité de la sécrétion des canaux urinifères suffisent à expliquer la présence ou l'absence de l'albuminurie physiologique selon l'heure à laquelle on fait l'examen.

Cette théorie de Senator a trouvé un puissant appui dans la constatation, faite surtout par Posner et Leube, de la présence de traces d'albumine dans l'urine normale de l'homme, et dans le résultat des expériences d'Adam, qui, chez des chiens sains, a trouvé de l'albumine entre la capsule de Bowman et le glomérule, enfin, dans les dernières expériences de Munk et Senator lui-même, sur le rein du chien survivant.

Néanmoins certains auteurs refusent énergiquement d'admettre l'existence d'une albuminurie physiologique, c'est-à-dire le fait que l'albumine est sécrétée normalement par les réseaux glomérulaires (Greenfield, Coats, Middleton, Rosenstein, Stewart). De Noorden conclut d'une longue série d'observations systématiques que, dans la plupart des cas où nous pouvons, au lit du malade, par des réactions légitimes, déceler l'albumine dans l'urine, l'observation exacte et l'analyse sévère de l'urine indiquent d'une manière précise que des processus morbides si légers qu'ils soient, se passent dans l'appareil uropoiétique.

Johnson a soutenu aussi, tout dernièrement, et de la manière la plus formelle, l'opinion de Bartels, d'après laquelle la présence de l'albumine dans l'urine, même des plus légères traces, est toujours un fait pathologique. Leube lui-même, qui trouva l'urine d'un garçon privée d'albumine, même par les méthodes les plus sensibles, admet difficilement la sécrétion physiologique de l'albumine dans l'urine.

Peu importe d'ailleurs que l'albuminurie physiologique, au sens ci-dessus indiqué, existe ou non. Il est vraiment heureux pour le praticien que pour déceler l'albumine dans la plupart des urines normales, soit qu'elle provienne des glomérules soit qu'elle provienne des éléments figurés qui s'y trouvent mélangés, il soit indispensable d'employer des méthodes compliquées et très délicates. S'il en était autrement, la constatation de l'albuminurie perdrait bientôt toute valeur, et le problème, dans tous les cas, entraînerait les conséquences les plus sérieuses. Que le praticien emploie donc le plus possible les anciennes méthodes bien éprouvées, certaines ; qu'il ne s'attache pas à ces troubles plus ou moins douteux, et par conséquent toujours peu nombreux : il ne doit tenir compte que des précipités d'albumine vrais, évidents, qui s'imposent. Notre expérience clinique nous montre de plus en plus la nécessité d'observer cette règle de conduite.

Alors même qu'on n'admet pas l'existence d'une albuminurie physiologique, au sens propre du terme, c'est-à-dire si l'on refuse de ne regarder comme albuminuriques vrais que les gens qui présentent un certain degré d'albuminurie, on possède aujourd'hui un si grand nombre d'expériences positives dues soit à des recherches systématiques, soit à l'observation d'hommes *sains* atteints d'une albuminurie plus ou moins prolongée, qu'il en résulte un fait incontestable, à savoir que l'on n'est nullement fondé à considérer, *à priori*, la présence de l'albumine comme le signe certain d'une affection rénale.

La présence de l'albumine dans l'urine n'est, on ne saurait trop fortement insister sur ce point, *qu'un symptôme particulier*. On est aussi peu autorisé, après avoir observé ce symptôme même avec un certain degré d'intensité, à conclure à une maladie rénale, qu'à attribuer, par exemple, un bruit systolique mitral à une maladie organique du cœur. Le diagnostic dépend de la valeur des autres symptômes morbides qui constituent l'ensemble du tableau (1).

Classification. — Si l'on examine sans parti pris les obser-

(1) C'est là certainement un fait important à retenir en clinique. La présence de l'albumine dans l'urine ne doit pas plus obliger le médecin à conclure à une lésion rénale, même quand elle se trouve en quantité notable, que son absence ne permet de rejeter le diagnostic de néphrite, quand d'autres symptômes permettent de penser à une modification pathologique du rein. Pour le rein, comme pour d'autres affections, c'est sur un ensemble de symptômes et non sur un seul signe que le médecin doit se baser pour poser son diagnostic. M. le professeur Dieulafoy a insisté sur ce point et nous aurons occasion de résumer les observations qu'il a faites sur ce sujet. (G. C.)

vations qui ont été réunies sur la question, il ressort que, étant donné l'existence de tous les degrés possibles et de toutes les formes mixtes de l'albuminurie, il est impossible de se baser sur l'étude des précipités, examinés au point de vue d'une lésion rénale anatomique, pour obtenir une classification méthodique de l'albuminurie physiologique et des diverses espèces d'albuminuries dont la cause est autre qu'une affection rénale. Néanmoins, nous croyons nécessaire, pour obtenir une vue d'ensemble, de former quelques types, mais de la manière la plus schématique possible. Nous distinguerons, en négligeant complètement le côté d'expérimentation de la question, 5 groupes dont les deux premiers seuls seront étudiés dans cette partie de notre traité :

1° Albuminurie chez l'homme *sain*, avec ou sans causes spéciales ;

2° Albuminurie dans différents troubles morbides, mais avec des *reins sains*, ou du moins sans lésions anatomiques évidentes ;

3° Albuminurie dans les *maladies fébriles* ;

4° Albuminurie avec *hyperhémie générale* et *locale des reins* ; *albuminurie par stase*.

5° Albuminurie par *maladies rénales*, surtout par néphrites.

Cette dernière forme, dite albuminurie *persistante*, a été, sans raison suffisante, opposée aux autres albuminuries, dites *transitoires* ou *accidentelles*, car assez souvent ces dernières durent beaucoup plus longtemps, par exemple, que l'albuminurie de la néphrite aiguë. La distinction entre l'albuminurie *néphrogène* et l'albuminurie *hématogène* (Stokvis, de Bamberger) est plus heureuse ; mais le dernier terme s'emploie indifféremment tantôt pour les 4 premiers groupes, tantôt seulement dans le cas où l'albuminurie survient par suite de modifications dans la crase sanguine.

I. — Albuminurie chez l'homme sain, avec ou sans causes spéciales.

« Il existe des individus *parfaitement sains* qui, parfois, surtout après des repas abondants ou des excitations violentes du système vasculaire, éliminent de l'albumine dans leurs urines. Becquerel, Simon et Schmidt ont communiqué des observations de ce genre. Moi-même je connais deux individus jeunes et robustes qui présentent ce phénomène ». Ainsi s'exprime Frerichs dans sa monographie bien connue sur le mal de Bright. Son affirmation n'est pas restée isolée, au milieu des publications multiples de ces dix dernières années. Ainsi Vogel a observé des cas d'albuminurie se prolongeant plusieurs années (en dehors des urines nocturnes), chez des hommes bien portants; Ultzmann a trouvé de l'albumine dans l'urine d'une série d'hommes sains et vigoureux ; tantôt l'albuminurie était sous la dépendance de fatigues corporelles ou de fortes émotions, tantôt elle était simplement périodique ; l'albuminurie restait permanente tantôt des jours, tantôt des semaines, tantôt plus longtemps.

Leube a le premier précisé nos idées sur la *fréquence relative* de l'albuminurie physiologique en faisant des recherches d'ensemble sur 119 soldats sains : 5 de ceux-ci observés immédiatement après le lever et 14 après une marche de plusieurs heures, avaient une urine albumineuse (0,1 pour cent en moyenne). De même Munn trouva 24 albuminuriques sur 200 individus sains qui demandaient à s'assurer sur la vie.

Nous-même avons constaté à plusieurs reprises chez des jeunes gens d'une santé florissante une albuminurie passagère, mais évidente, se trouvant ou non sous la dépendance d'efforts musculaires et de la digestion ; en outre sur 61 enfants d'une salle d'asile, 7 présentaient périodiquement de l'albuminurie. Ces périodes d'albuminurie périodique étaient parfois séparées par des jours, des semaines ; pendant ces intervalles, l'urine cessait d'être albumineuse, bien que rien n'eût été changé aux conditions d'existence, et qu'il ne se fût produit aucune modification dans la quantité et la densité de l'urine.

Enfin un cas que nous avons suivi pendant longtemps et de la manière la plus précise, offre un intérêt spécial. Il s'agit d'un jeune médecin, jouissant d'une aussi bonne santé qu'on peut l'imaginer. Ayant eu à souffrir d'émotions morales violentes, il éprouva des douleurs rénales sourdes ; son urine, rare, d'un poids spécifique élevé, contenait beaucoup d'albumine (jusqu'à 0,6 pour cent), sans aucun élément figuré. Par intervalles, l'urine se montrait peu albumineuse ou même ne contenait plus d'albumine ; au bout d'environ un an, elle redevint normale sous tous les rapports.

Depuis, plusieurs auteurs, surtout Johnson et Thomas, ont noté l'influence des émotions psychiques sur l'albuminurie. Parfois l'on constate une périodicité vraiment typique (maxima diurnes), en sorte que l'on a parlé d'*albuminurie cyclique* (Pavy, Klemperer, Kinnier, Teissier, Merley). Mais désigner de telles formes comme des *types cliniques* bien caractérisés, voire même comme des *maladies constitutionnelles*, d'origine goutteuse, nous paraît bien osé, en présence des nombreuses formes de transition que nous avons constatées dans la suite des années. Mya et Senator doutent, à peu près comme nous, de l'existence propre d'une albuminurie « cyclique » et du droit de séparer nettement ce symptôme de l'idée de maladies rénales dans le sens de Pavy. Klemperer n'a pas confirmé leurs assertions au sujet des anomalies dans l'excrétion de l'urée, de l'acide oxalique, etc., ainsi que du remplacement de l'albumine par de la globuline, phénomènes qui, d'après V. Noorden justifient l'admission d'un trouble dans les mutations intra-organiques. Nous ferons donc de nombreuses réserves sur le fait suivant avancé par certains auteurs : Au cours d'un cycle complet de la *maladie de Pavy*, il se produit temporairement une augmentation dans l'élimination de la matière colorante de l'urine, de l'albumine, de l'acide urique et de l'urée.

Des observations absolument semblables ont été faites par Senator, Lépine, Leube, Kleudgen, Leroux, Engel, Mahomed, Stewart, Bull, etc.. Plus récemment de Noorden a publié une statistique très importante et très intéressante portant sur 53 soldats et sur 112 infirmiers d'hôpital ; le tiers des sujets environ avait parfois, pendant un temps relativement assez long, de l'albumine dans l'urine, avec des oscillations considérables. Une partie des sujets de son premier groupe (dont les représentants rentreraient principalement dans notre deuxième catégorie) et probablement la plus grande partie de ceux qui présentaient ce qu'il appelle la *fausse albuminurie* (présence de mucine et d'albumine chez des recrues, causée par un léger catarrhe des voies urinaires), doivent être rangées dans les cas d'albuminurie chez l'homme sain ; tandis que dans les cas où il a trouvé dans le sédiment des épithéliums rénaux et des globules rouges du sang, il admet à bon droit (comme Griswold et autres) l'existence dans le rein de processus inflammatoires limités et fugitifs.

Si bien fondées que paraissent ses déductions en faveur d'un maximum normal de l'albuminurie dans la matinée, si frappants que semblent ses raisonnements quand il nie l'influence de l'effort musculaire sur l'albuminurie, il n'en est pas moins vrai que cette influence a été démontrée depuis longtemps par une série de faits si indiscutables et par l'observation de sujets si nombreux, que, depuis bien des années, nous ne comptons plus les cas d'albuminurie constatée chez des hommes *sains*. Ces faits parlent de la manière la plus claire contre la manière de voir de Noorden.

Stewart rapporte des observations encore plus nombreuses *d'albuminurie bénigne*. Sur 407 hommes sains, il en trouva environ le tiers d'albuminuriques; suivant lui, la digestion qui suit le déjeuner du matin en serait la cause principale. Nous sommes fondés à faire rentrer dans ce groupe l'albuminurie causée par *l'accouchement* (Ingerslev), par le *jeu des instruments à vent* (Stewart, Stirling), les *bains froids* (Johnson, Châteaubourg), et la *forte transpiration* (de Rokitansky et Lœbisch). Nous devons enfin ajouter que d'après les données de Virchow, Dohrn, Ruge, Martin et Ribbert, une grande partie des *nouveau-nés* est albuminurique pendant les premiers jours de la vie (1).

---

(1) L'albuminurie des nouveau-nés comme l'œdème et l'ictère des nouveau-nés doivent reconnaître plusieurs causes. La plus importante et la plus fréquente doit être cherchée dans une lésion des reins (*Infarctus uratiques* de Ultzmann, *urates de soude* ou *urate d'ammoniaque*, *tubulhématie* de Parrot, *état fœtal des glomérules* de Ribbert). Lécorché et Talamon pensent que, comme dans l'ictère des nouveau-nés, on peut invoquer une altération et une perturbation vasculaire mais que si l'altération sanguine concerne surtout l'ictère, la perturbation vasculaire retentit plus spécialement sur le rein. Les troubles circulatoires y sont nombreux, car l'instabilité de l'équilibre vasculaire chez le nouveau-né est fréquent; d'où la production de thromboses veineuses et les infarctus sanguins signalés par Parrot et Hutinel.

Enfin comme dernier facteur de l'albuminurie du nouveau-né, il est permis de penser qu'on pourra admettre des agents infectieux créant une néphrite infectieuse tout, comme l'ictère des nouveau-nés, dans quelques cas cliniques bien nets mais qui n'ont pas jusqu'à ce jour la démonstration certaine de la bactériologie, reconnaît une origine microbienne.

En présence de toutes ces théories sauf dans celle de Ribbert qui

Conclusions. — De cet exposé, il nous paraît résulter les conclusions suivantes : certains individus, enfants ou adultes, peuvent présenter, sans offrir aucun symptôme d'un trouble général ou local de la santé, sans qu'il y ait lieu notamment de suspecter une maladie des reins, pendant un temps plus ou moins long et même pendant des années, une albuminurie légère, intermittente, cyclique, rémittente ou permanente, (ordinairement au-dessous de 0,1 pour cent), dont il est impossible d'établir l'étiologie (1).

---

suppose un développement incomplet de la couche épithéliale qui doit recouvrir le bouquet glomérulaire ; en présence de ce fait que l'albuminurie du nouveau-né n'est pas toujours signalée dans les premiers jours qui suivent la naissance, on peut penser que l'albuminurie du nouveau-né n'est pas physiologique. (Lécorché et Talamon)

Cependant, l'affirmation de Senator oblige à faire des réserves. Pour lui, l'albuminurie est physiologique à cause de sa grande fréquence chez l'enfant sain et chez lequel on ne constate rien d'anormal. (G. C.).

(1) L'albuminurie physiologique repose sur le fait suivant que l'albumine se trouve dans l'urine de personnes saines et sur la physiologie telle que l'a établie Senator dans son traité sur l'albuminurie (*Traité de l'albuminurie*, édition française, Steinheil, éditeur, 1891). L'albuminurie physiologique, d'après Senator, est l'excrétion par l'urine d'une albumine dont la présence peut être décelée directement, sans manipulation préalable, excepté la filtration, à l'aide des réactifs spéciaux. Cette albumine doit varier dans les limites de 0,4 à 0,5 par litre. Plus cette proportion s'abaisse, plus le sujet peut être considéré comme un albuminurique physiologique. L'urine doit être normale quant au volume, à l'aspect, à la densité et exempte d'éléments figurés. Ses caractères sont les suivants : elle est transitoire et de courte durée ordinairement, sinon toujours ; mais n'affecte pas cette forme cyclique que lui a décrite Pavy.

A ces conditions Senator fait quelques réserves : les néphrites légères et les néphrites chroniques en voie de guérison et la néphrite interstitielle ont ceci de commun avec l'albuminurie physiologique, c'est que l'albuminurie est intermittente. On doit donc se mettre en garde contre ces causes d'erreur. Les néphrites aiguës légères et graves ne

Nous admettrons volontiers le fait qu'il se produit un maximum avant midi dans l'élimination de l'albumine ; mais certains faits sont cependant contraires à cette règle ; ce sont

---

présentent aucune difficulté pour le diagnostic. Les formes chroniques offrent à côté des signes fournis par l'urine elle-même toutes sortes de signes objectifs et subjectifs qui éveillent le soupçon d'albuminurie. Enfin le vieillard ne peut nous offrir un type d'albuminurie physiologique en raison de ses altérations vasculaires en général et des vaisseaux du rein en particulier.

L'albumine, d'après Posner, révèle sa présence dans l'urine par le procédé suivant : on la traite par un volume triple d'alcool ou une solution aqueuse concentrée de tannin ; on lave le précipité à l'eau et on le redissout dans l'acide acétique. Pour Posner, ce procédé sert à découvrir des traces d'albumine. Si donc, l'albumine existe dans l'urine normale, d'où provient elle ? Pour Senator la théorie de la filtration urinaire s'accorde avec la présence de l'albumine dans l'urine. La plupart des contestations au sujet de l'albuminurie physiologique viennent de ce que les physiologistes se sont occupés plutôt d'expliquer pourquoi l'albumine ne se trouve pas dans l'urine normale que de faire la physiologie de la filtration urinaire d'après des lois générales. La théorie de Kuss pas plus que celle de Wittich et Henle n'offrent de garanties sérieuses étant en contradiction avec le rôle dévolu aux épithéliums. Ludwig pense que les vaisseaux glomérulaires sont imperméables au point de vue endosmotique pour les matières albuminoïdes et les graisses. Et Heidenhain attribue un rôle providentiel au revêtement épithélial des glomérules, son action spécifique se traduisant par l'excrétion de l'eau et la rétention de l'albumine.

Or la clinique se trouve en désaccord avec cette théorie : dans l'atrophie rénale typique il devrait y avoir oligurie et une albuminurie considérable et c'est l'inverse que l'on constate. Senator établit au contraire avec Munk qu'il faut regarder le liquide fourni par les glomérules, non comme une sécrétion glandulaire, mais comme un transsudat analogue à ceux que fournissent les autres réseaux capillaires. En ajoutant donc à la théorie de Heidenhain la transsudation effectuée au niveau du glomérule et en la substituant à l'excrétion, on arrive avec Senator à admettre que l'urine est un mélange de transsudation glomérulaire et de sécrétion glandulaire de l'épithélium des canalicules urinaires. Le transsudat glomérulaire est analogue, dans ce cas, à celui de tous les endothéliums des séreuses : le péricarde, le péritoine. Les

ceux dans lesquels certaines causes bien nettes : travail musculaire, violentes émotions morales, repas copieux, bains

---

glomérules d'ailleurs laissent plus facilement transsuder les matières albuminoïdes que l'albumine normale du plasma sanguin.

Puisqu'il en est ainsi, il serait extraordinaire que le transsudat fût privé d'albumine ; il faut se rappeler que tous les transsudats, c'est-à-dire tous les liquides organisés qui quittent le système vasculaire, sans l'intervention d'épithéliums glandulaires spéciaux, en renferment en dehors de toute altération phlegmasique. Les transsudats normaux en contiennent toujours en moins grande quantité, il est vrai, que les pathologiques. L'urine, par le procédé de Posner, décèle la présence d'albumine, mais dans le rein, elle n'a pu être saisie à sa source. Par le procédé de coction de Posner, si on trouve dans nombre de cas pathologiques l'albumine épanchée entre la capsule de Bowmann et l'épithélium du bouquet vasculaire, par contre, Posner lui-même n'a jamais pu avoir pareille démonstration dans le rein reconnu normal. Cette contestation ne suffit pas à faire rejeter la théorie de la transsudation albumineuse glomérulaire. Par le même procédé de Posner, il est impossible de déceler trace d'albumine coagulée dans les voies lymphatiques de Ludwig et de Zawarykin si nombreuses qui entourent les vaisseaux, les canaux urinifères, qui pénètrent dans les capsules et enveloppent d'un réseau les glomérules vasculaires. On ne songe pas cependant à nier ces données anatomiques.

Dans l'albuminurie créée expérimentalement, on n'est pas arrivé à déceler trace d'albumine dans le bouquet glomérulaire et si dans l'albuminurie pathologique, dans les troubles rénaux consécutifs à la ligature des uretères, le transsudat albumineux peut être constaté, l'albumine ne se trouve pas également dans tous les glomérules, étant absente totalement dans certains. Il y a donc des conditions qui tendent à augmenter le transsudat albumineux dans certains territoires rénaux et qui le rendent plus ou moins visible. Les expériences d'Adam qui a constaté l'albumine dans des glomérules vasculaires chez un chien sain reconnu albuminurique pendant la vie (l'albuminurie normale est assez fréquente chez les chiens) ; l'observation de Lorenz qui a trouvé l'albumine extra-glomérulaire chez un individu qui n'avait pas présenté d'albumine de son vivant ; tout cela plaide en faveur de l'albuminurie physiologique, seulement il faut faire des restrictions et étudier de plus près les conditions qui, dans le rein, rendent l'albumine visible. Les nombreuses expériences entreprises sur la stase veineuse,

froids, transpiration, exercent une influence considérable en créant ou en augmentant l'albuminurie.

---

la pression et la tension artérielles, sur la vitesse du courant sanguin, sur la température, la section des nerfs rénaux prouvent en effet que l'albuminurie est variable dans sa quantité suivant des conditions physiologiques déterminées.

L'albumine transsudée ne peut disparaître dans le trajet urinaire. Ou l'eau est résorbée et le liquide est plus concentré en albumine, ou la résorption s'exerce sur la masse du liquide; dans ce cas, l'albumine diminue et ne disparaît pas. Selon Senator, l'urine ne peut être que diluée par suite de la sécrétion de l'épithélium des canalicules urinaires qui renferment, en solution aqueuse ou concentrée, les éléments spécifiques de l'urine ne renfermant pas d'albumine. Donc, l'urine proprement dite est composée d'un mélange de transsudat glomérulaire et de sécrétion des canalicules urinaires. Elle sera plus concentrée, c'est-à-dire plus riche en éléments solides autres que l'albumine, mais plus pauvre en albumine que le transsudat qui en contient déjà bien peu.

Ainsi l'urine physiologique est albumineuse, mais l'albuminurie physiologique n'est qu'une augmentation de l'élimination normale d'albumine par le transsudat glomérulaire se déversant dans l'urine. Cette augmentation n'est pas absolue si la quantité du second élément dans l'urine, la sécrétion formée par l'épithélium des canalicules urinaires, diminue. Car, le volume total de l'urine diminuant, le contenu relatif en albumine augmente et par conséquent n'échappe pas à l'analyse. Il faut donc se rappeler que les variations albumineuses dépendent des variations mêmes que subissent les deux sources de formation de l'urine, d'une part le glomérule, d'autre part les épithéliums des canaux. Elles dépendent de la prédominance d'action de ces deux systèmes l'un sur l'autre, systèmes assez indépendants l'un de l'autre tant au point de vue du système sanguin que des agents qui agissent sur eux. La circulation intervient plus directement dans les modifications glomérulaires. Les modifications de la sécrétion reconnaissent pour causes certaines irritations spécifiques agissant directement ou par l'intermédiaire du système nerveux.

La première preuve de l'albuminurie physiologique basée sur la présence d'albumine dans les urines de personnes saines a été vivement combattue par Lécorché et Talamon. Pour ces auteurs, les réactifs employés sont trop puissants et entraînent d'autres éléments que l'albumine (réactif de Tanret employé par Capitan et Chateaubourg).

Nous renvoyons à la fin de ce chapitre pour l'*étiologie* de ces formes, mais nous devons faire ressortir ici que la plu-

---

Quant au réactif de Posner pour l'urine, Lécorché et Talamon le rejettent comme étant du ressort pur de la chimie et faisant subir à l'urine trop de manipulations et par conséquent l'exposant à trop d'altérations pour qu'on puisse en dernière analyse affirmer qu'on a affaire à de l'albumine. De plus Lécorché et Talamon rejettent l'albuminurie physiologique en raison de la faible proportion des individus regardés comme albuminuriques. Pourquoi admettre une albuminurie physiologique chez certains sujets et non chez tous ces individus puisque l'albuminurie est une transsudation normale ? N'est-il pas plus rationnel d'admettre que chez le nouveau-né où les troubles physiologiques sont si fréquents, chez l'adolescent et chez l'adulte où les manifestations brightiques sont si nombreuses, chez le vieillard où les altérations rénales augmentent en raison directe de l'âge, n'est-il pas plus rationnel d'admettre qu'on a affaire à des troubles morbides et non physiologiques ? Dans la plupart des observations des albuminuries dites cycliques de Rooke, Dukes, Moxon, de Pavy, Lécorché et Talamon ont relevé nombre de sujets ayant des tares et ayant des causes morbides suffisantes pour expliquer l'albuminurie. Or cette albuminurie est intermittente; n'est-elle pas un des caractères indiscutés des formes les plus avérées de la maladie de Bright ? Connaissons-nous toutes les causes du mal de Bright ? et ne connaissons-nous pas dans certains cas sa marche lente et permettant un état de santé relatif? Enfin, si l'albuminurie pathologique n'est, comme Senator l'admet, que l'exagération d'une fonction comme l'oxalurie et la glycosurie que l'on trouve à l'état normal en quantité minime dans le sang et non un trouble urinaire, l'albumine non décelable est latente et si elle a la propriété de s'exagérer on doit, chez tout homme sain, constater de temps à autre cette exagération passagère. L'un de ces auteurs s'est astreint à faire pendant un an au milieu de conditions très diverses et plusieurs fois par jour l'examen de ses urines et a obtenu avec les réactifs les plus sensibles un résultat négatif. La plupart des auteurs, d'après Lécorché et Talamon, admettent une albuminurie physiologique ne se produisant que sous l'influence de troubles circulatoires. Or, Lécorché et Talamon ont démontré que les troubles de la circulation rénale ne déterminent pas d'albuminurie sans altération préalable de l'épithélium glomérulaire.

Peut-on admettre avec de Noorden une disposition individuelle en

part de ces causes augmentent l'albuminurie dans la plupart des affections rénales, et qu'elles ne peuvent avoir qu'une influence pernicieuse sur l'intégrité des reins. Il est certain qu'il ne se produit pas ordinairement de changements brusques dans la composition de l'urine au cours des maladies organiques du rein bien déterminées. Une petite quantité de *cylindres hyalins* dans l'urine d'hommes sains a été souvent observée. Ce fait est généralement sans signification. D'après notre expérience, ces formations ne manquent pas toujours, comme on l'a prétendu, dans la forme cyclique. Leube met

vertu de laquelle l'albumine du sang subit une transformation qui l'assimile au blanc d'œuf ; mais en quoi cette albumine diffère-t-elle de l'albumine des brightiques ? La conclusion de ces auteurs est que, en se basant même sur les altérations fréquentes des reins trouvés aux autopsies, le rein des prétendus cas d'albuminurie physiologique est lésé. Si la survie est possible, c'est que le processus est limité ; foyer en évolution ou reliquat d'une lésion ancienne et diffuse autrefois. Cette néphrite « parcellaire » peut être regardée comme le véritable critérium anatomique de l'albuminurie latente. Telles sont, d'une manière générale les deux théories en présence. Elles ont donné lieu encore ces jours derniers à des discussions de la part de Lécorché et Talamon et de Senator dans la *Médecine Moderne.* Ces auteurs n'ont pas donné de preuves nouvelles à leur manière de voir. Mais un point se détache très nettement de l'argumentation de Senator. Le glomérule laisse transsuder l'albumine comme le sucre. La glycosurie physiologique est admise par tout le monde. Il y a un rapport direct entre la proportion du sucre urinaire et la proportion du sucre contenu dans le sang. Cette dernière constatation, regardée comme vraie par Lécorché et Talamon, ne l'est plus pour l'albumine ; ces auteurs se demandent pourquoi la quantité d'albumine dans l'urine n'est pas en rapport avec la proportion de l'albumine dans le plasma sanguin. A cela Senator répond par les recherches de Graham : les matières cristalloïdes (sucre, urée, sels), passent plus facilement par les membranes animales que les matières colloïdes comme l'albumine ; « une solution contenant en même temps des matières cristalloïdes et colloïdes laisse passer de ces dernières beaucoup moins qu'une solution de matières colloïdes seules »

(G. C.)

en garde contre l'agrégation de sels uratiques sous forme de cylindres.

Lorsque l'on constate la présence de cylindres assez nombreux, et de quantité d'albumine moyenne, il faudrait, suivant cet auteur, attribuer ces faits à un trouble important de la circulation ou à une irritation des reins ; d'après lui, si l'on fait plus soigneusement l'examen, on constatera ordinairement de la céphalalgie, de la dyspepsie et d'autres troubles urémiques, légers, symptômes d'une affection rénale latente (1). Cette opinion est en contradiction complète avec notre observation personnelle, car il arrive fréquemment, dans ces cas, de constater l'absence de tout symptôme morbide, l'exiguïté de l'albuminurie, et de voir la santé continuer à se maintenir. Néanmoins il est prudent, au point de vue du diagnostic, de se ranger à l'avis de Leube. Le plus souvent l'albuminurie est causée par la néphrite et aucune forme d'albuminurie ne doit être, *à priori*, considérée comme bénigne.

II. — Albuminurie dans les différents troubles morbides, les reins restant sains ou exempts de lésions anatomiques apparentes.

Dans cette classe rentrent tout d'abord les albuminuries des *débilités*, des *nerveux* et des *anémiques*, surtout dans l'en-

(1) Il est difficile de juger la question et on ne doit pas rejeter d'une manière absolue la façon de voir de Leube, comme l'auteur le fait d'ailleurs. Il y a tant de brightiques qui à leur début ont des signes de brightisme si atténués, signes que l'on voit, dans la suite, éclater tout d'un coup, qu'on peut se demander, en présence de ces faibles doses d'albumine constatées chez des individus sains si on n'a pas affaire à de vrais malades. Il s'agit de déterminer chez ces albuminuriques dits physiologiques les symptômes de l'intoxication urémique et il faudrait surtout rechercher le degré de toxicité des urines suivant la méthode du professeur Bouchard. (G. C.)

fance et l'adolescence. A cet âge les malades se plaignent fréquemment de leur état général, de troubles nerveux, de maux de tête, de pesanteurs d'estomac; l'examen le plus minutieux ne fait découvrir aucune maladie organique. L'analyse de l'urine met en évidence l'albumine en quantités variant de simples traces à des précipités abondants. Pour affirmer une maladie rénale, il faudrait constater, en plus, des modifications caractéristiques de l'urine. (Les cas dans lesquels on a trouvé, à côté des cylindres hyalins, des débris d'épithélium rénaux, des amas de cellules, des cylindres ou mêmes des globules sanguins, ne rentrent pas dans cette catégorie.)

La marche de cette albuminurie souvent *chronique*, mais toujours *curable*, est assez semblable à celle de l'albuminurie de notre premier groupe. Ces cas sont très nombreux, et leur observation a toujours donné lieu aux mêmes conclusions (Dukes, Moxon, Gull, Rooke, Edlefsen, Wagner, Verf, Kinnicut, Rosenbach, Granville, Steven, Henderson, de Noorden); les cas au contraire qui ont des symptômes différents (Johnson, de Mussy, Saundby), se rapportent à la convalescence de la néphrite scarlatineuse et à l'atrophie latente du rein. Dans un fait communiqué par Falkenheim, l'albuminurie se manifesta surtout, contrairement à ce qui se passe d'ordinaire, pendant que le malade était alité, ce qui tenait à la compression exercée sur les reins par une tumeur volumineuse de la rate.

Il n'est pas toujours facile de décider si un cas donné d'albuminurie doit être classé dans notre deuxième catégorie, ou rangé dans les maladies propres des reins. Il peut se faire qu'après un court séjour à l'hôpital, où les malades se trouvaient soustraits aux effets d'un genre de vie débilitant (fatigues, mauvaise nourriture, etc.), l'urine ne présente plus d'albumine (1).

L'albuminurie des débilités et des anémiques a des rapports plus ou moins étroits avec l'albuminurie observée assez souvent dans les *maladies constitutionnelles* (anémie progressive, certaines formes de tuberculose, leucémie, etc.) dans les affections chroniques apyrétiques, surtout quand elles s'accompagnent d'anémie grave, ainsi qu'avec l'albuminurie de l'*inanition* et du *marasme*, ou consécutive aux hémorrhagies (Quincke), avec l'albuminurie *terminale* des derniers jours de la vie (Runeberg), certainement aussi avec celle que l'on observe dans le *collapsus*.

Il en est de même pour l'albuminurie *diarrhéique*, (Fischl, Stiller), que plusieurs fois nous avons rencontrée de la manière la plus nette dans le cours de catarrhes intestinaux apyrétiques sans collapsus. Une partie de ces formes représente cependant déjà, comme l'urine en témoigne, des transitions entre la néphrite et le rein du choléra.

---

(1) Il est nécessaire de faire des réserves pour cette classe d'albuminurie. Il est difficile d'attribuer un sens précis au mot débilité, et il est probable que sous ce nom on peut découvrir soit un brightique soit un individu porteur d'une affection déterminée. De plus, cette albuminurie est dite curable parce qu'elle disparaît au bout de quelques jours après lesquels le malade est perdu de vue par son médecin. L'albuminurie n'est qu'un symptôme et dans le cas présent, malheureusement, comme on ne se base que sur elle pour étayer son diagnostic, dès qu'elle disparaît on ne peut qu'annoncer la guérison de la maladie.

Il est sage de faire des réserves, surtout dans l'albuminurie que l'on constate chez les personnes dites anémiques ; l'anémie aussi n'est qu'un symptôme, et nous savons que nombre de brightiques, comme l'a montré M. le professeur Dieulafoy, se cachent sous le masque trompeur de l'anémie et de la chlorose. D'ailleurs, dans la thèse de Bezançon, (*D'une néphrite liée à l'aplasie artérielle*) ne voyons-nous pas quelques sujets semblables à des chlorotiques et qui, sans l'examen minutieux fait par l'auteur, auraient pu à la rigueur passer pour tels. (G. C.)

L'albuminurie observée fréquemment dans le *diabète sucré* (d'après Pollatschek, dans 37 0/0 des cas) n'appartient qu'en partie à ce groupe. On a voulu attribuer à ces formes d'albuminurie une origine dyscrasique ; d'après la récente théorie d'Ebstein, l'albumine se diffuse dans l'urine, si la globuline n'est plus maintenue par l'acide carbonique. Stokvis affirme au contraire, d'après des motifs sérieux, que ces albuminuries dépendent de lésions locales des reins.

En second lieu, il existe des *maladies nerveuses* graves, primitives ou secondaires, qui peuvent conduire à l'albuminurie, principalement *l'épilepsie*. Toutes les attaques ne provoquent pas l'albuminurie, comme l'affirmait jadis Huppert, mais seulement la minorité (Brünninghausen). Et même, d'après les dernières recherches de Mabille, Saundby et Kleudgen, qui, pour de nombreux cas, attribuent la présence de l'albumine dans l'urine à un mélange de sperme, l'albuminurie est rarement la complication immédiate des convulsions épileptiques. Tel semble être le cas pour le *tétanos* (Kussmaul). Plusieurs fois dans cette maladie nous avons cependant recherché en vain l'albumine (1) ; le deli-

(1) Le tétanos est une maladie bacillaire. Comme celui de la diphtérie, le bacille du tétanos se cultive au milieu même de la plaie dans laquelle il secrète des produits solubles qui sont les véritables agents toxiques, causes de tous les troubles observés dans cette maladie. Les lésions des reins et du foie si fréquents dans la diphtérie sont produits par ces derniers, et jamais le bacille de Klebs et de Lœffler n'a pu être décelé au sein de ces organes.

Il doit en être de même pour le tétanos qui a un mode d'action identique et dont les poisons secrétés par les bacilles sont au moins aussi virulents, comme Vaillard et Vincent l'ont démontré, que ceux de la diphtérie.

Dans les maladies nerveuses, il faut distinguer les maladies nerveuses, à substratum anatomo-pathologique sans étiologie connue et celles qui ont une origine parasitaire comme le tétanos et la rage et qui agis-

rium tremens, d'après les observations de Fürstner, Weinberg et Nacke, détermine en moyenne l'albuminurie dans la moitié des cas.

Enfin les *maladies mentales* (albuminurie centrale de Koppen), l'ébranlement du cerveau, le choc, le coma, les affections douloureuses des organes abdominaux qui se manifestent sous forme de violents paroxysmes (Fischl); la cardialgie, la colique grave parfois unie au collapsus, déterminent aussi l'albuminurie. Il faut encore mentionner l'albuminurie causée par les *coliques saturnines* (Ollivier). Tout récemment Englisch et Frank ont signalé des cas intéressants d'albuminurie produits par les *hernies étranglées*. Les preuves positives existent pour plus de la moitié des cas observés; elles ont une certaine valeur diagnostique. Les formes d'albuminurie engendrées expérimentalement par Schreiber par compression du thorax appartiennent à la stase rénale. Carlo a confirmé les données de Schreiber relatives à l'albuminurie consécutive à la compression des viscères thoraciques. Il s'appuie, pour cela, sur de nombreuses expériences personnelles. Il trouve cependant des proportions bien plus faibles pour l'albumine excrétée : son maximum est de 0,5 0/00 ; quant aux quantités considérables observées par Schreiber (jusqu'à 1,8 0/0), il nie qu'elles dépendent uniquement de la cyanose et de la dyspnée et, par suite, de troubles circulatoires dans le système veineux.

Tels sont les faits cliniques les plus importants concernant l'albuminurie accidentelle. Nous décrirons à part l'albuminurie dans les maladies fébriles et dans la stase rénale.

Il n'est pas nécessaire d'insister davantage sur l'impor-

---

sent sur la moelle comme sur le rein par diffusion de leurs produits solubles ou la localisation de leurs éléments pathogènes. (G. C.)

tance de l'albuminurie au point de vue du *diagnostic* et du *pronostic*. L'état actuel de nos connaissances est tel, malgré des travaux expérimentaux pleins de mérite, que nous ne serons pas, d'ici longtemps, en état d'en donner une *pathogénie* satisfaisante.

La discussion de cette question, soulevée il y a quelques années par des auteurs distingués à la *Société Médicale de Glasgow*, a été obscure et sans grande portée. Mais les nouvelles recherches ont établi que l'albuminurie accidentelle n'est pas produite par une cause unique, comme on l'a prétendu plusieurs fois. S'il y a un grand nombre de formes d'albuminurie, les théories les plus divergentes élaborées avec plus ou moins de bonheur, ne sont pas moins multiples. Nous préférons renoncer à donner par ordre les explications qui ont été proposées des différentes formes d'albuminurie et nous borner à un exposé sommaire des théories courantes les plus en vogue, en touchant un mot des expériences nécessaires à expliquer, avec quelque vraisemblance, l'origine de ces formes.

Théories diverses de l'albuminurie. — On a eu recours, pour expliquer la genèse de l'albuminurie, aux modifications de la *circulation rénale*, à des *membranes filtrantes* situées entre le sang et l'urine et aux *altérations du milieu sanguin*, donc à des troubles physiques, biologiques et chimiques.

Quant aux *modifications de la circulation rénale*, il n'y avait rien de plus naturel, étant donnée l'opinion courante sur la théorie de la filtration et de ses relations avec la pression, que de rendre l'*élévation de pression du sang artériel* responsable du passage de l'albumine dans l'urine. L'observation clinique d'après laquelle la polyurie et l'hypertrophie du cœur gauche ne produisent pas par elles-mêmes l'albuminurie, était déjà difficile à concilier avec cette opinion ; mais l'expérience ne pouvait démontrer irréfutablement l'efficacité d'une haute pression dans l'aorte.

Senator fait remarquer avec raison que la plupart des expériences ont été mal conduites. Ainsi l'albuminurie, produite par l'irritation de la moelle cervicale, par la strychnine, la digitale et par d'autres moyens artificiels ayant pour but d'élever la pression du sang dans le système aortique, n'a aucune valeur démonstrative, car le spasme des artérioles rénales survenant en même temps (Grützner) restreint l'apport du sang artériel. La compression ou la ligature de l'aorte, au-dessous des artères rénales, ne produit pas l'albuminurie (Stokvis, Rosenstein), même quand on augmente la pression sanguine d'autres grosses artères en même temps (Litten). Ni la section du nerf splanchnique, ni celle des nerfs rénaux ne produit l'albuminurie quand on prend soin d'éviter des lésions secondaires (tels que la compression des vaisseaux, etc., M. Herrmann, Knoll). Si l'intéressante observation de Lépine, qui, en injectant de l'eau salée dans le système veineux du chien, vit survenir l'albuminurie sans hémoglobinurie, a rapport à l'augmentation de la pression artérielle, par contre nos propres observations, et elles sont nombreuses, prouvent que dans les cas d'albuminurie accidentelle, cette albuminurie, accompagnée de polyurie, est absolument diminuée, et même complètement arrêtée par les injections d'eau salée ; l'examen chimique confirme la disparition de l'albumine.

Tout dernièrement Steven et Johnson, d'accord avec nous, ont nié que la pression artérielle produisît l'albuminurie. Schmuziger aussi a essayé, sans résultat, sur lui-même, d'augmenter son albuminurie en introduisant du liquide dans son système circulatoire.

Contrairement à l'ancienne opinion qui faisait dépendre

l'albuminurie de l'élévation de la pression aortique, Runeberg a établi, il y a dix ans, par de nombreuses expériences sur la filtration de solutions d'albumine à travers les membranes animales, que la quantité d'albumine filtrée *augmente avec la diminution de pression* (1). L'auteur pense donc que dans l'albuminurie accidentelle, la transsudation de l'albumine qui s'effectue dans le glomérule dépend d'une *diminution* de pression dans le réseau vasculaire, c'est-à-dire d'une augmentation de pression dans les canaux urinifères.

---

(1) Pour Senator, en se basant sur la majorité des cas, la quantité de liquide filtré augmente, en même temps que la pression, mais, en revanche, la proportion d'albumine y diminue. Cependant, dit-il, à pression inégale, dans un même espace de temps, il semble que sous une pression plus forte les quantités absolues d'albumine augmentent également par suite de l'accroissement de quantité du liquide filtré. Mais cette dernière conclusion est moins certaine que la précédente en raison des altérations qui se produisent à la longue dans les milieux dans lesquels on opère, et qui rendent la comparaison des expériences en question, difficile.

Les expériences de Lécorché et Talamon au nombre de quatre, confirment en partie ces propositions, elles sont surtout en accord avec la plupart de celles de Runeberg. Ces auteurs ont pris les deux extrêmes, ils ont filtré sous faible pression (2 expériences à 40 cent. cubes d'eau), une solution de sérum albumine de bœuf à 60 pour 1000, et sous forte pression (2 expériences à 100 c. c. d'eau). Les deux premières expériences ont laissé filtrer chacune en 2 h. 30, 133 cent. cubes de liquide et 0,318 d'albumine, et en 1 h. 30, 183 de liquide, 0.55 d'albumine. Dans les deux secondes, en 3 h. 20 on a vu proportionnellement la quantité d'albumine diminuer. La moyenne donne 0,20 d'albumine et 429 c. c. de liquide filtré. La dernière expérience faite en 2 h 30 a donné 0,116 d'albumine pour 100 et 334 de liquide. Donc dans un temps donné, il passe plus de liquide sous forte pression, la quantité d'albumine diminue en raison de la durée de l'expérience, la richesse du filtrat est plus grande sous basse pression, la quantité absolue d'albumine est plus forte sous basse pression et pour une même pression, la quantité absolue et relative d'albumine va croissant si la pression est basse et diminue si elle est élevée (Lécorché et Talamon). (G. C.)

Proclamer que les formes les plus diverses de l'albuminurie dépendent de la diminution de la pression artérielle, en appliquant aux parois capillaires vivantes les résultats obtenus avec des membranes intestinales inertes et plus tard avec la plèvre et l'uretère, est une tentative audacieuse mais impuissante. Elle ne pouvait évidemment, malgré les inductions les plus ingénieuses, empêcher Runeberg de commettre des erreurs graves, abstraction faite du défaut de concordance de ses expériences avec celles qu'entreprirent plus tard Gotwalt, de Bamberger et de Regeczy. Heidenhain fit remarquer que les résultats trouvés par Runeberg pouvaient être interprétés autrement ; il montra que sous l'influence de la filtration sous pression croissante, l'albumine augmente plus lentement que la quantité d'urine. Nos propres observations sur des enfants sains contredisent la loi de Runeberg, prise dans son sens exclusif.

Une observation de Singer offre un intérêt spécial : il ne trouva pas d'albumine dans la faible quantité d'urine émise par un cholérique en plein collapsus ; il en trouva plus tard quand l'urine devint plus abondante, elle était due au trouble nutritif des glomérules produit par l'interruption du courant sanguin. Nous-même, à la suite d'un catarrhe intestinal très violent ayant déterminé une rétention d'urine pendant 24 heures, avons émis 30 centimètres cubes d'urine excessivement concentrée, sans pouvoir y déceler une trace d'albumine (1).

(1) Heidenhain se met en opposition directe avec les conclusions que Lécorché et Talamon ont tirées de leurs expériences sur l'influence des pressions sur l'albumine et que nous venons de citer. La lenteur relative que l'albumine et le liquide mettent à filtrer quand la pression est croissante détruit pour Heidenhain la proportion de ces deux facteurs entre eux. La pression augmente la filtration du liquide et semble diminuer celle de l'albumine qui exige un temps plus long pour sa filtration. De telle sorte qu'au bout d'un temps qu'il s'agit de déterminer,

Runeberg n'en a pas moins le mérite d'avoir détruit, par des expériences significatives, l'ancienne théorie, qui attribue

---

l'équilibre est rétabli. Senator concilie les deux opinions, celle de Lécorché et Talamon et celle d'Heidenhain en admettant la diminution relative de l'albumine et en faisant des réserves sur la quantité absolue d'albumine qui se trouve augmentée. Il nous semble qu'il faut tenir compte d'une donnée qui peut à la rigueur expliquer des contradictions apparentes. En comparant la série des expériences faites sur une membrane inerte, sous une forte pression dans des temps variés, Lécorché et Talamon voyent très nettement la proportion d'albumine diminuer avec le liquide filtré en raison de la longueur du temps. Si on examine le résultat au bout de la première demi heure, on voit que le liquide est filtré dans de fortes proportions et que la filtration de l'albumine se fait à un taux légèrement inférieur à celui des basses pressions, mais à un taux encore assez élevé : pourquoi donc, en raison directe des heures employées à la filtration, le liquide filtré et l'albumine subissent-ils une décroissance considérable? Il est possible qu'il y ait lieu, sous l'influence de la haute pression, d'incriminer l'altération de la membrane-filtrante qui fonctionne au début ; elle se trouve lésée dans la suite au point de ne laisser passer l'eau qu'en faibles proportions et de diminuer l'albumine d'une manière relative et absolue.

Il faudrait donc pour agir avec des pressions sans cesse croissantes renouveler à chaque fois *la membrane filtrante*, et ne faire durer cette dernière qu'un temps donné. C'est ce qu'a fait Heidenhain, ce sont ces conditions que n'ont pas remplies Lécorché et Talamon ou qu'ils n'ont pas voulu remplir et voilà pourquoi leurs résultats sont différents. Senator semble résumer toute la controverse en disant : dans un temps donné et sous des pressions inégales, les quantités absolues d'albumine filtrée augmentent également par suite de l'accroissement de la quantité du liquide.

S'il est difficile de juger la question par la physiologie, il est aussi difficile de la juger par la clinique, car les 2 cas proposés par l'auteur comme des exemples où la pression sanguine est intervenue, peuvent être interprétés d'une autre façon. Dans les 2 observations citées, il faut distinguer au début une action paralysante du système nerveux, laquelle explique dans le premier cas l'anurie et consécutivement une néphrite causée par l'élimination des produits toxiques. Dans le 2e cas tout se bornait à une action sur le système nerveux. Comme on le voit, il est aussi difficile de conclure de la physiologie à l'étude clinique que de conclure de l'étude clinique à ce qui se passe en physiologie. (G. C.)

l'albuminurie à l'augmentation de la pression artérielle. Nous verrons que réellement, pour un nombre assez grand d'albuminuries accidentelles, sa théorie garde sa valeur, c'est-à-dire concorde avec celle à laquelle nous donnons la préférence.

Le réseau glomérulaire oppose, selon nous, un obstacle à l'afflux du sang artériel. Il y a 25 ans environ, Stokvis affirmait déjà, d'après de nombreuses expériences personnelles, que tout trouble circulatoire produit l'albuminurie par obstacle à l'afflux artériel ou au retour du sang veineux, c'est-à-dire à tout *ralentissement du courant sanguin.*

Nous savons maintenant, grâce aux recherches de Nussbaum sur les reins de la grenouille, grâce à l'étude microscopique des reins albuminuriques, après fixation de l'albumine au point même de sa filtration par la coction (Posner) ou par l'alcool (Ribbert), que les *glomérules* sont le lieu principal mais non exclusif (voir le chapitre sur la *stase* rénale) de la sécrétion de l'albumine. C'est spécialement la couche épithéliale du réseau glomérulaire qui *s'oppose* au passage de l'albumine dans les conditions normales (Heidenhain et Cohnheim). Sa grande sensibilité à tout ralentissement du sang artériel, même dans les troubles légers, lui fait perdre cette faculté et le rend perméable à l'albumine (1). Ainsi

(1) Lécorché et Talamon pensent qu'il y a des lésions glomérulaires constantes dans la plupart des expériences faites sur la ligature de la veine ou de l'artère rénale. Pour eux, ce sont ces lésions et non l'albuminurie qui sont la conséquence directe du trouble circulatoire. Le fonctionnement de la cellule, dans le rein, comme dans tous les organes, est en rapport étroit avec l'équilibre circulatoire ; ses modifications sont en rapport direct avec la suppression ou la diminution de l'apport du sang oxygéné. Le ralentissement du courant sanguin détermine l'albuminurie non pas parce que physiquement le passage de l'albumine est facilité par la diminution de la vitesse, mais parce que

Herrmann et Overbeck ont déjà vu l'albumine passer dans l'urine par un simple rétrécissement des artères rénales (1) ou seulement par une courte interruption du flux sanguin. *Donc, moins le sang artériel nourrit les épithéliums des glomérules, plus leurs réseaux vasculaires laissent passer l'albumine.* Cette formule de Heidenhain-Cohnheim à laquelle se sont ralliés plus ou moins Posner, Litten, Charcot, Lépine et d'autres observateurs, repose sur l'*origine biologique* de l'albuminurie, en opposition avec la *théorie physique* de Runeberg. Mais il est évident que, dans une série de cas, la diminution de pression et le ralentissement du courant dans les glomérules se confondent.

La théorie formulée ci-dessus donne l'explication la plus plausible de la majeure partie des albuminuries accidentelles avec oligurie, et surtout, de ces formes dues aux divers états anémiques (Steven : détérioration de la structure des tissus causée par la maladie principale), aux diarrhées des derniers jours de la vie, avec diminution de l'afflux sanguin artériel, aussi bien que des albuminuries dues à des troubles nerveux graves. Dans la plupart de ces cas, nous sommes obligés d'expliquer les *troubles vaso-moteurs* (de Bamberger, Capitan) à notre manière, sans pouvoir toujours préciser exacte-

---

vitalement la nutrition de l'épithélium rénal est modifiée et altérée par l'insuffisance de l'irrigation sanguine. Pour ces auteurs, il n'y a *pas de degré de perméabilité ou d'imperméabilité des épithéliums à l'albumine variable suivant leur degré de sensibilité à tout ralentissement du sang artériel.* (G. C.)

(1) La thèse de Besançon (*D'une néphrite liée à l'aplasie artérielle*) contient des observations où des lésions interstitielles du rein, bien constatées et indépendantes de toute autre cause morbide, doivent être rapportées à l'étroitesse du calibre des artères rénales. L'albuminurie dans ces cas est la règle. Au début probablement, elle est sous la dépendance de la diminution de pression du courant sanguin, dans la suite elle est sous la dépendance de la néphrite même. (G. C.)

ment, il est vrai, la part qui incombe à l'irritation réflexe ou directe, et celle qui dépend de la paralysie des vaso-moteurs rénaux ou des constricteurs seulement, d'après les dernières recherches de Cohnheim et Roy..

Nous savons que la piqûre du 4e ventricule cause l'albuminurie par *dilatation des vaisseaux* et ralentissement du courant sanguin (Claude Bernard, Schiff) ; le coma, la commotion cérébrale, l'asthénie sont ici sur la même ligne ; ils montrent, d'après la théorie postérieure du shock (paralysie réflexe du splanchnique avec congestion des grosses veines intestinales), les degrés de transition vers la stase rénale, analogues aux paroxysmes douloureux qui surviennent dans les affections abdominales avec collapsus et phénomènes semblables au shock (Fischl).

D'après les résultats négatifs des nécropsies, Bumm attribue l'albuminurie dans le delirium tremens aux *troubles d'innervation centrale* (1). Jonhson vient d'édifier une théorie spéciale pour expliquer l'albuminurie consécutive à des troubles nerveux. Ces spasmes altéreraient d'abord les organes chylo-

---

(1) Le goître exophthalmique, névrose essentiellement vasculaire, donne lieu aussi à de l'albuminurie. En raison des troubles vaso-moteurs qu'elle détermine si facilement et d'une façon multiple, on doit chercher la cause de l'albuminurie de cette maladie dans l'ordre des troubles nervo-vasculaires. Ne voit-on pas aussi la polyurie et la glycosurie ? Ces symptômes doivent être distingués de ceux qui sont sous la dépendance de l'hypertrophie cardiaque qu'on observe aussi dans cette maladie. MM. Quénu et Lejars arrivent, en effet, à peu près à cette démonstration, dans une note présentée à l'Académie des sciences. Il est probable que dans le delirium tremens on a affaire aussi à des troubles nervo-vasculaires.

Nous distinguerons ces cas de l'albuminurie symptomatiques des névroses cérébrales et nous ferons toutes nos réserves au sujet de l'albuminurie signalée dans l'aliénation mentale. Car la folie brightique simule tous les cas de vésanie. (G. C.)

poiétiques, ceux-ci engendreraient secondairement l'albuminurie par la sécrétion de produits anormaux, et cette albuminurie revêtirait un caractère dyspeptique.

Le *spasme probable des petites artères rénales, les troubles respiratoires et le travail musculaire* doivent être pris en considération dans une série de cas d'épilepsie et de tétanos (1). L'action pathogénique de ces derniers faits sur l'albuminurie constatée d'une manière si générale et si concordante, se

(1) Le spasme peut être invoqué dans ces deux cas. Ne peut-on admettre une action directe sur les nerfs splanchniques et sur les nerfs rénaux qui, suivant leur degré d'altération même, produiraient ou un ralentissement de la circulation rénale et par suite de l'albuminurie, ou une anurie complète comme on en voit dans la scarlatine, dans le choléra et dans quelques formes graves de pneumonie. Il est probable, que dans quelques cas d'anurie ces causes, d'origine réflexe ou directes sur la circulation du rein, sont en jeu dans le choléra et la scarlatine et qu'il n'y a pas d'altération du parenchyme rénal, car l'albumine seule traduit le trouble morbide ; l'urine ne renferme ni cylindre, ni sang. Cette action du système nerveux, dans quelques affections, considérée indépendamment de la cause originelle, que le système nerveux soit malade primitivemen (épilepsie), ou impressionné par des produits toxiques (tétanos), ou par des agents chimiques (strychnine), doit être admise non seulement à cause de l'absence, dans les sédiments urinaires, des éléments qui atteste l'intégrité du rein, mais aussi à cause du degré de toxicité des urines qui n'est pas changé. Des expériences faites par MM. Denys et Chouppe à l'hospice de Bicêtre sur le pouvoir toxique des urines des épileptiques après un violent accès de mal, prouvent que l'urine n'avait perdu aucun de ses degrés de toxicité. Il est probable qu'il en est de même dans l'étranglement interne : et qu'il s'agit d'une action constrictive des vaso-moteurs, ou paralysante de ces nerfs, que le mode d'action de cette paralysie soit exercée par la paralysie des nerfs splanchniques directement ou par les sécrétions des micro-organismes contenus dans les intestins et agissant consécutivement sur ces mêmes nerfs. En tout cas, on ne peut s'empêcher de faire ce rapprochement en raison des symptômes si semblables d'un cholérique en état d'algidité et d'un individu atteint d'étranglement : Hypothermie, algidité, vomissement, même facies et anurie dans les deux cas. (G. C.)

heurte encore, il est vrai, à de grandes difficultés d'explication. Il est certain qu'il ne s'agit pas d'une diminution de pression artérielle dans les reins pendant le travail musculaire, comme l'admettent Runeberg et Edlefsen. La théorie défendue par Senator (urine moins aqueuse) ne peut davantage expliquer les cas dans lesquels le travail corporel augmente notablement l'albuminurie, d'un cinquième d'après Schmuziger. *A priori*, on s'attendrait à une diminution de l'albuminurie par suite de l'augmentation du sang (Oertel).

Nous serions tentés d'admettre une lésion des épithéliums glomérulaires par une *auto-intoxication* causée par le surmenage, si de multiples exemples ne nous apprenaient que la fatigue corporelle (cheval, voiture) peut jouer un rôle plus important que le travail musculaire proprement dit (1). Rendre de nouveau responsables les variations du tonus vasculaire (Stewart) comme on l'avait fait il y a 10 ans, ne fait, à notre avis, que substituer à l'ancien un nouveau *non liquet*.

Pour prouver que l'albuminurie peut être sous la dépendance d'une transpiration abondante, Rokitansky et Lœbisch ont fait une expérience intéressante : ils réussirent à provoquer l'albuminurie par déplétion des vaisseaux rénaux au moyen de la pilocarpine, sans troubler la statique circulatoire.

---

(1) Il est difficile de dissocier ces deux actions. Il est difficile aussi d'établir leur action même. Kalb, cité par Senator dans sa récente édition, rapporte le fait de jeunes canotiers bien portants et devenus albuminuriques dès le début de leur entraînement. L'albumine se trouvait en quantité notable dans les urines (addition d'acide nitrique et ébullition). Au bout de 8 jours, l'albumine avait complètement disparu. Que conclure ? Il y a des conditions nécessaires pour déterminer l'albuminurie physiologique. L'auteur lui-même à la fin de ce paragraphe ajoute qu'il y a des dispositions individuelles. (G. C.)

On ne sait rien des variations que dans tous ces cas subissent les glomérules c'est-à-dire leurs épithéliums, en dehors du processus régénérateur de la desquamation épithéliale des glomérules chez le fœtus et le nouveau-né, démontré par Ribbert. Certainement ces variations sont en partie fort légères et rapidement compensables, car, nous l'avons vu, entre l'émission d'urine albumineuse et non albumineuse, il n'y a souvent que quelques heures d'intervalle.

Les cas les plus obscurs sont ceux dans lesquels l'albuminurie est *permanente*, sans trouble de la santé et sans motif apparent. Ici nous sommes absolument forcés d'admettre soit une perméabilité individuelle des membranes en question (Leube), soit plutôt une altération du sang (de Noorden). Nous avons déjà insisté sur ce point même en admettant les théories ci-dessus indiquées, bien qu'il paraisse indispensable d'admettre les différences individuelles les plus variées. Chez l'un, une marche excessive produit en effet l'albuminurie ; chez l'autre, l'attaque la plus violente d'épilepsie ne la produit pas.

En troisième lieu, nous devons mentionner les *altérations du sang* comme cause d'albuminurie. Le rôle important que ces troubles chimiques jouaient encore avant Bright a été nié complètement dans ces derniers temps. Stokvis, contrairement aux anciennes opinions, a prouvé que l'albuminurie par hydrémie, par hypoalbumose du sang et par déficit en chlorure de sodium, doit être rejetée. L'injection de sérum sanguin provenant de néphritiques dans le sang ou sous la peau d'animaux sains n'a pu produire l'albuminurie. D'un autre côté, on incrimina des modifications quantitatives dans la composition du sang, augmentation des sels, surtout du chlorure de sodium et de l'urée, avec augmentation de la quantité d'albumine filtrée (Kunkel, Senator, Hoppe-

Seyler, Neumann, Lépine, Coignard, Mya et Vandoni), ainsi que l'introduction d'albumine d'œuf dans le sang, dont le rôle pathogénique chez les lapins avait été déjà signalé par Stokvis, enfin l'introduction dans le courant sanguin de corpuscules isolés d'albumine du sang (Estelle, Faveret, Lépine).

Ainsi s'expliquerait l'albuminurie liée aux repas copieux, l'albuminurie alimentaire (1).

---

(1) Nous avons signalé dans les premières notes, l'expérience concluante de M. Hayem qui nie l'origine hématique des néphrites. Nous n'y reviendrons pas. Les expériences d'Estelle et Faveret ont reçu aussi leur interprétation. De plus Stokvis nous montre que l'urine albumineuse injectée dans le sang ne passe pas dans l'urine ; elle prouverait d'après Stokvis l'identité de l'albumine du sang et de l'albumine urinaire.

La théorie d'après ce raisonnement voudrait que l'albuminurie soit due à une modification de l'albumine normale qui en fait une matière inassimilable dont l'économie se débarrasse par l'élimination rénale. Or l'albumine du blanc d'œuf injecté dans le sang produit de l'albuminurie ; et non seulement, comme Lehmann l'a démontré, on retrouve dans l'urine des quantités d'albumine supérieures à la quantité de blanc d'œuf injecté, mais aussi l'albumine persiste quelque temps après l'injection. D'après Stokvis l'albumine du blanc d'œuf seule devrait filtrer. Il n'en est rien. Au point de vue chimique, malgré le caractère donné par Stokvis sur la dissolution de l'albumine dans un excès d'urine quand on a affaire à la sérum-albumine et sur la dissolution partielle de l'albumine quand on a affaire à l'albumine du blanc d'œuf, il n'y a pas de critérium absolu. Il est probable que l'albumine consécutive à l'injection de l'albumine est constituée par un mélange des deux. D'après la théorie de Stokvis le sérum sanguin d'un chien sain introduit dans le système veineux d'un autre chien ne produit pas d'albuminurie. Mais en opérant avec toutes les précautions voulues, en évitant comme l'a fait Cl. Bernard d'élever la pression sanguine, l'albuminurie est survenue. D'ailleurs nous savons que Bareswill qui expérimenta sur lui-même l'action du blanc d'œuf et trouva, après avoir ingéré une grande quantité d'œufs, de l'albumine dans ses urines, était albuminurique avant l'expérience. Enfin la seule modification chimique de l'albumine du sang que l'on connaisse, la peptone, ne produit pas d'albuminurie. Que conclure ?

Quant à l'albuminurie des diabétiques, pour laquelle Senator rappelle la possibilité d'une extension de l'irritation cérébrale produisant l'effet de la piqûre du 4e ventricule, Ebstein, comme nous l'avons déjà dit, l'attribue à la diminution de la production de l'acide carbonique. D'après sa dernière théorie Ebstein attribue la cause principale de la glycosurie au déficit, dans les cellules, de l'acide carbonique qui normalement empêche la transformation du glycogène en glycose. Si la globuline n'est ainsi plus protégée, l'albumine se diffuse dans l'urine. Cependant, une grande partie de l'albuminurie des diabétiques repose sur des altérations rénales (1), comme Stokvis le remarque avec raison, ce qui est

---

Si ce n'est que la théorie de Stokvis manque de base solide, qu'en tout cas elle n'est pas démontrée. A la rigueur, on pourrait admettre, d'après toutes les expériences précédentes, que l'albuminurie par dyscrasie des albuminoïdes est la cause première et initiale de la maladie et qu'il y a une lésion rénale consécutive. Mais nous avons vu que la sérum-albumine de l'urine ne diffère pas de celle du sang, que la séro-albumine des brightiques n'est pas différente de celle du plasma ordinaire. (G. C.)

(1) L'albuminurie au cours du diabète peut être rattachée aux causes suivantes :

Ou il y a une maladie rénale connexe avec le diabète. Dans ce cas, il s'agit de déterminer l'influence de la maladie générale sur la lésion rénale et *vice versa*.

Ou l'albuminurie est causée par le diabète ; le passage incessant d'urine chargée de glycose provoque à la longue des lésions glomérulaires. En l'absence de toute preuve expérimentale, des réserves doivent être faites à ce sujet. Et en se basant pour admettre cette lésion sur les reins examinés par Cl. Bernard à la suite d'injection prolongée de sucre, la suppuration rénale observée au cours du diabète est bien une preuve d'irritation rénale due au sucre lequel a altéré le parenchyme du rein et facilité la pullulation de micro-organismes pyogènes. Le sucre jouerait ainsi un rôle analogue à celui de l'acide lactique pour le développement de micro-organismes chez des animaux réfractaires.

Ou la lésion du 4e ventricule produit à la fois le diabète et l'albuminurie. (G. C.)

certain dans les formes intenses et durables, qui peuvent subsister, même après la disparition du diabète.

Rosenbach fait de l'albuminurie le symptôme d'un excès d'albumine non combinée (non comburée ou non comburable) dans le sang, et l'expression d'une fonction régulatrice des reins anormaux, tandis que la théorie de Semmola (dont nous parlerons dans le chapitre de la néphrite) attribue en partie aux corpuscules d'albumine du sang une diffusibilité croissante et un pouvoir d'assimilation décroissant par suite d'un *trouble dans les fonctions respiratoires de la peau* (action du froid). Si ce point de vue était exact, l'urée du sang, et surtout de la sueur, devrait être diminuée chez l'albuminurique, fait que les recherches directes de Dockmann n'ont pu confirmer d'aucune façon. Au contraire, on trouvera généralement de l'albumine en plus grande quantité chez les néphrétiques, constatation importante qui détruit cette théorie spéculative.

De nouvelles expériences sur l'action pathogénique de l'introduction massive d'albumine d'œuf ont conduit presque toutes à un résultat négatif. Ainsi Loewenmeyer et surtout de Noorden n'ont pu, pas plus qu'Oertel antérieurement, rendre cette théorie vraisemblable même par l'injection d'une grande quantité d'albumine d'œuf. Snyers, auquel nous devons le travail expérimental le plus récent sur ce sujet, vit, après ses injections d'albumine, un simple passage de la substance à travers les reins ; il conclut, avec Hayem, qu'il est impossible de déterminer l'albuminurie pathologique, ou même la néphrite par de telles injections. De même Tizzoni et Riva ont trouvé que l'albumine de l'urine est très assimilable, et que, par l'albuminurie artificielle des injections, on peut produire, tout au plus, un léger état d'irritation rénale. D'après cela, le rôle de la *dyscrasie albumi-*

neuse est assez caractérisé pour les graves états albuminuriques ou même pour les maladies rénales. On ne peut lui refuser tout rapport avec l'étiologie de l'albuminurie.

Pavy oppose l'albuminurie *cyclique* à l'albuminurie *rénale* ; il prétend qu'il existe régulièrement dans l'albuminurie cyclique de l'albumine précipitable par les acides organiques, tandis que dans l'albuminurie rénale la présence de l'albumine du sérum (non précipitable par les acides organiques) compte parmi les faits caractéristiques. Nos propres expériences ne confirment qu'assez mal cette opinion.

Enfin tout dernièrement Stewart et Ralfe ont mis en parallèle les albuminuries intermittentes, cycliques et les albuminuries fonctionnelles analogues avec l'hémoglobinurie paroxystique. Ce dernier auteur, qui a fait de grands efforts pour généraliser, considère même ces formes d'albuminurie comme des états abortifs. Ces états, précurseurs de l'hémoglobinurie, sont causés par une transformation insuffisante de l'hémoglobine dans le foie en urée et en matière colorante, après quoi survient l'albumine. A ces trois substances s'ajoute l'hémoglobine, si l'insuffisance de la fonction hépatique est extrême. Les cas très rares dans lesquels on peut observer le passage de l'albuminurie à la forme correspondante d'hémoglobinurie sont peu propres à confirmer l'opinion de Ralfe.

Traitement. — Il n'existe pas de thérapeutique pour les formes d'albuminurie qui ne mettent pas la vie en danger. Saundby avoue franchement n'avoir jamais guéri un seul cas au moyen de médicaments, et il en a essayé beaucoup ; depuis longtemps, nous avons cessé d'en prescrire. C'était aussi la manière de faire de Pavy. Des mesures hygiéniques, au sens le plus large du mot, rendent plus prompte la diminution de l'albumine qui pourrait peut-être se faire attendre de longues années (Fürbringer, Simmons, etc.).

Les relations de l'albuminurie avec la *fièvre*, la *stase rénale* et les *maladies rénales proprement dites* (n°s 3, 4, 5 de notre classification) seront traitées dans des chapitres spéciaux.

2. — Hématurie.

La recherche du sang dans l'urine (hémorrhagie en nappe ou simple diapédèse), symptôme fréquent et très important des maladies les plus diverses du système uropoiétique, se fait, avant tout, par le microscope, d'ailleurs indispensable

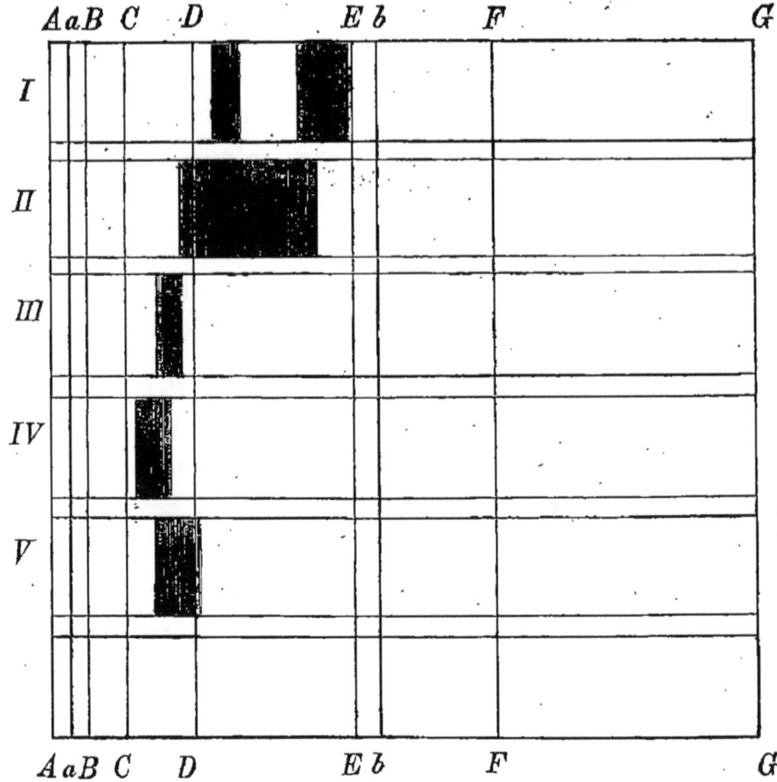

Fig. 2. — Spectre d'absorption des différentes modifications du pigment sanguin, I, Oxyhémoglobine. — II, Hémoglobine réduite. — III. Métahémoglobine. — IV, Hématine en solution acide. — V, Hématine en solution alcaline.

pour différencier l'hématurie de l'hémoglobinurie ; par l'examen spectroscopique, l'épreuve de l'hémine et par d'autres réactifs chimiques. Pour la pratique des méthodes récentes de recherche et les caractères de l'urine contenant du sang, il faut consulter les traités spéciaux.

Il est important de savoir que, d'après les nouvelles découvertes de Lévin et Posner, l'emploi du spectroscope ordinaire (lignes normales du sang dans l'urine récente, spectre de la méthémoglobine dans l'hémoglobinurie, les raies d'hématurie dans certaines intoxications) est tombé en désuétude ; très souvent, des urines sanglantes tout à fait normales peuvent donner des lignes d'absorption anormales.

Des urines complètement pâles peuvent déceler le sang qu'elles contiennent par la coloration rouge du sédiment. Le procédé de Heller suffit au praticien pour s'orienter quand il soupçonne l'hématurie : on ajoute à l'urine de la lessive de potasse ou de soude, et l'on fait bouillir ; les phosphates terreux précipitent avec eux la matière colorante du sang, et donnent, même avec un précipité peu abondant, des flocons rougeâtres ou grenat qui ne sont reconnaissables qu'après un repos prolongé. On peut compléter directement cette épreuve par celle de l'ébullition de l'albumine (avec acide acétique). Cette épreuve donne ordinairement un précipité rouge sale d'albumine. On peut utiliser avantageusement le précipité de phosphate pour préparer l'hémine (1).

L'hématurie reconnue, il s'agit de savoir si le sang vient

(1) Certaines urines colorées aussi d'une manière intense en rouge ou en rouge brun peuvent être confondues avec l'urobiline. Il faut savoir que l'urobiline n'est pas très rare et que dans quelques cas il faut distinguer dès le début cette matière colorante de l'urine soit de l'hématurie, soit de l'hémoglobinurie. Du reste les affections dans lesquelles l'urobilinurie est signalée (maladies du foie, infections générales) sont déjà des indices suffisants pour faire penser à l'urobilinurie. (G. C.)

des reins ou des voies urinaires. Ici, on se heurte souvent à d'insurmontables difficultés. Le mélange de caillots sanguins et surtout de caillots moulés se rencontre dans l'hématurie des voies urinaires (bassinet, uretères, vessie, urèthre) (1).

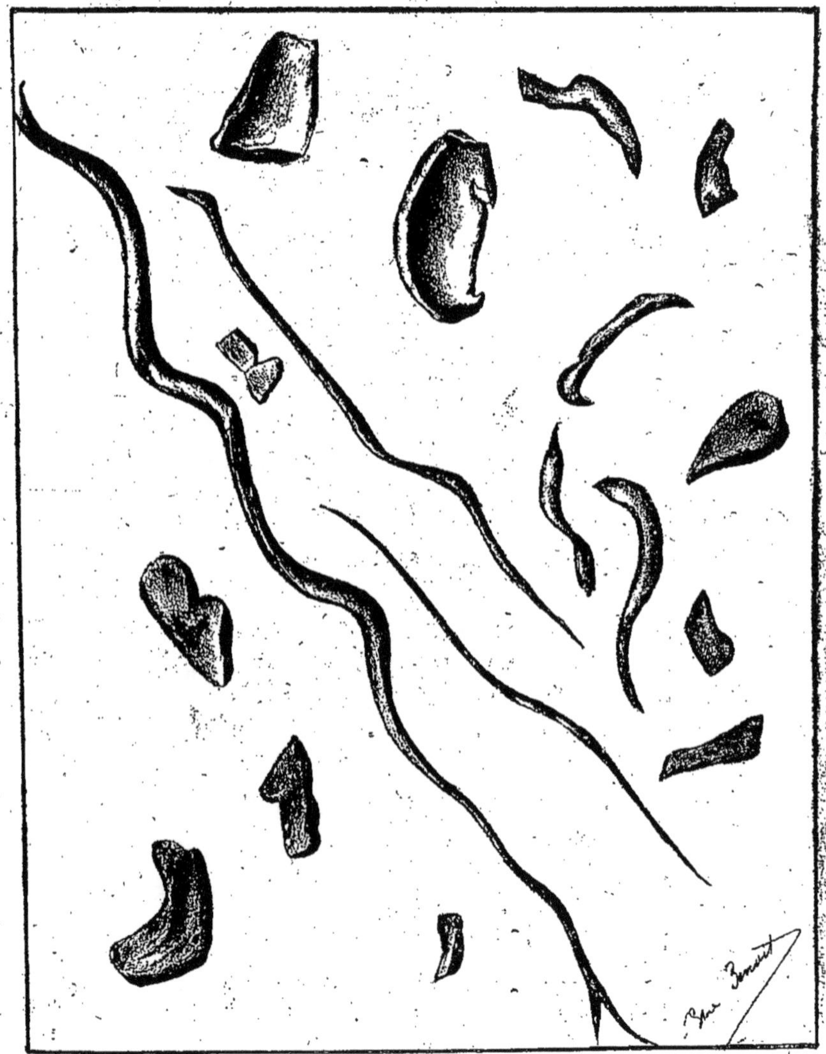

Fig. 3. — *Caillots sanguins moulés rendus par un malade porteur d'un énorme cancer du rein* (d'après Guillet, *Tumeurs malignes du rein*).

(1) Dans quelques cas d'hématurie on trouve en effet des caillots énormes et dont la forme doit renseigner aussitôt sur leur origine. La

L'hématurie de la vessie donne ordinairement beaucoup de sang dans les dernières gouttes d'urine émise.

Quand on pratique le lavage de la vessie, l'eau s'écoule toujours teintée de sang, tandis que dans l'hématurie des uretères et des reins le liquide ne redevient sanglant qu'au bout de quelques minutes. Ce procédé recommandé d'abord par Thompson, puis surtout par Stein, nous a souvent fait trouver l'origine de l'hématurie, quand tous les autres moyens avaient échoué.

Si quelques gouttes de sang apparaissent à la fin de la miction, l'hémorrhagie siège *au col de la vessie*. Naturellement les symptômes concomitants (catarrhe des voies urinaires, calculs, etc.) ont une grande valeur. Souvent le cystoscope décide du diagnostic. Nous donnerons plus de détails dans la pathologie spéciale de chaque organe (1).

---

figure 3 empruntée à la thèse de Guillet (Paris 1888) représente quelques variétés de ces caillots ressemblant à des sangsues gorgées de sang au dire des malades. Ils sont allongés parfois et effilés à leur extrémité. Guillet cite une longueur de 22 centimètres environ pour l'un d'eux, c'est-à-dire à peu près la longueur normale de l'uretère. Ce cas est très rare, bien entendu ; mais leur constatation seule suffit à renseigner le clinicien sur l'étiologie de l'hématurie et à éliminer les hémorrhagies uréthrales et prostatiques. Quoique ces dernières puissent donner lieu à des caillots moulés, jamais ceux-ci n'ont les dimensions que nous venons de signaler. (G. C.)

(1) Avec les dernières modifications que M. Albarran dans le service du professeur Guyon à l'hôpital Necker a fait subir à l'endoscope et qui lui permettent de supporter des températures élevées sans s'altérer, cet instrument peut être stérilisé et employé en chirurgie. La stérilisation est difficile à obtenir sans le détruire et le mettre hors d'usage. D'autre part son emploi, sans stérilisation préalable est cause d'infections. On comprend donc toute l'importance du perfectionnement introduit par M. Albarran; importance d'autant plus grande que son emploi est nécessaire pour rechercher non pas l'origine rénale d'une hématurie, mais spécifier dans l'un des deux reins l'origine sanguine du moins chez la femme. (G. C.)

Comme symptômes caractéristiques de l'origine rénale de l'hématurie, il faut citer la couleur uniforme de l'urine, au début et à la fin de la miction, la présence de caillots sanguins cylindriques, surtout s'ils sont accompagnés de cylindres urinaires, la décoloration plus ou moins avancée des globules du sang causée par leur long séjour dans les glomérules et dans les canaux urinaires, la présence d'un fin pigment san-

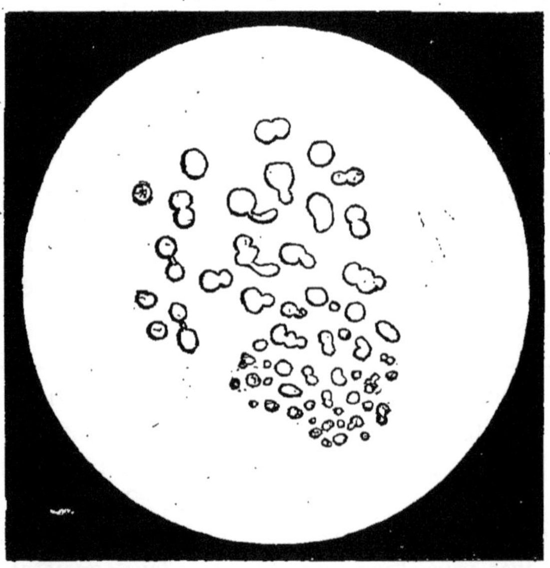

Fig. 4. — *Hématurie rénale.* Globules rouges avec mouvements amiboïdes (d'après Friedreich).

guin granuleux dans les parties essentielles du sédiment, l'augmentation de l'albumine. En outre, dans l'hématurie rénale le caractère hémorrhagique de l'urine éprouve souvent des modifications très tranchées dans le courant de la journée (Guyon). La symptomatologie (hydropisie, douleurs rénales, tumeur, etc.), la maladie principale, traumatisme, néphrite, tuberculose (1), cancer, etc., donnent le caractère de l'hémorrhagie rénale.

---

(1) La tuberculose rénale ne donne lieu à des hématuries qu'au début de l'évolution tuberculeuse. Ces hémorrhagies surviennent, comme les

Pour l'*hématurie paroxysmale*, voir le chapitre suivant (1).

3. — Hémoglobinurie.

Bien que la présence anormale de l'hémoglobine dans l'urine soit secondaire dans les maladies rénales, nous croyons utile de parler brièvement de l'hémoglobinurie ; son importance clinique a été mise en évidence tout récemment et elle fournit parfois un élément important pour le diagnostic d'une maladie rénale secondaire. Nous laisserons de côté ici l'hémoglobinurie qui accompagne parfois la néphrite hémorrhagique.

Il y a deux siècles déjà que la présence de la matière colorante du sang dans l'urine fut constatée comme conséquence de la transfusion du sang, mais on confondit ce fait avec

---

hémoptysies d'origine tuberculeuse, tout d'un coup, sans cause déterminante quelquefois, et, dans la suite, d'une façon intermittente ; puis elles cessent un ou deux ans après l'apparition de la première hématurie. Mais, en l'absence d'autre signe, cette forme d'hématurie ne peut servir à faire poser le diagnostic de tuberculose, et bien souvent il doit être hésitant entre le cancer, la lithiase et la tuberculose. D'autant que, au début, il n'y a dans l'organisme aucune lésion constatable et que, dans la suite, le rein peut acquérir un volume qui peut faire songer à une tumeur soit sarcomateuse soit épithéliale. De plus l'hématurie au cours de la lithiase rénale peut survenir sans donner lieu à d'autres symptômes. (G. C.)

(1) Nous signalerons encore une cause d'hématurie rare, il est vrai, mais qui a cependant son importance : *l'hémophilie*. Cette maladie, essentiellement héréditaire, peut, dans quelques cas, être locale. Localisée, elle peut avoir pour siège les reins (Ollier, Schede). Dans un fait rapporté récemment par Senator et où l'hérédité était très nette, Nitze trouva qu'un des reins seul était la cause de l'hématurie. L'ablation de cet organe, trouvé sain après son extirpation (dans les deux cas cités plus haut les reins furent aussi trouvés normaux) amena la suppression des hémorrhagies ; la guérison se maintenait encore deux mois après l'opération. (G. C.)

l'hématurie. C'est depuis quelques années seulement que Ponfick en reconnut la cause véritable dans la dissolution des globules rouges. Nous savons aujourd'hui que dans les conditions les plus diverses, l'hémoglobinurie peut être l'expression de l'*hémoglobinémie* (Ponfick). Il s'agit ici, abstraction faite de la déchéance physiologique de l'hémoglobine, soit d'une désagrégation des globules rouges, soit d'une lixiviation de la matière colorante qui sort du stroma globulaire, se dissout dans le plasma et abandonne le globule, mort désormais. Ainsi que Ponfick le montra plus tard, l'hémoglobinurie ne résulte pas nécessairement de toutes les formes d'hémoglobinémie ; elle dépend plutôt d'une destruction très active des globules rouges. La *rate* emmagasine la première les débris des globules et se tuméfie ; après la rate vient le foie, puis les reins, en sorte que 1/60 de la quantité totale de l'hémoglobine disparaît ; à l'hypercholie s'ajoute l'hémoglobinurie. Si les trois organes deviennent insuffisants alors survient un symptôme grave, l'*ictère* (1).

---

(1) L'ictère survenant au cours de l'hémoglobinurie peut être *hémoglobique* (dissolution massive des hématies dans le sérum), *hémaphéique* au sens auquel l'entend le Professeur Hayem (voir thèse de Tissier, Steinheil, 1890) ou *bilirubique* ou *méthémoglobique*. L'ictère par polycholie perd de plus en plus ses droits depuis qu'on a démontré qu'il y a surtout, sinon exclusivement, hypercholie pigmentaire, la quantité totale de la bile restant la même. Il est donc possible qu'il puisse exister différentes variétés d'ictère au cours de l'hémoglobinurie. L'ictère hémoglobique et l'ictère méthémoglobique donnent aux téguments une coloration faible qui ne rappelle que de loin l'ictère biliaire. L'ictère méthémoglobique est plus foncé. Ces deux ictères n'ont pas une origine biliaire et doivent être distingués des deux autres qui ont une origine hépatique. Ils sont spéciaux comme étiologie : le premier survient lorsqu'on injecte par exemple du sang de chevreau dans la circulation du chien, le second à la suite de toxémie (chlorates).

L'ictère *bilirubique* est l'ictère du foie sain dû à un obstacle mécani-

Étiologie. — Les causes spéciales de l'hémoglobinurie et spécialement de l'hémoglobinémie sont très diverses, ce sont :

1° Les *intoxications* proprement dites d'hydrogène arsénié (Vogel, Wachter, Eibner, Coester), d'acide chlorhydrique et d'acide sulfurique (Naunyn, de Bamberger), acide phénique (Nieden), d'acide pyrogallique (Neisser, Besnier), de pyrocatéchine, hydroquinone, résorcine, naphtol, nitrobenzol, iode, morille vénéneuse (Borstrœm) mais surtout de *chlorate de potasse* (1). L'action hémoglobinurique de ce médicament, jadis souvent confondue avec la néphrite diphtérique, fut reconnue d'abord par Jacobi, et prouvée expérimentalement et cliniquement, par Marchand ; ces faits ont

---

que du cholédoque ou à l'hypercholie pigmentaire ; d'où épaississement de la bile et résorption comme à la suite des déglobulisations exagérées chez les animaux.

Tout autre est l'ictère *hémaphéique*. Symptomatique d'une affection hépatique, d'après Tissier, il indique une perversion des éléments normaux de la bile. Il y a stase de par la viscosité même de la bile et, par suite, déversement dans le sérum et l'urine d'urobiline (qui ne donne pas cependant de couleur aux tissus mais à l'urine), de pigments modifiés et de pigments normaux.

Il s'agit donc de distinguer, dans la production de l'ictère, au cours de l'hémoglobinémie, l'agent réducteur, l'état du foie et la transformation même de l'hémoglobine dans le sein du parenchyme hépatique malade qui donne ou la variété d'ictère que nous venons de décrire sous le nom d'ictère hémaphéique, ou l'ictère dit bilirubidique, désigné ainsi par Tissier, et contenant la bilirubidine. Celui-ci colore en jaune sale les tissus. (G. C.)

(1) Les causes d'hémoglobinurie sont nombreuses : les ictères auxquelles elles donnent lieu sont variables. Ainsi dans l'hémoglobinurie due au chlorate de potasse les urines ont une teinte plus foncée ; dans ce cas l'ictère est méthémoglobique et non hémoglobique. L'histoire de la morille rouge (*Helvella esculenta*) n'est pas purement expérimentale. Ponfick a donné la relation d'un certain nombre de cas d'intoxication chez l'homme. (G. C.)

acquis une grande importance pratique car ce médicament très usité est dangereux pour la vie, même à des doses relativement minimes (5 gr. pour les enfants, 10 gr. pour les adultes). Le poison tue rapidement en rendant les globules rouges impropres à l'oxygénation, en amenant une rétention d'urine résultant de l'encombrement des canalicules urinaires par les produits de destruction et suivi d'une néphrite secondaire (Hofmeyer, de Mering).

D'après Marchand, l'action toxique de ce sel se traduirait par la métamorphose de l'hémoglobine en *méthémoglobine* impropre à l'échange des gaz. Un débat s'est élevé dernièrement entre Stokvis et Bokai d'une part, Marchand d'autre part ; il s'agissait de savoir si cette intoxication du sang est réelle, ou si le sel de potassium n'agit pas plutôt en paralysant le cœur. La question doit être considérée comme résolue en faveur de Marchand ; il a prouvé en effet que les faits négatifs observés sur le lapin sont causés par la mort trop rapide des animaux, consécutive à une gastro-entérite toxique. Il a prouvé aussi jusqu'à l'évidence, fait déjà indiqué par Lenhartz, que dans le sang des chiens intoxiqués on rencontre la méthémoglobine caractéristique (accompagnée de sucre, d'après Cahn). Nous avons réussi à donner la preuve du fait sur l'homme, et jamais nous n'avons vu survenir une intoxication mortelle, quelque rapide qu'elle eût été, sans constater les modifications caractéristiques du sang et des reins, et non pas seulement la paralysie cardiaque, comme le rapporte Leichtenstern. En outre, le chlorate de soude et les chlorates, en général, déterminent les mêmes symptômes graves que le chlorate de potasse.

2° *Les intoxications des maladies spécifiques.* — A cette classe appartient l'hémoglobinurie qui survient dans le cours des maladies générales graves, surtout des maladies infectieuses aiguës comme le typhus (Immermann), la scarlatine (Heubner), la diphtérie (Küster, Salkowski), la variole, la fièvre septique, le scorbut, la fièvre intermittente (Soltnikow, Sorel), et aussi l'hémoglobinurie symptomatique de la maladie de Winckel (cyanose ictérique pernicieuse des nouveaux-né).

3° Les *injections* d'eau, de solutions salées (dont la concentration doit varier selon les diverses espèces d'animaux), de glycérine (Jissa), et, avant tout, la *transfusion du sang* pris sur un autre animal agissent comme dissolvants des globules du sang. Le sérum du sang d'une espèce est un poison pour les globules d'une autre espèce (Panum, Ponfick, Prévost et Dumas, Landois, etc.) (1).

4° L'hémoglobinurie peut apparaître par *irritation thermique* (coup de foudre, Obermeier), plus fréquemment à la suite de *brûlures étendues*. Il s'agit alors d'une destruction des globules rouges, par suite du degré excessif de chaleur qu'éprouve le sang en traversant les parties brûlées (de Lesser). Parfois il survient une véritable néphrite (Falk, Wertheim).

5° On a décrit l'hémoglobinurie après une *embolie graisseuse* (Scriba, Riedel).

6° Enfin il existe une *hémoglobinurie spontanée* (2) dont la

---

(1) De nos jours les propriétés du sang sont de nouveau étudiées au point de vue de son pouvoir toxique, de l'immunité qu'il confère et de son pouvoir vaccinifère. Behring et Kitasato ont admis des propriétés toxinicides du sérum du sang de quelques animaux. Richet et Héricourt ont conféré l'immunité à quelques animaux avec du sérum de sang de chien, lequel est réfractaire à la tuberculose.

Le pouvoir toxique du sang de quelques animaux est donc à étudier. Il est variable suivant les espèces animales et variable comme toxicité en passant d'une espèce à une autre. Le sang est toxique ; il possède peut-être un pouvoir vaccinifère. (G. C.)

(2) On peut établir des distinctions capitales entre l'hémoglobinurie

cause reste tantôt inconnue, tantôt est en relation évidente avec la syphilis (Schumacher) et avec la malaria. C'est la forme clinique intéressante que l'on a décrite comme pério-

---

essentielle et l'hémoglobinurie *symptomatique* qui survient au cours d'une maladie générale (le rhumatisme). M. Hayem dans une observation de ce genre a remarqué que le sérum était de coloration normale et que le caillot une fois formé ne se redissolvait pas dans le sérum. Dans l'hémoglobinurie essentielle, le sérum est rouge laqué et le caillot se liquéfie peu de temps après sa formation. Dans la forme symptomatique les crises d'hémoglobinurie paraissent durer plusieurs jours sans interruption, tandis que dans la forme essentielle, si le malade a soin de rentrer dans un endroit chaud et d'y rester, il n'y a qu'une crise ; si le malade continue à s'exposer au froid, les crises sont subintrantes. Dans la forme symptomatique il y a, comme dans la forme essentielle, une certaine quantité de méthémoglobine formée dans l'urine avant son entrée dans la vessie, mais dans la forme symptomatique, l'albuminurie persiste après la disparition de toute trace d'hémoglobine tandis que dans la forme essentielle elle disparaît en même temps que les dernières traces d'hémoglobine.

On peut donc se demander si des pathogénies différentes ne sont pas applicables à ces deux formes. L'observation de M. Hayem (*Du sang*, page 985) prise chez un rhumatisant, est un type d'hémoglobinurie symptomatique. La néphrite est évidente et doit être placée directement sous la dépendance de la maladie initiale.

La lésion rénale est-elle toujours aussi prononcée dans tous les cas d'hémoglobinurie passant pour être symptomatiques ? Et peut-elle servir à établir une distinction entre les formes ? Les observations prises dans la suite répondront à cette question, nous renseigneront peut-être d'après l'altération du rein, si celle-ci est consécutive ou primitive. En tout cas quoique les maladies suivantes, syphilis et malaria, répondent aux desiderata de la pathogénie actuelle (altération sanguine et altération rénale nécessaires pour produire l'hémoglobinurie), il semble bien que l'hémoglobinurie *à frigore* dans laquelle on ne trouve pas toujours ces facteurs morbides, est une maladie distincte et essentielle et qu'elle ne peut être considérée comme un des symptômes de la malaria et de la syphilis ou du rhumatisme. Mais il faut bien se garder de faire des catégories tranchées et il faut admettre avec l'auteur des cas intermédiaires à la forme dite symptomatique et à la forme dite essentielle. La clinique nous en montre quelquefois des exemples. (G. C.)

dique (Lichtheim), paroxysmale (Küssner), intermittente, *a frigore* (Mesnet, Murri), hématurie d'hiver (Hassal), psychrogène (Boas), rhumatismale, ambulatoire (Fleischer, Strübing, Kast, Bollinger, Robin).

Il existe une forme analogue très nette, mais qui ne dépend pas toujours de l'action du froid et de l'effort musculaire, comme Frœhner l'a démontré, chez les chevaux. Il faut toujours admettre comme causes primordiales la diminution de la vitalité des globules rouges et l'affinité très amoindrie de l'hémoglobine pour le stroma (Leube), d'où il résulte qu'elle l'abandonne sous des influences insignifiantes. Quand les paroxysmes succèdent à une longue marche, l'action de la fatigue musculaire devient vraisemblable (Kast), de même que la théorie de Stewart et Ralfe, qui cependant concorde peu avec la réalité des faits. On croyait autrefois que les reins restaient intacts ; plusieurs observateurs, surtout en France, admettent aujourd'hui une lésion anatomique de l'organe et croient même à l'origine rénale de la maladie (Robin, Desnos, Millard, Bucquoy, Hayem, Prior). De fait il existe, et nous pouvons le confirmer, des états intermédiaires réels entre la maladie qui nous occupe et l'*hématurie rénale paroxysmale* (Dickinson, Saundby, Herringham). Mais ces rares faits sont encore loin de justifier l'hypothèse d'une lésion rénale primitive, dans l'hémoglobinurie paroxysmale.

7° Enfin il existe un groupe complètement à part, celui des hémoglobinuries produites par des parasites animaux, comme la *filaire du sang* (Macken), le *rhabditis genitalis* (A. Baginsky), le *distoma hématobium* (Billharz et Griesinger) vivant dans le sang et se rencontrant surtout dans l'appareil urinaire (fig. 5) (1). Ici tout se borne souvent à des accès

(1) Cette variété d'hémoglobinurie rentre plutôt dans l'hématurie. La

nocturnes (voyez *Parasites des reins*). L'hémoglobinurie pernicieuse des bœufs, observée en Roumanie, est d'origine bacillaire (Babès).

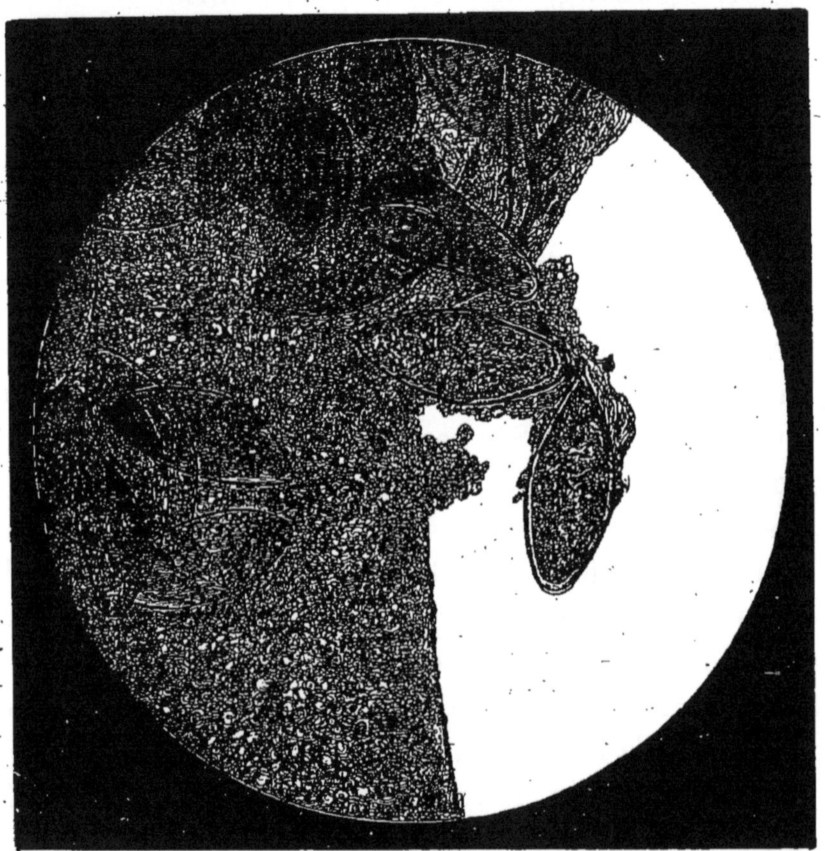

Fig. 5. — Œufs d'hématobie contenus dans un caillot, dans un cas d'hématurie.

Bilharzia hematobia peut se localiser exclusivement dans la vessie. Les œufs peuvent pénétrer jusqu'aux plexus veineux, muqueux et sous-muqueux, y provoquer de la stase sanguine et y former des foyers de nécrose. Il se fait une *hémorrhagie* qui entraîne les œufs dans la vessie d'où ils sont expulsés avec l'urine. L'inflammation de l'organe peut aboutir à une hypertrophie partielle de la muqueuse qui simule quelquefois une tumeur. Virchow a observé une vessie dont la surface était couverte d'excroissances polypeuses de la longueur du doigt. On comprend combien le diagnostic et le traitement sont difficiles. Le diagnostic se fait par l'hématurie, accompagnée de gros caillots au sein

Anatomie pathologique. — On trouve les reins ordinairement tuméfiés, atteints d'une hyperémie énorme ou légère, de couleur rouge brun correspondant aux tubes droits, avec des raies sombres produites par des amas d'hémoglobine brune et granuleuse. Ces amas d'hémoglobine se font jour, en partie à travers les réseaux glomérulaires (Adams), en partie à travers l'épithélium des *tubuli contorti* (Lebedeff), dans la lumière de ces derniers et figurent de véritables cylindres par leur agrégation et par leur union avec les exsudats.

Dans les cas graves, par suite de l'excrétion de l'hémoglobine et des poisons, il se forme ultérieurement de véritables altérations parenchymateuses, tuméfaction trouble, dégénérescence graisseuse, formation de vacuoles, nécrose de coagulation de l'épithélium et même, d'après Afanasiew, une véritable néphrite glomérulaire avec infiltration cellulaire interstitielle (V. le chapitre *Néphrite*). Ce dernier auteur a fort bien étudié les altérations résultant d'ingestions de poisons, d'intoxications par l'acide cyanhydrique, par la nitroglycérine et par l'acide pyrogallique ; il a surtout étudié les modifications résultant des produits de destruction des globules rouges (granulations sombres, granulations isolées), et le rapport de l'hémoglobinémie avec l'ictère. Il a constaté que la substance colorante dissoute du sang et de la bile est

---

desquels on trouve des œufs qui ressemblent aux grains de courge; ils sont pourvus, sur un côté, d'un appendice pointu ; quelquefois ils renferment des embryons animés de mouvements très vifs. Rarement on rencontre dans l'urine des embryons libres qui rappellent dans ces conditions des infusoires gigantesques. On comprend que ces tumeurs vésicales puissent s'accompagner des mêmes symptômes que les calculs vésicaux (hématurie et douleurs à la fin de la miction). Elles peuvent même être le point de départ de lithiase. Virchow a proposé l'ablation des proliférations vésicales dues à la bilharzia hœmatobia ; mais elle n'a pas été tentée jusqu'à ce jour. (G. C.)

excrétée par les glomérules, et les débris des globules par les tubes contournés. Dans les cas compliqués d'ictère, on trouve, à côté des cylindres d'hémoglobine, des cylindres jaune-vert formés de substance colorante biliaire. Dans les cas aigus, et surtout suraigus d'empoisonnement par le chlorate de potasse, il se produit une coloration bleu-grisâtre de la peau, tandis que le sang prend une couleur brun chocolat attribuable à la méthémoglobine. Ordinairement, dans ces cas, les reins n'offrent aucune altération bien nette. Cependant, après une intoxication remontant à 24 heures environ, en dehors de la cyanose très prononcée de la peau, nous avons trouvé les reins colorés en brun-violet foncé, et complètement obturés par des amas coagulés d'hémoglobine d'un brun-jaunâtre.

Il faut exclure les maladies graves des reins comme causes essentielles de l'hémoglobinurie paroxysmale ; les autopsies ont fourni peu de renseignements ou des renseignements sans importance (Orsi, Murri, Otto).

Symptomatologie. — La *symptomatologie* de l'hémoglobinurie se confond, en beaucoup de points, dans les formes toxiques et infectieuses, avec les phénomènes généraux d'intoxication. Il n'y aurait pas plus de raison de la décrire ici que de parler des symptômes des brûlures graves. Relevons seulement ce fait, relativement à l'empoisonnement par le chlorate de potasse, que souvent il survient tout à coup de la dyspnée, un pouls filiforme, de l'ictère et de la cyanose, enfin des symptômes cérébraux graves, qui aboutissent au coma. La mort avec anurie peut survenir dans les 24 heures.

L'examen du sang laisse voir parfois des modifications spéciales des disques rouges (Riess) et une réaction acide (Friedlænder). Dans un cas d'hémoglobinurie permanente observé au cours de la fièvre intermittente, Heinemann ne trouva plus dans le sang encore frais un seul globule rouge normal; tous nageaient décolorés dans le plasma rougi, à côté de grandes masses granuleuses ; cet état néanmoins était compatible avec la vie.

Dans l'hémoglobinurie, l'urine est modifiée, selon la gravité des cas, à des degrés très divers ; sa couleur varie du rouge pâle au brun foncé. On ne peut encore décider si l'oligurie et parfois l'anurie sont la conséquence directe de l'occlusion des canaux urinaires par des amas d'hémoglobine (Ponfick), ou l'effet d'une adynamie complète (Cohnheim). Dans les cas légers, les éléments figurés font en général complètement défaut. Dans les cas plus avancés, l'urine laisse déposer un sédiment nuageux rouge-brun, qui au microscope, *ne permet pas de voir de globules sanguins*, mais, à côté de débris d'hématies, de petites masses présentant un aspect spécial et formées de gouttelettes en partie confluentes d'un jaune foncé, que Cohnheim compare à juste titre à la myéline. Ce sont ces mêmes matières qui servent d'agglomérat aux cylindres d'hémoglobine déjà signalés et que l'on rencontre dans l'urine, ils sont volumineux et en grand nombre.

Dans un cas d'intoxication rapidement mortelle par le chlorate de potasse, nous avons trouvé, dans l'urine des dernières heures, de nombreux cylindres, de la couleur de pruneaux cuits qui, au microscope, paraissaient toujours être des agglomérations formées des débris des globules rouges décolorés à divers degrés et parsemés de matière colorante. On trouve quelquefois aussi des cristaux d'hématoïdine (Strübing). La densité de l'urine est exceptionnellement diminuée par suite de l'obstacle à la sécrétion des parties solides de l'urine, notamment de l'urée. Le spectre donne les raies de l'oxyhémoglobine, surtout celle de la méthémoglobine (voir fig. 2), rarement celles de l'hématine (1). Quand

(1) M. le professeur Hayem déclare que « ces urines, quand elles

la maladie se complique d'ictère, l'urine présente des nuances vert olive ; il existe de l'urobilinurie (Gerhardt, Gubler, Dreyfus-Brisac).

Hémoglobinurie paroxystique. — Il nous reste à esquisser le tableau clinique de l'hémoglobinurie paroxystique, dont on a tant parlé dans ces derniers temps. Cette maladie est rare, surtout dans les hôpitaux, car elle altère assez peu l'état général. Le plus souvent l'affection est attribuable à l'action du froid et les accès ont lieu surtout en hiver ; plus rarement on peut incriminer le travail musculaire, surtout la marche, parfois aussi les émotions morales (Küssner), l'abus de l'alcool, les excès vénériens (Lépine), la menstruation (Wolff). Enfin l'étiologie des accès peut rester tout à fait ignorée (Ilgner, Lépine). Morris les vit se reproduire régulièrement chez une femme à chaque époque cataméniale.

Les jeunes gens fournissent le principal contingent de cette maladie (Saundby). L'influence de l'hérédité est probable.

---

sont parfaitement fraîches, laissent voir outre les deux bandes de l'oxyhémoglobine, une bande dans la région du rouge due à la transformation partielle de l'hémoglobine en méthémoglobine. Il n'est pas rare d'apercevoir en outre plus ou moins nettement la bande d'urobiline ». Les urines hématuriques, dit-il, sont plus rouges et plus troubles et possèdent les deux bandes de l'oxyhémoglobine. La constatation de ces caractères doit être faite sur des urines fraîchement émises. Les urines hématuriques peuvent devenir acides et s'altérer, elles sont foncées ou quelquefois assez transparentes et peuvent également présenter une bande dans le rouge. Enfin, dans les urines hématuriques altérées, les globules rouges peuvent perdre leur hémoglobine ; le stroma peut être entraîné par les liquides, d'où erreur. Pour rechercher ces stromas il faut décanter doucement et traiter une gouttelette du dépôt sur la lame porte-objet par de l'eau iodo-iodurée ou une solution d'hématoxyline. Ces données sont nécessaires pour éviter des erreurs capitales.

Il est douteux que l'affection soit en rapport direct avec la scrofulose, le rhumatisme, la goutte ; au contraire, il est presque certain qu'elle est sous la dépendance de la syphilis et de la fièvre intermittente.

Le tableau ordinaire des accès est le suivant. Les malades sont pâles, ils éprouvent des envies de bâiller, des tiraillements dans les membres, du malaise, des maux de tête. Puis surviennent des frissons ou un tremblement intense, suivis d'un stade de chaleur et de transpiration, pendant lequel les malades brisés, énervés, émettent des urines chargées d'hémoglobine et parfois aussi des urines ictériques. Plus tard les urines deviennent de plus en plus claires, et en 24 heures environ tout est terminé. Dans quelques cas rares la faiblesse générale, la dyspepsie, les douleurs dans la région du foie et la tuméfaction de la rate durent des jours entiers. La sensation de froid, la fièvre et la transpiration font rarement défaut. Parfois les accès s'accompagnent de fièvre ortiée ou pourprée et même d'œdèmes cutanés, doublés fréquemment d'une albuminurie légère (Kast). Rosenbach prétend même que la constatation de l'albuminurie est un symptôme de l'accès, et il est en cela d'accord avec l'opinion des auteurs anglais. Les accès ont pu être provoqués artificiellement par l'immersion des mains dans l'eau glacée (Weber), par un bain de pieds trop froid (Rosenbach).

Comme nous l'avons déjà dit, le sérum du sang présente, pendant l'accès, une coloration rubis (Küssner, Du Cazal). Par l'immersion dans l'eau froide d'un doigt recouvert d'une ligature élastique, Ehrlich réussit le premier à produire chez une hémoglobinurique une dissolution abondante de globules rouges du sang et une décoloration complète du stroma. La dissolution ne se produit évidemment que dans les régions exposées au froid; de là les produits de décomposition passent dans le sang.

L'hémoglobinurie est indépendante de toute maladie rénale, au sens étroit du mot, nous l'avons déjà dit (1). Les

---

(1) Il n'est pas douteux que l'hémoglobine qui se trouve dans l'urine ne vienne des globules rouges du sang. La discussion a toujours porté sur l'organe ou le tissu dans lequel se faisait la dissolution de l'hémoglobine. Est-ce dans la vessie, les reins ou les vaisseaux? Pour Van Rossen hémoglobinurie et hématurie seraient une même chose avec cette différence qu'à l'état normal la destruction globulaire se fait lentement dans la vessie alors que, à l'état pathologique, cette destruction est en raison directe du degré de fermentation de la vessie. Cette manière de voir est à la rigueur appuyée par l'expérience suivante : elle consiste à mettre dans 2 flacons, l'un abandonné à l'air libre, l'autre stérilisé et bouché à l'ouate, de l'urine recueillie aseptiquement et de remplir ces 2 flacons, d'une quantité égale de sang. La déglobulisation s'effectue avec rapidité dans le premier flacon ; elle ne se fait que lentement dans le second, et la différence entre la déglobulisation des 2 flacons va s'accentuant à mesure qu'on fait l'examen à un jour plus éloigné du début de l'expérience (Giraudeau). Pour Van Rossen les oxalates contenus en excès dans les urines joueraient le rôle de ferment et amèneraient assez rapidement la séparation de l'hémoglobine du stroma globulaire. Mais tous les hémoglobinuriques ne sont pas atteints *d'oxalurie*, et si dans les urines rendues au cours d'un accès, on ajoute du sang en nature, les globules ne s'y dissolvent pas, et inversement, si à une urine hématurique, on ajoute une quantité d'oxalates équivalente à celle contenue dans les urines hémoglobinuriques, les globules rouges ne se dissolvent qu'en petite quantité et lentement.

Pour d'autres auteurs l'hémoglobinurie a son siège dans les vaisseaux ; l'hémoglobinémie précède l'hémoglobinurie. Il en est ainsi dans toutes les autres variétés d'hémoglobinurie, qu'elles soient d'origine expérimentale ou toxique. La théorie de l'hémoglobinémie tout en reculant la cause de l'hémoglobinurie, remet en question la cause même de l'altération des globules, leurs transformations dans les organes tels que le foie, dans les tissus et la pathogénie de l'ictère dit hémaphéique. Nous ne reviendrons pas sur cette discussion.

L'absence de toute constatation d'hémoglobinémie, l'absence de toute constatation d'agent réducteur montrent combien cette théorie manque

éléments figurés qui indiqueraient une néphrite, manquent pendant les attaques ; dans les intervalles des accès, la sécré-

---

de fondement. Dans le mémoire de Murri qui adopte cette manière de voir, la déformation globulaire est signalée, mais jamais l'état du sérum n'a été indiqué. De même Cimbali dans un mémoire publié dans les *Archives italiennes* ne note qu'incidemment sa composition. Par contre Lépine, Erlich, Rodet ont décrit l'état rouge laqué du sérum. Hayem croit que cette hémoglobinémie est plus apparente que réelle. Le sang recueilli pendant un accès laisse bien déposer un caillot dans le fond du tube qui l'a reçu, mais les couches de sérum situées au-dessus de lui sont de moins en moins teintées à mesure qu'on s'éloigne du caillot. Si on secoue ensuite le tube, le caillot se redissout et le mélange reprend une teinte rouge uniforme. Voilà ce qui induit en erreur (Hayem). De plus entre la coloration du sérum recueilli pendant l'accès et en dehors de l'accès il n'y a pas de différence. Hayem même a signalé dans un de ses examens *une coloration plus intense en dehors de la crise que pendant son cours*. Il ne croit pas à une coloration du plasma sanguin lorsque le sang est contenu dans les vaisseaux ; pour lui la dissolution des globules serait consécutive à la sortie du sang hors des vaisseaux. En examinant le sang pur, fraîchement extrait au cours d'un accès, il a pu vérifier le fait et *in vitro* il a assisté à la destruction des globules pendant que le sérum qui les baignait se colorait de plus en plus.

Il y a cependant une cause de déglobulisation dans le sang lui-même puisque les globules rouges sont dissous dans le plasma sanguin et que le caillot a la propriété de se liquéfier une fois formé. Les altérations du sang que nous ne connaissons pas encore ont pour siège le sang lui-même, car c'est pendant les accès seulement que ce caillot présente cette particularité remarquable de se désagréger, chose qui ne s'observe dans aucune autre maladie. Ces phénomènes s'observent à un degré moindre dans l'intervalle des accès : au contact du caillot le sérum se colore. Le sérum possède donc encore des propriétés dissolvantes. Hayem pense que la dissolution de l'hémoglobine favorisée par une altération du sang se fait au niveau du rein.

Nous voilà donc, en l'absence de renseignement sur la cause même de cette altération sanguine, obligés de rechercher les théories qui facilitent la déglobulisation au niveau du filtre rénal. C'est la théorie de Rosenthal, de Rosenbach, défendue par Hayem, Alb. Robin et par Lépine. Elle s'appuie sur une expérience faite par cet auteur : dans les uretères il injecte au moyen de canules d'une part de l'eau sté-

tion rénale est ordinairement normale. L'ensemble des symptômes représente probablement un état analogue à l'urémie,

---

rilisée et d'autre part de l'urine ammoniacale et maintient le tout en place pendant plusieurs heures. Au bout de ce temps on laisse écouler le liquide, et on voit que du côté où le rein avait été en contact avec l'eau stérilisée l'urine ressort normale, tandis que du côté opposé elle contient de l'hémoglobine dissoute. Au niveau du rein en contact avec l'urine ammoniacale, il sort quelques globules rouges. Se trouvant au niveau de la capsule de Bowman et des *tubuli contorti* dans une urine diluée, ils se dissolvent et cette dissolution est facilitée par la quantité d'eau qui a été ajoutée. M. Robin a fourni des faits cliniques indéniables qui corroborent cette théorie. Il faut cependant faire des réserves à cet égard et se rappeler que l'hémoglobinurie due à une toxhémie ou expérimentale détermine parfois des lésions rénales profondes pouvant donner ultérieurement naissance à des troubles graves dépendant de la néphrite et ne relevant pas de la maladie initiale. Parmentier a étudié ces lésions et Hayem lui-même a communiqué à la *Société médicale des hôpitaux* un cas remarquable d'hémoglobinémie consécutif à l'administration de chlorate de soude. Mais on ne peut admettre que les lésions rénales trouvées à l'autopsie d'individus ayant étéhémo globinuriques aient ouvert la scène, l'hémoglobinurie étant sous leur dépendance, car l'inverse peut se produire.

Le professeur Lépine admet deux variétés d'hémoglobinurie paroxystique, l'une consécutive à l'hémoglobinémie, l'autre à une lésion du rein. M. Alb. Robin, défenseur de la théorie rénale, ne croit pas qu'il s'agisse seulement d'un processus congestif du côté des reins et il fait intervenir comme adjuvant un trouble de nutrition dû peut-être à l'inanition progressive, à un excès de désassimilation des matières agotées, au rhumatisme, à la syphilis, à l'impaludisme.

Les théories actuelles, comme on le voit, cherchent donc une altération rénale nécessaire et une altération sanguine qu'il est difficile de préciser et dont il est plus difficile de faire la pathogénie. En tout cas, l'altération sanguine est prouvée par le fait suivant que le rein à la fin de la crise émet ou de l'hémoglobine ou contient de l'albumine : ce qui semblerait prouver une altération plus ou moins profonde.

Nous sommes loin de la théorie de Murri qui admettait une stase sanguine généralisée résultant d'une action réflexe vaso-dilatatrice, de la théorie de Rodet qui sous l'influence du froid croyait à un resserrement extrême des artérioles et des capillaires, de la théorie de Henrot

résultant de l'insuffisance de sécrétion des reins, causée par l'accumulation des produits du sang dans les canaux urinaires (Boas).

La cause de la diminution de la résistance des globules rouges du sang est inconnue, et la théorie de Rodet, basée sur l'augmentation d'irritabilité des vaso-constricteurs, n'explique rien.

Traitement. — Le traitement de l'hémoglobinurie par intoxication et par brûlure se confond naturellement avec celui de la maladie principale. Contre l'intoxication par le chlorate de potasse, on a souvent recommandé la transfusion. Pour nous, les cas graves sont incurables, et les cas légers guérissent spontanément.

Quand l'asthénie cardiaque est établie d'une manière sérieuse, elle résiste énergiquement, d'après notre expérience, à toutes les tentatives de thérapeutique stimulante. Traiter les symptômes urémiques par des évacuants, par des bains chauds, par la pilocarpine, comme on l'a recommandé, ne nous semble guère satisfaisant. Parfois une saignée modérée suivie d'injections sous-cutanées de chlorure de sodium présente quelque utilité ; mais l'estomac se révolte toujours contre l'ingestion de doses massives de carbonate de soude qu'on

---

qui cherchait un rapport de cause à effet entre la production dans le foie d'un excès d'éléments biliaires et la dissolution globulaire dans les vaisseaux.

L'analogie entre les accès de l'hémoglobinurie paroxystique et de la fièvre intermittente, la fréquence de la malaria et de la syphilis dans les antécédents, l'efficacité relative des spécifiques de ces maladies sur l'accès d'hémoglobinurie paroxystique, la démonstration récente de Babès d'une hémoglobinurie paroxystique d'origine microbienne chez le bœuf, toutes ces raisons ont fait entreprendre des recherches bactériologiques chez l'homme. Elles n'ont donné jusqu'ici aucun résultat entre les mains de M. Hayem et de son interne M. Lesage. (G. C.)

avait préconisées (Mering) pour augmenter l'alcalinité du sang.

Le pronostic de l'hémoglobinurie à rechutes et rebelle n'est pas particulièrement favorable ; le traitement devra d'abord être prophylactique et s'occuper des causes. Souvent la mort survient par des maladies intercurrentes, notamment par la phtisie. Mais les enfants faibles succombent parfois à la première attaque (Demme).

Le séjour dans un pays chaud semble le meilleur mode de traitement. Saundby l'a préconisé le premier, et nous partageons son opinion.

Quand on croit pouvoir incriminer la malaria ou la syphilis, on devra naturellement ordonner le quinine, ou l'iodure de potassium, et les mercuriaux. Mais nous n'en avons que rarement obtenu de succès définitif ; nous ne croyons guère que dans trois cas avoir obtenu une guérison durable, par un traitement antisyphilitique énergique. Murri, Schumacher II, Gœtze, Koppe et Ingria sont d'accord sur ce point.

Les mesures *hygiéniques* sont de la plus grande importance, il est facile d'en poser les principes.

4. — Cylindres urinaires.

Les cylindres urinaires ont été décrits d'une manière remarquable par Henle, pour la première fois, il y a dix ans. Ils sont d'une haute importance clinique, et leur présence est parfois plus significative que celle de l'albuminurie. Notre expérience personnelle nous permet de formuler à leur sujet les propositions suivantes.

1° *La présence des cylindres se rattache à l'albuminurie rénale*, au sens large du mot. Que l'on puisse les rencontrer dans une urine non albumineuse, cela n'infirme en rien notre proposition, car dans ces cas il est facile de constater (Rosenstein, etc.), que les cylindres ont ou précédé ou suivi l'albuminurie. Il est encore possible que cette dernière échappe aux méthodes de recherche en usage.

2° *La présence de cylindres ne suffit pas à prouver l'existence d'une lésion rénale.*

3° *Les cylindres urinaires peuvent manquer dans les maladies rénales les plus graves.*

4° *Leur valeur pathognomonique dépend expressément de la différenciation de leurs formes* (1).

---

(1) Il semble donc prouvé que dans certains cas de néphrite on peut constater la présence de cylindres sans déceler de l'albumine et que l'albuminurie peut exister seule sans la présence de cylindres urinaires. Il est possible qu'à l'état sain il y ait une desquamation légère de l'épithélium des tubes de Bellini ; il est possible que dans certaines conditions physiologiques la desquamation des tubes urinifères puisse être assez rapide pour que toutes les cellules épithéliales n'ayant pas le temps de se transformer il en arrive quelque-unes au dehors dans un état d'intégrité qui permette de les reconnaître. Mais dans le cas de néphrite, et de néphrite épithéliale surtout, on a affaire à des cylindres, à de véritables agglomérats de cellules épithéliales et on ne peut guère leur refuser une valeur diagnostique et une valeur pronostique. De telle sorte que dans les cas où, dans l'urine, on ne trouvera que des cylindres seulement, on pourra penser à l'existence d'une lésion rénale, sans l'affirmer toutefois. Qu'il y ait, au cours d'un mal de Bright, albuminurie sans cylindre, la chose paraît plus difficile. Mais le fait est signalé. Nous-même avons publié un cas de ce genre dans la néphrite pneumonique. Avec les restrictions de l'auteur, la chose paraît plus admissible : les cylindres ont précédé ou suivi l'albuminurie. Les cylindres urinaires (épithéliaux ou fibrineux) sont formés pour la plupart par une substance se colorant en brun par l'iode, peu soluble dans l'acide acétique et dans le nitrate de potasse : caractères qui les rapprochent manifestement des matières protéiques. Y a-t-il seulement de l'albumine ou de l'albumine et de la fibrine à la fois ? Est-ce une substance qui participe de la fibrine et de la mucine ? Il est probable que les cylindres participent

Pour la technique de la recherche des cylindres, on consultera les traités spéciaux d'analyse des urines. Le procédé le le plus simple et le meilleur consiste à prendre autant que

---

des deux à la fois et qu'il est difficile de préciser à quelle substance on a affaire de préférence. Dans des produits assez abondants provenant d'une bronchite pseudo-membraneuse qui avait pour origine probable une transsudation alvéolaire, nous avons trouvé les réactions d'une matière protéique dite syntonine (coloration en brun par la teinture d'iode, solubilité dans l'acide acétique, solubilité dans l'eau de chaux) mais ne contenant pas de soufre et insoluble dans le sulfate de soude et le chlorure de sodium, caractères qui la distinguaient de la fibrine. Il était probable que la substance épithéliale et la fibrine entraient toutes les deux dans la composition de nos blocs membraneux : de l'examen de ces fausses membranes, qui représentaient en grand des cylindres urinaires, ne pouvons-nous conclure à ce que nous voyons en réduction dans ces derniers.

Il est d'ailleurs certain, d'après la formation des cylindres telle que Cornil et Brault l'ont décrite, que l'élément épithélial en train de subir des transformations successives (état vacuolaire, boules protéiques) prend une part importante à la formation des cylindres colloïdes (cylindres protoplasmiques de Lécorché et Talamon), que les cylindres hyalins sont dus à une transsudation à travers l'épithélium du plasma sanguin qui se coagule dans les tubes urinifères sous forme de blocs homogènes, grâce à un acide qui transforme l'albumine (Lécorché et Talamon), que les cylindres granuleux ou granulo-graisseux sont formés par des débris de globules rouges, de leucocytes et de cellules épithéliales ayant subi la désintégration granuleuse ou graisseuse. Mais la substance formant le substratum de ces cylindres reste jusqu'à un certain point indéterminée, aucune réaction spéciale n'indiquant si nous sommes en présence de fibrine, gélatine, chondrine ou mucine.

Pour la description de tous ces cylindres on trouvera des renseignements non seulement dans le *Traité de diagnostic médical* d'Eichhorst annoté par Marfan (G. Steinheil, éditeur, 1890), mais aussi dans l'atlas de Peyer.

Dans son cours de 1888-89 fait à la Faculté, M. Chauffard attribue une grande importance aux cylindres urinaires et pense qu'on peut à la rigueur leur donner une valeur pronostique.

Les cylindres muqueux sont sans grande valeur. Ils sont transparents et si un œil peu exercé ne les découvre pas, il est facile de les faire ap-

possible l'urine à examiner au fond du récipient, à la laisser reposer dans le verre à expérience pendant quelques heures, et à prélever le liquide d'essai au fond du verre avec une pipette.

Quand le sédiment est bien évident, on le dilue fortement en y versant de l'eau ; on agit de même quand il s'est produit un trouble après avoir chauffé préalablement. On décante et l'on verse les derniers centimètres cubes sur un petit filtre de papier aussi fin et aussi *lisse* que possible ; puis on place le résidu sur le porte-objet.

Les quelques classifications actuellement adoptées sur les cylindres urinaires n'ont pas été suffisamment étudiées. Celle qu'a proposée Bartels, distingue les utricules épithéliaux et les cylindres hématiques des véritables cylindres urinaires, et divise ces derniers en hyalins et granuleux (sombres et

---

paraître par l'acide osmique qui les teint en jaune. Ils indiquent une fluxion ou une congestion rénale et se rencontrent dans les maladies fébriles et dans l'ictère. Ils sont d'un pronostic bénin.

Les cylindres épithéliaux avec leurs transformations granuleuse, cireuse et granulo-graisseuse se trouvent dans les cas de néphrite de moyenne intensité. La transformation est un indice peu favorable cependant : elle indique une lésion marquée lente à se réparer. Les cylindres colloïdes à bords dentelés et festonnés mesurant 1 millimètre de long environ ont leur origine dans l'anse de Henle et prouvent en faveur d'une néphrite parenchymateuse profonde grave. Quand, en même temps, les urines sont très denses, on possède des éléments d'un pronostic fâcheux. Ces cylindres peuvent obturer les tubes urinifères et l'anurie peut être signalée.

Les cylindres graisseux seuls sont encore d'un pronostic défavorable. Ils existent dans l'intoxication phosphorée et sont l'indice d'une dégénérescence graisseuse avancée. Avec les cylindres fibrineux purs on peut affirmer une lésion rénale de nature catarrhale pure. Il faut bien les distinguer des cylindres colloïdes avec lesquels d'ailleurs ils ont été confondus longtemps. (G. C.)

cireux) ; elle sépare des éléments analogues et rapproche des éléments dissemblables.

Dans l'état actuel de nos connaissances, il est très difficile d'établir une classification rationnelle pouvant comprendre toutes les formes connues. Celle de Leube, légèrement mo-

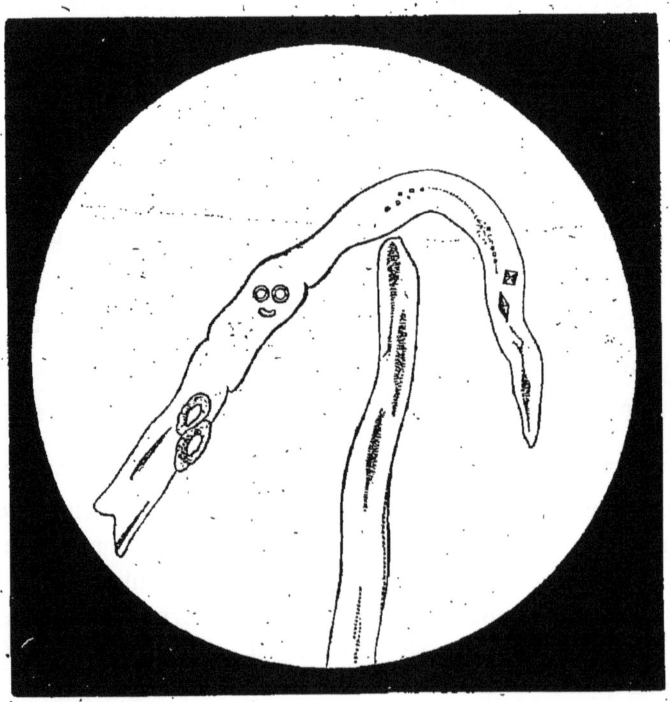

Fig. 6. — Deux cylindres hyalins provenant du sédiment dans la stase urinaire.

difiée, nous semble répondre le mieux aux faits cliniques et aux besoins du praticien.

L'expression de *cylindres fibrineux* est mauvaise, car beaucoup de formes désignées sous ce nom ne sont pas constituées par de la fibrine, mais bien par une substance albuminoïde (Rovida), et surtout par une combinaison de protéine encore mal connue (Knoll).

Laissant de côté les *cylindres hématiques* de Vogel, formés seulement de globules rouges et de fibrine, produits hémorrhagiques de coagulation (figure 7), nous diviserons les cylindres urinaires en trois classes principales :

1° *Les cylindres mous hyalins* ou *hyalins homogènes ;*

2° *Les cylindres épithéliaux simples ;*

3° *Les cylindres métamorphosés,* qui comprennent :

a) Les cylindres *granuleux* ;

b) Les cylindres *hyalins compacts* ou *cireux.*

On ne saurait assez insister sur ce fait qu'il existe de nombreuses formes mixtes et de transition.

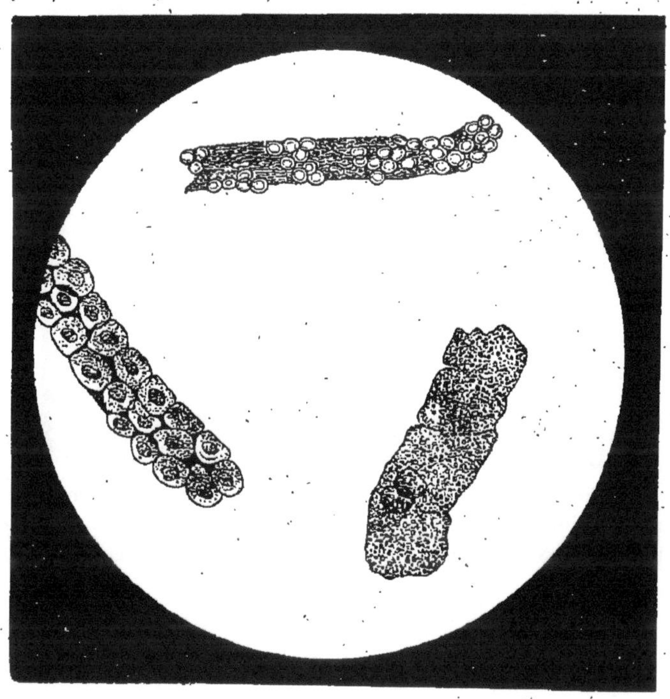

Fig. 7. — Un cylindre hématique, un utricule épithélial et un cylindre granuleux foncé provenant d'un sédiment urinaire, dans une néphrite scarlatineuse aiguë.

1° Cylindres hyalins mous. — Ce sont des formations incolores, ayant la transparence du verre, diaphanes, homogènes, plus rarement légèrement rayées et ponctuées (débris, graisse), élastiques et molles ; leur diamètre est ordinairement très réduit (0,01 mm.), leur longueur est variable, mais dépasse rarement 1 mm. (Voir figure 6).

Les *contours* de ces cylindres hyalins sont souvent difficiles et même impossibles à distinguer du milieu ambiant, quand on les examine au microscope ; il faut préalablement colorer les coupes. On emploie le carmin, l'acide chromique, les cou-

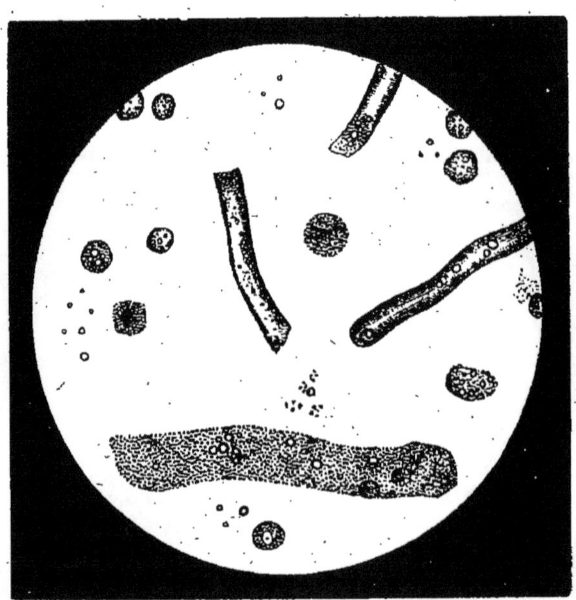

Fig 8. — Sédiment urinaire dans une néphrite chronique parenchymateuse diffuse contenant des cylindres hyalins granuleux recouverts de gouttes de graisse, des cellules à noyaux graisseux, et des cellules ayant subi la dégénérescence.

leurs d'aniline, mais de préférence l'iode, et, d'après Bizzozero, l'acide picrique. Les plus belles colorations sont celles que l'on trouve dans l'ictère et qui sont dues à la bile. Il est rare de rencontrer des cylindres droits, on voit bien plus souvent des cylindres enroulés ou accolés ; les formes contractées ou bifurquées sont exceptionnelles. Ces cylindres disparaissent ordinairement très vite dans l'urine *alcaline.*

2° Cylindres épithéliaux simples. — Les épithéliums des canalicules urinaires expulsés avec leur cohésion habituelle (cylindres de desquamation) ne sont probablement pas formés de simples tubes (utricules épithéliaux) car ils comprennent de plus un élément particulier, la substance hyaline (Reinhardt, Wagner).

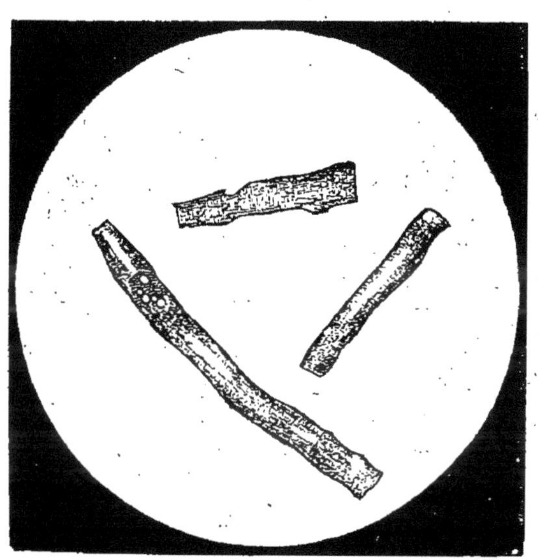

Fig. 9. — Cylindres urinaires hyalins. Gross. 275 (d'après Eichhorst. *Diagnostic médical*).

3° Cylindres épithéliaux métamorphosés. — Ils sont reliés aux précédents par de nombreux états intermédiaires de transition. La partie épithéliale a disparu. Les contours des cellules et des noyaux sont indistincts ou complètement effacés, et remplacés par des produits granuleux de destruction. On voit alors des cylindres *granuleux*, *à grains foncés*, ordinairement friables, présentant des fentes transversales, souvent assombris par un mélange de pigment sanguin.

A un degré plus avancé de métamorphose, la masse granuleuse tout entière peut devenir brillante, homogène, hyaline, mais les cylindres hyalins de cette origine se distinguent très nettement des cylindres pâles et mous dont nous avons parlé plus haut : ils sont *compacts*, résistants, jaunes et réfringents, aussi les a-t-on nommés (Bartels) *cylindres brillants cireux* (voir figure 10). Nous avons trouvé deux fois, dans une néphrite chronique hémorrhagique, de nombreux types de cylindres d'une couleur brun-jaunâtre, très délicate, et assez souvent, comme Bizzozero, des types complètement incolores. Ils donnent rarement la réaction amyloïde.

Par une recherche attentive, on trouve assez souvent des types en partie granuleux, en partie cireux, hyalins. Nous

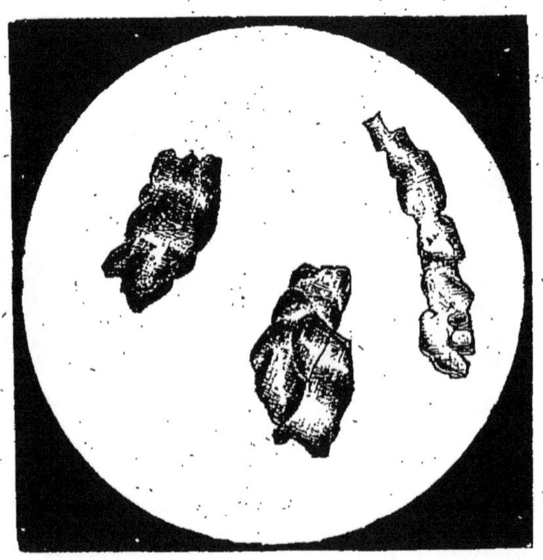

Fig. 10. — Cylindres urinaires cireux (d'après Eichhorst, *Diagnostic médical*).

avons même pu observer de la manière la plus nette, sur des cylindres isolés, toutes les transitions depuis le cylindre épithélial dans son intégralité jusqu'à la dégénérescence granulée et même hyaline (figure 9). Des cellules brillantes ayant subi la dégénérescence cireuse, isolées ou agrégées en masses se rencontrent souvent à côté des cylindres cireux, ceux-ci s'en distinguent, en général, par leur diamètre plus fort. Bizzozero a décrit des combinaisons de cylindres hyalins mous et de cylindres cireux, que nous avons nous-mêmes rencontrés plusieurs fois, tout dernièrement.

Les cylindres *finement granuleux* de Lœbisch qui se présentent souvent sous la forme de granulations agglomérées par un élément hyalin (figure 11) appartiennent ordinairement à la première catégorie, beaucoup plus rarement au groupe des cylindres métamorphosés ; il est parfois très difficile de faire cette distinction. On peut en dire autant de formes mixtes spéciales de cylindres granulo-graisseux conte-

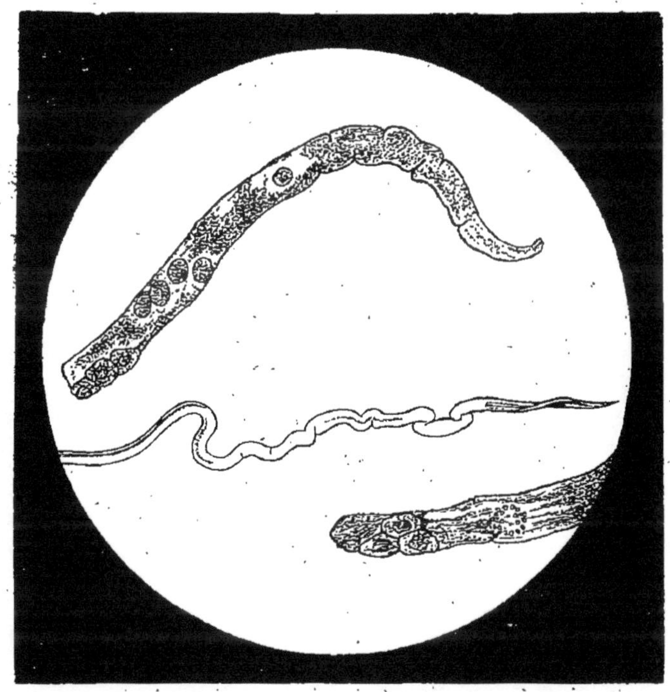

Fig. 11. — Deux cylindres finement granuleux et un cylindroïde, du sédiment urinaire, dans un cas de néphrite diphthérique.

nant des éléments hyalins, formes que nous avons rencontrées plusieurs fois (figure 9).

Tous les cylindres peuvent présenter des dépôts de parties étrangères, comme des globules du sang, des épithéliums, débris cellulaires divers (qu'il faut distinguer de ceux qui font partie intégrante des cylindres métamorphosés), des globules granulo-graisseux, des gouttelettes graisseuses libres en groupes compacts, même des cristaux brisés d'acides gras (Knoll), des dépôts amorphes ou cristallins (urate, acide urique, oxalate de chaux, etc.), enfin des micro-organismes.

On trouve assez souvent des cylindres de formes anormales : brisés, effilochés, dichotomiques (Vierordt) ou présentant des spires, des sinuosités, des facettes, des dentelures.

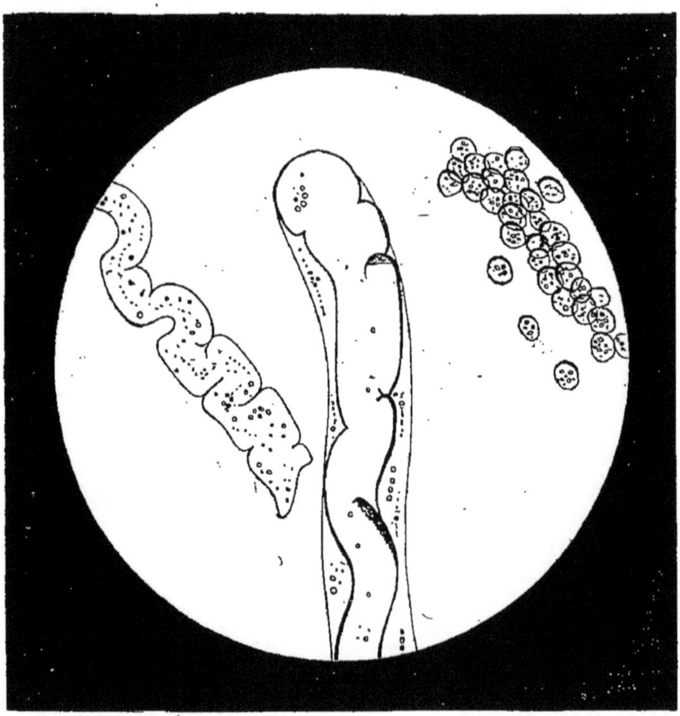

Fig. 12. — Agrégat de leucocytes en forme de cylindre, cylindre cireux compact avec un élément hyalin, un cylindre composé de fragments agglomérés.

Quand ils sont allongés, rubanés, ou filamenteux, et de diamètre très réduit ils constituent les *cylindroïdes* fort bien décrits par Thomas (fig. 11). Ils ressemblent parfois à du mucus coagulé, ce qui a fait douter de leur origine rénale. Nous avons rencontré des formes qui établissent la transition la moins douteuse entre les cylindres hyalins ordinaires et les cylindres finement granuleux. Nous ne pouvons reconnaître à ces formations, à l'exemple de Rosenstein, aucune valeur ni aucun caractère spécial.

Les débutants confondent fréquemment les cylindres uri-

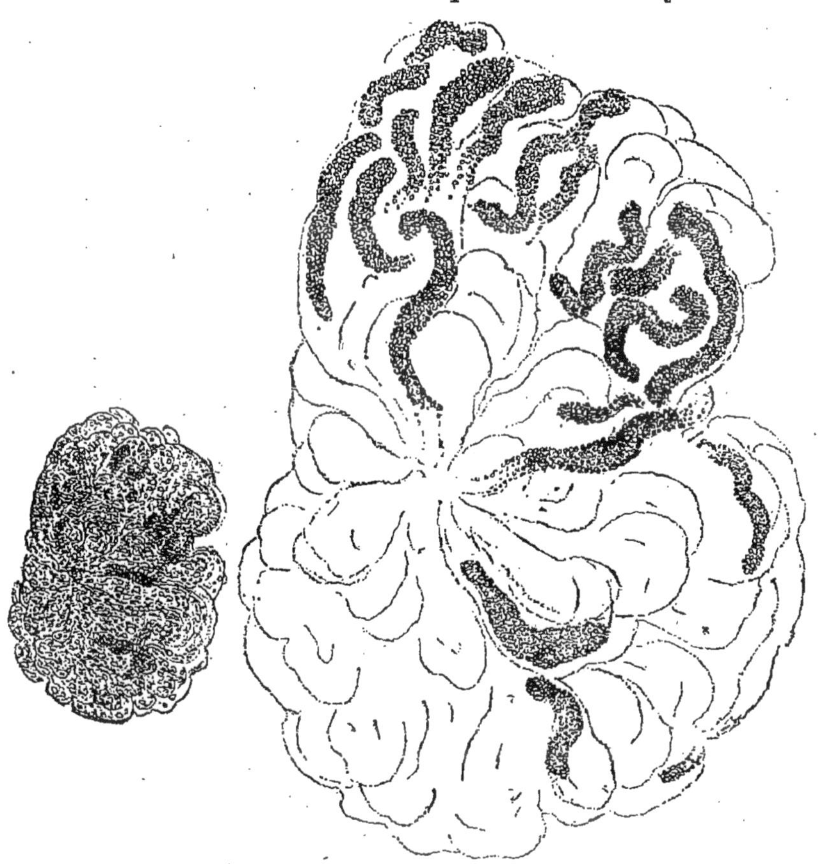

Fig. 13. — Embolie glomérulaire microbienne. Glomérule traité par l'acide acétique, lavé à l'eau et traité par la soude. On voit nettement les zooglées. Gross. 300 (d'après Israel).

naires avec toute une série de faux cylindres (cylindres inorganisés de Jaksch), avec des agglomérations d'urates, des bouchons de bactéries (fig. 13) (néphrite septique et pyélonéphrite), et avec les amas d'hémoglobine dont nous avons déjà parlé, (il existe à vrai dire des combinaisons de ces variétés avec les vrais cylindres); on peut encore confondre ces derniers avec des caillots de mucus (cylindres muqueux) qui se reconnaissent à leurs plis allongés, à leur diamètre irrégulier et souvent à leur longueur considérable, ces cylindres muqueux sont produits dans les canaux séminifères et dans la prostate. Les amas cylindriques de microcoques (Martini) toujours très fins et régulièrement ponctués se reconnaissent d'une façon sûre à la résistance qu'ils offrent à la lessive de potasse.

Origine des cylindres urinaires. — L'origine des cylindres hématiques est suffisamment indiquée par ce que nous en avons dit; l'accord n'est cependant pas absolument fait sur ce point malgré de très nombreuses recherches cliniques et expérimentales. Les tubes contournés sont évidemment le principal point de leur formation, mais on n'en a pas une preuve suffisante dans les enchevêtrements qu'ils présentent parfois. Leur présence fréquemment constatée dans les canaux droits provient surtout probablement des conditions défavorables de transport propres à cette région.

Dans les recherches expérimentales sur le mode de formation des cylindres urinaires, on les a vus apparaître dans la compression des veines rénales (Burkart, Weissgerber et Perls, J. Singer, etc.), dans la ligature temporaire des artères rénales (Litten, Posner, Ribbert), dans l'occlusion de l'uretère (Aufrecht); ils se produisent en outre dans l'empoisonnement par l'acide chromique, concurremment avec une nécrose de coagulation des épithéliums (Gergens, Weigert, Kabierske), dans l'intoxication cantharidienne (Schachowa), etc. De là ressort que les cylindres urinaires ne sont pas uniformément le résultat d'un processus albuminurique avec et le plus souvent sans participation de l'épithélium.

On peut considérer comme démontré que les cylindres *hyalins* peuvent résulter de la coagulation de l'albumine qui *transsude* des glomérules dans les canaux urinaires. D'après Weigert, la coagulation résulte de la dissolution d'éléments cellulaires en dégénérescence par un liquide contenant un principe fibrinogène, processus dans lequel interviennent aussi des globules blancs également transsudés, comme l'a montré récemment Singer. Les épithéliums restent intacts dans la compression veineuse expérimentale. Ribbert l'a prouvé de la manière la plus évidente par des injections intra-veineuses de carmin. La substance colorante excrétée par les glomérules apparut aussi bien dans l'albumine des capsules que dans les cylindres, mais non dans l'épithélium. D'après ce même auteur, le processus de transformation hyaline s'opérerait sous l'influence de la réaction acide du parenchyme rénal. Posner voit aussi dans l'exsudation de l'albumine la source principale de la formation des cylindres.

Tœrœk et Pollack ont publié des communications remarquables sur la genèse des cylindres et cylindroïdes homogènes de l'urine, communications reposant sur des recherches cliniques, anatomiques et expérimentales. Cependant ces auteurs, partisans de la théorie de la transsudation, vont trop loin en n'attribuant le processus d'excrétion qu'à un liquide provenant du sang et se coagulant dans les canalicules urinaires et en refusant aux cellules et à leurs dérivés la propriété de donner naissance aux cylindres urinaires.

Quant aux *cylindres métamorphosés*, leur origine doit être recherchée dans l'*épithélium des canalicules urinaires*. Les éléments glandulaires dégénérés remplacent les globules blancs avec la lymphe coagulable qui provient des glomérules ou des points dépouillés de leur épithélium (Weigert), ces phénomènes répondent exactement au processus croupal. Les épithéliums filtrés ensemble tombent par débris en formant une masse *granuleuse*, qui plus tard devient *hya-*

line et surtout ciroïde, ou bien les épithéliums forment directement des produits de transformation brillants et homogènes, qui se liquéfient (Burkart, Rindfleisch, Bartels, Aufrecht, Langhans, etc.) Singer a vu les cylindres se former de telle manière que le transsudat était déversé entre la tunique propre et l'épithélium ; ce dernier se détruisit et forma le noyau. Cette observation explique les formes mixtes vues par Bizzozero, von Jaksch, et par nous-mêmes etc.

La participation des globules rouges donne les *cylindres pigmentés*, qui, eux aussi, peuvent se décolorer. Bizzozero croit que l'urine peut aussi colorer les cylindres. La formation des cylindres seulement par des globules hyalins incolores nous paraît douteuse ; là où on l'a affirmée, nous n'avons pas rencontré de cylindres exclusivement formés de corpuscules sanguins, hyalins et décolorés ; et si certains auteurs affirment en avoir vus, il est probable qu'ils les auront confondus avec des cellules épithéliales ressemblant à des leucocytes. Par contre, il est fréquent de rencontrer des leucocytes qui par leur disposition forment des amas cylindriques (fig. 12).

Enfin on a décrit des cylindres dits *cylindres de sécrétion* ; ces cylindres ne seraient autre chose que des gouttelettes de substance hyaline, protoplasmique, sécrétée par l'épithélium des canaux urinifères. Mais d'après des recherches récentes, ces éléments globulaires se rencontreraient à l'état normal dans les canaux urinifères ; et d'après Weigert, l'épithélium ne prendrait aucune part active à leur production. Notons cependant que Kelsch, Kiener, Lebedeff et Knoll admettent dans une certaine mesure la théorie de Key.

Valeur diagnostique et pronostique. — Si maintenant nous cherchons à établir la *valeur diagnostique* de ces cylindres, nous verrons que leur nombre est en général proportionnel à la quantité d'albumine contenue dans l'urine, et qu'on les observe surtout en abondance dans la néphrite chronique, qui s'accompagne, comme on le sait, d'une desquamation active des cellules épithéliales du rein. Mais il faudrait bien se garder, en ne s'appuyant que sur leur présence et leur nombre, d'établir la nature et le degré des lésions anatomiques du rein. D'ailleurs leur longueur et leur largeur n'ont pas une valeur diagnostique plus grande, bien que Johnson ait fondé son pronostic sur leurs dimensions. Beaucoup de cylindres qui avaient une largeur considérable au moment où on les a trouvés dans l'urine, n'avaient à leur origine, c'est-à-dire au niveau de la couche corticale du rein, que de faibles dimensions.

Il n'est pas rare de voir des cylindres nombreux et de grandes dimensions accompagnés de faibles diurèses, et résulter de lésions déjà anciennes.

D'après Cohnheim, jamais les cylindres qui se trouvent dans les canaux urinifères n'arrêtent le cours de l'urine; cependant d'après nos propres recherches histologiques, il arrive parfois que la lumière des canaux urinifères est obturée par des cylindres, et il en résulte naturellement un obstacle à l'écoulement de l'urine.

On rencontre souvent dans le cours d'albuminuries physiologiques ou dans celles qui surviennent à la suite de troubles circulatoires de *fins cylindres hyalins* ; ces cylindres, lorsqu'ils sont en petit nombre, sont sans grande importance. D'ailleurs, sur ces faits, la clinique concorde parfaitement avec le laboratoire (comparer le chapitre *albuminurie*). Il est certain que des cylindres hyalins n'indiquent par eux-mêmes aucune inflammation. Nothnagel les a observés dans les urines, souvent exemptes d'albumine, de tous les malades atteints d'ictère un peu persistant. Mais hâtons-nous d'ajouter que la réciproque n'est pas vraie, et qu'il ne faut pas croire qu'une lésion grave des reins s'accompagne nécessairement d'une active sécrétion de cylindres. Les reins contractés les plus altérés ne fournissent quelquefois aucun cylindre. En revanche, la catégorie des cylindres dits « *cylindres métamorphosés* » indique en général une véritable lésion rénale et principalement un processus inflammatoire.

Moins les cellules épithéliales sont altérées plus il y a de chance pour que la lésion soit celle d'une néphrite desquamative aiguë.

Bartels et d'autres auteurs veulent que ces larges cylindres ciroïdes indiquent *toujours* une affection chronique du rein; nous ne partageons pas cette manière de voir. Nous rencontrons tous les ans, dans telle ou telle néphrite scarlatineuse aiguë, ces éléments que Tyzon et Bizzozero ont même vus un nombre considérable de fois dans les néphrites scarlatineuses aiguës.

Il existe souvent un caractère plus important que les cylindres eux-mêmes; c'est leur stratification. Ces amas cylindriques sont des signes précurseurs des accidents rénaux (Frerichs). Ainsi l'abondance de globules blancs indique une inflammation ; des amas assez considérables de gouttelettes graisseuses analogues aux cylindres adipeux annoncent une dégénérescence graisseuse du parenchyme ; des globules rouges sont généralement l'indice d'une lésion rénale hémorrhagique.

Johnson prétend que de petits cylindres chargés de leucocytes doivent faire présager une glomérulo-néphrite ; cette assertion nous paraît quelque peu hasardée (comparer le chapitre des néphrites.)

5. — Hydropisie.

Symptomatologie. — L'hydropisie constitue un symptôme très important et caractéristique dans beaucoup de maladies rénales ; souvent elle met et le malade et le médecin sur la voie du diagnostic.

Elle accompagne presque toujours le rein scarlatineux et le gros rein blanc lisse.

Ordinairement, son apparition est postérieure à celle de l'albuminurie de plusieurs jours ou de plusieurs semaines ; cependant il n'est pas rare de voir l'hydropisie accompagner l'albuminurie ou même la précéder (hydropisie prodromique).

Pour l'observateur attentif, l'hydropisie débute la plupart du temps par l'*anasarque* ; c'est d'abord par le visage qu'elle débute, surtout par les paupières ; puis bientôt l'œdème gagne la région malléolaire. Les malades qui continuent de vaquer à leurs occupations habituelles constatent le soir de l'empâtement au niveau des malléoles et de la bouffissure des paupières. Il est cependant un signe non moins caractéristique de l'œdème rénal : c'est le changement brusque de ses localisations ; on le voit rapidement passer d'une région à l'autre (œdème fugace).

Il est rare de constater l'infiltration des organes génitaux, surtout celui du scrotum, du prépuce et des grandes lèvres sans qu'il soit accompagné d'œdème des membres inférieurs. Quand la maladie suit une marche rapide, tumultueuse, on le voit en quelques jours envahir le corps tout entier ; le malade éprouve une sensation de tension et d'impotence fonctionnelle des extrémités qui rendent sa situation extrêmement pénible.

En ce qui touche les caractères de la peau œdémateuse, nous renvoyons aux traités de diagnostic physique et de pathologie générale.

Souvent, lorsqu'on se trouve en présence de cas bénins, les pressions exercées sur le visage ne laissent aucune empreinte apparente, et l'autopsie ne révèle d'ailleurs aucune lésion capable d'expliquer l'anasarque pendant la vie. Le clinicien attentif, et Rosenstein a le premier attiré l'attention sur ce point, découvre souvent par la palpation du tibia un œdème qui avait passé complètement inaperçu du malade et de son entourage.

Lorsqu'au contraire l'hydropisie cutanée est portée à un haut degré, les symptômes qui l'accompagnent, tels que les vastes ampoules, les érysipèles, les phlegmons, la gangrène, peuvent déterminer une pyémie et une septicémie rapidement mortelles. Dans les néphrites aiguës, il n'est pas rare de voir des œdèmes, même sans qu'il y ait infection, revêtir un aspect inflammatoire, et même érysipélateux. Plus tard, à l'hydropisie cutanée s'ajoute *celle des séreuses* ; c'est surtout l'ascite que l'on observe parfois, accompagnée d'œdème stomacal et intestinal, puis vient l'hydrothorax, rarement l'hydropéricarde, et, dans ce cas, cette variété d'hydropisie est isolée.

Dans les néphrites chroniques, l'hydropisie cutanée qui avait envahi la moitié supérieure du corps diminue au moment où l'hydropisie envahit les séreuses. Il arrive parfois qu'un simple transsudat se transforme en exsudat inflammatoire, mais c'est surtout dans la néphrite scarlatineuse que cela s'observe (Leichtenstern).

Il n'y a qu'un petit nombre de *viscères* qui puissent être envahis par l'hydropisie : ce sont en particulier le parenchyme pulmonaire dont l'œdème est d'un pronostic si sombre (pour l'œdème cérébral nous renvoyons au chapitre qui traite de l'urémie).

C'est encore à cette catégorie qu'appartient l'œdème interstitiel du parenchyme rénal lui-même ; toutefois cet œdème se dérobe à l'examen histologique.

Enfin il n'est pas jusqu'aux *muqueuses* qui ne puissent devenir le siège de tuméfactions de ce genre ; citons comme exemple l'œdème des replis ary-épiglottiques, avec ses accidents si redoutables. Pour nous, ces tuméfactions sont loin d'être très rares ; il en est de même de l'œdème pharyngé, auquel on attachait jusqu'ici peu d'importance et qui entraîne facilement des complications.

La composition chimique du liquide hydropique a été le sujet de nombreuses et minutieuses analyses. Ce qui ressort le plus clairement de ces analyses, c'est que, d'une façon générale, ce liquide se comporte de la même façon que le sérum sanguin hydrémique. D'après ses recherches, Runeberg évalue la quantité d'albumine contenue dans le liquide transsudé comme variant de 0,03 à 0,40 0/0.

La quantité d'urée varie avec sa richesse dans le sang ; on n'en trouve souvent que de simples traces; mais elle peut parfois atteindre la proportion de 1 0/0 ; il est probable que c'est par erreur que des chiffres plus élevés ont été donnés (1). La croissance et la décroissance de l'hydropisie est en général

(1) Le liquide des œdèmes contient, outre de l'albumine et des traces d'urée, de l'eau et des sels. Le liquide ascitique a une réaction alcaline ; il contient des matières albuminoïdes, sérine et hydropisine, très rarement de la paralbumine (réaction d'Hammarsten) ; les matières fixes peuvent varier de 14 à 16 grammes par litre (70 grammes pour Méhu), de la cholestérine (très rarement), des matières grasses, de l'urée, de la leucine, de la tyrosine, et quelquefois du sucre.

L'urée peut aussi se rencontrer dans le liquide ascitique en dehors d'une affection rénale (Robin). La présence de la fibrine, la quantité de matières extractives obtenues par évaporation du liquide ascitique évaluées au minimum à 70 grammes, et, malgré tout, la présence d'urée en assez forte proportion suffiront dans quelques cas à faire reconnaître une ascite non symptomatique d'un mal de Bright. (G. C.)

en rapport inverse avec la quantité d'urine excrétée (Bartels). Mais cette règle souffre de nombreuses exceptions. D'une part, on a vu l'hydropisie se développer même pendant une diurèse abondante ; et d'autre part, elle peut manquer, alors que le malade présente de l'anurie depuis plusieurs jours.

Pathogénie. — La pathogénie de l'hydropisie rénale n'a pas encore été expliquée avec toute la clarté désirable. Les dernières recherches s'élèvent contre l'ancienne hypothèse proposée par Bright lui-même.

Pour cet auteur, l'albuminurie produirait l'*hydrémie* (hypoalbuminose), et cette hydrémie faciliterait à son tour une transsudation aqueuse à travers les capillaires. Mais il ressort de travaux tout récents, que le sang dilué ne transsude pas plus facilement à travers des tuniques intactes qu'un sang de constitution normale (Cohnheim). De plus ne voit-on pas journellement chez l'homme sain de grandes pertes d'albumine éprouvées à la suite de saignées, hémorrhagies, etc., ne causer aucune espèce d'hydropisie (1), tandis que, chez un malade atteint de néphrite aiguë, on voit survenir rapidement des œdèmes considérables bien que, dans ce cas, la déperdition d'albumine soit légère ?

D'après la théorie de la *rétention aqueuse* (Stewart, Bartels) l'hydropisie ne reconnaît pas pour cause le défaut d'albumine dans le sang, mais elle serait due à de la *pléthore hydrémique*, c'est-à-dire à de l'hypoalbuminose unie à la polyémie. Cette pléthore hydrémique serait due à ce que le sang abandonnerait moins d'eau qu'à l'ordinaire, et plus d'albu-

---

(1) Eichhorst (*Traité de diagnostic médical*) dit cependant que l'œdème peut se développer à la suite de pertes subites de liquides de l'organisme : « J'ai vu, dit-il, à plusieurs reprises, l'œdème apparaître après des hématémèses ou des entérorrhagies abondantes ». (G. C.)

mine. Mais, sans compter que l'on n'a encore nullement fourni la preuve de l'augmentation de volume du sang chez les néphrétiques, cette théorie soulève encore de nombreuses objections.

Tout d'abord, on a observé des cas d'hydropisie suraiguë dans le cours de la scarlatine, à la suite de refroidissements etc... c'est-à-dire à des moments où nulle pléthore hydrémique n'avait pu se développer ; de plus, nous avons vu que les rapports que Bartels avait établi comme constants entre la diurèse, l'albuminurie et l'hydropisie, sont loin d'être toujours vrais.

On a vu des malades atteints d'obstruction des deux uretères rester une semaine entière sans uriner, et sans pour cela avoir présenté le moindre œdème. Il s'ensuit qu'au lieu d'admettre que l'hydropisie croît et décroît avec la quantité d'urine sécrétée, on pourrait tout aussi bien soutenir que ce sont les modifications du liquide hydropique qui sont primitives, et que l'anurie ou la polyurie n'en sont que le résultat (1).

Enfin, dans le but de produire artificiellement une pléthore hydrémique, Cohnheim et Lichtheim ont fait une solution d'eau salée, et en ont injecté une quantité considérable dans

---

(1) Cette manière de voir serait entièrement en rapport avec ce fait déjà mis en lumière par Bouchard, Quinquaud, Guyon et Albarran, à savoir que l'accumulation de l'urée dans le sang produit de la polyurie. MM. Féréol, Potain et Guyon ont rapporté l'observation d'un malade complètement anurique pendant 8 jours par lithiase rénale ; le 9e jour, il rendit, en 24 heures, 10 litres d'urine contenant ensemble 147 grammes d'urée. L'accumulation de l'urée dans le sang ne produisit que cette polyurie. — De même M. Renault, de Lyon, a, d'après une note lue à l'*Académie de médecine*, observé un œdème anémique dans les congestions rénales : il le regarde comme la cause de l'anurie.

(G. C.)

le système vasculaire des animaux soumis à l'expérience. Par ce procédé, ils ont réalisé simultanément l'ascite, l'hydropisie des organes du bas-ventre, du pancréas; ils ont constaté que le liquide s'éliminait par voie de sécrétions organiques, et cela sans qu'il se soit formé d'œdème cutané; dans l'hydropisie néphrétique, au contraire, c'est la peau qui est tout d'abord œdématiée, et l'œdème épargne les cavités séreuses. Ces faits plaideraient en faveur d'une perméabilité anormale des tuniques vasculaires survenue à la suite de *troubles cutanés locaux* (1). Cette explication de l'hydropisie cutanée par des altérations vasculaires n'est pas nouvelle. Frerichs, dans sa monographie, avait déjà fait observer que la paralysie et l'augmentation de la porosité des parois vasculaires devaient être considérées comme des circonstances capables de provoquer une exsudation aqueuse.

On est parvenu à engendrer expérimentalement (2) des œdèmes, en élevant le tonus des vaisseaux au moyen d'excitations de la moelle épinière (Gergens). Cohnheim et

(1) Cette opinion est corroborée par le fait qu'au cours du mal de Bright les altérations des petits vaisseaux existent; les phénomènes hémorrhagiques sont fréquents (épistaxis, hémorrhagie cérébrale, hémorrhagie rétinienne); de plus, on voit des hémorrhagies cutanées chez quelques brightiques. Ces troubles vasculaires à un degré moindre expliqueraient l'œdème des brightiques. (G. C.)

(2) Ranvier n'a observé des œdèmes, en liant chez le chien la veine cave inférieure, que lorsqu'il pratiquait simultanément la section du nerf sciatique. La section de ce nerf d'un seul côté n'amenait également de l'œdème que du côté correspondant. Mais Eichhorst regarde l'influence nerveuse comme absolument inutile pour la genèse de l'œdème. Sotnitschewsky a lié, en effet, la veine cave inférieure, dans des expériences à l'abri de tout reproche, et a démontré que l'œdème des membres postérieurs manquait par ce que les anastomoses vasculaires sont trop nombreuses pour que le domaine de la veine liée soit le siège d'une augmentation de pression. L'œdème ne survenait, dans

Lichtheim ont à leur tour institué des expériences qui jettent aussi une vive lumière sur la pathogénie de l'anasarque. Ils ont vu surgir l'anasarque chez un animal hydrémié, *dans des régions cutanées artificiellement enflammées.* Cohnheim en conclut que ce sont les troubles fonctionnels de la peau qui sont la cause immédiate de l'hydropisie, tandis que l'hydrémie et surtout la pléthore hydrémique n'en seraient que les causes éloignées.

Lorsque les troubles fonctionnels de la peau sont nettement accusés, il n'est besoin d'aucune altération du sang pour voir apparaître l'hydropisie ; c'est ce qui arrive dans certaines formes de néphrites scarlatineuses *à frigore.* Mais lorsque les troubles cutanés primitifs font défaut ou sont insignifiants, alors une hydrémie prolongée peut à son tour amener des lésions des tuniques vasculaires ; et c'est par ce mécanisme que s'expliquerait l'anasarque qui survient dans certaines formes cachectiques de néphrite chronique.

Tout récemment encore de nouvelles observations cliniques et expérimentales sont venues compléter la théorie de Cohnheim. Ainsi, d'après Jankowski, lorsqu'un malade est hydrémique, l'action des *vaso-moteurs* suffit déjà à réaliser les œdèmes caractéristiques.

Enfin Strubing et Widowitz ont décrit des cas spéciaux

---

les mêmes conditions, lorsque seulement les anastomoses étaient insuffisantes à assurer la dérivation sanguine et que par suite la pression s'élevait.

Mais Jankowski a démontré que la section nerveuse exerçait une influence favorable sur le développement de l'œdème, et qu'elle n'agissait qu'en augmentant la pression artérielle. La pression est donc augmentée d'autant dans les veines ligaturées ; la transsudation se trouve ainsi singulièrement favorisée. On ne saurait donc considérer la section nerveuse comme capable à elle seule de produire l'œdème mais on ne saurait lui refuser un rôle secondaire dans le phénomène. (G. C.)

d'œdèmes aigus, auxquels ils ont donné le nom « d'angio-névrotiques » et dans lesquels on a même parfois noté des troubles cutanés persistants (Kiehl).

C'est probablement pour insister sur la surexcitabilité des vaso-moteurs que ces auteurs ont ajouté à ces œdèmes l'épithète « d'angio-névrotiques ». Mais la théorie de Cohnheim n'est pas exempte d'objections. Ainsi dans la plupart des cas de néphrite aiguë on constate l'hydropisie des séreuses (Wagner) ; et dans des cas de néphrite scarlatineuse, nous avons eu nous-même plusieurs fois l'occasion d'observer une ascite abondante avec hydrothorax double, sans que ces hydropisies des séreuses soient accompagnées au début d'œdèmes cutanés importants ; ceux-ci ne se montrèrent que plus tard (1).

Gærtner s'est proposé de vérifier expérimentalement la théorie de Cohnheim. Il réussit, par des injections aqueuses *lentes* et continues dans le système vasculaire, à produire des œdèmes considérables chez les chiens soumis à ses expériences ; celles-ci concordent d'ailleurs en tous points avec celles qui avaient été faites par Magendie. Il put encore facilement s'expliquer l'insuccès de Cohnheim. En effet, ce dernier en procédant par injections brusques produisait une hydrémisation intense laquelle se traduisait par une hypersécrétion tellement abondante que le liquide s'écoulait avant d'avoir eu le temps de s'amasser ; il est inutile d'ajouter que ces conditions ne sont nullement celles qui se présentent chez les brightiques.

D'ailleurs les travaux de Gærtner ont été tout dernière-

---

(1) M. Potain dans deux cas de contusion rénale unilatérale a observé une anasarque limitée au côté du corps correspondant au côté lésé. La lésion locale interviendrait-elle comme cause de l'œdème ?

(G. C.)

ment encore pleinement confirmés par ceux de Francotte. En infusant des quantités considérables de liquide à des chiens, il a engendré des œdèmes très nets ; et de plus les expériences ont démontré que chez les animaux atteints de néphrite, les hydropisies apparaissaient dans un certain ordre : c'est l'ascite qui se développe en premier lieu, suivie bientôt d'hydropisie cutanée.

Enfin Francotte observa que des foyers inflammatoires artificiellement produits favorisaient considérablement la genèse des hydropisies ; et cela au moyen de la pléthore séreuse qui résultait de ces inflammations.

En revanche, le froid et les émissions sanguines restèrent sans action. Dans tous les cas, il n'est nullement nécessaire que la peau ait été primitivement altérée pour voir apparaître les œdèmes cutanés.

Enfin rappelons-nous que Rosenstein insiste, et avec raison, sur l'impossibilité d'admettre une inflammation cutanée dans la malaria ; et cependant, ce qui caractérise cette affection, c'est l'hydropisie intense qu'elle détermine, et il n'est pas rare que des œdèmes précèdent l'albuminurie.

D'après Leichstenstern, l'hydropisie scarlatineuse est analogue à celle des néphrites ; comme cette dernière, elle est indépendante des germes scarlatineux qui occasionnent la stase de la lymphe.

D'après tout ce qui précède, devons-nous nous rattacher à une *théorie unitaire* qui expliquerait toutes les hydropisies par un *même mécanisme* et qui rayerait définitivement de leur pathogénie la transsudation aqueuse ? Tel est le problème qui se pose devant notre esprit, et que des recherches ultérieures auront à résoudre. Quoi que l'on fasse, il faudra toujours, aux facteurs principaux que nous avons cités, adjoindre la rétention aqueuse et l'hypoalbuminose comme facteurs adjuvants.

Les facteurs qui engendrent l'hydropisie peuvent agir soit isolément en groupes définis, soit en combinant leur action d'une manière quelconque. Il est hors de doute que les œdèmes cutanés qui dégénèrent en exsudats inflammatoires et que l'on observe dans la néphrite scarlatineuse doivent être nettement séparés des œdèmes qui surviennent dans les néphrites chroniques, œdèmes que l'on pourrait plutôt appeler *cardiaques* et qui envahissent les *membres inférieurs sous forme d'anasarque* (Comparer : néphrite scarlatineuse et rein contracté).

En somme, si on remarque que Cohnheim fait surtout dépendre les œdèmes par stase, ou de cause mécanique, de troubles circulatoires, et principalement d'une compensation cardiaque insuffisante, on verra que par ce point cet auteur se rallie à la division traditionnelle des hydropisies en hydropisies irritatives aiguës et hydropisies passives chroniques ou mécaniques.

La meilleure sauvegarde contre l'hydropisie est évidemment une hypertrophie du cœur *compensatrice* ; mais à défaut de celle-ci, la diaphorèse, les purgatifs, les vomitifs peuvent être employés comme d'excellents compensateurs, qui parfois même peuvent amener une espèce de guérison naturelle.

Diagnostic. — Les localisations si précises de l'hydropisie rénale peuvent la faire diagnostiquer à la simple inspection, mais c'est surtout à l'aide de l'analyse des urines que l'on confirme ce diagnostic. N'oublions pas que l'on a observé en clinique des hydropisies scarlatineuses simples sans qu'elles aient été accompagnées ni d'albuminurie ni de néphrites (1) ;

(1) Nous répéterons ici la note de M. Marfan ajoutée au *Traité de diagnostic médical* d'Eichhorst. Tous les auteurs n'admettent pas l'anasarque scarlatineuse sans albuminurie. Notre maître M. Cadet de Gassicourt avoue n'en avoir observé qu'un cas et dans ce cas l'obser-

ces cas sont rares, il est vrai, mais ils n'en sont pas moins certains et méritent par conséquent d'être pris en considération (Philippe, Quincke). Il n'est pas sans intérêt de noter que, dans les hydropisies purement néphrétiques, les extrémités sont peu cyanosées.

Lorsque le malade est atteint de lésions valvulaires du cœur, et par conséquent d'albuminurie *par stase*, le diagnostic est souvent difficile et parfois impossible. Dans les hydropisies par rétention d'urine, survenues à la suite de paralysie vésicale ou de rétrécissement des uretères, et par anémie profonde, on ne trouve souvent ni cylindres néphrétiques ni même d'albumine en quantité appréciable dans les urines (1).

Il en est de même pour ce groupe si important d'hydropisies dites *essentielles* (primitives, idiopathiques) qui offrent tant d'analogie avec l'hydropisie cachectique, ainsi que pour ces formes générales qui prédominent surtout dans l'enfance et dont la véritable cause échappe souvent au clinicien et même à l'anatomo-pathologiste. Ainsi que Wagner l'a montré dans un travail tout récent de la plus haute valeur, on se trouve ici encore en présence de facteurs étiologiques multiples tels que : altérations du sang, des vaisseaux, de la peau, affections cardiaques, etc., qu'il ne faut pas perdre de vue (2).

---

vation était insuffisante puisque l'anasarque n'avait pas été observée dès le début et pouvait avoir été précédée d'albuminurie. (G. C.)

(1) MM. Guyon et Albarran ont cité un exemple remarquable d'œdème dû à la rétention d'urine. Un homme entre à l'hôpital Necker avec une vessie dépassant l'ombilic. Chez ce malade les deux membres inférieurs étaient œdématiés ; ils cessèrent de l'être à la suite de l'évacuation de la vessie. Ces auteurs ont observé, dans les mêmes conditions, un œdème double et un œdème unilatéral. (G. C.)

(2) Dans des hydropisies mal classées au point de vue pathogénique rentrent l'œdème de la chlorose, les œdèmes des cachectiques, des individus atteints de néoplasmes malins, et l'hydropisie essentielle. L'hydro-

Enfin on peut se trouver en présence de ce *myxœdème*, qui a été l'objet de tant de discussions dans ces derniers temps. Ce symptôme est loin d'être très rare, et consiste en une infiltration analogue à la sclérodermie, infiltration du tissu cellulaire sous-cutané par une substance spéciale, gélatineuse qui pénètre dans les couches profondes en formant des végétations dans le tissu cellulaire. C'est sur le visage que le myxœdème s'établit de préférence.

D'après de nombreuses observations de Gull, Gordon, Riess, Reverdin, Charcot, Virchow, Erb, Ord, Horsley, Halibarton, Semon, Hadden, Mosler, Manassé etc., les troubles graves de nutrition (cachexie pachydermique), l'atrophie cérébrale d'une part, et d'autre part des processus dégénératifs morbides, l'ablation de la glande thyroïde (cachexie strumiprive) ne seraient pas étrangers à ce myxœdème, sans cependant que l'on puisse nier complètement l'influence des néphrites chroniques (Grocco). Des formes rares de myxœdèmes doivent souvent en imposer pour de

pisie dite essentielle présente trois caractères : elle attaque les jeunes sujets, elle ne s'accompagne ni d'albuminurie ni de lésion appréciable, elle est curable. L'œdème consécutif aux néoplasmes malins et à la plupart des œdèmes cachectiques seraient-ils sous la dépendance de la thrombose ? laquelle, comme tend à le faire admettre Vaquez (*De la thrombose cachectique*, Steinheil, 1890), serait elle-même sous la dépendance d'une infection secondaire dont la source serait au niveau des néoplasmes ulcérés. Dans ce cas, le doute est levé par l'existence d'une thrombose qui fait trouver un néoplasme. L'œdème de la chlorose reconnaissant une altération des artères de petit calibre, et la ressemblance clinique des deux maladies (chlorose et mal de Bright) dans certains cas (œdème, polyurie, diminution des globules rouges, céphalée) pourront à la rigueur induire en erreur. Mon maître le Professeur Dieulafoy a signalé de nombreux cas où la confusion de la chlorose avec le mal de Bright avait été complète. Cette confusion est toujours faite au détriment de ce dernier qui s'accommode mal du traitement imposé aux chlorotiques. (G. C.)

simples œdèmes. Il en est de même pour les œdèmes cutanés qui envahissent surtout le visage et qui surviennent à la suite d'érysipèles à répétition ou à la suite d'affections cutanées de la même famille. Nous les avons plusieurs fois observés ainsi que Lassar sans que nous ayons pu constater la moindre trace de néphrite (1).

Quant aux expériences que Hartmann a tentées sur lui-même en se rendant hydropique et albuminurique par une nourriture exclusive de jambon et de pain, ces expériences nous paraissent à l'heure actuelle absolument inexplicables ; et il nous semble qu'elles ne doivent être que mentionnées au sujet du diagnostic de l'hydropisie rénale (2).

6. — Urémie.

Par urémie (de οὖρον et αἷμα), infection urineuse, typhus urineux, on comprend généralement un ensemble de symptômes qui se manifestent par des troubles variés, affectant surtout le système nerveux central, les appareils respiratoire et digestif.

Étiologie. — On rencontre l'urémie dans un grand nombre d'affections rénales, surtout dans le rein scarlatineux, pendant la grossesse, dans le choléra, et chez les malades atteints

(1) Les érysipèles à répétition qui se voient chez les enfants strumeux, et qui sont privés de tout phénomène inflammatoire peuvent induire en erreur un clinicien non attentif. Il suffit de les signaler pour faire éviter des causes d'erreur.

Nous ne ferons aussi que mentionner les cas d'œdème aigu rattachés à l'urticaire par certains auteurs, mais qui ne peuvent, par la rapidité de leur évolution, être la cause d'une faute clinique. Enfin on aura présents à l'esprit les œdèmes dits nerveux se développant au cours de maladies de la mœlle et dont la pathogénie reste à faire. (G. C.)

(2) Pour le *traitement* de l'hydropisie nous renvoyons au chapitre intitulé : *traitement de la néphrite diffuse*.

d'affections des voies urinaires et chez lesquels l'urine ne s'écoule pas librement ; enfin Debove l'a signalée dans certaines affections du foie.

Le climat semble avoir une influence notable sur l'urémie. Ainsi, d'après les observations de Bright, Christison, Gregory en Angleterre, la moitié des brightiques environ seraient atteints d'urémie, tandis qu'en Allemagne et en Hollande, cette proportion atteindrait à peine le chiffre de 25 0/0 (statistiques de Frerichs, Rosenstein, Strümpell). Mais dans les services de médecine de l'hôpital central de Berlin qui, en moyenne, ont une centaine de brightiques à soigner tous les ans, nous avons observé que près de la moitié de ces malades présentaient des symptômes d'urémie. Frerichs avait divisé les urémies en aiguës et chroniques. Bien qu'il ne soit pas rare d'observer des urémies aiguës passer à l'état chronique, nous conserverons la division de Frerichs pour la facilité de la description. *L'urémie aiguë* appartient aussi bien aux maladies chroniques qu'aux maladies aiguës de l'appareil urinaire.

Symptomatologie. — Les débuts sont en général insidieux ; la période prodromique est marquée par de la céphalée, des vertiges, des vomissements, et une sorte de lourdeur d'esprit.

Que le premier accès ait été précédé de cette période prodromique, ou qu'il surprenne brusquement le malade au milieu de ses occupations habituelles, il apparaît le plus souvent sous forme d'éclampsie ou d'épilepsie. Les malades *perdent connaissance* et sont pris de *convulsions* avec *hyperesthésie* ou *anesthésie*, et exagération des réflexes. Les spasmes qui, dans les cas bénins, se bornent ordinairement à des convulsions passagères de quelques muscles isolés du visage ou des extrémités, se généralisent plus ou moins dans les cas graves.

Lorsque l'attaque est encore plus intense, le corps tout

entier est ébranlé par de violentes convulsions ; la respiration devient dyspnéique et stertoreuse, le pouls petit et rapide, le visage gonflé et cyanosé. Le malade grince des dents, rejette une écume sanglante ; la température s'élève considérablement, parfois même de deux degrés et plus ; et cette scène s'accompagne d'émission involontaire d'urine et de matières fécales.

Souvent l'accès est précédé d'un ralentissement notable et d'irrégularité du pouls (Thomas, Wagner). En revanche, nous n'avons rencontré qu'exceptionnellement ce caractère au moment même de l'attaque, et bien que Rosenstein signale, comme signe constant, une dureté et une tension anormales du pouls, nous ne pouvons nous rallier à son opinion.

La cause de cette élévation subite de température nous échappe en grande partie ; toutefois il nous semble impossible de nier le parallélisme qui existe entre l'augmentation du travail musculaire (spasmes, jactitations) et la fièvre urémique.

Enfin on a noté dans certains cas une hypothermie notable (Strümpell), mais ce fait est si rare que nous ne faisons que le mentionner (1).

---

(1) L'hyperthermie et l'hypothermie sont signalées alternativement par les auteurs. La plupart des traités de pathologie interne indiquent le plus souvent l'abaissement de température. En général, il y a hypothermie dans les cas aigus et suraigus d'urémie (scarlatine, fièvre typhoïde) dans lesquels la néphrite aigue est indéniable ; les urines sont sanglantes ; l'anasarque et le coma surviennent en quelques jours.

Le professeur Jaccoud décrit une élévation de température pouvant atteindre 39° et davantage dans les attaques d'urémie transitoire et d'un pronostic favorable. La température, dans ces cas, peut aussi rester normale, et, d'après Strümpell, dans l'urémie terminale ou l'élévation de la température est rapide et forte, ou le thermomètre descend à 35°. Le professeur Bouchard a trouvé dans l'urine une substance hypothermisante. Celle-ci abaisse la température non pas comme l'injection de tout liquide froid qui soustrait une certaine quantité de calo-

La durée des convulsions cloniques n'est que de quelques minutes. Lorsque l'on se trouve en présence d'un accès urémique, les convulsions s'apaisent peu à peu et le malade tombe dans le coma. Il est probable que cet état comateux est dû à ce que l'écorce cérébrale est plus particulièrement sensible au manque d'oxygène (Traube). Enfin, après quelques quarts d'heure ou des heures, le malade se réveille comme d'un profond sommeil.

En général, les attaques se renouvellent dans l'espace de quelques heures ou de quelques jours et surviennent avec une intensité toujours croissante. Chez un malade atteint de sclérose rénale, nous avons compté dans l'espace de trois jours plus de 100 accès qui se terminèrent le 3e jour par la mort.

Ces accès s'accompagnent de troubles progressifs de l'intelligence ; enfin les malades tombent dans un coma dont il devient impossible de les tirer. Cet état comateux peut durer des jours entiers, mais, dans l'immense majorité des cas, la mort survient au milieu même d'un accès d'urémie.

Les convulsions cloniques peuvent être unilatérales (Rosenstein, Strümpell) et survenir à la suite de convulsions toniques, ou bien leur succéder ; dans ce dernier cas les convulsions toniques sont suivies de contractures d'une durée plus longue : c'est à cette forme d'urémie que Jaccoud a donné le nom de *tétanique*. On observe même parfois du trismus et du véritable tétanos (Leichtenstern). Nous avons observé tous ces symptômes simultanément avec des convulsions cloniques.

---

ries pour se mettre en équilibre de température avec le corps, mais parce que l'organisme perd une partie de son pouvoir calorificateur. Le professeur Bouchard a distingué cette substance de l'ammoniaque qui a la propriété d'abaisser aussi la température. (G. C.)

D'ailleurs les convulsions peuvent faire complètement défaut, et l'attaque d'urémie se manifester seulement par un état comateux et du délire (cris, le malade sort de son lit etc... (Thomas). Un enfant de notre service atteint d'urémie scarlatineuse était en proie à un délire intense ; ce petit malheureux poussait jour et nuit des cris d'angoisse véritablement pénibles pour ceux qui l'entouraient. On a vu des malades sous le coup de convulsions urémiques conserver en grande partie leurs facultés intellectuelles.

Outre ces symptômes, on observe quelquefois des *paralysies motrices* concomitantes ou consécutives, surtout de l'hémiplégie (1). Ces cas ont été tout récemment décrits par divers auteurs (Pætsch, Charpentier, Leichtenstern, Jæckel, Chantemesse et Tenneson, Raymond), et nous devons ajouter qu'alors même que l'autopsie ne révèle aucune lésion importante, on ne doit pas en conclure à l'absence d'altérations organiques que le microscope seul peut révéler. Pour plus de détails relatifs à l'explication de ces faits et d'autres phénomènes analogues liés sans doute à des lésions de segments cérébraux limités, comme par exemple l'épilepsie partielle (Chantemesse et Tenneson), l'hémianesthésie, l'hémianopsie (Brieger, N. Weiss), l'aphasie (Lancereaux), nous renvoyons le lecteur à ces différents auteurs.

Dunin a relaté également quelques cas intéressants d'uré-

---

(1) Lancereaux a observé aussi des contractures, très rarement il est vrai. Mais elles sont passagères et associées à des paralysies transitoires. Isolée, la contracture se localise presque toujours aux muscles de la région postérieure du cou. Elle s'observe au cours des urémies lentes, et dans un cas, Lancereaux a vu la contracture avec tous les symptômes de la méningite en imposer pour cette maladie. Dans un autre cas il a vu l'ensemble symptomatique du tétanos.

Le professeur Jaccoud a appelé l'attention sur une forme arthropathique. (G. C.)

mie avec symptômes encéphaliques en foyer principalement avec épilepsie jacksonienne.

Il est beaucoup plus fréquent d'observer l'*amaurose double*. Presque toujours les recherches ophtalmoscopiques sont négatives, et le réflexe pupillaire n'est pas aboli : la rétine et ses membranes ne sont donc pas malades (1). Cette amaurose urémique, qui peut être parfois le symptôme unique (Ebert, Henoch, Rosenstein), s'affirme quelquefois brusquement au moment de l'accès. Il survient alors en quelques heures, et les malades qui voyaient distinctement avant l'attaque se réveillent aveuglés. Ce symptôme est cependant d'un pronostic favorable, et disparaît rapidement au bout d'un ou de quelques jours.

Le sens *de l'ouïe* est rarement altéré. Lorsque ces troubles existent, dureté de l'ouïe, surdité, bourdonnements et tintements d'oreilles, ils disparaissent aussi rapidement qu'ils sont venus.

Enfin l'urémie aiguë peut n'être accompagnée d'aucun symptôme cérébral, et n'être marquée que par des troubles graves de la respiration, de la digestion etc. En somme, on voit d'après ces symptômes que les troubles urémiques se divisent en deux catégories : les uns sont des troubles *de paralysie*, et attaquent le plus souvent le sensorium et les organes des sens ; les autres sont des troubles *irritatifs* qui affectent surtout les

(1) Indépendamment des diverses substances toxiques isolées par le professeur Bouchard dans l'urine et qui ont des actions spéciales, il faut admettre que l'urémie peut produire des symptômes variés en raison de la localisation même des substances toxiques de l'urine sur le cerveau, le bulbe ou la moelle. Il en est de même dans la rage où l'on voit tantôt des phénomènes psychiques avec toutes leurs variétés, ou des paralysies ou des convulsions suivant la zône nerveuse influencée par le virus rabique. (G. C.)

nerfs moteurs. Rosenstein a particulièrement attiré l'attention sur ce fait.

C'est à Frerichs que revient l'honneur d'avoir tracé le tableau exact de l'ensemble des symptômes de l'*urémie chronique*.

Peu apparente et souvent méconnue dans ses formes légères, l'urémie chronique s'installe le plus souvent insidieusement, pour ne plus quitter les malades qu'elle a atteints. Céphalées sourdes, migraines violentes (Bartels), lassitude et paresse de corps et d'esprit (1), tels sont les symptômes dominants de l'urémie chronique. Les malades ne sont plus reconnaissables. Les parents et le médecin retrouvent à peine, dans leur physionomie nonchalante et abattue, les traits qu'elle présentait auparavant. Plongés dans une léthargie croissante, les malades peuvent tomber d'un jour à l'autre dans un coma prolongé, parfois interrompu par un délire tranquille. Même dans ces cas chroniques, les nerfs moteurs ne sont jamais intacts.

Kœppen a aussi démontré par des cas probants que la néphrite et surtout la sclérose rénale peuvent engendrer de véritables psychoses.

Tout récemment nous avons eu occasion d'observer un cas remarquable concernant un homme de 49 ans. Durant l'été 1889, signes d'hypertrophie du cœur gauche, myocardite artério-scléreuse avec violents accès d'asthme ; de plus, albu-

---

(1) M. le Professeur Dieulafoy fait observer dans sa clinique que nombre de malades à urémie chronique, avec des céphalées intermittentes, sont soignés comme migraineux. La céphalée est spéciale dans l'urémie; suivant Lancereaux la *céphalée urémique* enserre la tête comme dans un casque ou un étau pressant sur les tempes. Cette expression est souvent employée par les malades eux-mêmes. On la compare plus généralement à un casque étroit et lourd. A côté de la céphalée, signalons aussi le *vertige urémique* bien étudié par Lancereaux. (G. C.)

minurie avec polyurie et pouls filiforme. En novembre, le malade se rend à San Remo, où il donne subitement des signes d'agitation ; il sort de son lit. Ses actions sont incohérentes, la mémoire et l'intelligence s'affaiblissent. L'agitation augmente (observ. de Weil, Goltz et de Ponte). Au retour, en janvier 1890, idées de persécution, délire ambitieux grave ; décadence psychique profonde, pas de symptômes attestant une lésion cérébrale en foyer ; bientôt mort par insuffisance cardiaque. Il n'y eut pas d'autopsie. Reste à savoir si, en ce cas, la psychose a été déterminée par l'urémie ou par des lésions anatomiques palpables, grossières (d'artério-sclérose) de l'écorce cérébrale. Il existait, chez le sujet, une prédisposition psychopathique héréditaire.

Nous ne pouvons terminer le tableau symptomatologique des *troubles cérébraux* qui accompagnent l'urémie sans appeler l'attention sur un groupe de faits importants : nous voulons parler des troubles psychiques. Nous reproduisons textuellement un résumé que nous devons à l'extrême amabilité de M. le Professeur Binswanger, directeur de l'asile d'aliénés d'Iéna.

« Les *troubles psychiques* dans le cours des néphrites aiguës et chroniques ont été observés par divers auteurs (Hagen, Scholtz, Jolly, Bartels, Wagner, Brieger, Raymond, Petrone, Kleudgen, Obersteiner, etc.); et en nous appuyant sur les communications publiées à ce sujet, nous devons considérer ces troubles psychiques comme liés aux lésions néphrétiques. Sans doute, l'état actuel de la science ne nous permet pas encore de rattacher tous les troubles mentaux à des lésions physiologiques précises, mais on peut d'ores et déjà affirmer que dans la majorité des cas les troubles mentaux sont étroitement liés à l'*urémie aiguë* ; et d'après la pathogénie de l'urémie leur place est marquée dans le cadre des folies par intoxication ».

« De fait, les troubles mentaux qui accompagnent l'urémie ressemblent à s'y méprendre à ceux que l'on observe chez les alcooliques, les morphinomanes, les malades atteints de coliques de plomb, et ceux qui ont été victimes d'intoxications aiguës par poisons gazeux, végétaux ou métalliques. C'est surtout lorsqu'il s'agit de troubles marqués, et qui s'apaisent au bout de quelques jours que cette analogie est la plus frappante. »

« Ces accès de folie apparaissent aussi bien dans l'éclampsie puerpérale que dans la vraie néphrite, avec ou sans convulsions épileptoïdes. Les symptômes les plus saillants sont (abstraction faite de l'abolition de la conscience) de fréquentes *hallucinations*, de l'*angoisse*, de *violentes excitations motrices* qui dans des cas graves ressemblent à une attaque de *delirium tremens*. Ces accès de folie si fugaces, ne sont encore que fort peu connus ; cette ignorance tient sans doute à ce que ces accès étant passagers, les malades ne sont pas amenés dans les services d'aliénés. »

« Dans mon service de l'hôpital de la Charité, j'ai eu l'occasion d'en observer six cas, dont deux se terminèrent après quelques jours par la mort. Je fis alors (1881) à la réunion des médecins de l'hôpital de la Charité une communication à ce sujet. Les autres observations ont presque toujours été faites sur des cas subaigus ou chroniques, et dans lesquels on a noté aussi bien la *stupeur* et la *mélancolie* que ces hallucinations avec excitation maniaque. Ces cas appartiennent surtout au tableau symptomatique de Frerichs sur l'urémie chronique dans laquelle ces phénomènes s'associent à un état d'épuisement général des facultés psychiques. »

« Mais ici encore, il faut accorder à la néphrite une influence décisive sur l'invasion des phénomènes psychiques. Ce qui le prouve, c'est que chez certains malades, les troubles mentaux débutèrent avec la néphrite et disparurent avec elle ; et que chez d'autres, ces troubles suivirent toutes les oscillations de la néphrite initiale, augmentant avec les poussées de néphrite et disparaissant avec elles. »

« J'ai eu dernièrement l'occasion d'observer pendant des mois un cas intéressant à ce sujet. »

« Le malade en question était âgé de 50 ans. Un mois environ après le début de sa néphrite, il fut pris d'angoisses, de céphalées ; il disait éprouver une sensation de vide dans la tête. Puis, survint de l'insomnie ; le malade ne retrouvait plus ses idées, il s'accusait de crimes imaginaires. On lui administra alors de l'opium et du calomel qui firent décroître son albuminurie. Le malade redevint alors calme, son esprit lucide et dispos. Trois mois plus tard survint un accès unique et violent, accès d'angoisse accompagné d'engourdissement. Puis il se plaignit, de nouveau, des symptômes qu'il avait accusés lors du premier accès. On lui administra le même traitement, et au mois de novembre, l'albumine ayant disparu des urines, il se remit de nouveau et redevint calme et conscient. »

« Ces alternatives continuèrent pendant des mois, et je remarquai que ces troubles psychiques oscillaient dans le même sens que son albuminurie. A la sortie de l'hôpital ce malade était beaucoup amélioré, mais non complètement rétabli ; cependant des lettres ultérieures m'apprirent qu'il avait absolument guéri. »

« D'après les renseignements tirés de la littérature médicale, et mes propres observations, il me semble que l'apparition de troubles mentaux dans le cours d'une maladie rénale est *presque toujours liée à une prédisposition individuelle ;* mais j'avoue qu'il est plus difficile d'expliquer les formes dans lesquelles les troubles mentaux persistent pendant des mois après que les symptômes rénaux ont complètement disparu (Jolly) (1). »

Après le système nerveux, ce sont surtout les *appareils respiratoire et circulatoire* qui sont le plus fréquemment éprouvés par l'urémie, que celle-ci revête la forme aiguë ou chronique.

Les troubles respiratoires qui se rencontrent chez les néphrétiques sont en nombre considérable ; et plus nos observations se multiplient, plus il nous semble difficile, et parfois impossible, d'établir un diagnostic certain entre ces formes urémiques de description toute récente ; l'urémie cardio-pulmonaire de Lancereaux d'une part, et d'autre part toute cette pléiade d'affections cardio-pulmonaires qui reconnaissent pour cause une lésion anatomique, telles que la bronchite, l'œdème pulmonaire, l'asthénie cardiaque, organique et fonctionnelle (Cohnheim, Fraenkel, Leyden) (2).

Il ne peut s'agir d'une dyspnée urémique que lorsque ces lésions font défaut. Le diagnostic est surtout difficile lorsqu'on se trouve en présence de cette sorte d'asthme qui se manifeste ordinairement par des crises nocturnes si pénibles, séparées par des intervalles pendant lesquels le malade

(1) Le Professeur Dieulafoy a, un des premiers, appelé l'attention sur les cas de folie brightique qu'il a magistralement décrite (*Soc. Méd. des hôp.* et *Gaz. hebd.* 1885 et thèse de Ribail, 1886). (G. C.)

(2) Au cours de l'urémie il peut survenir des hémorrhagies : épistaxis, hémoptysies, hématémèses, purpura, hématurie, métrorrhagie (de Lever et Blot), des pleurésies, des péricardites, des pneumonies, des péritonites. Le plus souvent il est naturel de voir dans ces complications des manifestations de la cause initiale, comme dans la scarlatine, plus rarement des affections intercurrentes ; fréquemment des altérations dépendant de la néphrite et quelquefois de l'urémie elle-même. On comprend, en effet, combien il est difficile, de faire la part de tous ces facteurs et de reconnaître ces lésions mêmes quand nombre de symptômes auxquels elles donnent lieu n'ont pas de substratum anatomo-pathologique. (G. C.)

respire librement. Ces crises ressemblent à s'y méprendre à celles de l'asthme bronchique de cause nerveuse, et peuvent apparaître brusquement, même comme symptôme initial de l'affection rénale (1) (Bartels, Weiss).

La respiration de Cheyne-Stokes (2) n'est pas toujours

---

(1) La classification de Lancereaux des diverses variétés de dyspnée au cours de l'urémie mérite d'être retenue. Elle comprend : 1° la *dyspnée simple*, caractérisée par l'accélération et les variations d'étendue du mouvement respiratoire et par l'essoufflement sous l'influence du moindre effort ou même simplement de la marche. Ce genre de dyspnée est fréquent et, comme le fait observer le professeur Dieulafoy, il peut faire reconnaître une urémie latente longtemps avant l'apparition de symptômes plus marqués ; 2° la *dyspnée paroxystique* qui a pour type la respiration de Cheyne-Stokes ; 3° la *dyspnée spasmodique*. Cette forme est rare. Elle consiste dans la sensation d'une pénible angoisse qui force le malade à s'asseoir sur son lit, à se cramponner aux objets environnants pour faire des efforts nécessaires à lui faire respirer l'air qui paraît lui manquer. La poitrine est fixée dans la position de l'inspiration et l'air ne s'y renouvelle pas, d'où suffocation. Puis succède la détente, détente des muscles inspirateurs, puis contraction des expirateurs. Cette contraction est lente, prolongée et non sifflante comme dans l'asthme ; pas de rhoncus dans la poitrine. Le pouls est dur et les vomissements surviennent quelquefois. Ces vomissements précèdent la crise. (G. C.)

(2) Wertheimer (*Arch. de physiologie*, 1890) combat l'idée d'accorder au bulbe exclusivement un pouvoir respiratoire et il revendique pour les centres spinaux une action effective sur les mouvements respiratoires et principalement sur la diaphragme. D'après ses expériences (section de la moelle faite au-dessous du bulbe et production du type de Cheyne-Stokes), si une cause quelconque tend à produire dans les conditions normales la respiration intermittente, elle porte son action non sur un point circonscrit du système nerveux central, mais sur toute l'étendue de l'axe gris qui gouverne le mécanisme respiratoire. Pour lui le phénomène de Cheyne-Stokes serait attribuable soit à une diminution d'excitabilité des centres respiratoires en général par suite de troubles nutritifs ou autres, soit à une diminution d'excitabilité de ces mêmes centres mais dûe à une cause tout autre : il s'agirait d'une inhibition incomplète de ces centres, inhibition provenant d'une

d'un diagnostic facile (Lancereaux). Dans d'autres cas moins évidents il s'agit plutôt d'une dyspnée permanente, avec ou sans crises bien marquées, revêtant un type respiratoire accéléré, profond ou superficiel, avec ou sans palpitations cardiaques. Leichtenstern et nous-même avons fréquemment observé, dans les formes ordinaires d'urémie scarlatineuse, une dyspnée accompagnée d'une accélération notable des pulsations radiales, de douleurs cardiaques et abdominales, et de violentes jactitations.

Enfin chez les alcooliques et les artério-scléreux nous avons observé presque constamment une dyspnée urémique, associée à une dyspnée cardiaque relevant d'une myocardite ; notre diagnostic put être confirmé par l'autopsie. Quand la dyspnée cardiaque est le résultat d'une insuffisance du myocarde, insuffisance d'origine rénale (voir le chap. *Rein contracté*), il est le plus souvent absolument impossible de savoir quelle est la part qui revient à l'asthme cardiaque et celle qui revient à l'asthme urémique.

Les *vomissements* que nous avons déjà vu apparaître dès le début de l'urémie aiguë deviennent une véritable torture pour le malade, lorsque malgré une diète sévère et une médication énergique ils persistent des mois entiers. Au début, ces vomissements apparaissent d'abord avec ou sans dyspnée ; ils ont lieu le matin, à jeun. Le malade est alors sujet à des pituites pendant lesquelles il rejette des substances muco-

---

irritation plus ou moins directe. — Rappelons cependant que Cuffer dans ses injections intraveineuses de carbonate d'ammoniaque a observé chez l'animal le type respiratoire de Cheyne-Stokes. — Cet auteur a distingué en clinique deux variétés de ce rhythme respiratoire. Dans la première il y a agitation, les mouvements respiratoires sont laborieux et pénibles ; dans la seconde les phénomènes se passent tranquillement, sans effort, sans anxiété de la part du malade. (G. C.)

séreuses. Plus tard, les matières vomies ont une réaction souvent alcaline et trahissent par leur odeur spéciale la présence d'une grande quantité d'ammoniaque.

Lancereaux a décrit récemment une forme d'urémie pharyngo-buccale, caractérisée par la présence de masses muqueuses, visqueuses, accumulées dans la bouche et dans le pharynx. Cette localisation n'a d'ailleurs rien qui puisse nous étonner si nous nous rappelons la fréquence de la stomatite accompagnée de pharyngite dans les maladies graves du rein (1). Il ne faut pas oublier non plus que l'on rencontre

---

(1) Cette forme a déjà été fort bien décrite par le professeur Guyon dans l'intoxication urineuse. Dans les *Archives de médecine* de 1889, M. Barié a repris en détail cette étude et il a désigné tous les troubles qui surviennent dans la cavité bucco-pharyngée sous le nom de *stomatite urémique*. Il a distingué deux formes : 1° la forme *érythémato-pultacée* ; 2° la forme *ulcéreuse*.

La première forme est caractérisée au début par une coloration rose-vif de la muqueuse buccale, puis par un enduit grisâtre, épais, pâteux et gluant, d'une odeur fade, s'écrasant sous le doigt comme une matière pulpeuse ou ressemblant à de la colle. La cavité buccale peut en être obstruée. Cette sécrétion est incessante et quand on arrive à débarrasser momentanément la bouche de ces produits pultacés, elle apparaît rouge, brillante et vernissée. La salive est rare et épaisse et se confond avec l'enduit plâtreux de la cavité buccale. Cette manifestation urémique, isolée quelquefois, est la plupart du temps accompagnée de troubles variables d'origine urémique et semble être la continuation des accidents qui atteignent la totalité du tube digestif : nausées, vomissements glaireux et pituiteux, diarrhée abondante, grisâtre, fétide, et quelquefois teintée de sang.

La seconde forme, très analogue comme début à la précédente, est caractérisée par des ulcérations siégeant sur les gencives, la face interne des lèvres, la muqueuse des joues. Elles n'ont pas de forme spéciale. On signale cependant plus souvent la forme ovalaire. Les bords sont irréguliers et d'une coloration un peu plus foncée que celle de la muqueuse environnante. Le nombre est variable et les plus grandes peuvent mesurer 0,018 mm. de long. Elles n'intéressent que la partie

parfois une gastrite vraie, d'origine rénale et qui peut en imposer pour des vomissements urémiques ou d'autres affections stomacales.

Les *diarrhées urémiques*, parfois aussi tenaces que les vomissements, n'ont pas de caractères spécifiques. Elles semblent presque toujours être accompagnées de lésions anatomiques (catarrhe, inflammation dysentérique). Parfois les la gastro-entérite urémique donne au malade, selon la remarque fort juste de Deligny, l'aspect d'un tuberculeux arrivé à la période ultime de la bacillose, et alors il devient presque

---

superficielle de la muqueuse. Quand elles sont situées près des gencives (sillon gingivo-buccal) les dents sont ébranlées. La salive qui précède l'éclosion de ces symptômes est augmentée : elle dépasse dans les 24 heures 850 ou 900 grammes et cela pendant une semaine ; elle est peu épaisse et contient de l'urée en grande abondance. De 0,008 ou 0,010 pour 1000 (chiffre de Pettenkoffer) l'urée contenue dans la salive s'élève à 8 gr. 22 pour 850 grammes de salive. Du reste le professeur Bouchard a aussi signalé cette augmentation de l'urée salivaire chez les urémiques, sans insister sur les troubles consécutifs à son élimination. L'haleine du malade est aigre dans tous ces cas.

Barié a décrit aussi une *adénopathie sous-maxillaire* dans la forme ulcéreuse. Cette complication est bénigne envisagée en elle-même; et elle suit la marche des symptômes gastro-intestinaux dont elle est un retentissement à distance. Mais la forme ulcéreuse peut s'étendre, gagner en profondeur et présenter des délabrements notables.

On peut se demander si l'urée éliminée ainsi par la salive n'est pas la cause d'une hypersécrétion considérable au même titre qu'elle est un diurétique, si elle n'est pas la cause d'une altération notable de la salive et enfin si la salive n'est pas un émonctoire de suppléance de l'urée. Mais la *sialorrhée* au cours de l'urémie, constatée par Bouchard et A. Robin, n'est pas constante. « Le sang, dit Bouchard, qui a un pouvoir sialogène plus grand que l'urine, renferme beaucoup moins d'urée ». Dans les observations citées par Barié dans son mémoire, le rapport entre la stomatite et l'élimination de l'urée par la salive n'est pas signalé. Il est probable que les glandes salivaires éliminent des poisons urinaires qui sont la cause initiale de la stomatite et qu'il n'y a pas de rapport entre l'urée et la sialorrhée, entre l'urée et la stomatite. (G. C.)

impossible de faire le diagnostic différentiel après un premier examen.

Enfin notons encore dans l'urémie des *sanglots* (1) ordinairement de très courte durée, mais qui tourmentent le malade pendant des semaines sans lui laisser de repos ni le jour ni la nuit (Wagner). Il en est de même d'un *prurit* tellement insupportable que le malade déjà comateux se gratte encore jusqu'au sang (2).

Nature. — Pathogénie. — Théories. — On a longtemps cher-

(1) Lancereaux a signalé aussi le *hoquet* sous la dépendance soit d'un trouble du système nerveux, soit de la gastrite urémique. Suivant le cas il accompagne tantôt les vomissements tantôt des accès de dyspnée plus ou moins intenses. Il est violent, tenace et d'un pronostic grave. Cet accident rare, contre lequel la thérapeutique est désarmée, est un symptôme effrayant et qu'il n'est pas permis d'oublier quand on l'a vu une fois. (G. C.)

(2) Le *prurit* rentre dans un grand nombre de troubles cutanés survenant au cours de l'urémie et dont Thibierge et Persy ont fait une étude approfondie. Ils se divisent en deux groupes : 1° affections *prurigineuses* (eczéma-urticaire, acné, lichen, psoriasis) ; 2° affections *cutanées* sous la dépendance de l'emploi d'un médicament. Telle est la classification de Lancereaux qui n'admet pas à proprement parler *d'urémides*. Cependant il fait des réserves au sujet : 1° des éruptions érythémateuses et papuleuses d'un exanthème spécial décrit par Quinquaud et Duval et occupant les membres et la poitrine ; 2° d'un érythème papuleux survenant le lendemain d'une forte attaque d'urémie, et occupant la partie interne des genoux et des fesses ; 3° d'éruptions pustuleuses et pemphigoïdes « succédant à une attaque solennelle d'encéphalopathie urémique ».

Le prurit peut exister aussi seul sans être accompagné d'aucune manifestation cutanée. Signalé d'abord par Civiale et Lorry chez des calculeux ou des vieillards atteints de lésions vésicales il est un signe précoce pour Dieulafoy du mal de Bright chronique. Lancereaux en fait dans la néphrite artérielle un signe d'irrigation sanguine imparfaite et, d'après M. Thibierge, sa fréquence chez les vieillards qui sont souvent atteints de lésions rénales, doit rendre circonspect dans le diagnostic du prurit sénile. (G. C.)

ché la *nature de l'urémie*, mais ni les observations cliniques ni les expériences de physiologie pathologique n'en n'ont encore donné une explication satisfaisante. Nous verrons cependant que malgré de grandes divergences d'opinion, il n'en demeure pas moins certaines données acquises à la science. Voyons tout d'abord comment les urémiques éliminent leurs urines.

Il est certain que dans la majorité des cas, la quantité d'urine ainsi que ses matériaux solides *diminuent à mesure que l'urémie s'affirme*. Il n'est même pas rare de voir des urémiques complètement *anuriques*.

Il était donc tout naturel de chercher la cause de l'urémie dans *la rétention* des parties constituantes de l'urine ou de leurs dérivés (*théorie chimique*). Mais Christison avait déjà remarqué des cas dans lesquels l'urémie s'accompagnait d'urine en quantité normale et même de *polyurie*. Après lui, des cas de ce genre ont été constatés à maintes reprises par Liebermeister, Wagner, Jakubowitsch. D'autre part, on a vu des malades rester anuriques pendant des semaines entières sans éprouver ni diarrhée, ni vomissements excessifs, ni symptôme d'urémie (Payet, Biermer, Henoch etc.).

Les cas du genre de celui de Christison, dont nous avons nous-même observé un ou deux exemples tous les ans, peuvent n'être à la rigueur que des exceptions apparentes, soit que l'on ait eu affaire à une résorption rapide d'un œdème non apparent; soit que la rétention des parties solides de l'urine ait été méconnue faute d'une analyse minutieuse et méthodique de l'urine (Fleischer); ou enfin que ces faits n'aient rien eu de commun avec l'urémie; et, à ce sujet, Thomayer fait judicieusement remarquer que les symptômes de l'alcoolisme et des tumeurs cérébrales en imposent facilement pour ceux de l'urémie.

Quoi qu'il en soit, les cas d'anurie sans urémie nous empêchent de chercher un symptôme constant dans la diminution ou l'augmentation de la quantité d'urine (1).

Devant ces considérations, on vérifia expérimentalement la théorie dite chimique, et ces expériences ayant relevé des faits contradictoires avec cette théorie, on l'abandonna pour en ériger une autre. Celle-ci se propose d'expliquer les symptômes de l'urémie par une cause *toute mécanique*. Commençons par exposer cette dernière théorie.

Traube est son principal représentant. D'après lui, l'origine des troubles urémiques doit être cherchée dans l'*œdème et l'anémie cérébrale consécutive*. L'œdème serait produit par

---

(1) L'observation de MM. Guyon et Féréol, que nous avons citée, et dans laquelle l'anurie complète ayant duré 8 jours pleins n'a amené aucun symptôme si ce n'est une polyurie abondante et une décharge considérable d'urée le 9e jour, les exemples célèbres d'anurie hystérique sont assez probants pour ruiner toute théorie reposant sur la diminution de la quantité des urines.

Quant à la théorie *mécanique* de Traube, M. le professeur Bouchard a fait observer que dans l'urémie les tissus ne sont pas infiltrés d'eau et qu'au lieu d'anémie il est facile de constater la congestion poussée jusqu'à la sugillation sanguine et aux ecchymoses, que les accidents urémiques se sont produits chez des malades éliminant de l'eau en excès, que l'anurie calcureuse amène, nous venons de le voir, l'anurie sans causer d'œdème, que l'expérimentation n'a jamais, en créant chez l'animal un état hydrémique considérable tel que jamais en pathologie on n'en voit de pareil, donné lieu à des symptômes reproduisant un ou quelques-uns des accidents urémiques et que, dans les cas d'hydrémie expérimentale, la densité du sérum sanguin (introduction de 122 grammes d'eau par kilogr. de l'animal) tombe à 1007 tandis que la densité du sérum sanguin des urémiques ne tombe jamais au-dessous de 1016. Dans cet état hydrémique Falk a bien produit la mort dans des convulsions. Mais peut-on comparer ces phénomènes expérimentaux à ce qui se passe en pathologie, surtout quand le sang arrive à une dilution telle que dans les capillaires les globules n'arrivent plus que gonflés, dépourvus d'hémoglobine, inertes ? (G. C.)

une hydrémie d'origine rénale aidée d'une haute pression artérielle. Un accident quelconque, surtout si le malade est atteint d'hypertrophie du cœur, serait susceptible d'augmenter l'hydrémie ou la pression artérielle, et par là d'occasionner une transsudation séreuse. Quant à la forme de l'urémie, elle serait liée directement à la région de l'encéphale envahie par l'œdème. Quand le cerveau est seul œdématié, le malade est seulement dans le coma ; si l'œdème gagne le mésocéphale, des convulsions viennent immédiatement s'y ajouter. D'après cette théorie on voit que le terme d'urémie est absolument impropre.

Elle a été soutenue par Munk qui a essayé de l'étayer par des expériences de physiologie pathologique. Et, en effet, cet expérimentateur réussit à engendrer sur des chiens un œdème cérébral accompagné de coma et de convulsions, en injectant une solution aqueuse dans l'artère carotide après avoir préalablement lié les uretères et une jugulaire. Malheureusement Rommelaere ne fut pas aussi heureux et ne put confirmer la théorie de Traube.

Plus tard Bidder trouva que les convulsions et le coma ne pouvaient être engendrés par des injections que lorque celles-ci augmentaient notablement la pression dans le cerveau. Enfin les expériences toutes récentes de Cohnheim et Lichtheim montrèrent jusqu'à l'évidence que, malgré des injections colossales dans le système vasculaire, (1) et, malgré une haute pression sanguine, le cerveau des animaux soumis à l'expérience ne présentait aucune trace d'œdème.

La clinique avait déjà porté une première atteinte à la théorie de Traube en établissant de son côté que l'urémie

(1) Nous savons que la pression artérielle n'est pas toujours augmentée ; le professeur Debove a décrit le pouls lent permanent au cours de l'urémie (*Soc. méd. des hôp.* 1888). G. C.

n'avait pas toujours besoin d'hypertrophie du cœur et d'hydrémie pour exister ; mais Bartels et Cohnheim en montrant que l'œdème cérébral était *inconstant* chez les urémiques vinrent lui porter un coup décisif. Il n'est guère possible, en effet, d'admettre qu'un sujet ne présentant aucune trace d'œdème à l'autopsie *ait pu en avoir* pendant la vie ; et par contre rien n'empêche de penser que l'œdème cérébral ne soit produit par les convulsions (Bartels et Wagner).

La théorie de Traube n'est cependant pas complètement abandonnée, et, peut-être, pourra-t-elle servir à expliquer un petit nombre d'urémies. L'anémie cérébrale explique les cas d'urémie sans oligurie et ceux d'anurie sans urémie ; or Rosenstein fit encore remarquer que l'anémie cérébrale pouvait se produire sans qu'il y eût le moindre œdème, par exemple à la suite d'intoxication saturnine. Dans un travail tout récent, cet auteur inclinait à admettre une théorie mixte reconnaissant à la fois une action mécanique et une action chimique. Il suppose qu'un des principes toxiques retenus anormalement dans le sang vient exciter les nerfs vaso-moteurs du cerveau.

N. Weiss ne serait pas éloigné non plus d'admettre la théorie de Traube. Pour lui, on ne peut songer à attribuer les symptômes urémiques à l'action d'une substance toxique dans tous les cas où une lésion cérébrale nettement localisée aboutit à des troubles parfois opposés (tantôt à des troubles excitateurs, tantôt à des troubles dépressifs).

Mais d'autre part Leichtenstern montre que l'urémie scarlatineuse est produite par l'action nocive des germes infectieux ; ceux-ci produiraient des changements brusques dans l'écorce cérébrale et ses enveloppes en exerçant sur elles une action anémiante qui aboutirait à de l'inflammation et à de l'œdème. Rühle explique d'une façon analogue les *accès* d'urémie ; pour lui les crises seraient dues à ce que les substances toxiques contenues dans le sang se mélangent au liquide de l'œdème ; il croit que tout homme mort d'urémie présente de l'œdème cérébral.

Quelle que soit la façon dont la *théorie chimique* ait été envisagée, on a toujours attribué les accidents urémiques à des substances normalement contenues dans l'urine et qui ont été accidentellement retenues dans le sang. Ces substances ou leurs dérivés s'attaqueraient au système nerveux ; aussi le terme « urémie » exprimerait-il parfaitement le phénomène initial de cette maladie.

Des expériences de physiologie pathologique prouvèrent d'abord qu'à la suite d'un obstacle artificiel à la sécrétion urinaire, comme la ligature des artères rénales, l'extirpation des reins ou la ligature des uretères, les animaux succombent après avoir présenté des symptômes d'assoupissement, de convulsions, de vomissements et de diarrhée. Il semblait tout indiqué d'en accuser la substance fondamentale de l'urine : l'*urée*. Cette hypothèse étant d'autant plus vraisemblable que la quantité d'urée trouvée dans les organes des animaux néphrectomisés était à peu près équivalente à celle qui aurait dû être excrétée depuis le moment où on avait mis obstacle au libre écoulement de l'urine (Voit).

Enfin des analyses de sang d'urémiques révélèrent à leur tour une certaine quantité d'urée ; (1) cependant ni des injections directes d'urée dans les vaisseaux ni celles d'acide urique ou de créatinine n'engendrèrent d'accidents urémiques.

---

(1) Les expériences vraiment concluantes qui ruinent la théorie de l'intoxication par l'urée sont dues à Bouchard. Le professeur Bouchard a démontré que, pour que l'urée devienne toxique, il faut introduire dans les veines de 5. 5 à 6 gr. 3 d'urée par kilogramme du poids de l'animal. Dans les expériences où il a tué des lapins il en a fallu

Alors Frerichs commença une série d'expériences qui l'amenèrent à conclure que l'intoxication urémique n'était pas produite par l'urée elle-même, mais bien par du *carbonate d'ammoniaque*. Ce sel est un produit de décomposition de l'urée contenue en excès dans le sang, sous l'action de ferments spéciaux qui s'y forment.

Cette théorie fut pendant un moment universellement admise. Elle fut d'abord séduisante par plus d'un côté. Le parallélisme entre l'intensité des accidents urémiques et la quantité d'urine excrétée n'était plus nécessaire ; et ces cas d'urémie accompagnés de polyurie qui avaient si longtemps

---

de 71 gr. 5 à 82 grammes pour 1000 grammes de sang. Chiffre élevé et le plus élevé dans la série des matières toxiques contenues dans l'urine et déterminées par le professeur Bouchard. L'urée a, d'après lui, une toxicité égale à celle des sels les plus inoffensifs : le chlorure de sodium par exemple. « Pour tuer un homme, dit Bouchard, il faudrait la quantité d'urée qu'il fabrique en seize jours ». Dans l'anurie calculeuse double les phénomènes urémiques arrivent vers la fin du 2e ou 3e jour quand l'homme n'a pas encore fabriqué la 8e partie de ce qu'il faut d'urée pour le tuer. Bien plus, l'urée aurait, en favorisant la diurèse, un pouvoir plutôt utile que nuisible dans maintes circonstances. Ne voit-on pas, comme dans l'observation de MM. Guyon et Féréol, la polyurie survenir avec une élimination considérable d'urée, sans aucun accident, le 7e, 8e ou 9e jour d'une anurie calculeuse ? Bien plus l'urée, nous l'avons vu, est diurétique et, comme l'a fait ressortir si justement le professeur Bouchard, chez un cholérique on voit se succéder l'intoxication propre au choléra et l'intoxication urémique. Le même ensemble symptomatique se trouve dans ces affections, il ne manque que l'abondance de la secrétion urinaire produite par l'élimination abondante de l'urée. L'urée ne peut exercer son action bienfaisante sur le rein malade. « D'ailleurs, quand ce produit n'est plus fabriqué dans le corps, le rein même normal cesse de fonctionner. Dans l'urémie hépatique, le foie ne produit plus d'urée, le rein reste normal cependant, et on voit apparaître les mêmes symptômes que s'il était devenu imperméable (Bouchard).

(G. C.)

intrigué les cliniciens devenaient alors facilement explicables ; elle semblait enfin s'appuyer sur de nombreuses expériences et observations cliniques.

Cependant son triomphe fut de courte durée et toute une série d'auteurs distingués parmi lesquels Schottin, Hoppe-Seyler, Kühne, Strauch, Rosenstein, démontrèrent par des expériences plus rigoureuses que l'urée ne se transforme plus en carbonate d'ammoniaque dans le sang des urémiques ; que l'ammoniaque contenue dans leur haleine n'est pas due à l'urémie, mais bien à la décomposition de certaines substances contenues aussi bien dans la cavité buccale d'hommes sains que d'urémiques ; enfin que les symptômes d'intoxication par le carbonate d'ammoniaque ressemblaient beaucoup il est vrai à ceux de l'urémie, mais s'en distinguaient par certains caractères (Petroff).

Les quantités de carbonate d'ammoniaque que Spiegelberg et Gscheidlen ont trouvées dans le sang de malades atteints d'éclampsie puerpérale sont si minimes qu'on peut les négliger ; et les dernières affirmations de Demjakow se rapportent à des animaux urémiés par injection d'urée unie à un ferment urinaire.

Tout récemment Falk a même vu apparaître des symptômes urémiques rien que par une injection d'urine septique sans que celle-ci eût subi de décomposition ammoniacale.

On voit donc qu'on ne peut reconnaître à la théorie de Frerichs une valeur générale.

Mais des observations plus récentes ont montré qu'en ce qui concerne les cas d'ammoniémie dans lesquels il peut s'agir d'une *résorption*, par le sang, du carbonate d'ammoniaque formé dans l'intestin et dans les voies urinaires aux dépens de l'urée (Treitz et Jaksch), la théorie de Frerichs mérite d'être prise en considération (1).

Enfin une expérience toute récente sembla prouver qu'il n'était pas nécessaire de rejeter l'idée que l'*urée* et les autres substances contenues normalement dans l'urine soient inoffensives, pour attribuer tous les accidents urémiques à leurs dérivés.

Lorsque par la ligature des uretères et par l'extirpation des reins (Hammond, Gallois) on enlève aux animaux la possibilité d'éliminer rapidement leur urée, ceux-ci succombent beaucoup plus rapidement aux troubles urémiques par suite d'un excès d'urée dans le sang que les animaux sur lesquels on a pratiqué une simple néphrotomie. D'autres auteurs, cependant, n'ont pu vérifier cette assertion d'une manière précise (2).

---

(1) Le Professeur Bouchard fait valoir les raisons suivantes contre la théorie de Treitz : La voie rénale est la voie d'élimination naturelle et si élective de l'urée qu'il est presque impossible qu'elle en prenne une autre. L'urée s'élimine 50 fois plus vite par le rein que par tout autre émonctoire. Le plasma sanguin qui livre l'urée renferme 32 centigrammes d'urée par kilogramme, 50 fois moins que l'urine, et l'urée filtre à travers le rein comme 52, l'eau comme 1, alors qu'à travers la paroi stomacale ou intestinale la filtration se fait également pour l'urée comme pour l'eau. De telle sorte que le liquide secrété renferme l'urée et l'eau dans la même proportion que le plasma sanguin. Quant au dédoublement de l'urée en ammoniaque pour produire l'ammoniémie, on peut répondre d'une part que dans l'intestin il y a normalement assez d'ammoniaque sans faire intervenir l'urée et d'autre part que la quantité contenue dans l'intestin et le sang ne peut produire l'ammoniaque en quantité suffisante pour réaliser l'intoxication. Il est vrai qu'il peut se produire de l'ammoniémie dans le cas de rétention absolue par le rein, mais l'ammoniaque est toxique à dose modérée. et, dans ce cas, dans l'ensemble des symptômes urémiques, elle produit seulement l'hypothermie ; elle n'explique pas l'ensemble des manifestations urémiques. (G. C).

(2) Les expériences sont contradictoires. Le léger degré de toxicité

Voit et Oertel en faisant absorber de l'urée à des animaux virent les accidents urémiques augmenter lorsque ces animaux subissaient une déperdition d'eau, tandis qu'ils les virent diminuer quand les animaux en absorbaient.

Fleischer n'a pas cru devoir se rallier à cette opinion, car après avoir sursaturé brusquement le sang d'urée, chez des chiens, il ne constata aucun symptôme d'urémie. En analysant le sang de ces animaux, néphrotomisés après qu'ils eurent succombé à l'urémie, cet expérimentateur trouve une quantité d'urée beaucoup moindre que celle qu'il avait introduite directement dans le sang.

La nécessité d'employer des quantités énormes d'urée pour faire périr des animaux d'accidents urémiques, a fait penser tout récemment à rechercher méthodiquement dans l'urine d'autres substances minérales capables de produire une intoxication. On sait que Fleischer ne put urémier un chien par une injection de 100 grammes d'urée dans le péritoine ; il est vrai que Gréhant et Quinquaud ont prétendu intoxiquer des chiens et des lapins par une dose d'urée égale au centième du poids de leur corps, mais ces données concordent peu avec celles de Fleischer. Il est intéressant de faire remarquer que Feltz et Ritter, à la suite de recherches nombreuses et consciencieuses, sont arrivés à des

---

de l'urée a été depuis longtemps mis en lumière par Cl. Bernard après néphrectomie, condition essentielle à l'expérience. Les travaux de Frerichs, Oppler, Petroff confirment ceux de Cl. Bernard. Enfin Feltz et Ritter ont eu des résultats différents et ils ont accusé une urée impure d'avoir déterminé des accidents dans leurs premières recherches ; les secondes faites avec un produit pur concordent avec les résultats obtenus par les auteurs cités ci-dessus. Mais ce sont les expériences de Bouchard, nous l'avons vu, qui ont déterminé d'une façon certaine le rôle de l'urée à l'état pathologique et à l'état physiologique. (G. C.)

résultats analogues à ceux de Voit et d'Astachewsky qui eux-mêmes avaient fait sans le savoir leurs expériences à la même époque.

Astachewsky, après avoir lié les uretères sur des chiens, leur injecta de l'urée et des substances minérales contenues normalement dans l'urine. Il constata que ces substances minérales, contrairement à ce qui a lieu avec l'urée, amenaient des accidents urémiques d'une violence extraordinaire. Il remarqua de plus que cette intoxication était souvent attribuable aux sels de potasse. Il en conclut que l'urémie n'était en réalité qu'une auto-intoxication de l'organisme par des substances inorganiques, surtout par les sels de potasse.

Feltz et Ritter annulèrent la sécrétion rénale chez des chiens, par la ligature des vaisseaux du rein ; ils y trouvèrent de l'ammoniaque, de l'urée, et une quantité d'autres substances organiques urinaires ; ils y rencontrèrent même les matières extractives auxquelles Schottin avait déjà attribué les accidents urémiques. Ils virent de plus que les sels de soude et de chaux (1) étaient sans action, ou du moins qu'ils ne devenaient toxiques qu'à des doses irréalisables en pratique. Des injections aqueuses ne donnèrent qu'une simple augmentation de pression (contrairement à l'opinion de Traube), tandis qu'une injection d'urine débarrassée de ses substances organiques et de ses sels de chaux fut rapidement mortelle. Cette mort fut d'autant plus rapide que l'injection était plus riche en sels de potasse.

L'analyse du sang d'animaux morts d'urémie révéla une augmentation des sels de potasse. De même d'Espine trouva les sels de potasse augmentés dans le sang de malades atteints

(1) Le professeur Bouchard considère bien, parmi les substances minérales, le bicarbonate de soude comme la plus inoffensive, mais il devient toxique à 2 gr. 50 par kilogramme de l'animal. (G. C.)

d'urémie scarlatineuse, tandis que Snyers, de Liège, les rencontra en quantités normales dans le sang d'éclamptiques.

Stadthagen confirme d'une façon relativement complète et en se basant sur ses recherches personnelles, les idées de Feltz et Ritter, d'après lesquelles la toxicité de l'urine serait due, du moins en majeure partie, aux sels potassiques qu'elle renferme. L'affaiblissement de la vigueur cardiaque déterminée par l'influence de ces sels amène l'accumulation des matières extractives dans le sang, en entravant l'activité cellulaire normale. Cependant, il ajoute qu'en présence de la constitution complexe de l'urine il ne faut pas sans autres preuves identifier cet empoisonnement du sang avec l'urémie.

E. Rosenthal croit que le chlorate de potasse est le principe toxique qui occasionne les vomissements. Et d'autre part Rovighi a cru constater que les sels de potasse amenaient surtout les troubles respiratoires.

Enfin tout récemment Landois, Leubuscher et Zichen, de par leurs propres expériences, ont appelé l'attention sur l'analogie frappante, quoiqu'imparfaite, que présente l'urémie avec l'ensemble des symptômes engendrés par l'irritation chimique directe de l'écorce cérébrale (par la créatine, le phosphate de potasse, les urates etc.).

La découverte faite par Bocci d'une substance toxique particulière contenue dans l'urine normale a porté récemment toute une série d'auteurs, et surtout d'auteurs français, à étudier le rôle de ce nouvel élément au point de vue de la pathogénie de l'urémie.

Déjà Schiffer avait indiqué la substance de Bocci comme amenant surtout la paralysie des centres nerveux. Ce corps n'est sans doute pas sans analogie avec les alcaloïdes cadavériques que Brieger découvrit dans la digestion artificielle de l'albumine. Les accidents qu'il engendre ressemblent beaucoup à ceux de l'urémie (stade dépressif et irritatif).

Enfin Pouchet et Bouchard, Villiers, Feltz, Aducco ont constaté l'existence de plusieurs alcaloïdes dans l'urine normale ; l'analyse semblait indiquer une certaine dépendance de ces alcaloïdes avec le degré d'oxygénation de l'organisme. Ces alcaloïdes augmentent dans le jeûne, dans la fièvre, et diminuent avec le travail corporel. Il est probable que ces corps entrent pour la plus grande part dans l'action toxique qu'exerce l'urine normale en occasionnant des convulsions cloniques et toniques, et le coma.

On doit à Bouchard une théorie récente fort ingénieuse mais quelque peu hardie, ou du moins qui ne nous semble pas suffisamment démontrée.

Pour lui, l'homme sain est un réservoir de poisons qu'il reçoit et fabrique en partie. Lorsque ces poisons s'accumulent, ils deviennent un danger pour notre organisme, mais à l'état normal les excrétions se chargent de les éliminer. Or l'urine dans laquelle s'amassent dans l'espace de deux jours assez d'éléments toxiques pour tuer un homme, contient différentes substances toxiques, comme l'urée et le carbonate de potasse, douées d'une action narcotique, convulsive, mydriatique (1) etc. D'autre part, l'organe de sécrétion qui

(1) Parmi les substances isolées par Bouchard dans l'urine se trouve aussi une substance *sialogène*. La salivation a été déja observée dans l'urémie par A. Robin. La quantité totale d'urine suffisante pour tuer un lapin ne contient pas cette substance à dose assez forte pour produire un effet physiologique. Elle peut être, à la rigueur, invoquée comme une des causes de la stomatite des urémiques. Le professeur Bouchard a extrait encore des urines une substance qui contracte la pupille, des substances qui produisent le coma et les convulsions. Mais certains de ces signes, tels que les convulsions, peuvent être produits par plusieurs matières. Ainsi elles sont produites par une matière organique dont nous ignorons le nom, par la potasse et même la soude

occupe la première place après le rein est l'intestin ; celui-ci charrie surtout du carbonate de potasse et de l'ammoniaque. Or, la rétention de tous ces poisons aboutit aux accidents urémiques dès que le coefficient urotoxique est atteint. L'urine de l'urémique n'est pas toxique, car les principes nuisibles ont été retenus par le sang.

Enfin Doléris et Butte croient avoir trouvé, dans l'extrait éthéré du sang d'éclamptiques, une substance cristalline provoquant l'urémie chez les chiens (Voir *rein de la grossesse*). R. Muller avait déjà noté dans ses expériences l'action vomitive et convulsive de l'extrait éthéré et alcoolique de l'urine.

Un coup d'œil impartial jeté sur toutes ces théories montre clairement que ce que nous sommes convenus d'appeler urémie n'est qu'un ensemble de symptômes que l'état actuel de nos connaissances ne nous permet pas d'expliquer sous toutes ses formes par une cause unique. De nouvelles recherches nous édifieront peut-être sur la pathogénie de l'urémie.

Ce qui ressort le plus clairement de nos études, c'est que le désaccord qui existe entre les données expérimentales et la *clinique* semblent nous défendre d'admettre une théorie univoque. Néanmoins, pour le plus grand nombre d'urémies, la théorie chimique semble être la plus plausible.

L'urémie résulte d'un excès de produits urinaires retenus

Enfin avec les extraits alcooliques du sang on détermine la faiblesse musculaire et les convulsions. Le rein n'offre pas la même résistance à toutes les substances qui le traversent. C'est ce qui explique la variété des symptômes et la prédominance d'une forme, (convulsive comateuse ou mixte) reliée à des différences dans la perméabilité. Ainsi dans la néphrite interstitielle ou dans la parenchymateuse le rein ne retient pas les mêmes matières, sels, matières extractives. — La théorie du professeur Bouchard n'est pas ingénieuse, elle est scientifique.

(G. C.)

dans le sang par suite d'un manque d'équilibre entre la formation et l'élimination de ces produits : c'est donc une *auto-intoxication*. On peut se demander quel est de l'urée, des sels de potasse et des alcaloïdes l'élément qui joue le rôle principal dans l'intoxication urémique ; mais il est difficile de se prononcer à cet égard, et d'ailleurs cette question n'est que d'un intérêt secondaire (1). Les conditions qu'amènent chez les animaux l'extirpation des reins, la suppression d'eau, se réalisent chez l'homme par le fait même de la néphrite, par l'épaississement du sang chez les cholériques, et enfin par les obstacles de toute sorte à l'émission de l'urine. Plus la rétention urinaire est complète, plus l'urémie est violente. Plus les principes toxiques s'accumulent lentement dans le sang, plus les accidents nerveux sont insidieux.

La fréquence des accès urémiques chez les malades atteints de reins contractés est certainement en rapport avec l'hypertrophie du cœur, et son asthénie consécutive aux troubles dus à la compensation cardiaque (Cohnheim, Leyden). Dans ces cas, c'est l'insuffisance cardiaque qui est cause de l'anurie. D'autre part, on s'explique la rareté d'attaques d'urémie avec le rein amyloïde par ce fait que dans ce cas le cœur n'est pas suffisamment hypertrophié.

Les seuls cas dans lesquels la théorie chimique ne nous satisfait pas complètement sont ceux dans lesquels les accidents urémiques sont localisés et répondent à des lésions céré-

(1) On jugera d'après les extraits que nous avons faits des travaux du professeur Bouchard quelle est la théorie la plus acceptable. Dans son livre « sur les auto-intoxications » que nous ne pouvons développer en entier ici on trouvera le détail des expériences faites par cet éminent pathologiste et l'exposition de sa méthode. On lui accordera certes une plus large place que l'auteur ne le fait ici, dans la pathogénie de l'urémie. (G. C.)

brales parfaitement circonscrites ; nous n'admettons ni l'hémiplégie toxique, ni l'infection typique se manifestant par des symptômes unilatéraux, et quand des malades chloroformés ont eu quelques troubles cérébraux isolés et circonscrits, c'est qu'il existait dans la région atteinte *un lieu de moindre résistance*, une *cause prédisposante*, cette cause ne résidât-elle que dans une innervation anormale.

L'ingénieuse expérience de Raymond, apportée dans le but d'expliquer les convulsions urémiques unilatérales et les hémiplégies, vint jeter un jour nouveau sur cette question. Cet expérimentateur ayant enlevé à des lapins le ganglion cervical supérieur d'un côté observa, après ligature des uretères, que l'animal fut pris peu de temps avant la mort de convulsions parfaitement limitées au côté opéré ; et à l'autopsie, il fut absolument impossible de découvrir la moindre différence entre les deux hémisphères cérébraux.

Il n'y a pas de raison pour repousser la théorie mixte de Rosenstein telle que nous l'avons exposée plus haut. On sait que cet auteur unit les théories chimique et mécanique en admettant une cause médiate : intoxication du sang, et une cause immédiate : anémie aiguë limitée ou totale de la substance cérébrale par l'action d'éléments toxiques sur les nerfs vaso-moteurs. Quoi que nous fassions, il faudra d'ailleurs toujours en revenir à une théorie de ce genre.

Nous rappellerons enfin la théorie de Leichtenstern ; elle explique l'urémie scarlatineuse aiguë, qui a des symptômes si rapides, par un œdème inflammatoire du cerveau et de ses enveloppes à localisations inconstantes, œdème provoqué non par un excès d'urée, mais bien par l'action des germes scarlatineux.

Nous ne passerons pas non plus sous silence la théorie d'Osthoff, bien qu'elle compte peu de partisans. D'après cette hypothèse, les accidents urémiques sont dus à l'excitation réflexe des centres vaso-moteurs reliés par le nerf splanchnique aux vaisseaux rénaux enflammés.

En ce qui concerne les accidents urémiques de la *respiration* et de la *digestion*, il est probable que les *vomissements* sont dus à une lésion centrale (irritation du centre vomitif) et non à la présence d'urée ou d'autres substances dans l'estomac. Il est cependant des cas qui portent à croire à une excitation du nerf sensible de l'estomac par le carbonate d'ammoniaque. Ce dernier sel joue certainement un rôle des plus importants dans le développement des *diarrhées urémiques*. Cohnheim attribue en partie ces diarrhées à une augmentation des contractions péristaltiques de l'intestin produites par l'accumulation des substances urinaires retenues dans le sang.

Pour expliquer l'*asthme urémique*, Weiss invoque le mécanisme suivant ; les extrémités des pneumo-gastriques étant alimentées par du sang urémique, les fibres motrices qui innervent les muscles bronchiaux subiraient une excitation à laquelle se joindrait enfin une action directe du centre respiratoire.

Il est probable que la prédisposition des urémiques aux processus inflammatoires est liée à de l'hydrémie (Traube et Cohnheim).

Le *mode de compensation* paraît être, dans l'urémie, semblable à celui que nous connaissons déjà dans l'hydropisie. C'est d'abord l'hypertrophie du cœur qui est en jeu ; on sait que cet organe domine la *sécrétion rénale*, et par conséquent les parties constituantes de l'urine qui jouent un si grand rôle dans l'urémie.

Après le cœur, ce sont les *glandes sudoripares* qui modifient le plus la quantité des éléments solides de l'urine, éléments qu'elles sécrètent en abondance. Aussi l'évaporation de la sueur des urémiques laisse-t-elle sur leur peau une légère rosée qui n'est autre que de l'urée (*urhydrose*) (1).

On sait quelle est l'action de la diaphorèse artificielle dans l'urémie ; cependant il ne faut pas oublier que chez les brightiques atteints d'hydropisie, une transpiration abondante peut faire disparaître l'hydropisie et amener après sa disparition des accidents urémiques. Ce fait qui nous semble singulier au premier abord, peut cependant facilement s'expliquer. Lorsque les éléments toxiques étaient tenus en dissolution dans le liquide même de l'œdème, il n'y avait aucune raison pour qu'ils aient une action nocive sur l'organisme, mais lorsque, pendant la résorption de ce liquide, ils ont été entraînés dans le sang, ils ont engendré les accidents bien connus (Bartels).

Des *vomissements* abondants et des *diarrhées* profuses peuvent jusqu'à un certain point suppléer à l'oligurie, et dans certaines circonstances réaliser un processus de guérison naturelle (2).

---

(1) Cette urhydrose, cause d'urémides dans quelques cas, n'autorise nullement le thérapeute, d'après le professeur Bouchard, à chercher dans la diaphorèse un mode de traitement de l'urémie, parce que non seulement les faits cliniques prouvent qu'on s'attire de graves mécomptes comme le prouve l'auteur, mais aussi parce que, théoriquement, on ne décharge pas le sang de ce qui est toxique. On enlève seulement à l'économie certaines substances toxiques qui doivent sortir normalement par la peau, mais non celles que le rein est chargé d'éliminer. De plus Lancereaux semble admettre que dans certains cas, les dermatoses et les névropathies, regardées comme étant sous la dépendance l'une de l'autre, peuvent être au contraire deux expressions connexes ou contemporaines d'une même cause générale. La diaphorèse et les affections cutanées au cours de l'urémie ne prouvent nullement qu'il se fait une suppléance de l'élimination rénale par la peau. (G. C.)

(2) La thérapeutique se basant sur ces cas heureux fournis par la clinique en favorisant les vomissements dans l'urémie, n'a pas obtenu de

Enfin les *sécrétions bronchique* et *salivaire* peuvent aussi servir à l'évacuation de l'urée, mais seulement en très petite quantité (Fleischer et Thomayer) (Voir la thérapeutique des néphrites).

Diagnostic. — Les éléments du *diagnostic* de l'urémie ne sont guère plus nombreux aujourd'hui que ceux que Frerichs avait indiqués il y a quelque 30 ans. Lorsqu'on se trouve en présence d'un malade ayant des antécédents brightiques, qu'il est atteint d'hydropisie, d'hypertrophie cardiaque, d'albuminurie, le diagnostic d'urémie, surtout lorsqu'elle est épileptiforme, n'offre guère de difficulté, si inexpérimenté que soit le médecin. Mais il n'en est pas de même lorsqu'un homme jusqu'alors en parfaite santé apparente, en ressent subitement les premières atteintes et tombe dans le coma. Dans ce cas, non seulement une erreur de diagnostic est excusable, mais on peut dire que souvent, on ne peut que soupçonner l'urémie, alors même, qu'après avoir sondé le malade, on a découvert dans son urine et de l'albumine et des cylindres.

Il ne faudrait pas croire que tout accès convulsif, tout coma observé chez des néphrétiques avérés soient nécessairement de cause urémique. Différentes observations de Desnos et de Rosenstein nous ont appris qu'une apoplexie cérébrale et une méningite surajoutées à la néphrite pouvaient présenter les mêmes symptômes (méningite purulente accompagnant une néphrite avec albuminurie).

On a même vu un cas dans lequel, bien que l'autopsie révélât une méningite tuberculeuse et un rein contracté, il fut im-

---

bons résultats. Il n'est pas démontré (Bouchard) que les vomitifs augmentent la sécrétion gastrique et ils ont par contre les deux inconvénients : 1° d'abaisser la tension artérielle et de diminuer par suite l'excrétion rénale ; 2° d'augmenter la sécrétion cutanée qui diminue d'autant l'excrétion rénale. (G. C.)

possible d'établir la part qui revenait à chacune de ces deux affections faute de symptômes suffisants pendant la vie. Par contre, nous avons toujours, sauf une seule exception, rencontré des lésions organiques du cerveau (hémorrhagie, embolie, ramollissement) à l'autopsie de brightiques qui nous avaient été envoyés comme urémiques avec symptômes uni ou bilatéraux.

Rosenstein a prétendu que la paralysie des nerfs moteurs devrait *à priori* faire rejeter le diagnostic d'urémie. Nous nous rangeons volontiers à son avis, et nous insistons sur la valeur pratique de cette affirmation ; mais, contrairement à cet auteur, nous attachons une grande valeur à l'élévation de température ; cette hyperthermie peut manquer dans l'urémie et est un symptôme capital dans l'apoplexie.

En dehors de cette affection, il en est encore un grand nombre avec lesquelles on peut confondre l'urémie : signalons l'épilepsie, l'hystérie, les hémorrhagies cérébrales, la méningite, la fièvre typhoïde, les intoxications surtout par l'opium et la belladone (pupille), enfin le coma diabétique.

D'autre part, on a confondu l'urémie avec des maladies graves de l'estomac et de l'intestin, avec de l'asthme bronchique, et même avec de la sténose du larynx. Nous avons autopsié une jeune femme ayant un rein contracté et que l'on avait trachéotomisée pour une affection laryngée. Runeberg signale un cas du même genre.

On ne saurait trop recommander de ne pas s'attacher à quelques symptômes isolés pour baser son diagnostic, mais de s'efforcer au contraire de les grouper, et de ne se prononcer qu'après un examen minutieux.

Nous apprendrons à différencier l'urémie de l'ammoniémie au chapitre « *ammoniémie* ».

Le *pronostic* de l'urémie aiguë doit toujours être réservé, celui de l'urémie chronique est souvent fatal.

Pour le *traitement*, voir la thérapeutique de la néphrite diffuse.

DEUXIÈME PARTIE

TROUBLES DE LA CIRCULATION RÉNALE

1. — Maladies des reins dans le choléra asiatique.

Symptomatologie. — Les lésions et les symptômes du rein cholérique ont été fort bien décrits il y a plus de trente ans par Oppolzer, Reinhardt, Leubucher, etc. Ces auteurs n'ignoraient pas non plus sa signification pathologique bien que la mémorable découverte du bacille de Koch ait ouvert de nouveaux horizons à la pathogénie.

Dès que la période d'anurie et d'asphyxie est passée, le malade émet, ordinairement deux ou trois jours après l'attaque, une urine rare, pauvre en sels, albumineuse et contenant des cylindres, plus rarement des cellules épithéliales et des globules sanguins. Dans les cas heureux, l'albumine et les sédiments disparaissent, la quantité d'urine augmente, et généralement, vers la fin de la première semaine, la sécrétion rénale redevient absolument normale.

Si au contraire la maladie s'aggrave et s'achemine vers la forme typhoïde, c'est qu'il existe, dans la plupart des cas, une lésion rénale caractérisée cliniquement par de l'oligurie ou même de l'anurie. L'urine est trouble ; la quantité d'albumine modérée, et l'urine est pauvre en urée (Bartels, Arena), riche en indican (Wyss) et dépose des sédiments abondants. Elle est de plus acide, et doit son acidité à une grande quantité d'acide lactique (Arena).

Au microscope, on retrouve des cylindres hyalins et métamorphosés, des cellules épithéliales libres, dégénérées (par nécrose de coagulation), enfin il n'est pas rare d'y rencontrer des globules rouges et les éléments caractéristiques d'un catarrhe des voies urinaires.

A ces symptômes se joignent des troubles graves du *système nerveux* : de la somnolence, du délire, des convulsions même. Le pouls est ralenti, la respiration est profonde, l'urine ressemble à de l'eau (Hamernjk, Schottin). Jamais il n'y a d'hydropisie. En général, la mort survient au bout de deux ou trois jours avec des phénomènes de paralysie généralisée. La guérison est rare, et ne s'observe jamais après le cinquième jour d'anurie. Jamais ces lésions ne se transforment petit à petit en néphrite (Bartels).

Anatomie pathologique. — A l'autopsie, on trouve des reins augmentés de volume ; leur couche corticale est épaisse, trouble, de couleur allant du rouge foncé au jaune foncé ; elle est parsemée de taches claires.

A l'examen histologique, on découvre d'après les dernières recherches de Cecci, Klebs, Straus, Roux, Nocard, Thuillier, etc., des cellules épithéliales amoncelées et dégénérées (voir *infarctus rénal*) et cela surtout dans les tubes contournés ; il n'y a pas de véritable dégénérescence graisseuse. Cependant L. Meyer prétend avoir observé une dégénérescence graisseuse si marquée que certaines parties de la région corticale avaient l'aspect d'une bouillie crémeuse. Il n'est pas rare de trouver en même temps, en divers endroits, de petits foyers hémorrhagiques. La guérison se produit par régénération de l'epithélium (Buhl).

Tous les auteurs ont constaté l'intégrité des réseaux glomérulaires, déjà affirmée par Virchow et Güterbock. Le tissu interstitiel reste de même intact (Kelsch).

Les reins cholériques sont souvent accompagnés de catarrhe des bassinets et des calices. Presque tous les expérimentateurs, dont les travaux doivent être pris en considération, font remarquer que le bacille virgule de Koch n'a pas été rencontré dans les reins malades. Quelques-uns seulement (entre autres Doyen) prétendent avoir observé une invasion de micro-organismes.

Quoique les auteurs les plus compétents assimilent les reins cholériques au mal de Bright et à la néphrite catarrhale, leurs lésions n'ont aucun caractère inflammatoire. La cause principale réside plutôt dans les *troubles circulatoires* occasionnés par l'exagération du flux intestinal ; il s'agit d'une *ischémie des reins* résultant de la concentration du sang et du ralentissement qui en résulte dans son cours.

Cette opinion déjà formulée par L. Mayer, Buhl, surtout par Griesinger, a été confirmée tout récemment de la façon la plus nette par Bartels et Cohnheim ; elle est d'ailleurs fortement appuyée par l'expérimentation ; car on retrouve des symptômes analogues : arrêt de la sécrétion urinaire avec filtration d'albumine et de cylindres, lésions épithéliales, en mettant artificiellement un obstacle à la circulation sanguine, par la ligature temporaire des artères rénales (Overbeck, Hermann, von Platen, Litten etc.) (1).

(1) Il est difficile d'établir la pathogénie des lésions rénales au cours du choléra. Ce qui semble ressortir des derniers travaux de Hueppe et Scholl c'est que le bacille-virgule se cultive en anéorobiose dans l'intestin et que dans le canal intestinal seulement a lieu sa pullulation ; là il secrète une toxine. Ces deux auteurs ont pu l'isoler en faisant des cultures du bacille dans l'œuf. Les inoculations de cette toxine faites au cobaye ont reproduit le choléra avec la plupart de ses symptômes : algidité et hypothermie. Il est d'ailleurs prouvé que le bacille de Koch n'a pas été trouvé autre part que dans la muqueuse intestinale et il est probable qu'il pénètre dans cette muqueuse à la suite d'autres micro-

On n'est pas encore fixé sur les lésions de l'épithélium rénal, qui peuvent être produites par les *ptomaïnes* fabriquées par les bacilles (alcaloïdes de Nicati et Rietsch). Les bacilles eux-mêmes n'ont aucune action. L'ensemble des symptômes typhoïdes graves que nous avons décrits plus haut pourraient bien n'être autre chose que de l'urémie. Déjà Oppolzer, Hamernjk, Frerichs les avaient reconnus pour tels,

---

organismes qui ont facilité son passage. Mais jusqu'ici on n'a pu déceler sa présence dans aucun autre organe.

Ces constatations faites avec les techniques récentes semblent bien prouver que la toxine est le seul agent auquel sont liés les symptômes du choléra. Il est donc inutile de chercher le bacille dans le rein. Les expériences du professeur Bouchard faites sur la toxicité des urines cholériques prouvent d'une part cette assertion, et d'autre part que les altérations rénales sont dues à cette toxine puisqu'il a pu, en injectant les urines de cholériques à des lapins, reproduire chez ces derniers les symptômes du choléra. Il a pris des urines de cholériques soit au début de la maladie, soit après la période d'anurie. Les injections étaient faites dans les veines. Au début, les urines ont une toxicité commune à toutes les urines normales : contraction pupillaire, faiblesse musculaire et respiratoire, diurèse; mais de plus elles ont une toxicité *spéciale* : elles produisent la cyanose des muqueuses, une hypothermie plus considérable que celle qui résulte de l'injection de l'urine normale, des *crampes* distinctes des convulsions produites par l'injection des urines sécrétées pendant le sommeil ; ces crampes consistent en secousses avec rigidité musculaire. De plus il y a de la diarrhée, une diarrhée précoce, d'abord stercorale puis consistant en un flux blanchâtre, puis rougeâtre. Dans l'intestin, à l'autopsie, l'épithélium est desquamé. « C'est, dit le professeur Bouchard, une véritable diarrhée cholérique à laquelle ne manquait que le bacille virgule ». Les animaux à la suite de ces injections devenaient albuminuriques ; l'albuminurie était non pas rapide, légère et passagère, mais progressive et de plus en plus considérable jusqu'à ce que survint l'anurie.

Ces expériences, antérieures à celles de Hueppe et Scholl sont confirmées pleinement par ces dernières. Il s'agit donc d'étudier les lésions rénales à ce point de vue. Elles semblent avoir la même pathogénie que les lésions des reins et du foie dans la diphtérie. (G. C.)

C. Schmidt, Buhl, Voit et d'autres trouvèrent un excès d'urée dans toutes les parties de l'organisme. Toujours est-il que l'analogie de l'état typhoïde des cholériques avec l'*urémie typique* est bien imparfaite, comme Rosenstein le remarque avec raison. Il s'ensuit que dans bien des cas, la théorie de *la fièvre irritative* (due à une calefaction trop rapide du malade algide et énoncée par Griesinger ne serait pas dénuée de fondements).

Pronostic. — Cette affection rénale peut aboutir d'une part à l'*albuminurie* par suite de l'entérite qui l'accompagne ; elle peut aboutir d'autre part à cette entérite par d'abondantes hémorrhagies et surtout par des hématémèses, soit enfin par l'anémie et la cachexie.

Peut-être même le rein cholérique engendre-t-il une albuminurie fébrile dans le cours de maladies-infectieuses aiguës en ce sens que les microbes fabriquent ici des produits solubles et toxiques.

Il ne faudrait pas se baser sur la quantité d'albumine pour établir le pronostic (Bartels). L'existence de nombreux cylindres lors de la première analyse d'urine passe pour un signe favorable (Wyss). Nous avons déjà dit que le pronostic était fatal toutes les fois que l'urine n'avait pas repris son cours le 6e jour.

Traitement. — La thérapeutique doit être en rapport avec la maladie initiale. On prescrira surtout *largà manu* les *analeptiques* et les injections sous-cutanées de Samuel-Cantani. On aura recours aussi à des solutions chaudes de tannin et autres substances analogues introduites dans l'intestin.

Si cette médication n'est pas infaillible, il n'en est pas moins vrai qu'elle peut aider à la guérison, et que souvent elle soustrait le malade à un danger immédiat.

2. — Rein de la grossesse.

Je me bornerai à parler ici de cette affection rénale rare, *de cause gravidique*, qui provoque dans certaines circonstances les redoutables attaques épileptoïdes de l'*éclampsie puerpérale*. Cette affection est loin d'être commune. Nous ne nous occuperons pas des cas, d'ailleurs parfois fort difficiles à interpréter, et dans lesquels existait déjà une lésion rénale avant la grossesse ; nous passerons aussi sous silence les véritables néphrites qui se sont développées pendant la grossesse. Enfin nous ne parlerons pas non plus de l'albuminurie qui accompagne le travail (1).

(1) Il est nécessaire d'établir si la néphrite et l'albuminurie gravidiques sont dépendantes l'une de l'autre. Tarnier et Budin admettent qu'il y a toujours une modification anatomique du filtre rénal ; mais ils accordent que les lésions rénales trouvées à l'autopsie de femmes ayant succombé à l'éclampsie sont bien minimes et qu'il est difficile d'admettre sans réserve qu'il y a néphrite, quand on voit l'albuminurie gravidique être si fugace. Cette question mérite d'attirer l'attention. Une néphrite gravidique ne peut être considérée comme guérie du fait même de la disparition de l'albumine, phénomène initial de la néphrite qui s'accompagne dans la suite de nombreuses manifestations autre que l'albumine. Nous verrons dans la suite que quelques auteurs ont cité des exemples de mal de Bright consécutif à la néphrite dite gravidique. Cette terminaison de l'albuminurie gravidique plaiderait d'ailleurs en faveur d'une lésion rénale profonde. Mais Talamon et Lécorché n'admettent pas l'albuminurie gravidique. La grossesse n'a pour eux aucune influence sur la production de l'albuminurie, qui, chez la femme enceinte, est une coïncidence ; il n'y a pas d'albuminurie de la grossesse, il n'y a que des albuminuries dans la grossesse. La grossesse a seulement sur l'état du rein une influence que nous spécifierons tout à l'heure. De telle sorte que les trois variétés d'albuminurie de la femme enceinte désignées sous les noms de : 1° albuminurie symptomatique d'une néphrite antérieure au moment où la femme est devenue enceinte ; 2° albuminurie symptomatique d'une néphrite développée au cours de la grossesse ; 3° albuminurie due à la grossesse elle-même, ne peuvent

Lever, le premier, il y a une quarantaine d'années (1), appela l'attention sur les relations de l'éclampsie et de l'albuminurie. Il attribua l'albuminurie à la pression qu'exerce

---

être admises. D'une manière générale la glomérulite décrite par les auteurs et l'albuminurie sont ou antérieures ou intercurrentes. Les troubles que l'on constate chez la femme enceinte sont des troubles mécaniques et d'ordre dystrophique. Cette dystrophie se manifeste par la stéatose des épithéliums du rein, indépendamment de la compression des uretères, par suite même de l'état de grossesse, dystrophie se traduisant sur le rein au même titre que sur le foie. Elle existe chez toutes les femmes enceintes, albuminuriques ou non, elle atteint son maximum à la fin de la grossesse, mais est passagère et disparaît rapidement après l'accouchement.

Donc pour Lécorché et Talamon il y a une lésion rénale qui ne peut être regardée à elle seule comme l'origine de l'albuminurie et qui réclame, pour produire ce symptôme, une cause adjuvante. Il y a donc presque toujours au cours de l'albuminurie gravidique une altération du parenchyme rénal. Cependant certains auteurs admettent pour expliquer cette albuminurie la *dyscrasie sanguine* (hydrémie, ancienne théorie de Rayer) — la *superalbuminose* (théorie de Gubler), une action *mécanique* (augmentation de la masse totale du sang, augmentation de la pression de ce liquide dans tout l'appareil circulatoire et surtout dans le système veineux — augmentation de l'afflux du sang artériel soit parce que le rein est situé sur le trajet du sang qui va à l'utérus, soit parce qu'il y a compression de l'aorte au-dessous de l'émergence des artères rénales, — obstacle à la circulation du sang veineux — compression de l'uretère). La plupart de ces théories ou s'appuient sur des faits démontrés faux ou sur des cas cliniques trop rares pour être généralisés.

Il semble donc que la lésion rénale puisse être admise au cours de l'albuminurie gravidique et elle paraît bien constituer le facteur important sinon essentiel de l'albuminurie. Il est certain d'ailleurs que dans la plupart des cas d'albuminurie gravidique suivie de mort il y avait une néphrite. (G. C.)

(1) Rayer, en 1840, dans son *Traité des maladies des reins* avait insisté longuement sur les rapports de la néphrite albumineuse avec la grossesse. Il avait signalé son apparition dans les derniers mois et sa gravité plus grande à cette époque que dans les premiers mois de la gestation. Le mémoire de Lever date de 1843. (G. C.)

l'utérus gravide sur les vaisseaux des reins. Dix ans plus tard, Frerichs rattachait les symptômes de l'éclampsie à l'urémie.

Symptomatologie. — On observe ordinairement l'éclampsie chez les jeunes primipares (Scanzoni) au dernier mois de leur grossesse. La grossesse gémellaire paraît surtout y prédisposer.

Il est bien rare qu'un ensemble de symptômes bien nets permettent de diagnostiquer la maladie à sa période de début. Le rein de la grossesse sécrète une urine *rare, albumineuse*. Mais quant aux autres symptômes initiaux tels qu'envies fréquentes d'uriner, douleurs lombaires, malaise général, vomissements, œdème des membres inférieurs, on les rencontre souvent pendant la seconde moitié de la grossesse chez des malades dont l'urine et les reins n'ont rien d'anormal. Cependant, il est des cas où l'on voit apparaître de l'*œdème*, qui précède ordinairement l'albuminurie (Lehfeld) et envahit les membres inférieurs, les organes génitaux ou la moitié supérieure du tronc et le visage. Enfin on a vu tous ces symptômes manquer ainsi que l'hydropisie ; l'examen de l'urine seul pouvait mettre le médecin sur la piste de la maladie.

La quantité d'urine émise dans les 24 heures diminue considérablement, son poids spécifique augmente, sa couleur pâlit, elle contient parfois une quantité notable d'albumine. Bartels et Spiegelberg l'ont vu atteindre plusieurs décigrammes par litre ; et nous-même avons observé une malade dont l'urine se coagulait à la simple ébullition. Toutefois la sécrétion rénale n'est nullement en rapport avec l'hydropisie.

Ce n'est qu'exceptionnellement que l'on rencontre de l'hématurie bien nette. L'urine laisse déposer, après repos, des *sédiments* d'ordinaire peu abondants. Ces dépôts contiennent des cylindres épithéliaux hyalins dont la structure est tantôt délicate, tantôt au contraire solide et résistante. Parfois aussi ces cylindres ont un aspect granuleux. On trouve encore des cellules épithéliales libres ayant subi en partie une dégénérescence graisseuse, des cellules granulo-adipeuses (Leyden), de rares globules lymphatiques, et de temps en temps des disques qui ne sont autres que des globules rouges, enfin des cristaux d'hématoïdine (Hiller). Chez une de nos malades qui guérit d'ailleurs rapidement, nous avons vu une urine assez abondante déposer une masse sédimenteuse composée presqu'exclusivement de larges cylindres granuleux ayant subi la métamorphose cireuse et graisseuse.

Parmi les femmes enceintes albuminuriques, il y en a environ un quart qui sont atteintes d'éclampsie. Celle-ci apparaît vers la fin de la grossesse (Rosenstein), *au moment* de la naissance, plus rarement avant les douleurs dans la semaine qui précède l'accouchement (Braun, Wieger). Les statistiques relèvent en moyenne un cas d'éclampsie pour 500 accouchements (1).

(1) Delore dans le *Dictionnaire encyclop. des sc. méd.* donne la proportion de 1 éclamptique sur 5 albuminuriques. Malgré Peter et Wieger, toutes les femmes éclamptiques ne sont pas albuminuriques. Cependant, dit Delore, l'albuminurie avec accès de fièvre peut être un indice précieux pour déceler la période prodromique de l'éclampsie. Ce qui prouverait qu'il y aurait toujours ou presque toujours éclampsie avec albuminurie. Mais Depaul et Blot ont constaté une augmentation de la quantité d'albumine pendant l'accès ; et cette constatation nous amènerait au contraire à nous demander si l'éclampsie ne peut pas produire l'albuminurie. Ces auteurs voyant survenir en même temps la salivation et les sueurs en abondance ont cru voir dans ces phénomènes une paralysie des vaso-moteurs qui tiendrait aussi sous sa dépendance l'albumine. Mais il n'est pas probable que le système nerveux joue un rôle dans la production de tous ces phénomènes, car Wittich et Hermann ont réfuté les expériences de Schiff et de Ludwig. De plus il est incontestable que la plupart des cas d'éclampsie

Relativement au mal de Bright chez les femmes enceintes et parturientes, Leyden, se basant sur l'analyse détaillée de quatre observations personnelles remarquables, s'exprime ainsi : La néphrite typique des femmes enceintes est caractérisée par son apparition exclusive dans la seconde moitié de la grossesse, du moins chez les primipares, par le parallélisme entre l'époque de la grossesse et le degré d'intensité de la maladie, c'est-à-dire la diminution rapide de celle-ci au moment de l'accouchement, par la marche de la diurèse presqu'inversement proportionnelle à l'albuminurie et par les caractères du sédiment urinaire qui renferme, à côté de cylindres hyalins et de leucocytes, une quantité variable d'hématies, quelquefois aussi des cylindres granuleux et granulo-graisseux.

Nous avons eu occasion de suivre la femme qui fait le sujet du dernier de ces quatre cas. La néphrite fut suivie de septicémie chronique consécutive à l'avortement, qui se termina par une guérison relative. Pour le moment, il existe un véritable mal de Bright, accompagné d'hydropisie, d'anémie grave et de phlegmasie secondaire d'organes internes (pleurite, péricardite, pneumonie). Quant à l'urine, elle est riche

---

sont précédés d'albuminurie. En outre les expériences de Bouchard, qui a mis en évidence une substance sialogène spéciale et indépendante de l'albumine au cours de l'urémie, ne permettent pas de se baser sur la salivation pour faire admettre l'influence du système nerveux sur la sécrétion salivaire et l'excrétion urinaire à la fois.

Il est bon de citer la statistique de Brummerstadt qui sur 135 cas d'éclampsie a trouvé 106 fois seulement l'urine albumineuse.

En admettant même la théorie rénale de l'éclampsie et quoique certaines statistiques indiquent l'albuminurie précédant souvent l'éclampsie rien ne nous force à admettre que ces deux troubles morbides soient liés l'un à l'autre. Nous verrons en effet en étudiant la pathogénie de l'éclampsie que cette dernière peut survenir en dehors des lésions rénales lesquelles sont souvent absentes à l'autopsie. (G. C.)

en albumine et en cylindres et présente les caractères de l'atrophie secondaire du rein.

Les convulsions éclatent d'ordinaire brusquement ; il est rare qu'elles soient annoncées par des signes précurseurs tels que tristesse, mélancolie, assoupissement, céphalalgie, vertiges, vomissements ou légères contractions musculaires.

Les accès sont fréquents et particulièrement intenses ; il n'est pas rare d'en voir une trentaine se succéder coup sur coup. L'attaque elle-même ressemble à celle de l'épilepsie. Tantôt ce sont des convulsions toniques, tantôt au contraire ce sont des convulsions cloniques qui dominent. Ni la cyanose ni le stertor ne font défaut. La malade se mord la langue et rejette une écume sanguinolente. La température est en général d'autant plus élevée que l'accès est plus violent (1). Cet accès ne dure que quelques minutes ou même quelques secondes. Il est rare que la malade ne reprenne pas connaissance après la première attaque, mais quand ces attaques se reproduisent, elle tombe dans un état comateux dont il devient impossible de la tirer.

---

(1) Les recherches de Bourneville sur la thermométrie dans les affections cérébrales méritent d'être citées à ce propos. Dans l'état de *mal éclamptique* la température s'élève depuis le début des attaques jusqu'à la fin. Dans l'intervalle des accès, la température se maintient à un chiffre très élevé et, au moment des convulsions, il y a une légère ascension. Si l'état de mal éclamptique doit se terminer par la mort, la température continue d'augmenter ; si les accès disparaissent, la température s'abaisse progressivement et le chiffre redevient normal.

Dans l'*éclampsie puerpérale* la température monte depuis le début jusqu'à la fin.

Dans l'*urémie* la température baisse à mesure que l'affection progresse.

Enfin signalons cette observation, qui n'est pas particulière à l'urémie, puisqu'on la retrouve dans la méningite tuberculeuse et le tétanos, la température peut augmenter après la mort : 41°8 avant, 43°1 après. (G. C.)

Parfois la malade se réveille aveugle et sans avoir le moins du monde conscience de sa délivrance.

La mort survient dans le tiers des cas (Rosenstein, Dohrn, Lœhlein). Elle peut survenir au summum de l'accès par suite d'œdème pulmonaire ou d'une attaque d'apoplexie (1). Lorsque la malade doit guérir, il survient une abondante diurèse, la convalescence est rapide. Au bout de quelques heures déjà, l'urine recouvre ses caractères normaux. Plus la marche de la maladie a été aiguë, plus la guérison est rapide. Parfois cependant, il se développe de graves lésions consécutives indépendantes de l'état puerpéral ; ce sont des inflammations viscérales secondaires (2).

Nous avons vu chez une multipare, une fausse couche de 7 mois être suivie de plusieurs attaques d'éclampsie. L'urine resta fortement albumineuse ; puis à la suite de la dernière attaque d'éclampsie, il se déclara une pneumonie aiguë, et la guérison de cette dernière entraîna la disparition de tout produit pathologique dans les urines.

Anatomie pathologique. — Les anciens auteurs avaient déjà remarqué que les lésions rénales survenues pendant la grossesse pouvaient se transformer en un véritable mal de Bright chronique, et qu'elles aboutissaient surtout au petit rein

---

(1) Cazeaux a signalé des cas de mort par méningite. La congestion pulmonaire a pu déterminer aussi des accidents mortels. L'albuminurie et l'éclampsie prédisposant aux hémorrhagies, la mort par métrorrhagie est aussi à redouter. (G. C).

(2) On signale aussi des troubles permanents ou passagers de la mémoire et de la vue : perte de mémoire partielle et dyscromathopsie. Une femme, citée par Delore, est restée 18 ans après une attaque d'éclampsie dans un état d'hébétude, de stupeur dont il est difficile de la tirer encore aujourd'hui ; de plus elle est sujette à des crises d'épilepsie, qui, légères au début, vont augmentant depuis quelques années. (G. C).

rouge. De nouvelles observations de Leyden, Weinbaum, Herrgott confirment cette manière de voir; mais Flaischlen insiste sur la rareté de ce fait. Par contre, l'albuminurie persiste pendant des semaines et des mois (1).

---

(1) La lésion caractéristique du rein de la grossesse est la stéatose des épithéliums. Il faut mettre ce fait en lumière car on peut arriver à de nombreuses confusions et décrire sous le nom de rein de la grossesse toutes les variétés de néphrite. La plupart des auteurs que l'on consulte à ce sujet décrivent en effet toutes les altérations depuis le gros rein blanc jusqu'au petit rein rouge. Ils ont parlé tour à tour d'anémie et de congestion rénale. Quelques auteurs (entr'autres Tarnier et Budin), disent que le rein offre dans quelques cas des altérations minimes et sont disposés à rejeter toute idée de néphrite, quand on voit l'albuminurie, parfois si passagère, guérir sans retour.

Si on a décrit des lésions diverses et multiples il y en a une en revanche que l'on retrouve toujours signalée dans la plupart des autopsies faites aussitôt après la mort de femmes éclamptiques ; c'est la dégénérescence graisseuse des épithéliums. Leyden, dit Senator, a spécialement insisté sur l'état anémique et la dégénérescence adipeuse des reins. Lécorché et Talamon insistent de leur côté spécialement sur cet état pathologique des reins ; Frerichs le signale comme un état intermédiaire entre l'hyperhémie que l'on constate au début et l'atrophie, dernier terme de cette affection. Dans le *Dict. encyclop. des sc. médicales*, Delore dit : « en général les cellules subissent l'infiltration graisseuse et sont emportées par les cylindres fibrineux ». Rappelons encore que Virchow, cité par l'auteur, a rencontré assez fréquemment chez les femmes enceintes des embolies graisseuses dans les capillaires des glomérules ordinairement avec embolie graisseuse des poumons. Cornil et Bar déclarent que la congestion est peu intense dans le rein gravidique. Ce que l'on remarque surtout, est l'œdème du tissu conjonctif interstitiel ; les cellules des glomérules sont plus grandes qu'à l'état normal et sont en partie desquamées. Quand le rein est traité par l'acide osmique, la plupart d'entre elles présentent des boules colloïdes que tous les anatomo-pathologistes ont retrouvées depuis l'étude qne ces auteurs ont faite du rein gravidique. Sur les tubuli contorti et les anses de Henle on trouve les mêmes lésions. Quand la lésion est peu intense, on les trouve limitées aux glomérules. Quand les lésions sont plus accentuées, cette altération est beaucoup plus

Les enfants sont encore plus gravement atteints que les mères, et la moitié d'entre eux succombent.

---

marquée ; la desquamation est plus étendue et les cellules plus volumineuses présentent un plus grand nombre de globes colloïdes. « Mais, disent Cornil et Bar une altération spéciale au stade avancé de la lésion c'est la dégénérescence graisseuse. » Passée inaperçue auprès des anciens anatomo-pathologistes qui traitaient des reins par l'alcool, elle se décèle quand on a recours à l'acide osmique. Mayor l'a signalée dans sa thèse. D'une manière générale les cellules épithéliales recouvrant le glomérule sont infiltrées de boules graisseuses se colorant en noir par l'acide osmique. Au premier stade elles sont rares. L'infiltration graisseuse envahit ensuite l'épithélium des tubuli ; le tissu conjonctif, œdémateux au début, est envahi, dans la suite, par la graisse qui prédomine près des glomérules, autour des artères. Sans discuter si nous sommes en présence d'une néphrite parenchymateuse (Bartels) nous constatons simplement la nature de l'altération avec Lépine et Leyden. Que la lésion soit plus ou moins profonde là se trouve l'intérêt de la néphrite gravidique au point de vue de sa guérison et de son passage à l'état chronique. En résumé, il y a dans le rein de la grossesse absence d'inflammation, de prolifération embryonnaire et prédominance d'un processus stéatosant.

Il est probable, comme le pensent Lécorché et Talamon, que dans les cas où, à l'autopsie de femmes mortes éclamptiques, on trouve soit une néphrite aiguë, soit des altérations rénales ayant abouti à un véritable effondrement du parenchyme rénal (un des reins peut être réduit à une simple coque renfermant une matière purulente alors que le rein du côté opposé n'a subi aucune modification appréciable à la vue comme nous en avons observé un cas) il est probable, disons-nous, que l'on se trouve en présence de faits cliniques très rares et dont les facteurs pathogéniques doivent être recherchés dans la période de gestation il est vrai, mais en dehors d'un processus pathologique général.

Cela nous explique à la rigueur les divergences des auteurs au sujet des lésions des reins. « Tant que, disent Lécorché et Talamon, la dégénérescence graisseuse est peu prononcée, que l'excrétion de l'urine n'est pas entravée, aucune conséquence grave n'est à redouter. Mais que le rein soit modifié par une néphrite antérieure, ou qu'une néphrite aiguë vienne se greffer sur un rein ainsi infiltré de graisse, que d'autre part l'écoulement de l'urine soit gêné par la compression de l'uretère, le fonctionnement anormal et l'insuffisance des grosses cellules des

A *la coupe*, le rein est anémié, mou, un peu tuméfié, mais cette tuméfaction peut parfois être assez marquée. Son écorce est jaune-pâle ; sa pulpe plus ou moins hyperhémiée.

Au microscope, on constate en général que les glomérules et les espaces interstitiels sont intacts. Les cellules épithéliales des canaux urinifères ont subi une *dégénérescence graisseuse*, surtout au niveau de la couche corticale. La lumière de ces canaux est obstruée par les cylindres que nous avons décrits plus haut, et surtout par des globules sanguins.

Leyden a trouvé les réseaux glomérulaires obstrués par des amas de gouttelettes adipeuses. Virchow en a observé également, mais ces gouttelettes formaient des amas moins volumineux. Il ne s'agit pas ici d'une lésion glomérulaire proprement dite, mais d'une véritable *embolie graisseuse* ; on ne peut guère admettre, en effet, que les cellules du rein aient été le siège d'une infiltration graisseuse dégénérative. C'est cependant l'explication qu'en donne Leyden, parce que, dit-il, les réactifs qui dissolvent la graisse, rendent, par le fait même de sa disparition, l'intégrité parfaite aux cellules infiltrées (Hiller). Toutefois, Virchow ne nie pas un certain degré de métamorphose adipeuse ; mais en revanche, il croit que le rein sans lésions épithéliales, n'est nullement assimilable au foie gras ordinaire.

---

tubuli vont amener la rétention dans le rein des produits excrémentiels que physiologiquement ces cellules sont chargées d'éliminer ».

Peut-être peut-on trouver dans ces altérations diverses dues soit à la compression des uretères, soit à une néphrite antérieure, soit à une néphrite infectieuse et surajoutée à la lésion essentielle du rein gravidique (dégénérescence et infiltration graisseuses), l'explication des nombreuses variétés de néphrites trouvées à l'autopsie des éclamptiques ? L'élément nouveau surajouté à la néphrite gravidique en constituerait la gravité comme le pensent les auteurs précédemment cités.

(G. C.)

Le tableau que nous venons de tracer peut être sensiblement modifié par des lésions relevant directement de l'état puerpéral, ou liées à des embolies infectieuses d'origine endocardique, ou enfin à une intoxication phéniquée. Enfin, il n'est pas rare de rencontrer une inflammation catarrhale des voies urinaires et même de la pyélonéphrite (Leyden).

Jurgens affirme avoir constamment observé à l'autopsie des foyers hémorrhagiques d'origine bacillaire dans le foie (1)

---

(1) Dans une série de communications faites à la *Société anatomique* et d'observations publiées dans les *Nouvelles archives d'obstétrique et de gynécologie*, résumées dans la thèse de Lauradour, M. Pilliet a décrit des lésions du foie dans l'éclampsie puerpérale.

Après Blot qui n'avait fait que signaler l'hémorrhagie du foie sans la décrire, M. Pilliet a démontré qu'au cours de l'éclampsie le foie pouvait présenter des altérations spéciales. L'hémorrhagie collectée en foyer est rare. M. Bouffe dans une des séances du mois de novembre de la *Société anatomique* en présentait cependant un cas. Le plus souvent le foie couleur chamois dans la plus grande partie de son étendue présente sur cette teinte un piqueté rouge de grosseur variable : grains de chénevis, grain de millet, ou il est parsemé de stries rouges. Histologiquement ces foyers sont formés à la periphérie par la dilatation ampullaire des vaisseaux péri-portes. En se rapprochant du centre on trouve une zône formée par de la fibrine dans laquelle sont mêlées non seulement des cellules hépatiques déformées en croissant au niveau des ampoules ou dégénérées et nécrosées, mais aussi des globules blancs et des globules rouges. Ceux-ci sont très nombreux. Les foyers volumineux répondent à cette structure ; les foyers plus petits, plus rouges ne sont formés que par les dilatations des vaisseaux extra lobulaires qui représentent un véritable tissu caverneux. La forme ampullaire des vaisseaux et sa limitation à des groupes péri-portes sont les caractères qui différencient ces lésions du foie muscadé accentué. En effet, le tissu qui avoisine la veine sus-hépatique ne présente aucune modification pathologique. Cependant en dehors de ces foyers qui constituent la grosse lésion, les cellules hépatiques sont volumineuses, claires, quelques-unes sont à peine chargées de pigment, leurs noyaux sont larges et se colorent aussi faiblement. Il y a compression de la part des vaisseaux péri-portes qui poussent des prolon-

et dans le poumon. On a même observé l'atrophie jaune du foie (Stumpf). Il n'est pas très rare de noter en même temps de l'anémie et de l'œdème cérébral (Schauta). Mais on a vu des embolies graisseuses faire défaut dans les vaisseaux cérébraux alors que les glomérules et les capillaires intertubulaires des reins et même les vaisseaux pulmonaires contenaient de petits pelotons adipeux (Virchow).

D'après Virchow, les lésions concomitantes du placenta (*infarctus blanc*) devraient être considérées comme conséquence, et non comme cause de la lésion rénale.

Dans les cas d'éclampsie, où l'albuminurie fait défaut, le rein, dans son ensemble, ne présente guère de modifications pathologiques. On est parfois surpris de retrouver à l'autopsie les lésions d'une néphrite chronique qui avait été méconnue pendant la vie.

Pathogénie. — La pathogénie du rein de la grossesse est encore fort obscure. On a émis bien des hypothèses à ce sujet : nous ne nous rallierons ni à l'une ni à l'autre, car il est probable que cette affection peut revêtir plusieurs formes, et que chacune d'elles est le résultat d'un processus différent. Il est évident que chez certains malades, les attaques sont de nature *urémique*.

---

gements près des veines sus-hépatiques, se substituent aux vaisseaux parallèles aux travées intra-lobulaires. L'aspect du foie est totalement changé. Mais cette disposition n'est pas fréquente. C'est ce qui ressort des observations de M. Pilliet. En général le processus histologique peut être un phénomène de nécrose. Rarement au centre des foyers on trouve les éléments embryonnaires. Pas trace de sclérose, pas de phénomène de thrombose dans les veines portes qui sont plutôt très petites. Par contre les veines sus-hépatiques sont largement dilatées.

Ces lésions s'accompagnent d'ictère quand elles sont très prononcées. Comparables à celles des maladies infectieuses à détermination hépaque elles s'en distinguent par les ectasies capillaires. (G. C.)

Tout dernièrement encore, Hermann constatait pendant les attaques mêmes une importante diminution d'urée dans l'urine qui un peu plus tard en contenait une grande quantité (1) (Voir le chapitre : Urémie) ; et cependant rien ne justifiait le diagnostic de néphrite proprement dite. Il s'agirait bien plutôt d'une forme spéciale, avec anémie et dégénérescence graisseuse de la substance corticale, dégénérescence à laquelle se joindrait une perméabilité exceptionnelle des glomérules en faveur de l'albumine. Mais par quel mécanisme ?

On a longtemps incriminé le mélange du sang fœtal avec celui de la mère pendant la grossesse ; l'hydrémie, en supposant d'ailleurs qu'elle fût constante (il n'est pas rare que des femmes dont la santé était auparavant des plus florissantes deviennent éclamptiques), peut tout au plus être invoquée comme cause éloignée, mais non comme cause essentielle ; nous rappelons en effet que l'hydrémie n'engendre jamais l'albuminurie.

Dès lors, il était tout naturel de chercher la cause de l'éclampsie puerpérale dans les rapports plus ou moins immédiats qu'affecte l'utérus gravide avec l'appareil urinaire. Mais il est peu probable qu'il y ait compression *des veines rénales* amenant une congestion rénale consécutive ; car le rein congestionné est violacé, dur ; le rein de la grossesse au contraire est pâle, mou. Ajoutez à cela que le tableau clinique du rein de la grossesse ne concorde guère avec celui de l'hyperhémie

---

(1) La plupart des théories anciennes de l'urémie attribuée à l'urée ont été ruinées par le professeur Bouchard. Berthelot, Wurtz, Claude Bernard et Testut avaient déjà démontré d'une part que l'excès d'urée n'est pas constant dans l'urine et d'autre part que l'injection d'urée dans le sang chez les animaux ne produit pas l'éclampsie. Ces expériences reprises par Testut au point de vue de l'urée et au point de vue du carbonate d'ammoniaque, confirment entièrement ces résultats. (G. C).

veineuse du rein. Il semble au contraire que les rapports anatomiques des reins s'opposent à une compression des veines rénales (Bartels, Schrœder, Ingerslev); on a même observé l'éclampsie chez des femmes atteintes de prolapsus de la paroi abdominale (Litzmann). Les rapports anatomiques ne permettent pas davantage de supposer une compression des *artères rénales* par l'utérus gravide.

Il semble au premier abord beaucoup plus logique d'admettre avec Halbertsma que l'éclampsie soit due à la compression ou aux tiraillements que l'utérus gravide exerce sur les *uretères*. L'occlusion mécanique des uretères amène une rétention d'urine, et celle-ci provoque l'accès d'urémie. La faiblesse de la pression rénale explique comment les uretères jouent le rôle de longs tubes recourbés sur eux-mêmes. Ces considérations nous permettent aussi de comprendre pourquoi l'éclampsie se rencontre plutôt chez les primipares et à l'occasion de grossesse gémellaire; pourquoi les convulsions se déclarent de préférence pendant les douleurs qui tendent à arrêter le cours de l'urine; pourquoi enfin il n'est pas rare de voir l'éclampsie se compliquer de pyélonéphrite.

D'ailleurs la théorie d'Halbertsma ne manque pas de preuves expérimentales. Lœhlein a pu, dans un certain nombre de cas, constater à l'autopsie que les uretères étaient considérablement élargis. De plus, après compression ou ligature des uretères, on a observé chez les animaux soumis aux expériences de l'albuminurie et de l'oligurie (Posner), de l'hydropisie et des convulsions (Popoff), une dégénérescence graisseuse des cellules épithéliales de la couche corticale avec formation de cylindres (Aufrecht). On a aussi retrouvé à l'autopsie un œdème des reins qu'il était d'ailleurs facile de prévoir (Senator).

Toutefois, on ne saurait oublier que des tumeurs autres

que l'utérus gravide exercent une notable influence sur les uretères sans cependant provoquer d'attaques d'éclampsie (1), et que des animaux résistent à l'occlusion complète des uretères 3 jours et plus sans présenter de symptômes urémiques.

Enfin nous ne ferons que mentionner la théorie de Cohnheim et Spiegelberg, théorie à peu près abandonnée de nos jours, et d'après laquelle il se produirait un *spasme des artères rénales*, qui en limitant l'arrivée du sang aux glomérules forceraient le sang à retenir les parties constitutives de l'urine. Il est vrai que cette hypothèse nous ferait comprendre comment on rencontre des reins sans lésions apparentes dans les cas à marche rapide, et pourquoi les symptômes disparaissent quelquefois si vite ; mais ces considérations ne suffisent pas pour justifier l'idée d'un spasme vasculaire durant plusieurs jours.

On a soutenu récemment une théorie qui se rapproche beaucoup de celle de la rétention. On a pensé que l'éclampsie pouvait être due à *un poison spécifique* de l'état puerpéral. Il ne s'agirait pas en réalité d'une intoxication due à une décomposition ou à des réactions anormales de substances contenues dans l'organisme (Stumpf, Galabin), mais les partisans de cette théorie pensent que la grossesse prédispose tout particulièrement la malade à l'invasion de *micro-organismes*, et que l'élimination de ceux-ci par les reins produirait l'éclampsie. Et en effet Doléris et Poney ont découvert dans l'urine des éclamptiques un microbe dont l'inoculation amenait rapidement la mort des animaux inoculés, au milieu de convulsions accompagnées d'albuminurie.

---

(1) On ne saurait oublier cependant que Charcot a établi la fréquence de l'urémie chez des femmes atteintes de cancer de l'utérus.

(G. C.)

Après avoir pratiqué une saignée sur une malade atteinte d'éclampsie, Doléris et Butte examinèrent son sang; ils trouvèrent dans l'extrait éthéré de ce liquide une substance cristalline toxique dont l'absorption produit d'abord une excitation puis une dépression du système nerveux. Ils n'ont relevé aucun excès d'urée. Signalons à côté de ce fait l'éclamptique de Virchow atteinte d'endocardite infectieuse.

Virchow avait déjà indiqué les relations qui existent entre l'éclampsie et l'*embolie graisseuse*. Cette corrélation n'existe pas toujours, mais Busch n'en n'a pas moins observé que lorsque l'on introduit des parcelles de moelle osseuse dans le torrent circulatoire, ces parcelles s'arrêtent de préférence dans les reins et dans les poumons. C'est encore à Virchow que revient le mérite d'avoir montré que les troubles circulatoires, qui amènent la mort dans l'éclampsie, étaient dus à l'obstruction des capillaires pulmonaires.

Quant à la source même de l'embolie, il n'est guère besoin de remonter bien loin pour la retrouver : elle est évidemment le résultat des mutilations si nombreuses que subit le tissu cellulaire sous-cutané pendant la grossesse. Peut-être le foie n'est-il pas non plus étranger à la formation de l'embolie (Zenker).

Pour Schrœder, Ingerslev et Rosenstein, les accidents de l'éclampsie ne relèvent ni d'une intoxication du sang ni d'un obstacle à la circulation pulmonaire. Pour ces auteurs, la cause des accidents éclamptiques n'est autre que celle qu'invoquait Traube pour l'urémie : ces troubles seraient dus à *des modifications de la circulation cérébrale*, lesquelles amèneraient à leur tour de *l'œdème* et de *l'anémie du cerveau*. Mais tandis que Ingerslev voit dans la lésion rénale concomitante, et surtout dans une *action réflexe des vasomoteurs* la cause essentielle de l'éclampsie, Rosenstein ne regarde l'affection rénale que comme cause adjuvante; et cela parce que d'abord l'éclampsie peut exister sans albuminurie, même sans lésion rénale, puisque des malades en travail et atteintes de mal de Bright chronique n'ont quelquefois pas la moindre convulsion. Par contre, Rosenstein insiste sur l'affinité de l'éclampsie avec l'accouchement lui-même, et enfin sur l'examen du cerveau.

L'anémie cérébrale serait due à un éclaircissement du sérum sanguin et l'augmentation de pression serait produite dans le système aortique par les douleurs du travail.

Mais indépendamment des restrictions que nous avons faites plus haut nous objecterons encore à cette théorie qu'il est tout aussi rare d'observer l'éclampsie sans albuminurie que de l'observer à une époque où il n'est question ni de travail, ni de douleurs, ni d'hydrémie.

Rappelons enfin la théorie déjà mentionnée d'Osthoff, et ajoutons que d'après Spiegelberg, un certain nombre d'attaques d'éclampsie ne seraient que *de l'épilepsie aiguë* dont la zone épileptogène serait limitée à la région ischiatique.

Enfin tout récemment encore l'éclampsie avait été considérée par Lantos comme une épilepsie aiguë périphérique. Selon lui, la pression de l'utérus gravide exciterait, par l'intermédiaire d'une série d'actes réflexes, la moelle allongée. Il attribue encore l'albuminurie des éclamptiques à la propagation vers les vaisseaux du rein d'une excitation réflexe produite par l'utérus (1).

(1) Les célèbres expériences du professeur Bouchard et les travaux de Rivière (*Pathogénie et traitement de l'auto-intoxication éclamptique*) et d'Auvard ont conduit ce dernier à considérer l'éclampsie comme une auto-intoxication par insuffisance de la plupart des organes et émonctoires naturels de l'homme. « L'organisme, dit Bouchard est à l'état normal et à l'état pathologique un réceptacle et un

Toutes les théories que nous venons d'exposer reconnaissent d'ailleurs l'influence de la prédisposition individuelle.

---

laboratoire de poisons, les uns venant du dehors, les autres provenant de l'organisme lui-même et résultant des combustions de l'économie ». La soude, la potasse, l'urochrome, la leucine, la xanthine, la créatinine, l'acide hippurique, l'acide oxalurique, l'acide urique, l'acide carbonique sont les agents toxiques. Les organes éliminateurs sont : la peau, les poumons, l'intestin, le foie, les reins. Or la grossesse jette dans la plupart de ces derniers des troubles plus ou moins profonds, d'une part en ralentissant les combustions (défaut de production d'urée, arrêt de la sécrétion biliaire d'où cholestérémie, etc., etc.) ou en les rendant moins complètes, d'autre part en rendant plus difficiles la plupart des éliminations normales, soit en les altérant (foie, rein) soit en entravant la circulation générale. On comprend encore combien l'élimination sera rendue plus laborieuse si ces organes sont altérés antérieurement ou s'altèrent au cours de la grossesse. Ainsi il est aisé de s'expliquer pourquoi il y a un grand nombre de théories qui se basent sur des lésions nécroscopiques réelles et d'organes divers. C'est ce qui amène Auvard à créer, suivant le parenchyme incriminé, les noms d'urinémie, d'hépatémie, d'intestinémie, de pneumémie, de cutémie (peau). Or comme les deux organes les plus importants (dont les lésions sont les plus graves et malheureusement les plus fréquentes) sont le foie et les reins, il est juste de rapporter la plupart des cas d'éclampsie aux lésions hépatiques ou rénales. Le plus souvent ces deux systèmes éliminateurs sont atteints en proportion variable et l'éclampsie participe de l'altération de ces deux organes avec prédominance soit de l'altération hépatique, soit de l'altération rénale. L'éclampsie rénale répond probablement à la forme apyrétique, l'éclampsie hépatique à celle où l'albuminurie est nulle.

Des cas où l'éclampsie a éclaté par série dans des cliniques d'accouchements ont fait penser à une origine infectieuse. Mais, les travaux de l'école de Lyon qui a essayé de la démontrer sont restés entièrement négatifs. Ni les expériences de Doléris et Poney sur la recherche de microbes pathogènes, ni celles de Doléris et Butte sur une substance cristalline toxique extraite du foie et circulant dans le sang n'ont donné de résultats capables d'édifier une théorie à l'abri de tout reproche. Blanc, en 1889, dans une série d'expériences sur les animaux provoqua des crises comparables à l'éclampsie en leur injectant des produits de culture provenant d'urine d'éclamptiques ; mais dans d'au-

Diagnostic. — On peut confondre l'éclampsie puerpérale avec l'épilepsie vraie et avec les convulsions hystériques d'autant plus que l'albuminurie accompagne ces deux affections au moment du travail. C'est en ayant recours à l'interrogatoire que l'on pourra établir le diagnostic différentiel de plus l'absence d'un coma prolongé pourra faire écarte l'idée d'hystéro-épilepsie.

Il ne faut pas oublier qu'une femme grosse ou en travai d'accouchement peut parfaitement être atteinte de lésions organiques du cerveau telles que méningite, hémorrhagie tumeurs, etc.

Lorsque les anamnestiques font défaut, il est parfois bien difficile de différencier le rein de la grossesse de la néphrite chronique.

Le meilleur signe en faveur de la néphrite est sans contredi une hypertrophie du cœur et le pouls dur, caractéristique de brightiques (Flaischlen). Et pourtant nous avons vu un malade qui malgré ces signes et une diminution notable du poid spécifique de son urine, guérit complètement au bout de quelques jours.

Pronostic. — Bien que quelques médecins semblent avoir eu des statistiques heureuses, le pronostic doit être réservé Dès que les convulsions éclatent, la vie de la mère et de l'enfant sont sérieusement en danger : ils succombent tous deux à peu près dans le quart des cas.

---

tres essais où il avait injecté du bouillon stérilisé il détermina de l'albuminurie et des troubles nerveux.

Quelle que soit la théorie, il semble qu'il y ait une prédisposition che certaines femmes. Contrairement à ce qu'on observe d'ordinaire, de parturientes ont été sujettes à des attaques d'éclampsie à leur 2me, 3m et même 8me grossesse. Ces attaques se manifestant avec la premièr augmentaient de nombre et d'intensité en raison du nombre des grossesses. (G. C.)

Plus l'attaque d'éclampsie se rapproche du jour de l'accouchement, plus le pronostic est favorable (Lœhlein). Il est de bon augure de voir les attaques cesser peu après l'accouchement, surtout si les malades sortent du coma avant le deuxième jour. Schrœder attache une grande valeur à l'examen du pouls : si celui-ci est plein et tendu, le pronostic est des plus grave.

Le rein de la grossesse, en soi, n'a rien de grave, car sa transformation en mal de Bright chronique est rare.

Traitement. — Les hydropisies doivent être combattues par des diurétiques. Le diurétique le plus inoffensif pour une femme enceinte est celui de Liebermeister (Bartels). Jamais il ne provoque de fausse couche ni d'attaques d'éclampsie; Breus sur vingt-quatre éclamptiques a eu 22 guérisons (voir le traitement de la néphrite).

Nous conseillons néanmoins une grande prudence chez les malades atteintes d'affection cardiaque. Nous ne conseillons pas d'avoir recours à la *pilocarpine* tant vantée par Cantilena, car elle provoque des hémorrhagies (Hiller), des accès de suffocation (Sænger).

Osthoff, conséquent en cela avec sa théorie, déconseille la *digitale*, alléguant que l'augmentation de pression qu'elle produit pourrait par l'excitation du centre vaso-moteur principal exciter des centres secondaires. Cependant chez des malades dont le pouls était petit et précipité, la digitale et le camphre nous ont donné les meilleurs résultats. Les *drastiques* ne nous en ont donné que de médiocres.

Au moment même des accès, il ne faut pas hésiter à administrer des *narcotiques*, tels que le chloroforme (Schrœder), l'hydrate de chloral (en lavement), les injections sous-cutanées de morphine. Veit recommande surtout la morphine à haute dose (jusqu'à 0 gr. 04 centigr. en injections sous-cutanées), aidée de bains de vapeur. Dans sa statistique, il n'a noté qu(deux morts sur 60 cas.

Nous renvoyons à ce que nous avons dit au sujet de l'uré mie pour tout ce qui concerne les saignées et autres moyens déplétifs). Chambert ne conseille la saignée que chez les pléthoriques. En France, on accorde une grande valeur au *régime lacté absolu*.

En ce qui concerne les avortements et les accouchement prématurés que nécessitent quelquefois des cas graves et qu(Pooley remit récemment en usage, nous renvoyons aux li vres d'obstétrique.

Schrœder conseille de hâter l'accouchement sous prétext que le travail d'enfantement tend à faire passer le rein gravide à l'état de néphrite chronique.

3. — Congestion rénale.

Étiologie et pathogénie. — La congestion du rein résulte de troubles graves dans sa circulation. Elle n'est dans la plupart des cas qu'un symptôme accompagnant une lésion rénale primitive. En ayant égard à leur mode de développement, on peut diviser les congestions rénales en :

Congestions de *causes locales*, et congestions de *causes générales*.

Congestions de causes locales. — Elles sont dues à un rétrécissement ou même à l'occlusion de la veine cave inférieure au-dessus de l'embouchure des veines rénales, ou bien à une gêne de circulation des veines rénales elles-mêmes. Ce sont en général des tumeurs et les thromboses consécutives qui ont mis obstacle au cours du sang. Les thromboses peuvent encore prendre naissance dans le cours de cachexies graves comme la cholérine des enfants par exemple, surtout chez ceux qui sont encore à la mamelle (Beckmann, Pollack, Schwartz) (1). Les congestions de cause locale sont de beaucoup les plus fréquentes.

Congestions de causes générales. — Elles viennent à la suite d'un obstacle à la circulation veineuse générale, à la suite de troubles de la petite circulation. En général ces troubles s'accompagnent d'anémie artérielle.

Dans ce groupe, les causes les plus fréquentes de congestion rénale sont sans aucun doute *les lésions valvulaires du cœur mal compensées*. Ce sont surtout les lésions siégeant au niveau des orifices veineux qui engendrent la congestion ré-

(1) Nous n'aurons garde d'oublier le mémoire de Parrot qui a décrit sous le nom de « *tubulhématie rénale chez les nouveau-nés* », une affection spéciale qui reconnaissait comme cause locale, appréciable, une thrombose des veines rénales. (G. C.)

nale, tandis que les lésions aortiques sont plutôt l'apanag des reins brightiques.

Des altérations dans la texture du cœur et des vaisseau peuvent amener à leur tour des congestions rénales : l'artério sclérose, les lésions inflammatoires et dégénératives, et, bie plus encore, la dilatation des cavités du cœur et l'atrophi du myocarde en fournissent de fréquents exemples.

En regard de ces maladies du cœur, les affections pleuro pulmonaires peuvent à leur tour devenir des obstacles méca niques à la circulation générale : ce sont en première lign l'emphysème, puis la pneumonie et les épanchements pleu raux. Par contre il est rare d'observer de la congestion rénal chez les phtisiques ; cela tient à ce que chez eux le sang dimi nue en même temps que la gêne respiratoire met obstacle sa circulation.

La congestion rénale peut revêtir une forme aiguë. Le livres classiques se sont en général fort peu occupés de cett forme.

Nous avons rencontré des reins atteints de congestion aigu chez des individus morts subitement ou en peu de jours à l suite d'accès de suffocation. La pendaison, la submersion dan l'eau, l'occlusion des gros troncs aériens (par des membrane croupales ou par des corps étrangers) sont les causes les plu fréquentes de congestion aiguë (1).

Elle peut aussi survenir à la suite de certaines affection pulmonaires ou cardiaques telles que la pneumonie et la péri cardite, ou enfin à la suite d'intoxication par poisons suffo cants tels que l'acide prussique par exemple (2).

---

(1) A. Robin a décrit une congestion aiguë primitive du rein, et, e 1889, Doyon décrivait une congestion rénale aiguë réflexe dont l point de départ était l'utérus.

(2) Cornil et Brault ont consacré un chapitre spécial aux conges

Schreiber, en comprimant le thorax d'un individu parfaitement sain, a pu le rendre par cette manœuvre albuminurique. Selon Schreiber, ce fait serait dû à ce que la surface pulmonaire destinée à être le siège des échanges gazeux étant diminuée, le rein en aurait reçu un rapide contre-coup qui aurait amené sa congestion.

Anatomie pathologique. — Nous ne ferons pas ici l'énumération de toutes les maladies susceptibles de produire des thrombus par compression de la veine cave ou des veines rénales.

Les thrombus peuvent affecter les formes les plus différentes. Le caillot peut obturer complètement la lumière du vaisseau, ou bien n'adhérer à la paroi que sur une certaine étendue, ou encore être perforé à son centre etc... Il semble

---

tions rénales aiguës. Il est certain que la plupart des maladies infectieuses telles que la variole, la fièvre typhoïde, la diphthérie, la syphilis au début s'accompagnent de congestion rénale. Les néphrites proprement dites donnent lieu à une phase congestive soit dans les premiers temps de la maladie, soit dans son cours, soit dans la dernière période des cas chroniques.

Kelsch et Kiener ont décrit dans l'impaludisme des congestions aiguës des reins, congestions assez intenses pour produire une hématurie passagère et guérissable. Dans la goutte et le diabète, pareilles complications surviennent d'une façon accidentelle.

Mais il s'agit de distinguer parmi toutes ces variétés. La congestion rénale n'est que le prélude de lésions qui s'accentueront dans la suite, ou elle est associée à d'autres processus (inflammatoires ou dégénératifs), ou elle présente une physionomie spéciale comme l'impaludisme : non seulement l'hyperhémie est très intense mais aussi il y a des altérations cellulaires. Il faut donc diviser les congestions rénales non seulement au point de vue étiologique, mais aussi au point de vue anatomique. Car dans les cas d'impaludisme cités par Kelsch et Kiener, dans les cas d'hémoglobinurie dus à des toxémies, la congestion rénale emprunte un caractère spécial dû à l'altération sanguine et à l'élimination de l'hémoglobine. (G. C.)

que la veine rénale gauche soit plus souvent obturée que la droite. Ou bien le rein devient rapidement le siège d'une hyperhémie intense ; et nous avons vu dans un cas de ce genre, le rein d'un enfant mort du choléra infantile présenter une couleur brun-violet foncé ; et à la coupe il laissait suinter un liquide semblable à du goudron. Ou bien le rein ressemble à peu de chose près à un rein normal, et dans ce cas, il s'est fait une circulation collatérale assez considérable pour remplacer la circulation normale.

Le rein congestif, conséquence d'une stase veineuse *généralisée*, et que l'on retrouve fréquemment chez les cardiaques (1) et les emphysémateux, est peu augmenté de volume,

---

(1) La congestion rénale chronique a pour type le rein cardiaque. Il ne s'observe que dans les affections cardiaques non compensées dès que le cœur droit est insuffisant, que le cœur gauche ou le poumon aient été le point de départ de cette insuffisance. En général deux sortes de processus interviennent : 1° l'abaissement de la pression artérielle (insuffisance du cœur gauche) ; 2° la stase veineuse (insuffisance du cœur droit). Au début la lésion est identique aux lésions précédemment décrites sauf que les bouquets vasculaires peuvent être remplis par une hémorrhagie faite dans la capsule de Bowmann et que les canalicules urinaires peuvent être remplis de sang.

Plus tard le rein devient induré, il présente parfois des mamelons à large base. Au microscope et à un faible grossissement, les vaisseaux capillaires, glomérulaires et intercanaliculaires, apparaissent distendus et gorgés de sang, et de loin en loin on aperçoit des groupes de canalicules ou des canalicules isolés qui sont opaques. A un fort grossissement on voit que ces derniers sont atteints de dégénérescence granulo graisseuse. Dans d'autres régions les cellules de quelques tubes présentent des granulations pigmentaires jaunâtres ou brunes provenant de la matière colorante du sang. Les bouquets glomérulaires qui n'offraient dans le premier stade que quelques rares foyers d'apoplexie peuvent être remplis d'une substance hyaline, colloïde, colorée en jaune brun par le sang. Or, ces bouquets glomérulaires sont transformés en kyste par compression de l'exsudat. Le sang en nature peut se trouver dans les canaux urinifères ; d'où refoulement et compression des cellules. Mais

ce n'est que rarement qu'on le trouve très gros. Il est dur, gonflé, contient un sang noirâtre, surtout dans les veines, et

---

au niveau de la pyramide les vaisseaux capillaires distendus à l'excès compriment les tubes droits sur tous les points de leur circonférence. Les modifications cellulaires se réduisent à l'abrasement des cellules épithéliales des tubes contournés, à la diminution de leur hauteur ; le bord libre est fréquemment limité par une cuticule striée ; ce qui donne à ces cellules l'aspect de l'épithélium cylindrique de l'intestin. Dans le reste de leur étendue elles paraissent normales. La lumière des tubes est à peine élargie ; elle est libre ou ne contient que quelques exsudations hyalines à la suite des poussées congestives ou d'hémorrhagie partielle au niveau des glomérules. — Épaississement des cloisons qui séparent les tubes ou entourent les capsules des glomérules, augmentation des cellules plates ou fusiformes et légère prolifération embryonnaire, voilà ce que l'on constate dans le tissu conjonctif. Au début, le tissu conjonctif est assez uniformément augmenté de volume ; plus tard les néoformations sont irrégulières. Mais ces lésions ne sont pas celles que l'on constate le plus souvent. Elles se limitent à la phase primordiale, à la période vraiment congestive. La cirrhose ne survient que dans les périodes très avancées du rein cardiaque. Elle a pour siège la substance corticale et dans celle-ci la couche immédiatement sous-jacente à la capsule, surtout au voisinage des étoiles de Verheyen.

Dans la substance médullaire elle est marquée autour des gros tubes collecteurs. — Les artères sont saines sauf celles qui passent au niveau ou au milieu des plaques de sclérose et les anses glomérulaires sont le plus souvent saines.

Le tissu conjonctif dans le rein cardiaque est fréquemment à l'état adulte ; il offre cependant quelquefois la disposition du tissu conjonctif muqueux. Le tissu conjonctif muqueux est-il un état précédant le tissu conjonctif adulte ? A coup sûr il est fréquent dans les œdèmes chroniques du rein, que l'œdème soit d'origine veineuse ou lymphatique (Cuffer).

Tel est d'après Cornil et Brault le rein cardiaque dégagé de tous les processus artériels, artério-scléreux, brightiques, ou des lésions de néphrites antérieures ou concomitantes. Et il n'est pas logique de penser à une évolution interstitielle, à une transformation du rein cardiaque en petit rein rouge. L'état même du rein cardiaque est en rapport avec sa symptomatologie, avec les modifications que lui imprime l'or-

les capillaires qui entourent ces dernières. La substance médullaire surtout vers la base (1) est plus sombre encore que l'écorce à la surface de laquelle on voit se dessiner les étoiles de Verheyen ; la région papillaire au contraire revêt souvent des teintes plus pâles. L'aspect que nous venons de décrire répond à l'*induration cyanotique de Klebs*.

Lorsque la durée de la maladie n'a pas été trop longue, voici ce que révèle l'examen microscopique. Les cellules épithéliales et les glomérules ne sont guère modifiés ; les interstices qui s'élargissent au niveau de la substance médullaire sont comblés par un tissu compact.

---

gane essentiel pour sa lésion, le cœur. Tous les symptômes suivent le fonctionnement de cet organe pas à pas : hématurie-albuminurie au début se répétant avec chaque crise d'asystolie, puis, à mesure que la lésion progresse, cirrhose rénale avec modification permanente des urines et localisation de cette cirrhose dans des régions définies comme celles qui se font dans le foie et les poumons. Les lésions épithéliales s'expliquent par l'imbibition du protoplasma par le sérum transsudé. Malgré l'assertion d'Hortolès, ces cellules ne meurent pas. Leur noyau se colore mal ; elles sont abrasées et, dans les congestions les plus intenses, elles contiennent un grand nombre de granulations pigmentaires brunâtres. Les troubles de nutrition aboutissent à des cylindres hyalins ou hématiques purs ou mixtes, et rarement la lésion va plus loin ; les granulations graisseuses du segment inférieur de la cellule ne se voient que de place en place dans les cas les plus graves.

Le rein cardiaque a donc une entité propre et sa lésion comme celle du foie cardiaque ne concerne que lui-même. Rein cardiaque œdémateux ou congestion rénale chronique, quelle que soit sa dénomination, il indique une lésion spéciale. C'est l'opinion de MM. Cornil et Brault ; Lécorché et Talamon se rangent à cet avis. « Le gros rein violet de a stase veineuse, ne peut devenir un petit rein contracté ». (G. C.

(1) C'est là où la congestion est toujours très marquée — car au niveau du point répondant au lacis veineux qui accompagne la voûte artérielle, on y voit quelquefois des thrombus visibles à l'œil nu et du volume soit d'un grain de chenevis, soit quelquefois d'un pois. Les glomérules sont, par contre, affaissés sur eux-mêmes et peu volumineux, indice d'une faible pression sanguine. (G. C.)

Lorsqu'au contraire on se trouve en présence d'une affection très ancienne, le rein est plutôt diminué de volume ; sa couche corticale un peu atrophiée, et la capsule ne s'enlève que difficilement de la surface raboteuse du rein et entraîne avec elle des parcelles de substance rénale (1).

Au microscope, ces reins ont leurs capsules de Malpighi épaissies ; leurs glomérules sont légèrement plissés ; les cellules épithéliales sont granuleuses, parfois même adipeuses, et infiltrent le stroma conjonctif. Enfin il n'est pas rare de rencontrer de la néphrite vraie, concomitante, surtout sous forme *de petit rein rouge*. Nous disons concomitant, car pour nous, il ne s'agit pas ici d'une simple conséquence de la stase veineuse, comme dans les expériences de Freylinck sur les animaux ; mais ainsi que l'a déjà remarqué Rosenstein, nous pensons qu'il s'agit ici de deux affections qui existent en même temps et relèvent d'une même maladie initiale. Il est probable que cette dernière n'est pas le rhumatisme seulement mais toutes les lésions de l'endocarde dans leur acception la plus large. Et en effet, dans les recherches anatomo-pathologiques que nous avons faites sur des sujets morts d'affection cardiaque à l'hôpital de Friedrichshain, nous avons remarqué que les reins congestifs granuleux et considérablement atrophiés, loin d'être exceptionnels, se rencontraient tout aussi bien dans les affections valvulaires du cœur qui certainement

(1) Le gros rein violet de la congestion rénale ne se trouve, en effet, qu'au début de la stase. C'est là une règle générale.

Dans les expériences de MM. Guyon et Albarran (*Arch. de méd. expérimentale*, 1890, n° 1) cette hypertrophie rénale se manifeste sur tous les diamètres du rein, surtout dans sa longueur et son épaisseur : le rein augmente de 2 centimètres. Cette constatation expérimentale a sa preuve en clinique où, dans les cas de rétention aiguë d'urine, on peut se rendre compte de l'augmentation de volume du rein (Guyon).

G. C.

n'étaient pas d'origine arthritique, que dans les endocardites rhumatismales ordinaires.

Quoi qu'il en soit, nous n'avons vu qu'exceptionnellement la congestion rénale se transformer en petit rein rouge contracté, tandis que nous avons observé toutes les transitions possibles vers l'induration cyanotique ; nous avons noté cette dernière transformation dans près de 25 0/0 des cas. Les reins ayantsubicette tranformation présentent bien, lorsqu'on les examine au microscope, les lésions caractéristiques du rein congestif, mais il s'y joint en même temps un élément brightique ; toutefois le microscope ne révèle pas ces lésions si étendues des éléments sécréteurs du rein que l'on trouve dans les reins brightiques ; voilà pourquoi nous plaçons ces cas, et nous sommes en cela d'accord avec la clinique, dans le groupe des congestions rénales, et non dans celui des néphrites vraies, quoique dans le cas d'artério-sclérose généralisée, il soit parfois très difficile de distinguer pendant la vie, et même après là mort, la nature des lésions rénales.

La congestion rénale aiguë est accompagnée d'une hyperhémie veineuse très diversement accentuée ; ordinairement la couche limitante est d'un bleu rouge foncé. L'examen histologique ne révèle aucune autre lésion (1).

---

(1) Sans établir une distinction tranchée entre la congestion passive du rein et la congestion aiguë on peut dire que dans ce dernier cas le rein est presque toujours augmenté de volume, que sa surface est plus rouge, que sa capsule est distendue. Sa substance médullaire est uniformément rouge, mais cette coloration est surtout intense dans la substance corticale, dans laquelle cependant le piqueté hémorrhagique des glomérules tranche sur le fond ; ils sont turgides et saillants. La substance corticale et la substance médullaire sont sillonnées de stries plus foncées que le rouge sombre de la substance. Les tubes droits et les artères glomérulaires sont énormément dilatés. Les glomérules sont atteints au début au même degré que dans les congestions passi-

N'oublions pas que même dans le cours de l'évolution du

---

ves. Les anses glomérulaires sont dilatées à l'excès par les globules rouges ; mais si la congestion persiste il y a issue du sérum sanguin, diapédèse des globules blancs et des globules rouges ; puis les cellules de revêtement et les épithéliums de la capsule se gonflent et deviennent turgides. Hortolès nie l'hémorrhagie intra-glomérulaire mais admet au contraire la diapédèse à travers la paroi des tubes contournés et au niveau des tubes de Bellini. Les capillaires intertubulaires montrent leur lumière uniformément occupée par des globules rouges. Les épithéliums ne sont pas comme dans la congestion passive abrasés, mais leur contour est inégal, frangé et déchiqueté. Les cellules des tubes contournés sont gonflées, granuleuses, sombres à leur base et, du côté de la lumière du tube, se terminent par un renflement hémisphérique, incolore, translucide : cellules vésiculeuses prêtes à déverser leur contenu dans le tube. Les tubes urinifères sont remplis d'éléments sphériques translucides, de blocs de matière granuleuse, de globules rouges et de noyaux des cellules. D'où production de cylindres hyalins, granuleux ou pigmentaires. — Dans les cas de congestion aiguë encore plus prononcés, les anses glomérulaires présentent des dilatations partielles ou générales, les cellules endothéliales sont fortement pigmentées quand il y a hémoglobinurie. Quelquefois on trouve dans la capsule un exsudat muqueux sous forme de globules extrêmement nombreux. D'après Kelsch et Kiener, qui ont surtout étudié la congestion rénale dans l'impaludisme, ces dernières lésions glomérulaires s'observeraient dans cette maladie infectieuse. De plus les cellules des tubuli contorti sont altérées et on voit, dans quelques-unes, leur noyau en bissac et en voie de division. L'altération du liquide sanguin donnerait son cachet propre à cette congestion rénale : l'élimination de l'hémoglobine causerait les accidents observés du côté des reins. C'est pourquoi ils ont proposé le nom de *congestion hémoglobinurique*. Il en est de même dans l'hémoglobinurie expérimentale de cause toxique (Marchand et Lebedeff), mais les lésions épithéliales sont plus prononcées et la dégénération granuleuse est signalée dans leurs expériences. Il faut donc, tout en tenant compte, d'après Cornil et Brault, dont nous avons résumé le travail : « *Études sur la pathologie des reins* » et tout en considérant l'hématurie rénale comme une terminaison ou un accident possible de la congestion rénale arrivée à un certain degré, restreindre les cas de congestion rénale pour en faire un chapitre à part et en distinguer des variétés, (G. C.)

rein brightique, il peut survenir une stase secondaire aiguë ou chronique. Ces complications donnent alors naissance à des formes mixtes, ressemblant souvent aux formes que nous venons de décrire, et fréquemment confondues avec elles.

Symptomatologie. — Il est facile de concevoir que les symptômes seront toujours plus ou moins masqués par ceux de la maladie principale. C'est l'urine qui est de beaucoup le facteur le plus important. N'oublions pas tout d'abord ce fait d'une importance capitale, que dans bon nombre de cas, appartenant à la *première catégorie* (congestion de cause locale) on a vu l'urine être normale, alors même qu'il y avait obstruction complète des deux veines rénales. Ce sont des cas dans lesquels la thrombose n'est qu'un phénomène post-mortem, alors que le rein lui-même ne présente aucune altération de structure. Les faits de ce genre sont d'autant plus surprenants que les expériences de physiologie pathologique fournissent des résultats différents.

Lorsque l'on pratique la ligature des veines rénales chez un animal quelconque, tous les vaisseaux sanguins du rein se remplissent subitement, il se produit alors des extravasations en masse qui arrêtent la sécrétion rénale (Senator), ou qui, au lieu d'urine font sécréter de la lymphe par stase (Cohnheim) ; enfin l'atrophie ne tarde pas à apparaître à son tour.

Pour éviter ces accidents qui n'ont rien de commun avec ce qui se passe chez l'homme, Perls et Weissgerber eurent recours au simple rétrécissement des veines rénales ; l'urine contint alors du sang, de l'albumine et des cylindres ; Senator vit même tout dernièrement qu'en rétrécissant pendant un temps très court les veines rénales, l'urine devenait fortement albumineuse.

D'après ce qui précède, on voit que si, chez l'homme, l'occlusion des veines rénales ne réagit pas toujours sur la sécrétion urinaire, on ne peut attribuer ce fait qu'à *la lenteur* avec laquelle se développe la thrombose veineuse, et à un abaissement considérable de la pression artérielle par suite de cachexie. Grâce à cette lenteur d'une part et à la faible pression artérielle de l'autre, le sang amené par les artères a le temps de s'écouler par une voie collatérale à travers les veines capsulaires (Cohnheim) (1).

Il est des cas où les phénomènes morbides chez l'homme ressemblent de tous points à ceux que l'on observe chez les animaux : c'est ce que Bartels a observé chez un homme *robuste* dont la veine-cave inférieure était obstruée sur une longue étendue. Il nota de l'albuminurie et de l'hématurie ; il constata en plus une augmentation considérable de la quantité d'urine émise par 24 heures, ce qui indiquait une augmentation de pression dans les glomérules (2). Oppolzer et

---

(1) Nous citerons à ce propos la thèse récente de Vimont, « *Des oblitérations de la veine cave inférieure* » (G. Steinheil, 1890), dans laquelle il est question de thrombus occupant la veine cave inférieure et qui n'ont amené aucun trouble urinaire. Dans ces cas, il faut tenir compte d'une disposition anatomique, signalée par Lejars. Grâce au canal réno-azygo-lombaire la circulation veineuse trouve une voie d'échappement et le sang veineux se déverse dans la veine cave supérieure. Démonstration non seulement basée sur l'anatomie, mais appuyée par la clinique (Lépine). La circulation veineuse peut encore se rétablir par le plexus veineux situé sur les côtés des vertèbres (Andrews) ou par la veine diaphragmatique inférieure (A. Robin). (G. C.)

(2) Dans la dernière édition de son *Traité de l'albuminurie*, Senator a nettement distingué la part qui revient, dans les phénomènes de stase veineuse due à la ligature des veines rénales, d'un côté à la transsudation glomérulaire, d'un autre côté à la sécrétion des épithéliums, en supposant toujours la circulation artérielle intacte. Si la stase est subite et prolongée, la congestion est intense ; elle s'accompagne de déchirure des petits vaisseaux et ne trouve de limite que dans la dilatabilité de la capsule rénale. Capsules et canalicules urinaires contiennent de l'albumine et des globules rouges en grand nombre. Il peut y

Nottin rencontrèrent à leur tour dans un cas d'obstruction des veines rénales une quantité considérable d'albumine et de

---

avoir de l'anurie ; mais il y a le plus souvent du sang dans l'urine. Si la stase veineuse est de courte durée les canalicules urinaires des pyramides sont oblitérés par les veines environnantes largement dilatées (Ludwig) ; on signale encore dans ce cas de l'anurie. La sécrétion albumineuse ne survient pas. — Si la stase dure de 8 à 12 minutes, il y a une sécrétion albumineuse à peu près exclusive dans les tubes urinaires de la substance médullaire et pas dans les capsules (transsudation). Si la stase veineuse est prolongée (15 minutes), il y a sécrétion albumineuse abondante dans les canaux de la substance pyramidale avec intégrité des épithéliums. A ce degré on peut observer aussi, mais rarement, de l'albumine dans les segments sinueux. L'urine diminue de quantité, l'urée et les matières extractives aussi, les sels ne sont pas sensiblement modifiés. A ce degré de stase veineuse (3e degré) il se produit de l'œdème des vaisseaux lymphatiques qui se congestionnent et contiennent un liquide teinté en rouge, qui passe dans les canalicules urinaires ; les épithéliums colorés ne fournissent plus de sécrétion normale. La transsudation qui, dans les autres degrés de la stase, s'était maintenue au taux normal, augmente, son liquide contient plus d'albumine et se trouve mélangé à du sang. La stase en effet qui au 1er ou 2e degré avait épargné le glomérule, l'a atteint et par suite ses fonctions sont modifiées. Comme l'urine est le résultat de la transsudation glomérulaire et de la sécrétion des épithéliums, suivant la prédominance des troubles morbides de l'un ou de l'autre de ces facteurs il y aura polyurie ou oligurie. Si donc la pression artérielle reste intacte et si la transsudation glomérulaire l'emporte sur la sécrétion épithéliale il peut se produire une stase veineuse sans oligurie et même avec polyurie.

Tel est le cas cité par Bartels. Tels sont les cas de Schreiber et de Falkenheim dans lesquels la circulation artérielle resta intacte ; seule la circulation veineuse (veine cave inférieure — veines rénales) se trouva entravée soit à la suite d'une compression du thorax ayant amené une stase de la petite circulation et de la veine rénale consécutivement, soit à la suite d'une compression de la veine rénale gauche par compression de la rate hypertrophiée. Dans ces faits, ou l'urine resta au même taux ou il y eut polyurie ; dans tous, l'albuminurie fut considérable. Mais par suite de la disposition anatomique de la circulation rénale l'oligurie est la règle. Les artères glomérulaires devenant

sang dans l'urine. Enfin Pollack et nous-même avons fait ces mêmes remarques dans des formes accompagnées de vomissements et de diarrhée.

Quand la congestion rénale n'est qu'une manifestation secondaire d'une stase *veineuse généralisée*, causée elle-même par une lésion organique du cœur, voici quelle est la marche ordinaire des symptômes. Les malades disent avoir remar-

---

capillaires glomérulaires avant de devenir capillaires interstitiels, le système artériel est divisé en plusieurs segments dont le dernier (l'interstitiel) irrigue les canaux urinifères. C'est donc lui qui reçoit le premier le contre-coup de la stase urinaire (ralentissement du courant sanguin), d'où diminution de la sécrétion glandulaire et oligurie. Quand la stase s'étend aux glomérules la transsudation glomérulaire augmente, d'où polyurie. Pendant que ces phénomènes se produisent, la pression artérielle ne varie pas. Si la pression glomérulaire faiblit, si le cœur est au-dessous de sa tâche, la polyurie n'est plus possible.

Comme la circulation artérielle ne reste pas généralement intacte quand la circulation veineuse est ralentie, l'oligurie est fréquente, les cas de polyurie sont très rares.

Cet abaissement connexe de la circulation artérielle se trouve réalisé dans la thrombose rénale des nouveau-nés, dans la thrombose des veines créées par une tumeur maligne. Dans tous les faits de ce genre l'excrétion aqueuse diminue et il n'en est pas de même des autres éléments de l'urine.

Malheureusement il y a désaccord entre la clinique et l'expérimentation. Chez les animaux on détermine l'albuminurie et l'hématurie.

Cliniquement on observe la diminution de l'excrétion aqueuse ; mais quant aux rapports quantitatifs des éléments on sait peu de chose. On sait cependant que la somme totale de ces derniers ne diminue pas dans les mêmes proportions que l'eau. Aussi l'urine augmente de densité ; elle est plus foncée et elle dépose. Ces éléments diminués, cependant, à un moindre degré que l'eau arrivent au total à être plus abondants relativement. L'urée, il est vrai, diminue d'une façon absolue malgré son augmentation relative de 3 0/0 ; l'acide urique est difficile à doser, vu la difficulté qu'on rencontre en présence des phénomènes pulmonaires connexes ; l'albumine est minime. Si l'albuminurie est abondante, si on signale l'hématurie on a affaire à des processus phlegmasiques connexes et à des néphrites antérieures ou surajoutées. (G. C.)

qué depuis longtemps que leur urine diminuait et que la couleur devenait plus foncée. Puis à un moment donné, ils ont été surpris de voir leurs chevilles enfler, et, effrayés, ils sont venus consulter.

Si on examine alors leur urine, on constate tout d'abord que la quantité d'urine émise par 24 heures est sensiblement au-dessous de la normale, souvent réduite de moitié ; sa densité est augmentée et atteint ordinairement 1030. L'urine est rouge sombre, très acide. Si on la laisse refroidir, elle laisse déposer la plupart du temps des urates, et même de l'acide urique cristallisé ; elle contient jusqu'à 1/20 d'urée (Bartels). La quantité absolue d'urée est presque normale (1),

(1) Comme nous l'avons vu dans la précédente note, il y a lieu de distinguer plusieurs modifications des urines au cours de la congestion rénale causée par la stase veineuse.

Dans le cas de stase moyenne, l'urine est albumineuse, la proportion d'urée diminue et probablement aussi la proportion des sels (chlorure de sodium).

Dans le cas de forte stase veineuse provoquée par le rétrécissement de la circulation en retour, la quantité d'urée et des matières extractives diminue d'une façon notable, la proportion des sels n'est pas sensiblement modifiée, le chiffre de l'albumine augmente assez sensiblement (Senator).

Dans le cas de congestion veineuse consécutive à la ligature des uretères la quantité d'urine sécrétée dans les premières 24 heures est plus considérable que celle qui est produite dans les secondes 24 heures. Si on lève la ligature après 24 heures l'augmentation de la sécrétion est constante dans les secondes 24 heures. L'urée dans un même volume d'urine diminue dans les premières 24 heures de la rétention. Elle diminue encore dans les secondes 24 heures, quoiqu'il y ait polyurie. Elle diminue encore si la ligature des uretères persiste (Guyon et Albarran). La quantité de chlorure de sodium reste au même taux d'une façon absolue (Lépine et Aubert).

Dans le cas d'insuffisance cardiaque (stase veineuse, diminution de la pression artérielle) les modifications de l'urine sont telles que nous les avons indiquées précédemment.

quand les cellules épithéliales du rein sont encore assez saines pour remplir leurs fonctions normales, et tant qu'il n'existe ni troubles graves de la digestion ni cachexie ; mais dès que ces symptômes s'accusent, son poids spécifique relatif et même absolu peut être diminué.

Quand l'hydropisie augmente, l'urine devient très souvent *albumineuse*, mais ce fait n'est cependant pas constant comme Bartels s'est cru autorisé à l'affirmer. En général il n'y a que peu d'albumine, quelques millièmes tout au plus ; mais dans quelques cas isolés, nous en avons trouvé à l'autopsie des quantités considérables, ce qui est en désaccord avec les auteurs. Au microscope, on ne trouve généralement, abstraction faite des urates et des éléments figurés du sédiment, que de rares cylindres hyalins et quelques globules rouges.

On a expliqué l'oligurie de bien des façons différentes. On ne peut l'attribuer à une diminution de la pression sanguine dans les glomérules (Runeberg), quoique la pâleur des réseaux vasculaires, assez fréquente sur le cadavre, semble favorable à cette hypothèse, car la stase veineuse doit s'étendre jusqu'aux glomérules, et y produire une augmentation de pression (Heidenhain). Alors on a invoqué *la différence de pression* qui doit exister entre les liquides contenus dans les glomérules et ceux contenus dans les tubes urinifères (Senator et Cohnheim) : la dilatation des vaisseaux sanguins congestionnés, surtout dans la substance médullaire, conduirait à la compression des canalicules urinifères, et celle-ci à une stase urinaire (Ludwig) ; la pression s'exerçant en sens in-

---

Dans le cas de stase veineuse par ligature de l'artère rénale les troubles urinaires sont identiques dans l'expérimentation et la clinique : oligurie, diminution des éléments spécifiques de l'urine, dont l'urée est le type, chiffre peu élevé d'albumine, absence totale ou rareté du sang (Senator). (G. C.)

verse dans les canaux urinifères arriverait à compenser l'excès de tension dans les glomérules.

Le ralentissement du courant sanguin dans les réseaux vasculaires exerce très probablement aussi une certaine action dans l'oligurie (Heidenhain); c'est encore à ce ralentissement du courant sanguin que l'on attribue l'albuminurie. Paneth, après avoir fait plusieurs expériences sur des chiens auxquels il créa une oblitération de la veine-cave, a même prétendu qu'il ne fallait pas chercher la cause de l'oligurie dans un phénomène mécanique, dans la compression des canalicules urinifères, mais que l'oligurie était due simplement à ce que l'activité sécrétoire des reins était entravée par la stase veineuse, la pression artérielle n'intervenant d'ailleurs nullement dans cette modification. Comme preuve de cette théorie, Paneth invoque ce fait parfaitement exact, que des diurétiques convenablement prescrits ramènent immédiatement d'abondantes émissions d'urine (1).

Nous avons vu que, d'après les recherches expérimentales de Senator, l'albumine dissoute et les globules du sang arrivent dans l'urine par suite de la stase sous forme de lymphe; cette lymphe provient surtout des capillaires de la substance médullaire anormalement distendus. On a fait une série d'expériences toutes concordantes. Elles ont prouvé que le pas-

(1) Senator a répondu lui-même aux objections de Paneth (reproduites dans la thèse de Dreis). Dreis, en effet, considère dans les cas cités par Bartels (polyurie succédant à l'oligurie) l'altération amyloïde du rein et les diurétiques comme ayant amené la quantité d'urine à un taux normal ou supérieur à la normale. Or, dit Senator, dans les observations citées par Bartels et commentées par Dreis, l'urine n'avait pas la composition de celle de la dégénérescence amyloïde, cette lésion existait avant l'époque et à l'époque où l'urine était rare, de plus, l'efficacité du diurétique signalé par Dreis (la potion de Rivière) est contestable. (G. C.)

sage de l'albumine et des globules rouges dans les reins de l'homme congestionnés était parfaitement indépendant, ainsi que Senator l'a fait ressortir avec raison, des troubles circulatoires amenés par l'obstruction veineuse et survenant *sans altération de la circulation artérielle*. D'après les dernières expériences de Munk et Senator, il résulte que, sous l'influence de la stase veineuse, l'urée décroît dans l'urine, mais qu'il n'en est pas de même du chlorure de sodium ; nous devons avec Paneth, conclure de leurs expériences, que l'oligurie est liée d'abord à une lésion de l'épithélium rénal, et comme on l'avait déjà fait remarquer, à une transsudation à travers les parois des canaux urinifères.

Il est rare que *l'hydropisie* qui accompagne l'induration cyanotique du rein ne révèle pas son vrai caractère. Elle se développe surtout dans le domaine de la veine-cave inférieure, mais sans s'y limiter nécessairement. La face et les membres supérieurs restent ordinairement indemnes ; l'œdème ne commence jamais par ces régions, comme cela est si fréquent dans les néphrites. On n'observe jamais de symptômes d'urémie dans les cas simples, non accompagnés de néphrite.

Marche. — La marche de la congestion rénale dépend naturellement de celle de la maladie initiale. L'œdème peut persister longtemps au même degré d'intensité ; on peut même l'observer jusqu'à la mort, mais c'est là une exception.

Toutes les fois qu'il n'y a pas de dégénérescence du muscle cardiaque empêchant un travail de compensation, ou qu'une néphrite grave ne vient pas compliquer la congestion rénale, les grands symptômes dus à la stase veineuse généralisée disparaissent avec une promptitude remarquable ; soit que la compensation s'établisse spontanément, soit qu'on la provoque artificiellement.

On a même vu des cas fort graves, désespérés en apparence, dans lesquels les symptômes, déjà menaçants disparurent subitement sous le coup d'une diurèse abondante et en même temps l'albumine disparaissait des urines. Malheureusement les récidives sont fréquentes.

Les malades atteints de formes mixtes, dont nous avons parlé plus haut, et dans lesquelles l'élément congestif se combine à l'élément néphrétique, émettent une urine ayant à peu près les mêmes caractères que ceux que nous venons de décrire, avec cette différence cependant que l'oligurie, l'augmentation du poids spécifique et la couleur foncée de l'urine sont moins manifestes ; de plus, on observe une plus grande quantité d'albumine, et un certain nombre de cylindres granuleux et même ciroïdes.

Quand les lésions du petit rein rouge sont plus marquées, l'urine prend les caractères classiques de l'urine des brightiques. Nous ferons seulement remarquer que la quantité d'urine nous a paru sensiblement diminuée, alors même qu'une hypertrophie du cœur gauche était évidente. A part de très rares exceptions négligeables, le poids spécifique avait toujours notablement diminué, même lorsque la quantité d'urine émise était *fort minime*.

Diagnostic. — La plupart des auteurs ne veulent pas reconnaître la possibilité d'une confusion entre la néphrite chronique et la congestion rénale. Ces auteurs prétendent que non seulement on peut se baser sur la concentration de l'urine et son dépôt de sédiments uratiques mais aussi sur sa richesse en albumine pour établir un diagnostic différentiel. Ceux qui font d'une albuminurie légère un symptôme pathognomonique de la congestion rénale, s'exposent à diagnostiquer plus de néphrites chroniques qu'ils n'en rencontreront dans leurs autopsies. Nous avons souvent eu l'occasion d'observer des malades qui avaient rendu pendant des semaines des urines très albumineuses, qui avaient eu des œdèmes généralisés, et dont les reins examinés au microscope ne présentaient aucune autre lésion rénale que celles qui caractérisent la congestion rénale (cela est vrai surtout pour les cas accompagnés de myocardite). Sans doute, le plus souvent, un état cyanotique général, la présence d'une affection cardiaque ou pulmonaire, le mode d'évolution de la maladie, la localisation de l'œdème, et la rareté des cylindres hyalins dans l'urine feront éviter l'erreur. Mais il n'en est pas moins vrai que dans les formes mixtes dont nous avons parlé plus haut, le diagnostic peut même devenir impossible.

Dans d'autres cas, au contraire, la rapidité de la marche de l'affection, le caractère hémorrhagique de l'urine, la présence de cylindres néphrétiques ne laisseront aucun doute sur la nature de la maladie.

Nous attribuons une valeur diagnostique considérable au *poids spécifique* lorsque celui-ci se *maintient* pendant un certain temps inférieur à la normale (inférieur à 1012), *malgré l'oligurie* et les symptômes généraux de la stase veineuse. Toutes les fois que nous avons noté cette diminution *continue* du poids spécifique et qu'il n'y avait pas en même temps inanition ou un état cachectique avancé, nous avons trouvé à l'autopsie un petit rein rouge.

Pronostic. — D'après ce que nous venons de dire, le pronostic de la congestion rénale varie naturellement selon la cause qui lui a donné naissance. Il existe ordinairement des lésions organiques irréparables ; le pronostic se base alors sur le degré de compensation possible. Nous avons vu qu'une hydropisie même considérable, et une anurie presque complète n'étaient pas *nécessairement* d'un pronostic fatal, et qu'il pouvait survenir une guérison momentanée (1).

Traitement. — La thérapeutique doit s'adresser à la maladie initiale, et s'occuper de l'état général. Son but constant doit être de songer à l'obstacle apporté à la sécrétion rénale et de penser à l'hydropisie. Son agent par excellence, d'accord en cela avec le rôle joué par le cœur, est la *digitale*. En seconde ligne viennent, d'après les indications de Grützner, Lépine, Munk etc., les *diurétiques* qui agissent par le système périphérique sur les reins, en accélérant le cours du sang et en excitant les cellules glandulaires ; par exemple la *caféine* et *les sels alcalins dérivés d'acides végétaux*. Parmi ces moyens nous comptons aussi le *calomel*, dont l'action diurétique a été récemment affirmée par Jendrassik. Nos observations cliniques et les expériences de Rosenstein ont montré que ce médicament agissait sur l'épithélium rénal et non sur le cœur.

Enfin nous citerons le *strophantus* (Fraser) dont l'action ne semble pas encore avoir été suffisamment étudiée. Nous ne pouvons entrer ici dans plus de détails, mais nous recommandons, comme fruit de nombreuses expériences personnelles, d'employer conjointement la *digitale*, alors même qu'administrée à hautes doses et pendant plusieurs jours elle serait restée sans action, avec des doses assez fortes *d'acétate de potasse* et de *strophantus*.

(1) De même on ne saurait se baser ni sur la présence d'une albuminurie abondante ni d'une hématurie prononcée pour pronostiquer une lésion grave du rein. Ces phénomènes, envisagés indépendamment de la cause qui leur a donné naissance, disparaissent quelquefois aussi vite qu'ils ont apparu. Et d'après l'expérimentation (Overbeck-Hermann) on s'explique très bien que le rein ne présente aucune modification de nutrition des épithéliums et des parois vasculaires.

La caféine seule, et le strophantus seul sont souvent inefficaces. On peut employer le strophantus dans certains cas, et d'après nos propres expériences, surtout dans des cas récents sans lésion mitrale, car il procure une diurèse abondante et ne provoque aucun accident (Pins, Langgaard, Haas, Zerner et Lœw, Hochhaus, A. Frænkel, P. Guttmann, nous-même etc...). Nous conseillons d'administrer ces deux derniers médicaments (caféine et strophantus) associés à la digitale.

Dans des cas désespérés, où ces remèdes donnés isolément n'avaient produit aucun effet, leur mélange nous donna de véritables décharges urinaires (6 litres et plus par jour) ; les œdèmes disparurent promptement, et des malades tenus pour agonisants purent se rétablir pour des semaines et des mois.

Lorsque ces trois médicaments associés n'auront procuré aucun soulagement au malade, le pronostic devient grave à brève échéance.

Nous n'accordons au calomel comme à tous les mercuriaux puissants qu'une action diurétique apparente, d'accord en cela avec Meyjes, Cohn, Weinstein, Orioli, Stintzing, Bieganski, Nothnagel, Pal, Erb, Biro, Buschujew etc... Il peut être efficace dans certains cas, mais il est incertain dans d'autres ; c'est un médicament à double action que nous n'osons recommander qu'en dernière ressource, et contre lequel nous ne saurions trop mettre en garde surtout dans les néphrites graves. Administré aux doses usuelles, 2 ou 3 fois par jour, il cause presque toujours, malgré toutes les précautions que l'on prend, une stomatite intense et de l'entérite. Beaucoup de malades n'en succombent que plus rapidement sans avoir la moindre augmentation de leurs urines, leur sécrétion rénale étant totalement suspendue par la néphrite parenchymateuse. L'action du calomel est presque toujours éphémère, comme l'avouent même ses partisans. Cependant nous reconnaissons de notre côté qu'un certain nombre de malades se sont trouvés soulagés par son emploi.

Il est bien rare que *l'adonis vernalis*, *la convallaria* et *la sparteine* tout dernièrement recommandée, aient fourni des résultats satisfaisants. Hiller, Leubuscher, Stœssel, Eichhorst les ont abandonnés. Dans ces derniers-temps, nous avons renoncé à ces médicaments comme à *la pilocarpine* dont les cardiaques se trouvent ordinairement fort mal.

Comme nouveaux et excellents diurétiques, G. Sée recommande la *lactose* (sucre de lait) et Schrœder la *théobromine*, la première à la dose quotidienne de 200 grammes dans un litre d'eau, la seconde sous forme de théobromine natro-salicylée (diurétine) à la dose de quelques grammes dans les 24 heures.

Nous avons expérimenté ces deux médicaments dans quelques cas d'oligurie d'origine cardiaque et rénale, avec ou sans hydropisie. A côté d'échecs complets, nous avons obtenu quelques succès non douteux. En ce qui concerne la tolérance de ces substances, nous n'avons pas vérifié l'exactitude des faits publiés à ce sujet. Les dyspeptiques surtout n'ont pu accepter de se noyer l'estomac avec deux litres de ce liquide assez sucré pour provoquer des nausées.

Quant à la *diurétine* — qui est fort chère et d'action fort éphémère, paraît-il — elle est aussi responsable d'accidents, tels que céphalée, nausées, vomissements même. Quoi qu'il en soit, il nous semble indiqué de pratiquer des recherches ultérieures avec ce dernier médicament, qui est loin d'exercer l'action irritante de la caféine.

Avec Bartels nous croyons que les dérivations par la voie intestinale sont dangereuses et doivent même être rejetées dans les grandes asthénies du cœur ; car les mauvaises digestions que ces dérivations occasionnent, et les pertes d'albumine subies par l'intestin peuvent devenir dangereuses pour le cœur qui est déjà si fort au-dessous de sa tâche.

Lorsque l'asthénie du cœur est très prononcée, on n'hésitera pas à employer les excitants, tels que le vin et le camphre. (Voir aussi traitement de la néphrite diffuse.) Dans la plupart des cas, nous ne sortons pas de cette thérapeutique, et nous nous en trouvons bien.

La *diaphorèse* n'est pas non plus sans avantages, nous renvoyons le lecteur à ce sujet au chapitre : « traitement de l'hydropisie dans les néphrites ».

Si tous ces moyens, même associés, ne réussissent pas ; si la gêne produite par l'hydropisie est sur le point de mettre la vie du malade en danger, alors, mais alors seulement, on aura recours aux moyens chirurgicaux pour enlever le liquide. La ponction devra être faite antiseptiquement. Nous en décrirons le manuel opératoire au sujet de la néphrite diffuse.

Nous ne nous occuperons pas ici du traitement diététique-mécanique des troubles circulatoires qui dominent la congestion rénale (méthode de Oertel). Quand l'hydropique est obligé de s'aliter, cette méthode, souvent précieuse au point de vue prophylactique ne peut plus guère employée.

Enfin on a proposé les saignées et une gymnastique cardiaque que l'on voudrait faire subir aux malades atteints de troubles circulatoires ; nous ne nous étendrons pas sur ces moyens. Le dernier congrès de pathologie interne montre assez combien les médecins sont peu d'accord à ce sujet (Oertel, Eichtel).

4. — Infarctus rénal hémorrhagique.

L'infarctus rénal n'offre pas grand intérêt au point de vue *clinique*. Il résulte, ainsi que Virchow l'a montré le premier, de l'occlusion d'une branche de l'artère rénale par une embolie non infectieuse, lisse, telle qu'elle se produit surtout dans le cours de l'endocardite gauche. Nous renvoyons au chapitre « *Néphrite* » pour l'étude des embolies infectieuses.

Cette embolie se présente surtout dans les lésions valvulaires. On ne la rencontre que rarement dans le cours de l'artério-sclérose et des lésions rénales d'origine traumatique. La description détaillée de la structure des embolies est du domaine de la pathologie générale ; nous nous contenterons de rappeler ici les faits essentiels.

Anatomie pathologique. — On aurait tort de considérer d'une façon générale les infarctus rénaux comme hémorrhagiques. Il y a une dizaine d'années Beckmann niait déjà la nature hémorrhagique de certains *cônes* fibrineux, que Rokitansky considérait comme des foyers hémorrhagiques décolorés. Plus récemment, Litten et Talma ont confirmé, par des expériences concluantes, la manière de voir de Beckmann (1).

Les infarctus qui méritent véritablement l'épithète d'*hémorrhagiques* sont rares. La plupart des infarctus rénaux sont *blancs* ; mais cette pâleur ne provient pas d'une décoloration,

---

(1) Les infarctus ont différentes dimensions. Certains sont gros comme des lentilles, d'autres prennent un tiers, un quart d'une pyramide entière, ou deux pyramides contiguës. La base est lisse, le plus souvent déprimée en son centre, la capsule du rein est plissée. Si les infarctus sont petits, on trouve des cicatrices sous-capsulaires disséminées à la surface du rein. Les infarctus volumineux sont presque toujours isolés. (G. C.)

comme le pensait Rokitansky, elle indique que ces infarctus sont le résultat d'un travail de *nécrose* consécutif à l'anémie de l'organe, et n'ayant aucun rapport avec des hémorrhagies vraies.

Ces infarctus ne présentent jamais une couleur rouge-foncée qui se serait atténuée à la longue, comme l'enseignent encore des traités récents de pathologie ; ils sont incolores dès leur origine, siègent au niveau des anastomoses du vaisseau nécrosé, et apparaissent sous la forme de cônes ayant la pointe dirigée vers le centre de l'organe. Ils sont jaunes ou jaune-grisâtre ; cette couleur explique comment les anciens auteurs avaient pu prendre de petits foyers jaune-gris pour des foyers puriformes. Enfin ces infarctus sont secs, et entourés d'une zône limitante rougeâtre.

Weigert en examinant des reins au microscope découvrit le premier que cet organe est le siège d'une nécrose de coagulation, c'est-à-dire que les cellules épithéliales du rein, sans être essentiellement détruites, perdent leurs granulations, et surtout leurs noyaux. Cette métamorphose se réalise grâce à la présence de capillaires voisins. Ainsi que Litten l'a fait justement observer, l'artère rénale n'est pas une artère terminale, au sens anatomique du mot ; elle est accompagnée de quelques rares collatérales émanant de sa capsule adipeuse et de l'uretère.

On est loin d'être d'accord sur les *hémorrhagies* qui compliquent parfois la nécrose et qui surviennent en arrière de l'embolie. Il n'est pas rare que l'embolie échappe aux recherches de l'anatomo-pathologiste. D'après Cohnheim, il s'agirait d'une diapédèse favorisée par une désorganisation des parois des capillaires et des plus petites veinules. Cette désorganisation des parois serait due d'une part à l'arrêt du courant sanguin dans ces vaisseaux et d'autre part à la pression qu'exercerait un courant veineux rétrograde. Litten pense au contraire que les hémorrhagies prennent leur source dans les artères collatérales. Pour lui, le processus est le même ici que dans la congestion rénale : il y a simplement obstacle à la circulation rénale ; l'hémorrhagie est due à un phénomène purement mécanique, et nullement à une désintégration des parois vasculaires.

La zone rougeâtre qui délimite nettement l'infarctus du parenchyme rénal sain, est l'indice d'une irritation causée par les tissus morts aux tissus vivants circonvoisins. Plus tard, les éléments nécrosés, dégénérés, se résorbent, et font place à un tissu cicatriciel de nature conjonctive, et vascularisé par l'arrivée de globules sanguins incolores et de réseaux vasculaires de nouvelle formation. Autour du tissu cicatriciel, il se fait un travail inflammatoire aux dépens du tissu interstitiel, fait qui justifie le nom de *néphrite métastatique* (1). Cette

---

(1) D'une façon générale le processus de l'infarctus est le suivant : Au début, phase d'anémie, puis phase de mortification des éléments cellulaires dans le territoire de l'artère embolisée (nécrose de coagulation). La circulation artérielle est supprimée, mais la circulation lymphatique persiste. Enfin il survient une phase de cicatrisation. Ces trois périodes de l'évolution de l'infarctus ont été reproduites expérimentalement. L'anémie déterminée ainsi est de courte durée ; une congestion intense lui fait bientôt suite formée par une hémorrhagie capillaire ; la périphérie de l'infarctus est marquée par un bourrelet assez net. Puis les éléments sanguins épanchés au sein de l'infarctus et les éléments du parenchyme compris dans ce dernier dégénèrent. Il se forme une membrane enkystante, puis une cicatrice qui peut persister 15 et même 20 ans si l'infarctus est considérable.

L'anémie s'explique aisément par suite de l'arrêt en amont de l'embolus. La congestion est due : 1° à l'augmentation de pression dans les branches collatérales voisines, (fluxion artérielle et phénomènes de diapédèse) ; 2° au tissu anémié qui détermine une irritation voisine par action réflexe vaso-dilatatrice ; 3° à la fluxion veineuse rétrograde (di-

phlegmasie entraîne la perte de nombreux glomérules et canalicules, dont la régénération est aussi complète que celle qui a lieu à la suite de blessures du rein (Mattei).

---

minution de la vis à tergo et par suite reflux du sang veineux des territoires voisins).

L'infarctus du rein diffère de cette description qui répond à l'infarctus en général. L'infarctus du rein n'est pas hémorrhagique, même longtemps après sa formation (Germont). La pression veineuse rénale est négative comme dans la veine-cave, et l'influence vaso-dilatatrice n'est pas constante, celle-ci réclamant pour se produire une lésion des nerfs accompagnant l'artère ; ces deux raisons peuvent démontrer l'existence des infarctus rénaux anémiques. L'infarctus rénal peut être hémorrhagique, malgré la généralité des observations (Prévost et Cotard, Vulpian) qui décrivent l'infarctus rénal comme blanc-grisâtre et blanc. Mais il l'est exceptionnellement ou à une période éloignée du début de sa formation, comme nous le disions tout à l'heure. Une des conditions pathologiques qui peut réaliser cette forme hémorrhagique, c'est une affection cardiaque qui rend la pression veineuse positive. Il faut encore faire la part des conditions locales mal connues qui influencent les vaso-moteurs (Cornil et Brault). Si enfin on constate des hémorrhagies dans un infarctus volumineux, ce sont de petits foyers hémorrhagiques qui doivent être considérés comme des phénomènes dus à la régression de certaines parties correspondant à l'embolus. — Si l'infarctus est hémorrhagique d'emblée, de rouge-brun il devient orangé, puis blanc-grisâtre ; s'il est anémique d'emblée, il reste blanc et devient grisâtre. Cette teinte, unique dans les deux cas, est l'indice de la mortification du tissu embolisé. A de simples phénomènes de compression du début succèdent, en effet, des phénomènes de nécrose marqués par des granulations provenant de la destruction de la fibrine et des globules sanguins, par des granulations protéiques, graisseuses et pigmentaires. Par le durcissement à l'acide osmique on voit que les épithéliums des tubes urinifères sont formés par une masse granuleuse, comme émulsionnée, et sans noyau dans leur intérieur (Cornil et Brault). Les capillaires voisins sont dilatés et remplis de granulations incrustées dans les cellules lymphatiques ou complètement libres dans le plasma (Cornil et Brault). Ou bien la dégénérescence graisseuse prédomine dans les tubes ayant encore une certaine consistance. Le noyau est à peine visible, ou il est détruit et

Des cicatrices d'infarctus nombreuses et étendues peuvent arriver à contracter fortement le rein ; on a désigné cette affection sous le nom de « *rein embolique contracté* ».

Von Recklinghausen a observé à la suite de blessures de

---

divisé en petits blocs irréguliers situés à peu de distance les uns des autres.

Lymphatiques, capillaires et tubes urinifères suffisent à la résorption des parties nécrosées. Les tubes contiennent en effet des masses granuleuses et graisseuses qui s'éliminent par les urines. Puis surviennent des phénomènes de sclérose ; dans le tissu fibreux s'affaissent et s'effondrent les capillaires et les tubes urinifères et les éléments glandulaires cèdent la place au tissu scléreux. —Si l'infarctus est petit, les tubes se rapprochent les uns des autres par leurs parois amorphes et imitent un trousseau fibreux fréquemment anastomosé (Cornil et Brault) ; dans leur intérieur qui représente de grandes mailles étroites et losangiques on trouve un liquide tenant en suspension des granulations graisseuses. Dans quelques parties le système capillaire est distendu à l'excès et les glomérules turgides sont appliqués à la paroi glomérulaire. Si l'infarctus est considérable, la capsule est adhérente à la surface du rein. Cet épaississement considérable est d'autant plus marqué que la partie nécrosée est plus volumineuse. Des vaisseaux de la capsule pénètrent dans la substance corticale et servent à l'élimination des parties désintégrées ; le centre nécrosé ne subit cette élimination que longtemps après la partie superficielle, grâce à cette disposition.

Dans les dernières phases de la cicatrisation on ne trouve plus que des vestiges de la structure du rein. Les glomérules atrophiés sont réduits à un petit nodule de tissu conjonctif. Les artères au début présentent un coagulum fibrineux adhérent à leur membrane interne ; plus tard, endartérite progressive oblitérante à mesure que le travail de cicatrisation touche à son terme. Les infarctus ne se terminent par suppuration que dans les cas d'embolie infectieuse. Mais dans ce cas le processus est différent et il y a production de véritables abcès (Cornil et Babès) soit qu'il y ait endocardite infectieuse (forme ulcéreuse) soit qu'il y ait infection purulente généralisée. La suppuration s'établit alors d'emblée.

Prévost et Cotard ont prouvé la terminaison d'infarctus rénaux par calcification complète chez l'homme. (G. C.)

l'artère rénale, la formation d'une thrombose suivie d'infarctus rénal.

Lorsque l'embolie s'installe dans le tronc principal de l'artère rénale, et qu'elle y intercepte complètement l'arrivée du sang, cet accident peut entraîner la *nécrose totale du rein* (Cohnheim et Friedlander).

Symptômes. — Les symptômes de l'infarctus rénal sont fort peu connus, et presque toujours l'affection constitue une *surprise* d'autopsie. Toutefois, lorsqu'un malade ressent une douleur subite dans la région lombaire, et que cette douleur s'accompagne de vomissements et de frissons, on peut soupçonner un infarctus rénal, surtout s'il s'agit d'un cardiaque (Traube). Le plus souvent, l'urine est normale, mais quand l'infarctus est de nature hémorrhagique, il est de règle d'observer une hématurie concomitante.

Lorsqu'on soupçonne cette affection, on doit condamner le malade au repos, et se borner, comme *traitement*, à l'administration de narcotiques.

INFLAMMATION DES REINS. — NÉPHRITES.

Généralités. — Classification. — Parmi les affections rénales si nombreuses et si variées, les cliniciens et les anatomo-pathologistes se sont efforcés depuis une dizaine d'années d'en rassembler quelques-unes dans un groupe spécial. Les maladies qui rentraient dans ce groupe étaient désignées collectivement sous le nom de *mal de Bright*; leurs symptômes essentiels étaient l'*albuminurie* et l'*hydropisie*. Il ne faudrait pas croire cependant que Bright ait eu le premier la notion de cette maladie. Ses symptômes n'avaient échappé ni aux médecins des siècles précédents, ni même à ceux des temps anciens.

En 1770, Cotugno avait affirmé qu'il existait des rapports intimes et très importants entre l'albuminurie, les maladies rénales et l'hydropisie. Les observations recueillies dans les dix années suivantes ne laissent aucun doute sur ce fait, que les médecins de cette époque avaient déjà des connaissances très précises sur le rein scarlatineux et le petit rein rouge. Avant tous ses prédécesseurs cependant, Richard Bright exposa les rapports qui existaient entre les lésions anatomiques du rein et l'hydropisie, l'albuminurie, l'hypertrophie du cœur, les troubles nerveux, et c'est avec raison que la science a conservé aux néphrites le nom de Richard Bright, l'auteur des mémorables publications de 1827 et 1831.

Ces publications ont été suivies dans le cours des vingt années suivantes d'une série de travaux qui, tout en confirmant les recherches de Bright, développèrent surtout la symptomatologie de la maladie qui nous occupe. Ces travaux sont ceux de Christison, Osborne, Solon, Rayer, von Rokitansky; c'est à ce dernier que revient le mérite d'avoir préconisé, en Allemagne, l'examen histologique des reins néphrétiques et d'avoir décrit le premier la dégénérescence amyloïde des reins.

Les objections faites à la doctrine de Bright, notamment par Elliotson et Graves (ce dernier considérait l'albuminurie comme cause de la maladie rénale), tombèrent bientôt d'elles-mêmes.

L'étude des néphrites reçut une impulsion nouvelle des travaux de Reinhardt (1850) et de Frerichs (1851) qui introduisirent en pathologie la notion de la *néphrite diffuse*. S'appuyant sur de nombreuses recherches histologiques, ils divisèrent l'évolution de la néphrite en trois stades ou degrés d'intensité; *hypérémie*, *dégénérescence graisseuse*, *atrophie*. Des travaux ultérieurs nous apprirent que les lésions anatomiques des reins considérées comme bases du mal de Bright ne devaient pas toutes être tenues pour inflammatoires.

Traube sépara les troubles circulatoires, la congestion rénale du mal de Bright; il différencia le rein amyloïde du rein brightique. Beer avait entrepris des travaux précis sur l'état du tissu conjonctif du rein humain normal et pathologique. En s'appuyant sur ses expériences, Traube remplaça le mal de Bright par la forme circum-capsulaire et intertubulaire de la néphrite diffuse interstitielle.

La théorie des trois stades, précédemment énoncée, et à laquelle Traube s'était rallié lui-même, ne resta pas longtemps sans être ébranlée. D'autre part, Johnson se basant sur l'étude des lésions épithéliales du rein, et sur une interprétation spéciale de la néphrite desquamative établit, d'accord avec Virchow, sa théorie sur l'inflammation du parenchyme rénal, et fit une nouvelle classification. Celle-ci reposait sur des considérations anatomo-pathologiques et créait dans le mal de Bright des distinctions très nettes.

Dans cette classification, le premier stade du mal de Bright devenait une *néphrite aiguë*; le troisième (atrophie) répondait à la *néphrite chronique desquamative* de Johnson; enfin la dégénérescence graisseuse et la forme non-desquamative correspondaient à peu près au second stade de Reinhardt et Frerichs. Virchow lui-même distingua les néphrites épithéliales (néphrite catarrhale, croupale, parenchymateuse) de la forme interstitielle indurée.

L'adversaire le plus déclaré de la théorie unitaire du mal de Bright fut Samuel Wilks (1853). Cet auteur nia tout d'abord la possibilité de la transformation du gros rein blanc en petit rein granuleux. Puis Dickinson (1860) distingua les néphrites avec lésions tubulaires des néphrites avec lésions intertubulaires qui conduisent elles-mêmes à l'atrophie granuleuse. Grainger-Stewart (1868) différencia l'inflammation du rein de la cirrhose primitive, et considéra les deux comme processus absolument distincts.

Enfin Rosenstein, dans la seconde édition de son ouvrage (1870), regarde les néphrites parenchymateuses et interstitielles, dont Virchow avait déjà observé des formes de transition, comme des types différents d'une même néphrite diffuse. Rosenstein revenait ainsi à la division du mal de Bright en divers stades, division qui était déjà tombée dans l'oubli. Mais dans sa troisième édition, datant de 1886, ce même auteur instruit par de nouvelles recherches, abandonne lui-même cette manière de voir.

Le petit rein rouge acquit une importance toute nouvelle par les recherches de Gull et Sutton (1872). Ces auteurs insistèrent sur des lésions vasculaires jusqu'alors peu connues, bien qu'elles eussent été déjà signalées par Johnson. Ils envisageaient ces altérations vasculaires comme relevant d'une maladie générale primitive et pour eux la rétraction du rein passait pour un phénomène secondaire et consécutif à la maladie générale.

On accepta aussitôt en Allemagne les travaux de Gull et Sutton; cependant peu de temps après (1873) les descriptions si claires et si suggestives de Bartels redonnèrent une nouvelle impulsion à ces recherches. Bartels se rallia d'une façon générale à la théorie dualiste des Anglais et divisa les néphrites en deux groupes distincts : d'une part, le *rein contracté vrai*, néphrite primitive interstitielle sans hypertrophie préalable de l'organe, et d'autre part, le *rein accompagné de lésions inflammatoires du parenchyme* qui, elles, ne peuvent conduire qu'à un rein contracté secondaire.

Les travaux de Bartels furent accueillis partout avec faveur. Cependant des recherches plus récentes ne semblent pas confirmer ses conclusions. Weigert (1879) s'appuyant sur des observations anatomo-pathologiques plus exactes et plus méthodiques que celles de ses prédécesseurs, démontra que les néphrites parenchymateuses et le rein contracté, loin de constituer des affections distinctes dans leur essence, relevaient toutes deux d'une lésion primitive du parenchyme rénal, lésion qui après la chute des cellules épithéliales produisent toujours une inflammation interstitielle.

Des recherches de Weigert, il ressort que la maladie de Bright n'évolue pas nécessairement en trois stades; lui-même distingue quatre types ayant des caractères anatomo-cliniques propres, et il admet une forme aiguë, subchronique, chronique et essentiellement chronique, ce dernier type représentant l'*atrophie granuleuse du rein*. Cette division dont, nous-même, nous sommes déclaré partisan, en 1884, fut admise par la plupart des auteurs, par Klebs, Cohnheim, et même par Aufrecht; ce dernier cependant ne veut pas voir dans les altérations interstitielles une infiltration cellulaire, mais il attribue ces altérations à la tuméfaction des noyaux des cellules interstitielles.

Dans ces derniers temps, après les recherches histologiques les plus minutieuses, Langhans s'est rallié à son tour à cette théorie. Quoi qu'il en soit, rappelons que Rosenstein appuyé sur les expériences de ses élèves Helferich et Bos, prétend que les lésions interstitielles et parenchymateuses sont concomitantes; que Dunin s'écarte souvent de la division de Weigert, et enfin que tout récemment Fischl, se basant sur ses propres expériences, nie que les lésions épithéliales soient toujours les premières en date dans les néphrites. D'après lui, c'est au contraire dans une altération du tissu interstitiel qu'il faut chercher le processus initial, et il est exceptionnel que les lésions glomérulaires et parenchymateuses doivent être considérées comme primitives; enfin les altérations vasculaires peuvent à leur tour ouvrir la scène, mais beaucoup plus rarement que les lésions interstitielles et épithéliales.

Le défenseur le plus ardent de la théorie *unitaire* est actuellement Leyden. Devant l'impossibilité de grouper les symptômes et d'établir des formes cliniques correspondant à des lésions anatomiques nettement définies, et devant l'analogie des symptômes de la néphrite parenchymateuse et ceux de la néphrite interstitielle, Leyden se déclare partisan de la théorie unitaire et ne reconnaît qu'une forme essentielle: la *néphrite diffuse*, dont le type est une inflammation aiguë de nature infectieuse aiguë.

Au point de vue clinique, il divise sa néphrite diffuse en trois stades, comme Frerichs. Les différentes formes de néphrites ne sont que des modes d'évolution d'un seul et même type fondamental.

La notion de *maladie de Bright*, c'est-à-dire d'affection rénale caractérisée par l'albuminurie et l'hydropisie, n'est pas absolument identique à celle de la néphrite. D'une part, les néphrites ne représentent qu'une partie des maladies primitivement confondues par Bright, et d'autre part les néphrites qui ne s'accompagnent jamais d'hydropisie ne rentrent pas dans le cadre du mal de Bright. Leyden n'exclut de sa néphrite diffuse primitive que le petit rein contracté vrai de Bartels, en ce sens qu'il ne considère pas ce petit rein comme le résultat d'un processus inflammatoire, mais bien comme phénomène secondaire et consécutif à une maladie générale du système circulatoire survenant ordinairement à un âge avancé ; il se rallie donc à la théorie de Gull et Sutton, et plaide en faveur d'une *sclérose rénale*, terme déjà proposé par Lécorché.

Cette sclérose rénale, les divers stades ou variétés de néphrites et enfin le rein amyloïde sont les seules affections rénales qui rentrent dans le mal de Bright proprement dit. Bien que ces questions soient encore loin d'être élucidées, et que les auteurs soient divisés sur des points de la plus haute importance, c'est cependant avec un véritable plaisir que l'on a vu Leyden se mettre d'accord avec son adversaire, Rosenstein, au premier *Congrès de médecine interne* (1882).

Rosenstein, en qualité de clinicien, comme Weigert en qualité d'anatomiste, avait le premier insisté sur l'impossibilité de soutenir la théorie si séduisante de Bartels et de diviser les néphrites en parenchymateuses et interstitielles. Il ne voit pas dans l'hydropisie un symptôme nécessaire du mal de Bright. Pour lui, le fait essentiel réside dans la lésion de tous les éléments constitutifs du rein et surtout des vaisseaux. Il diagnostique la néphrite diffuse réelle quand l'organe laisse passer dans l'urine de l'albumine, des cylindres, et surtout des globules rouges. Enfin, il rejette toute distinction essentielle entre le *rein contracté vrai* et le *rein contracté rouge*. Il pense que, dans ce dernier, ce sont les altérations vasculaires qui sont prépondérantes ainsi que Ziegler l'enseigne depuis longtemps; il croit enfin que la dégénérescence vasculaire de Gull-Sutton est un fait extrêmement rare.

En 1882 parut le traité fort complet de Wagner; il contient une quantité considérable de matériaux personnels, qui ont été presque toujours soumis à une rigoureuse analyse; mais la sobriété des idées de l'auteur n'est pas faite pour frapper les esprits des médecins. L'auteur établit sa classification sans se fonder aucunement sur les lésions exclusives de tel ou tel élément du parenchyme rénal. Il distingue: 1° le *mal de Bright aigu*, y compris la néphrite du choléra et celle de la grossesse; 2° le *brightisme chronique*, avec rein contracté secondaire; 3° le *rein contracté proprement dit*, (atrophie rénale granuleuse), et 4° le *rein amyloïde*.

Nous n'avons pas ici à reproduire les classifications ultérieures, provoquées par des travaux forts intéressants, publiés surtout en France (1) et en Allemagne. En étudiant l'his-

(1) Les maîtres de l'École française se sont occupés certainement beaucoup de la question des néphrites. En France, des travaux remarquables et des études sérieuses ont été faits; ils n'ont pas peu contribué à faire connaître les diverses modalités du mal de Bright et à en faire naître une classification méthodique. Après le traité de Rayer, le plus grand travail d'ensemble sur la question, disent Lécorché et Talamon, est le traité sur l'albuminurie de Gubler paru dans le *Dictionnaire encyclopédique des sciences médicales* qui aborde la question à un point de vue spécial.

Jaccoud en 1867, dans ses *Leçons cliniques de la Charité* et dans son *Traité de pathologie interne* admet les trois variétés des auteurs anglais.

toire si complexe des néphrites, on ne tarde pas à se persuader que ce sont avant tout les recherches anatomo-pathologi-

---

Cornil, dans sa thèse d'agrégation (1869), adopte la classification en : 1° néphrite albumineuse passagère ou catarrhale ; 2° en néphrite albumineuse subaiguë et chronique divisée en quatre variétés : *a*) avec prédominance de la dégénérescence graisseuse, *b*) avec dégénérescence amyloïde, *c*) avec granulations de Bright, *d*) avec atrophie. En 1875, Lécorché se base sur l'anatomie pathologique pour créer deux groupes d'inflammations rénales suivant que la lésion porte sur les canalicules ou le tissu conjonctif ; le premier comprend les néphrites parenchymateuses, le second les néphrites interstitielles. Dans le premier rentrent les néphrites parenchymateuses superficielles aiguës, transitoires, les néphrites parenchymateuses profondes et graves qui répondent à la néphrite albumineuse de Rayer, à la néphrite desquamative de Johnson, à la néphrite tubulaire chronique de Dickinson. Le second groupe de la néphrite interstitielle comprend : la néphrite aiguë suppurative, la néphrite chronique, hyperplasique (petit rein contracté, rein goutteux de Todd). Entre ces deux formes existent des variétés de lésions rénales mixtes : combinaison de la néphrite interstitielle avec la néphrite parenchymateuse profonde, combinaison de la néphrite parenchymateuse avec la néphrite interstitielle par poussées aiguës ou subaiguës de néphrite parenchymateuse sur les reins atteints de sclérose interstitielle. La dégénérescence amyloïde est rejetée du cadre du mal de Bright. Le mal de Bright répond seulement à la néphrite parenchymateuse profonde avec : 1° période d'hyperhémie ; 2° période d'hyperplasie ; 3° période régressive ou graisseuse ; 4° période atrophique ou de collapsus.

Kelsch, la même année, arrive à une conception toute différente. La néphrite parenchymateuse est une dégénérescence et le nom de maladie de Bright doit être réservé à la néphrite interstitielle. Lancereaux en créant les types de néphrites épithéliales et de néphrites conjonctives accentue la différence entre les deux sortes de lésions rénales. Le professeur Charcot dans de remarquables leçons faites à la Faculté décrit les différences cliniques et anatomiques qui séparent le gros rein blanc du petit rein rouge.

Les travaux de Gull et Sutton avaient confirmé ces derniers auteurs dans leur manière de voir. Mais quand le travail de Klebs de Prague sur la glomérulite scarlatineuse eut fait son chemin, qu'on fit de la lésion glomérulaire le point de départ de toutes les néphrites, la théorie

ques qui ont jeté la lumière sur ces affections et que c'est sur ces recherches qu'ont été fondées toutes les théories. Mais à mesure que l'on a voulu établir des types cliniques répondant rigoureusement à des lésions anatomiques bien distinctes et aux nuances souvent si délicates que révèle le microscope, on s'est convaincu de l'impossibilité d'établir des rapports suffisamment exacts pour que des symptômes observés sur le

---

uniciste du mal de Bright au lieu d'être admise comme en Allemagne, fit au contraire renverser les formes établies entre les néphrites. Guiter, dans sa thèse inspirée par le professeur Dieulafoy, insiste sur les caractères mixtes que présente l'évolution symptomatique des néphrites chroniques. Les travaux *expérimentaux* du professeur Charcot tendent à ranger comme une maladie à part la néphrite interstitielle. Avec Gombault, le professeur Charcot introduit le premier, par la méthode expérimentale, (néphrite saturnine), la notion de la cirrhose d'origine épithéliale. Le professeur G. Sée et Labadie-Lagrade maintiennent dans leur livre (de l'urologie clinique) les divisions de néphrites parenchymateuses avec gros et petits reins blancs, et de néphrites interstitielles avec petit rein rouge. La thèse de Brault et le *Traité sur les maladies des reins* de Cornil et Brault arrivent à des conclusions absolues : les néphrites sont diffuses ou systématiques. Diffuses elles sont subaiguës ou chroniques et les lésions du rein correspondent au rein blanc lisse ou granuleux et au rein blanc moyen ou de petit calibre. Les lésions prédominent au niveau soit des glomérules, soit des épithéliums, soit du tissu conjonctif ; d'où des variétés nombreuses. Systématiques : les néphrites sont dues à la cirrhose glandulaire (démonstration expérimentale du rein saturnin de Charcot et Gombault) ou à la cirrhose vasculaire (endartérite athéromateuse). Il y a donc une différence, d'après ces auteurs, entre l'atrophie primitive et l'atrophie secondaire, mais il y a encore, pour ces mêmes auteurs, l'existence d'une hyperplasie conjonctive indépendante des lésions canaliculaires produites par la destruction des cellules épithéliales comprises au milieu de la sclérose rénale.

Nous aurons occasion de voir, par la suite, que les auteurs français n'ont pas cessé de s'occuper de la question et nous verrons quelle idée certains auteurs, entr'autres le professeur Dieulafoy, sont arrivés à se faire du mal de Bright. (G. C.).

vivant puissent faire prévoir exactement les lésions que révèlera l'examen microscopique. Giuffre a cru voir un mouvement de recul dans la poursuite de ce but intangible ; mais comme Ewald le fait judicieusement remarquer, ce recul apparent est en réalité un progrès.

Dans la première édition de ce livre (1884), nous nous étions bien gardés d'établir notre division clinique sur les découvertes histologiques et de distinguer la *glomérulo-néphrite* de la *néphrite intertubulaire* et *circum-capsulaire*, etc. A notre avis les classifications les plus utiles au médecin, ne doivent pas, tout en répondant aux lésions anatomiques, s'écarter sensiblement d'une division des néphrites en trois grands types cliniques bien caractérisés ; *néphrite diffuse aiguë*, *néphrite diffuse chronique*, et *rein contracté*. Nous ne faisons pas mention de la congestion rénale pure, processus non inflammatoire, ainsi que du rein du choléra et de la grossesse, pour les motifs que nous avons annoncés. Par contre, nous avions gardé pour des raisons pratiques, la division déjà proposée par Christison ; en néphrites *aiguës* et *chroniques*. Nous pensions, avec Rosenstein, qu'en regard des cas indéniables dont l'évolution se fait par stades bien caractérisés, d'autres beaucoup plus nombreux sont chroniques d'emblée, sans jamais avoir passé par un premier stade aigu. En intercalant dans le grand groupe de la néphrite diffuse aiguë, avec ses formes dégénérées et abortives, l'hypérémie active, il devenait inutile de la décrire à part.

Avec Leyden et Brault, nous considérions comme néphrite diffuse aiguë l'*albuminurie fébrile*, sans avoir besoin de faire rentrer les formes dérivées dans la conception du mal de Bright.

Enfin nous séparions de la néphrite diffuse chronique le rein contracté proprement dit (au sens de Wagner) ; nous reconnaissions d'ailleurs que ce dernier groupe est toujours caractérisé par le *degré d'atrophie du parenchyme rénal*, et que dans ce groupe les derniers degrés de la néphrite chronique correspondent anatomiquement à la sclérose rénale de Leyden, ou rein contracté vrai de Bartels, qui se distingue à son tour par la prédominance de la dégénérescence vasculaire.

Le groupe ayant pour type le rein contracté embrassait ainsi toute la notion du rein si heureusement dénommé par Ewald *rein dur atrophique*. Enfin, d'accord avec tous les auteurs modernes, nous plaçons le rein amyloïde tout près de ces formes.

Notre schéma se trouvait donc être le suivant :

I. Néphrite diffuse.

a) *Formes aiguës*, comprenant l'hypérémie active des reins et le rein fébrile.

b) *Formes chroniques, sans grande atrophie de l'organe.*

c) *Formes chroniques, avec atrophie considérable et sclérose rénale vraie ;* rein complètement rétracté.

d) *Rein amyloïde.*

II. Néphrite circonscrite (suppurative), Néphrite vraie.

Depuis que nous avons établi cette division, nous avons eu l'occasion d'observer un nombre considérable de brigthiques ; et, nous sommes heureux de le constater, nos recherches nous ont conduit à *maintenir intégralement notre classification*. Toutefois nous ne saurions trop insister sur ce fait, que la division classique de la néphrite en stades ou en périodes distinctes n'a reçu de confirmation pratique que beaucoup plus rarement que nous l'avions supposé, vu l'immense variété de sujets qui étaient à notre disposition.

Ce n'est pas sans satisfaction que nous avons vu Rosenstein lui-même, dans la dernière édition de son traité (1886), abandonner de nouveau son ancienne division des néphrites par stades et adopter les groupes fondamentaux de néphrite diffuse aiguë et de néphrite chronique. Remarquons qu'il décrit à part le *rein contracté* en l'envisageant comme une forme spéciale ayant des caractères anatomiques et cliniques propres. Toutefois Rosenstein n'a pas complètement adopté la manière de voir de Leyden, puisqu'il décrit l'atrophie scléreuse du rein dans un chapitre spécial et qu'il la considère comme une affection vasculaire rare.

D'ailleurs, autant que nos expériences personnelles nous permettent de l'affirmer, la dégénérescence granuleuse primitive d'origine vasculaire, que nous appellerions volontiers *rein contracté vasculaire*, et à laquelle Gull et Sutton attachaient tant d'importance, cette dégénérescence nous paraît beaucoup moins fréquente que ne le pensaient ces auteurs.

Ainsi Rosenstein semble se rallier à notre manière de voir en reconnaissant que les types cliniques de la maladie de Bright ne doivent pas être fondés seulement sur son mode d'évolution, sur son *acuité* ou sa *chronicité*, mais avant tout sur le résultat final du processus morbide, c'est-à-dire suivant que le rein se contractera ou non.

D'autre part nous avouons à notre tour que l'*étiologie*, qui d'ailleurs présente une importance si considérable, ne doit jouer ici qu'un rôle secondaire; car, en réalité, toute néphrite diffuse n'étant que la conséquence d'une intoxication du sang aiguë ou chronique devrait s'appeler *néphrite toxique*. Et ici nous avons surtout en vue l'action des microorganismes, et de leurs produits de sécrétions ainsi que celle de certains poisons inorganiques. Semmola avait bien attribué au mal de Bright une origine hématogène, mais il regardait les néphrites comme une affection rénale secondaire, due exclusivement à un défaut d'équilibre dans les proportions d'albumine contenues dans le sang. Il n'est pas besoin d'insister longuement pour montrer ce qu'une semblable théorie a d'arbitraire.

Nous trouvons un schéma relativement indépendant de la connexion qui lie entre elles les diverses formes de la maladie de Bright, au sens le plus général du mot, dans le vaste *Traité de l'albuminurie et du mal de Bright* de Lécorché et Talamon (Paris, 1888). Comme point de départ, il indique trois formes, les *glomérulo-néphrites aiguës généralisée* et *disséminée*, et la *glomérulo-néphrite chronique partielle*. Le gros rein (rouge, taché, blanc) constitue un état consécutif aux deux premières, le petit rein rouge granuleux une conséquence de la troisième. Quant au rein atrophique rouge ou taché et quant au petit rein blanc, ce sont des stades ultérieurs embrassant les trois groupes. Nous avons déjà donné notre opinion sur la valeur de la tentative destinée à faire résulter la totalité des processus néphritiques diffus de lésions glomérulaires.

Nous ne pouvons terminer ce chapitre sans rappeler brièvement la division proposée par Cornil et Brault, et basée sur leurs recherches anatomo-pathologiques, division trop dédaignée par les auteurs allemands. Appuyés sur de nombreuses observations, ces auteurs français divisent les différentes formes de néphrites d'après leur durée ; mais ils séparent les formes chroniques en deux groupes principaux selon que les lésions rénales s'étendent irrégulièrement sur tous les éléments constitutifs du rein (glomérules, cellules, glandes, stroma), ou se répartissent régulièrement sur le système des canalicules urinifères ou sur celui des vaisseaux sanguins. Dans le premier cas, c'est la néphrite diffuse subaiguë et chronique, avec les subdivisions de *néphrite glomérulaire*, *néphrite* essentiellement *parenchymateuse* et *néphrite interstitielle*; dans le second cas, c'est l'affection systématique (interstitielle) des reins ou *cirrhose rénale*, qui, elle, peut être d'origine *glandulaire* (rein saturnin), ou *vasculaire* (atrophie granuleuse).

Même en ayant égard à ces descriptions, qui se rapprochent parfois de celles des auteurs anglais, on ne peut s'empêcher d'admirer Bartels de s'être élevé contre les théories qui attribuaient aux différents stades de la néphrite une valeur générale. On ne saurait trop insister sur ce fait que notre division, quoique susceptible d'être facilement simplifiée, ne répond pas toujours exactement aux faits cliniques, en ce sens que les différentes formes de néphrites sont souvent reliées les unes aux autres par diverses formes mixtes et de transition, et qu'il n'est pas rare de rencontrer des formes intermédiaires entre la néphrite diffuse et la néphrite circonscrite (1).

---

(1) En terminant ce chapitre nous croyons nécessaire de rappeler l'opinion de Lancereaux. Pour lui, il ne faut pas voir, dans les nombreux désordres anatomiques du rein, des maladies particulières au rein.

Cet organe n'a pas de maladie propre, en exceptant toutefois celles qui sont consécutives aux affections des voies urinaires et aux traumatismes. Il n'est que le siège d'une localisation anatomique et ses altérations ne doivent pas être confondues avec la maladie et prises pour elle ; « elles ne font que traduire l'existence d'un état morbide général, auquel seul convient le nom de maladie. Cet état morbide localise ses effets d'une façon particulière sur l'un des éléments constituants du rein ». Telles sont les maladies infectieuses (scarlatine, fièvre typhoïde, rougeole) qui créent la néphrite épithéliale ; telles sont la goutte, l'intoxication plombique, la syphilis qui donnent naissance à des néphrites conjonctives ; tels sont la fièvre jaune, l'alcoolisme, le phosphore qui se caractérisent par la stéatose des épithéliums. D'où ressort, suivant les éléments altérés, une symptomatologie spéciale d'après laquelle on peut, non seulement diagnostiquer la lésion du rein, mais aussi rechercher et trouver l'étiologie.

C'est pour avoir négligé la notion importante de l'étiologie dans l'étude des néphrites que les auteurs ont dû nécessairement arriver, d'après

I. — NÉPHRITE DIFFUSE.

Au sens strict du mot il n'existe pas de véritable *néphrite diffuse*, c'est-à-dire d'inflammation également répartie dans le parenchyme rénal (Cohnheim). Dans les néphrites c'est presque exclusivement le courant sanguin qui introduit dans le rein les substances qui produisent l'inflammation des tissus. Or, comme d'une part le courant sanguin n'a pas une vitesse égale dans tous les vaisseaux du rein, et que d'autre part l'élimination des substances urineuses ne se réalise pas avec la même intensité dans tous les canalicules, il s'en suit que le processus morbide ne saurait progresser avec la même rapidité dans toutes les régions du rein. Par conséquent, sous la dénomination de néphrite diffuse, il faut entendre une néphrite en foyers plus ou moins confluents, mais séparés cependant par des intervalles de substance saine.

Lancereaux, à produire des divisions tout à fait artificielles des affections rénales dans le mal de Bright.

Les desiderata de Lancereaux demandent à être remplis. Mais il est à regretter qu'ils restent en cet état. Car nous ne connaissons pas tous les processus anatomiques soit des intoxications, soit des maladies infectieuses, soit des maladies chroniques et nous savons qu'il y a souvent combinaison de différents processus anatomiques, que la maladie soit unique ou que les facteurs étiologiques soient multiples. C'est ce qui explique, malgré la conception séduisante de Lancereaux, pourquoi notre maître, le professeur Dieulafoy, ne voulant préjuger en rien de la lésion rénale, attribue au mot de *brightisme* un sens très général qui comprend dans sa dénomination toutes les altérations du rein, quelle qu'en soit la cause. (G. C.)

1. — Néphrite diffuse aiguë.

Cette néphrite répond, en général, à l'affection que Rayer appelait *inflammation albumineuse aiguë*, à la *néphrite desquamative aiguë* de Johnson, à la *néphrite hémorrhagique aiguë* de Traube, à la *néphrite parenchymateuse aiguë* de Bartels, à la *néphrite épithéliale aiguë* de Lancereaux, à la *néphrite parenchymateuse superficielle* ou légère de Lécorché, enfin à la *néphrite récente* de Leyden.

Pour les unicistes, elle représente le premier stade du mal de Bright (Frerichs). Enfin c'est encore à elle qu'il faut rattacher la *néphrite catarrhale*, surtout la *néphrite croupale grave* d'un certain nombre d'auteurs allemands.

Étiologie et pathogénie. — La plupart des néphrites aiguës ne sont que des manifestations secondaires survenant comme complication d'autres maladies aiguës. Parmi ces dernières, celles qui engendrent le plus fréquemment les néphrites aiguës sont :

1° Les maladies infectieuses, surtout à l'état aigu (néphrite infectieuse aiguë, de Leyden).

L'idée que les substances toxiques qui circulent dans l'organisme humain peuvent, en s'éliminant par les principaux émonctoires, engendrer des lésions inflammatoires dans le parenchyme de ces organes, n'est certes pas nouvelle. Mais ce que les travaux modernes nous ont appris à connaître, c'est la nature de ces substances toxiques. On sait que la bactériologie introduit chaque jour dans la pathologie générale de nouveaux éléments. Il est probable que ces éléments ne sont pas étrangers aux néphrites, et si incomplètes que soient encore les données microbiennnes au sujet de ces dernières, il n'est pas permis à un médecin instruit de les ignorer.

Rôle des micro-organismes. — On sait avec quel enthousiasme le public médical avait accueilli, il y a quelques années, certaines idées nouvelles qui attribuaient les troubles fonctionnels des néphrites à des germes, à certains micro-organismes pathogènes. Or il n'y a pas plus de cinq ans, nous nous sommes élevés fortement contre cette manière de voir. Nous nous sommes efforcé de démontrer que toutes les fois que l'on rencontrait des micro-organismes dans le rein, on se trouvait en présence d'une néphrite purulente, tandis que jamais une néphrite spécifique n'était l'œuvre des micro-organismes *mêmes*, mais bien le résultat du passage d'une substance toxique *dissoute* dans le sang à travers l'épithélium rénal (1). Nous insistions sur les relations intimes qui unissent

(1) Le professeur Bouchard a eu le mérite de prouver le rôle des micro-organismes dans les néphrites infectieuses. De l'étude à laquelle il s'est livré il résulte que les lésions rénales développées au cours d'une maladie infectieuse sont déterminées par l'élément pathogène, cause de l'infection générale, que l'on trouve dans le sang, dans les lésions du rein, dans les urines.

La plupart des travaux entrepris avant ceux du professeur Bouchard n'avaient pas l'appui d'une démonstration rigoureuse et n'avaient pas, comme le sien, envisagé la question à un point de vue général. C'est ainsi que Fischer, de Breslau, en 1868, avait déterminé une néphrite septique en inoculant dans les veines d'un lapin de l'hémite de soude, produit de la fermentation acide du pus d'un foyer furonculeux. Hueter et Tomassi avaient décrit dans les reins diphthériques des éléments parasitaires. C'est ainsi que Letzerich, Eberth, Litten avaient constaté des microbes au centre des cellules épithéliales du rein au cours de néphrites diverses. Mais, en dépit de ces travaux, en dépit des expériences de Markwald qui, après injection dans les veines de liquides putrides, avait retrouvé dans les urines des cylindres couverts de bactéries septiques, la pathogénie de la néphrite infectieuse était à faire : la plupart des auteurs précédemment cités ne s'étaient bornés qu'à de simples constatations histologiques.

Les recherches de Kannenberg, à peu près contemporaines de celles de Bouchard, s'éloignent un peu trop de la réalité des faits

ces substances dissoutes dans le sang aux micro-organismes eux-mêmes, et nous rapprochions ainsi les néphrites infectieuses des néphrites appelées communément *toxiques*.

---

et ne peuvent être admises aujourd'hui. Nous ne ferons que citer son mémoire dans lequel il constate « *la présence de mono ou diplocoques dans l'urine normale, de chaînettes et de bâtonnets* ». Il déclare que dans toutes les affections fébriles leur nombre est augmenté et qu'il l'est surtout dans les maladies infectieuses compliquées de néphrites (scarlatine, rougeole, érysipèle, etc. etc.).

Dans la fièvre récurrente il constate que, à chaque accès de fièvre, on trouve dans l'urine « des champignons », lesquels sont d'autant plus nombreux que la fièvre est plus intense et que le sang contient plus de spirilles (spirille d'Obermeyer). C'est donc au professeur Bouchard que revient l'honneur d'avoir démontré l'origine de la néphrite infectieuse d'origine sanguine ou descendante. Pareille démonstration a été donnée avec coupes et expérimentations à l'appui pour la néphrite ascendante, dont l'origine se trouve dans les voies urinaires, par Doyen et Albarran (thèse de Paris, 1889, *Contribution à l'étude du rein des urinaires*). Avec ces travaux on peut affirmer le rôle pathologique des micro-organismes sur le rein.

Mais des expériences contradictoires entreprises par des pathologistes des plus compétents firent tour à tour considérer le rein, au cours des infections rénales descendantes, comme un simple filtre destiné à laisser échapper les micro-parasites hors de l'organisme qui s'en débarrassait purement et simplement par cette voie, comme un organe indifférent à l'infection générale, et enfin comme réagissant tantôt ou tantôt ne réagissant pas à l'action de l'élément pathogène infectieux (Cohnheim, Cornil et Berlioz, Straus et Chamberland, Koch). En effet, la bactéridie charbonneuse a été retrouvée, par le professeur Straus, dans les urines, sans avoir causé aucun trouble des épithéliums. Par sa multiplication dans le rein la bactéridie charbonneuse peut amener l'anurie sans néphrite appréciable. Mais il semblerait que pour la trouver dans l'urine une altération vasculaire soit nécessaire quelquefois, puisque Boccardi, après avoir lié l'artère rénale pendant 24 heures, ne voit pas le passage de la bactérie malgré l'albuminurie. Il ne constate sa présence dans l'urine que quand il y a eu rupture des vaisseaux sanguins.

Cornil et Berlioz ont vu que le sang, à la suite d'injection sous-cutanée d'infusion de Jequirity chez la grenouille, contenait des bacilles caractéristiques, que ces bacilles s'éliminaient par les urines sans

De nouvelles recherches, exécutées à la faveur de la méthode moderne de Gram, sur les lésions rénales d'origine infectieuse, nous ont appris que quelques germes pathogènes

---

déterminer par leur passage des vaisseaux dans la lumière des tubes, aucune lésion épithéliale ni aucun exsudat. Koch, dans la septicémie des souris, a déterminé une infection générale chez cet animal avec pullulation de l'élément parasitaire dans le sang sans constater aucune lésion rénale ni aucune élimination de microbes dans l'urine.

Si l'expérimentation nous donne des faits précis mais *différents*, l'anatomie pathologique humaine nous offre des observations autrement dissemblables. Dans une observation d'érysipèle de la face Denucé signale une urine albumineuse contenant « des bactéries érysipélateuses », et dans les reins il décrit les lésions d'une néphrite diffuse. Dans le rein d'un enfant mort d'ostéomyélite, Cornil et Babès trouvent des microcoques. Dans la néphrite diphthérique, après Tomassi et Hueter, Litten constate des « microbes ». D'autres : Bartels, Heller et Weiggert avec l'auteur fournissent des examens négatifs.

Nous ferons observer que ces faits, sur lesquels on se base pour nier ou admettre la néphrite infectieuse, pour nier ou admettre l'élimination des micro-organismes par les urines, sont la plupart en opposition avec les données bactériologiques actuelles. La diphtérie, comme l'ont prouvé Roux et Yersin que l'auteur allemand cite incomplètement, n'agit dans l'organisme que par sa toxine. L'érysipèle n'est pas fonction d'un bacille et nous ne sommes pas encore à l'heure actuelle entièrement fixé sur le mode d'action du streptocoque. Un mémoire inédit de M. Achalme nous fixera à ce sujet.

Enfin Berlioz (Paris 1887) a rapporté que, dans 2 cas de fièvre typhoïde sur 4, il a pu isoler et caractériser le bacille typhique (dans un cas au 20e jour de la maladie). Dans deux cas de pneumonie suivie de mort avec albuminurie symptomatique d'une néphrite, la recherche dans l'urine a été négative. Il rappelle que Straus et Chamberland ont constaté le passage de la bactéridie charbonneuse après avoir lésé le rein par la cantharidine. Le tetragenus, le bacillus pyocyaneus et le pneumocoque de Frænkel ont été reconnus dans les urines.

Berlioz pense que le passage des bactéries dans les urines dénote toujours une localisation morbide sur l'appareil uropoiétique.

Sans essayer de concilier tous ces résultats différents nous croyons qu'on doit s'appuyer sur les expériences de M. le professeur Bouchard, sur l'opinion de Wyssokowitch, de Seitz, sur l'opinion de

pouvaient bien être de temps en temps éliminés par les reins, mais que ces germes ne doivent nullement être considérés comme les agents essentiels de la maladie.

Chantemesse et Widal et n'admettre le passage de micro-organismes dans l'urine, qu'à la condition qu'il y ait lésion rénale, et nous pensons que cette lésion rénale ne survient pas dans tous les cas d'infection générale, que pour déterminer cette lésion il faut que deux facteurs interviennent : la nature de l'élément pathogène (sa quantité, sa virulence) et l'état du rein. Le rein, dans certains cas, vu la virulence du micro-organisme et sa pullulation dans le sang, est atteint comme le cerveau, le poumon, l'endocarde et non à cause de ses fonctions physiologiques. Le rein, dans l'infection pneumonique, n'offre un développement favorable au bacille qu'en raison ou de la virulence de ce dernier ou de ses altérations antérieures.

Nous devons ajouter que ce qui explique la rareté des néphrites par rapport aux infections générales, c'est le milieu défavorable que le sang offre aux micro-organismes tels que le bacille d'Eberth, le pneumococcus, etc., etc. De plus la néphrite peut exister sans que dans l'urine on puisse déceler trace de micro-parasites, car ce milieu peut ne pas leur convenir (réaction, température) et ils peuvent s'altérer dans le rein et s'altérer encore dans le trajet qu'ils suivent depuis le rein jusqu'à l'urèthre. Ils peuvent encore n'agir sur le rein qu'au début de l'infection le frappant d'un seul coup, en une fois et laissant la lésion évoluer ensuite. C'est ce qui explique leur peu de fréquence dans l'urine, c'est pourquoi leur recherche y est difficile, pourquoi elle ne doit rien révéler si elle est faite quelques jours après le début de la néphrite et pourquoi on ne peut ajouter foi à toutes les observations qui les signalent dans les urines. Les travaux de Charrin sur la pyocyanine ont mis hors de doute la néphrite infectieuse telle que nous venons de la décrire. Charrin a même produit chez un lapin, avec des injections de ce bacille, une néphrite avec hypertrophie cardiaque.

A côté de cette forme de néphrite causée directement par le micro-organisme pathogène, il faut signaler la néphrite secondaire, véritable complication au sens exact du mot, due à des éléments étrangers à l'infection première et développés à la faveur de celle-ci (Juhel-Rénoy. Anurie au cours de la scarlatine. Néphrite à streptococci développée au cours de la pneumonie. Caussade).

Autre variété : le micro-organisme pathogène peut agir par les produits sécrétés par lui.

(G. C.)

Sur ces entrefaites, Koch introduisait dans ses recherches bactériologiques son procédé beaucoup plus rigoureux des cultures sur plaques, et confirma notre opinion. Enfin rappelons que Leube, en remarquant l'absence de bacilles dans les reins non tuberculeux de phtisiques, avait déjà singulièrement ébranlé les théories qui attribuaient les lésions rénales au passage de micro-organismes pathogènes. Wyssokowitsch, tout récemment encore, a étudié avec la plus grande attention le mode d'évolution des micro-organismes injectés dans le sang. Il a constaté que des *reins sains n'éliminent pas de bactéries*, et que le passage de microbes présuppose des lésions locales du parenchyme rénal.

Les dernières publications de Neumann concordent absolument avec ces idées qui sont d'ailleurs le résultat de travaux on ne peut plus consciencieux. Appuyé sur de minutieuses recherches urobactériologiques, Wyssokowitsch rectifia les nombreuses erreurs qui avaient cours relativement aux bactéries ubiquaires que l'on rencontre dans l'urine des sujets atteints de maladies infectieuses aiguës ; il constata l'absence de microbes dans la plupart des néphrites qu'il eut l'occasion d'observer (1). Il est vrai que l'on avait bien observé

(1) Dans les cas où le micro-organisme pathogène a été signalé dans l'urine sans avoir déterminé de lésion rénale, dans le charbon par exemple, on peut supposer que la bactérie étant très aérobie la maladie évolue trop vite et la mort arrive trop rapidement pour que des lésions aient eu le temps de se produire. Il doit en être de même dans la septicémie des souris de Koch où la mort arrive sans lésion rénale.

Dans les cas d'anurie, au cours de néphrites infectieuses, le micro-organisme, pathogène ou autre, agit par sa quantité et mécaniquement (Ex : d'anurie charbonneuse, cas d'anurie scarlatineuse rapporté par Juhel-Renoy). Dans la plupart des observations (néphrites aiguës avec ou sans présence de micro-organismes dans les urines) l'action des micro-organismes s'opère soit sur les vaisseaux dans lesquels ils s'arrêtent, s'y multiplient, s'y accumulent et modifient l'état anatomique des cel-

le passage de quelques bacilles pyogènes à travers des réseaux glomérulaires sains (Schweizer), ainsi que la présence de streptocoques pathogènes et biologiquement distincts des streptocoques vulgaires dans des urines d'ailleurs normales (1) (Lustgarten et Mannaberg), mais ces exceptions pas plus que les colonies microbiennes de Bartels ne suffisent pas à contredire cette loi générale : *que la néphrite diffuse, infectieuse, aiguë est attribuable à l'action d'alcaloïdes solubles, produits d'élimination des micro-organismes spécifiques qui ont occasionné la maladie générale* (2). Lorsque les reins contiennent

---

lules, soit par ischémie, soit par congestion collatérale, soit enfin par traumatisme direct. Ils s'emparent de la substance même de la cellule ou de celle qui doit nourrir la cellule et qui arrive en contact avec elle (oxygène, matière albuminoïde ou autre) ou sécrètent une matière nuisible qui peut détériorer la cellule.

Charrin a démontré que l'action nocive appartenait bien au microbe lui-même et non à son produit de sécrétion. Dans tous les cas le mécanisme de la lésion n'est pas établi ; mais il n'en est pas moins vrai que « cette lésion est certainement l'effet des bactéries dans la glande. » (Bouchard). (G. C.)

(1) Les expériences de Pasteur desquelles découle toute la bactériologie urinaire prouvent que l'urine normale ne renferme aucun micro-organisme. La plupart des observateurs que nous avons cités dans l'une des précédentes notes (Marix, Kanneberg) ont avancé des faits que l'on ne peut accepter. D'ailleurs nous savons que pour recueillir des urines aseptiques dans la vessie la technique est délicate sinon difficile. On peut ainsi s'expliquer nombre de résultats contraires aux expériences de Pasteur et de nombreuses observations où l'élimination microbienne est en désaccord avec ce que nous apprend la bactériologie.

(2) Le rôle des produits solubles éliminés par les micro-organismes tend de jour en jour à devenir de plus en plus important dans la pathogénie des néphrites. Quel que soit le nom qu'on leur donne, qu'ils soient classés sous le nom de *produits solubles*, terme le plus vague, ou appelés toxalbumines, regardés comme des alcaloïdes ou rapprochés des diastases, leur action sur la production des néphrites n'est plus à démontrer. Bouchard a prouvé que les urines des lapins inoculés avec le bacille

des germes, c'est qu'il s'est produit une invasion toute accidentelle et secondaire.

---

pyocyanique renfermaient des substances possédant des propriétés vaccinantes identiques à celles des matières solubles extraites des cultures du même microbe. Charrin et Ruffer, après avoir injecté chez un animal la culture stérilisée du bacille pyocyanique, ont pu, en recueillant les urines de cet animal et en les injectant à un animal sain, provoquer chez ce dernier les paralysies caractéristiques de la maladie pyocyanique. « Les poisons morbides et spécialement les poisons d'origine microbienne s'éliminent donc par les reins comme les poisons naturels ». (Bouchard, *Cours de la Faculté*, 1889).

Le professeur Bouchard a fait cette démonstration que nous avons rappelée ailleurs, avec les urines des cholériques. Elle a été faite encore par Roux et Yersin avec les urines des diphtériques. L'élimination par la voie rénale de produits solubles étant établie, il s'agit de savoir si ces derniers en s'éliminant par cet organe peuvent le léser. Le fait n'a pas été prouvé directement. Mais quel mode d'action autre que l'action des sécrétions du microbe sur le rein peut-on admettre pour la néphrite diphthérique? pour la néphrite cholérique? Cette action a été invoquée par Ribbert, qui pense que entre les lésions diffuses et les lésions circonscrites des reins on peut établir cette différence, que dans les premières on ne trouve pas de microbes ou qu'on n'en trouve que quelquefois, tandis que leur présence est constante dans les lésions limitées. Dans ce dernier cas la lésion est attribuable au micro-organisme : les lésions diffuses au contraire peuvent être sous la dépendance de la maladie générale de l'organisme et spécialement des ptomaïnes sécrétées par les microbes.

Cette explication peut être admise quand il ne s'agit que de dégénérescence de l'épithélium rénal ; mais lorsqu'il y a des lésions interstitielles on peut se demander si les ptomaïnes peuvent les produire. Si nous nous rappelons, dit Ribbert, que dans les foyers limités des reins on retrouve toujours des micro-organismes et d'autre part que les microbes produisent dans tous les tissus des inflammations, nous sommes portés à penser que les lésions interstitielles du rein dans la scarlatine, la diphtérie, la rougeole, sont amenées par la présence de micro-organismes. On objectera que les microbes agissant par leurs ptomaïnes, ceux qui se trouvent dans le reste de l'organisme peuvent agir sur le rein par leurs produits ; mais pour cela il faudrait que tout l'organisme fut imprégné de ptomaïnes.

Néphrite scarlatineuse. — Parmi les maladies infectieuses spécifiques, c'est la scarlatine qui tient le premier rang

---

Au contraire, on comprend que l'action de ces poisons doit être surtout marquée là où ils sont le plus abondants, c'est-à-dire au voisinage immédiat des microbes qui les produisent. Or dans les lésions interstitielles des reins il y a toujours des points plus particulièrement atteints. Aussi on peut penser qu'elles sont également dues à la présence des microbes. La distribution plus ou moins inégale des microbes, leur nombre variable expliqueraient la différence des lésions (dégénérescence, inflammation) Crooke avance même que les cas dans lesquels on a trouvé des micro-organismes étaient plus graves.

Sans suivre Ribbert dans tout son raisonnement il semble bien qu'il y a un élément histologique sur lequel on peut se baser pour reconnaître à la rigueur une altération due au micro-organisme ou aux produits qu'il secrète. La néphrite toxique due par exemple aux ptomaïnes se caractérise surtout par la dégénérescence.

La dégénérescence n'est pas à elle seule la caractéristique absolue de la néphrite toxique, mais elle y prédomine ; et elle est un fait à peu près constant. Les lésions de nature inflammatoire existent aussi, mais elles sont inconstantes. Dans la néphrite expérimentale déterminée par des injections de biiodure de mercure (Gaucher), par l'acide oxalique (Gaucher), par l'iode (Gaucher), par la fuchsine (Gaucher, Siredey) dans les néphrites liées aux ictères (Mœbius), à l'ictère grave : la dégénérescence graisseuse et les lésions des épithéliums sont constantes sans lésion du tissu interstitiel.

Dans ce dernier cas la néphrite est probablement due à l'élimination de produits irritants tels que la tyrosine, la leucine (Vulpian), produits de transformation incomplète des albuminoïdes. C'est d'ailleurs la conclusion à laquelle est arrivé Gaucher, dans une série d'expériences entreprises en 1888 (*Rev. de Méd.*) et dans lesquelles il a prouvé que des produits tels que la leucine, la tyrosine, la créatine, la créatinine, la xanthine, l'hypoxanthine injectés à des doses variant de 1 à 2 c. c. tous les 2 ou 3 jours pendant un mois, produisaient des néphrites épithéliales à dégénérescence graisseuse ou granulo-graisseuse. Et Gaucher concluait que les poisons animaux agissaient sur le rein comme les poisons végétaux. Or, comme dans les maladies du foie, l'accumulation des matières extractives se fait en quantité considérable, on ne doit pas s'étonner de trouver des néphrites au cours des cirrhoses. La néphrite de l'ictère grave, à part l'imprégnation biliaire, présente tous

au point de vue qui nous occupe. Le nombre des néphrites consécutives à la scarlatine dépasse à lui seul celui de toutes les autres formes réunies. Aussi la néphrite scarlatineuse exige-t-elle une description spéciale.

Tout d'abord il faut bien se garder de confondre la néphrite scarlatineuse avec l'albuminurie qui accompagne si souvent cette affection à sa période de desquamation. La néphrite scarlatineuse s'installe avec une régularité qui n'est pas un de ses caractères les moins importants, dans le 3e septénaire. Elle s'annonce comme étant une *maladie consécutive* à la scarlatine ; c'est ce qui explique pourquoi les parents et même quelquefois des médecins attribuent cet accident à une imprudence, ou à un refroidissement (1). On a prétendu que

---

les caractères du gros rein blanc (Gaucher). « Dans la fièvre, l'influence des matières extractives sur le rein n'est pas moins importante » (Gaucher).

La néphrite a ici une cause primordiale infectieuse ; mais ces matières extractives prennent une part notable dans la production des lésions rénales. Ces mêmes substances agissent dans les néphrites anciennes ; d'où pour Gaucher complication des lésions préexistantes (néphrite mixte) et aggravation des symptômes quand elles sont introduites en excès dans l'économie sous forme de nourriture comme le bouillon.

Wagner a déjà prouvé que les substances toxiques élaborées par le tube digestif, absorbées et éliminées par le rein, peuvent déterminer de l'albuminurie. Le professeur Bouchard a observé de l'albuminurie, conséquence d'une néphrite, au cours d'une dilatation de l'estomac. Et peut-être dans la théorie de Semmola y a-t-il lieu de tenir compte de ces facteurs ? Le rein étant en contact direct et incessant avec des produits animaux et passagèrement avec des produits végétaux au cours des maladies parasitaires, avec des produits animaux augmentés de quantité dans certaines conditions pathogéniques (cachexie), on se pose la question si leur élimination ne doit pas compter pour beaucoup dans l'étiologie des néphrites. (G. C.)

(1) On ne saurait nier que le froid ne joue quelquefois un rôle « *secondaire* » dans les néphrites scarlatineuses. Il n'agit pas toujours dans les conditions où il nous semble qu'il devrait agir, mais il n'en est pas

cette néphrite était caractéristique des épidémies de scarlatine. Or à Heidelberg, en Thuringe et à Berlin nous avons vu différentes épidémies. Dans les unes, les néphrites étaient fort rares ; dans d'autres les petits malades étaient atteints de néphrite dans la moitié des cas.

On a souvent voulu faire concorder l'évolution d'une néphrite avec le gravité du pronostic ; mais le fait est loin d'être toujours vrai. Des cas légers, si peu accusés que le diagnostic en était devenu difficile (1), peuvent engendrer des néphrites mortelles ; d'autre part, nous avons vu des scarlatines fort graves guérir sans complications malgré une négligence incroyable ; tout clinicien a pu constater ce fait à maintes

---

moins vrai que dans quelques cas cette action est indéniable. Admise pour tant d'autres affections, et admise sans conteste, au point d'être devenue un fait banal, elle ne peut être rejetée dans le cas présent. Du reste nous avons eu de nombreux exemples du rôle du froid, tel que nous l'indiquons, dans les services de nos maîtres : M. le professeur Dieulafoy et M. Cadet de Gassicourt. (G. C.)

(1) Nous citerons à ce propos un exemple remarquable de néphrite scarlatineuse que M. le professeur Dieulafoy a observée à sa polyclinique. Un jeune étudiant en médecine vient le consulter pour des symptômes de mal de Bright (Cryesthésie, œdème des jambes, des paupières, polyurie et pollakiurie). Ces symptômes duraient depuis un an. En recherchant l'étiologie de la néphrite, M. le professeur Dieulafoy finit par trouver dans les antécédents une scarlatine fruste remontant à 2 ans, laquelle s'était accompagnée d'une angine, d'abcès rétro-pharyngiens, de fièvre et de malaise pendant quelques jours et d'une si légère desquamation de la peau que le médecin qui le soignait à cet époque n'y avait pas pris garde. Interrogé, ce dernier se souvint avoir vu des hématuries vers le même moment. Depuis, ce jeune homme a constamment de l'albumine dans les urines et de temps à autre il est sujet à des hématuries.

Cette observation intéressante au point de vue de l'étiologie d'une néphrite succédant à une scarlatine fruste est aussi un bel exemple de néphrite scarlatineuse passée à l'état chronique. Aujourd'hui la néphrite dure depuis 3 ans (mars 1891). (G. C.)

reprises. Pour nous, il existe des relations plus intimes entre l'apparition d'une néphrite et l'intensité de la lymphadénite scarlatineuse (Wagner, Leichtenstern).

Le mode d'évolution de la néphrite scarlatineuse, et surtout ce caractère si étrange de ne s'installer *qu'après la fin de la maladie*, n'ont pas été sans intriguer sérieusement les médecins. Malheureusement, la science ne possède à l'heure actuelle que des hypothèses au sujet de ces intéressantes questions.

On peut affirmer cependant ce fait, que la néphrite scarlatineuse n'est qu'une desquamation des épithéliums rénaux analogue à celle de l'épithélium cutané : cette néphrite serait donc une espèce d'*exanthème*. Chez beaucoup de petits scarlatineux néphrétiques, l'urine ne contient pas de cellules épithéliales (Bartels), et à l'autopsie, le rein ne présente aucune altération (Wagner). Enfin il est exceptionnel de voir une néphrite débuter au moment de l'exanthème.

La théorie *mécanique* de Bohn n'est plus guère admise aujourd'hui. D'après cet auteur, la peau étant recouverte d'une couche épaisse de cellules épithéliales desquamées, ses fonctions sont entravées ; ce serait pour remédier aux lésions cutanées que s'établirait une fluxion compensatrice qui amènerait elle-même une hyperhémie rénale : la néphrite aurait sa source dans cette hyperhémie.

Il n'est pas besoin de rappeler que presque toutes les observations que nous avons faites plus haut s'élèvent contre cette théorie. D'ailleurs ne voit-on pas dans les maladies graves de la peau les néphrites apparaître le plus souvent à l'acmé de la dermatite ?

La seule théorie d'accord avec les faits est donc celle qui fait intervenir l'action d'un *venin spécifique* dans le développement de la néphrite. Ce poison soluble doit être produit par les microbes supposés de la scarlatine.

D'après Leichtenstern, l'élément nocif siège dans la peau à la période de desquamation ; il est éliminé par les vaisseaux lymphatiques à la période de résorption, et c'est à ce moment que les substances toxiques seraient entraînées dans le rein par les vaisseaux lymphatiques (1). La gravité des lésions rénales est toujours proportionnelle à la quantité de substances toxiques résorbées ; et ce fait explique pourquoi la néphrite s'accompagne de lymphadénite et de gonflement de la rate.

Nous nous rallions à la théorie de Leichtenstern, mais nous croyons qu'avant de s'installer dans le rein et d'y pro-

---

(1) En l'absence de données précises il est permis de faire des théories, car toutes les recherches bactériologiques sur la nature de la scarlatine sont encore insuffisantes jusqu'à ce jour. En effet, Hallier, Coze et Feltz, Riess, Tschamer ont constaté dans le sang scarlatineux des cocci ou des bâtonnets, Hofmann dans la sueur, dans un ganglion inguinal (Klebs), dans l'urine (Eklund). Ces résultats ne peuvent être acceptés.

Roth a obtenu chez des poules avec l'épiderme desquamé d'un scarlatineux de l'oppression et une inflammation ulcérative des paupières. Edington a trouvé dans les squames de scarlatineux un bacille mobile qui ne se trouve dans le sang que dans les premiers jours de la scarlatine. Son inoculation au lapin et au cobaye donna lieu à un érythème tantôt localisé, tantôt généralisé avec desquamation épidermique. Deux veaux furent inoculés avec ce micro-organisme ; l'un eut de la fièvre et mourut au bout de 24 heures, le second mourut de péricardite au bout de 5 semaines.

Enfin les travaux de Klein qui a observé une épidémie de scarlatine consécutive à l'absorption de lait provenant de vaches atteintes de symptômes regardés comme la scarlatine (Épidémie de Hendon), et ceux de Crookshank contradictoires, furent renversés par le premier auteur lui-même qui prouva qu'ils avaient eu affaire au streptococcus pyogène. (G. C.)

voquer la néphrite, le poison scarlatineux s'est modifié. Toutefois, cette modification ou cette transformation peut manquer. Sans vouloir établir un parallélisme complet, nous trouvons néanmoins une certaine analogie entre la pathologie de la scarlatine et celle de la syphilis. Là aussi, après que le virus a exercé son action dans la première et la deuxième phase, il subit souvent une transformation qui en fait un élément nouveau et qui engendre les accidents tertiaires. Nous ne croyons pas qu'il soit nécessaire d'invoquer le passage des substances toxiques dans les reins à la suite d'une dermatite scarlatineuse qui mettrait obstacle à l'élimination de ces produits par la voie cutanée.

Il est difficile de concevoir une forme de néphrite microbienne, voisine de la néphrite scarlatineuse, et dans laquelle l'albuminurie, l'hydropisie et l'urémie feraient presque défaut (1) (Friedlænder, Ashby) ; et cependant nous en avons observé des exemples, entre autres avec gangrène étendue du pharynx et aussi dans un cas de lymphadénite suppurée.

Néphrite diphtérique. — Les autres maladies infectieuses aiguës conduisent beaucoup plus rarement que la scarlatine à la néphrite aiguë. La *diphthérie du pharynx* y conduit plus fréquemment que les autres. On a placé la néphrite diphtérique immédiatement après la néphrite scarlatineuse ; on a été jusqu'à la confondre avec elle. Elle s'en distingue cependant par ce fait, qu'elle est presque exclusivement l'apanage

(1) Il est probable qu'il y a au niveau du pharynx nombre d'infections secondaires au cours et au décours de la scarlatine. Notre ami Bourges dans sa thèse inaugurale (Steinheil, 1891) a prouvé que le streptocoque pyogène est l'hôte habituel du pharynx dans la plupart des cas d'angine à fausses membranes (angines blanches de la scarlatine). Il n'est pas défendu de penser que des néphrites à streptocoques au cours de la scarlatine aient leur origine à ce niveau. (G. C.)

des formes graves, que sa durée et son intensité suivent en général la marche de la maladie, enfin que la néphrite diphthéritique ne survient qu'exceptionnellement à la suite de la diphthérie.

Il est difficile de différencier nettement la néphrite vraie de l'*albuminurie fébrile*, d'autant plus que les phénomènes de stase si fréquents dans l'asthénie et le croup acquièrent dans certains cas une haute gravité, tandis que dans d'autres ils passent presque inaperçus.

Parlant des néphrites susceptibles d'être diagnostiquées sur le vivant, Sanné pense que les complications rénales doivent apparaître dans la moitié des cas de diphthérie. On a considéré ces accidents rénaux comme le premier et le plus certain des signes d'une infection générale (Unruh).

On se rappelle qu'à un moment donné, à la suite d'études spéciales ayant porté sur des urines et des reins de dipthériques, nous avions nié l'identité de l'agent déterminant la lésion rénale avec le microbe spécifique de la diphthérie. Les observations de Babbe, Weigert, Wagner, Heubner, Rosenstein concordent avec cette manière de voir.

Par suite de cette circonstance, que les injections sous-cutanées et intra-veineuses de cultures de bacille de Klebs provenant de malades atteints de diphthérie causent de la néphrite chez les lapins, Spronck conclut, d'accord avec les résultats des vaccinations de Roux et Yersin, à l'identité de ce micro-organisme avec le poison diphthéritique. Il est important de remarquer que l'auteur, dans ses descriptions histologiques, ne fait pas mention de la présence de ce microbe dans le rein enflammé. Il est donc probable qu'il ne s'agissait pas de néphrite bacillaire mais de néphrite toxique.

La théorie présentée par Letzerich et qui considérait la destruction du parenchyme rénal à la suite d'une vaste invasion de filaments et de spores, n'est plus admissible. Les observations d'Œrtel, Eberth, Litten qui doivent être à coup sûr considérées comme dignes de foi, ne sont certainement que des accidents rares produits par une immigration de microbes pyogènes.

Les rapports précis qui unissent les néphrites qui accompagnent les autres maladies infectieuses à ces maladies elles-mêmes ne sont pas moins obscurs. Parmi ces maladies, citons le *typhus abdominal* et *exanthématique*, les *fièvres paludéennes*, la *rougeole*, la *variole*, la *varicelle*, la *fièvre jaune*, la *coqueluche*, la *parotidite épidémique*, la *méningite cérébro-spinale*, l'*angine infectieuse* (*indépendante de la scarlatine et de la diphthérie*) et le *phlegmon pharyngien* (Senator, Virchow, Landgraf), l'*érysipèle*, la *pneumonie croupale*, le *rhumatisme*, les *catarrhes intestinaux infectieux graves* (1), surtout *le choléra infantile* (Kjelberg, Hirschsprung), la *dysentérie*, les *ictères graves d'origine infectieuse* qui comprennent probablement toute une série de processus hétérogènes (Weil, Goldschmidt, Wagner, Fiedler, Nauwerk, A. Frænkel, etc.); et parmi d'autres maladies infectieuses dont les agents sont encore inconnus citons l'*ostéomyélite infectieuse aiguë* (Mouret) (2).

---

(1) On consultera les ouvrages spéciaux sur ce sujet. Unger a décrit la néphrite varicelleuse. Cornil et Babès ont décrit dans leur livre sur les bactéries des infections rénales d'origine secondaire au cours de la fièvre jaune et du rhumatisme; Rigal et Chantemesse au cours d'une méningite cérébro-spinale ont trouvé un rein envahi par des micro-organismes. Kelsch et Kiener ont décrit les lésions organiques au cours de l'impaludisme. Nous-même avons décrit la néphrite pneumonique. (G. C.)

(2) Les travaux de Pasteur, ceux plus récents de Rodet et Jaboulay, de Lannelongue et d'Achard (Congrès de chirurgie, avril 1891) assignent à l'ostéomyélite divers micro-organismes.

Des observations de Fiessinger il résulte que la grippe peut engendrer des phlegmasies rénales, depuis la congestion transitoire de l'organe jusqu'à la véritable néphrite hémorrhagique aiguë. L'auteur a pu observer cette dernière deux fois sur 83 cas d'influenza. Le pronostic en est favorable.

Stefana a décrit chez les enfants une forme épidémique de *néphrite mycosique primitive* dont la durée est courte, à marche fébrile et s'accompagne d'œdèmes. Sur 14 enfants, il y eut 3 décès. A l'autopsie, on reconnut les signes de la néphrite diffuse et de la nécrose de coagulation ; dans l'un des cas, on découvrit une invasion notable des anses glomérulaires, des capillaires corticaux et des canalicules urinaires jusqu'aux conduits papillaires (l'espace capsulaire était intact) par des cocci d'un genre particulier. On ne donne pas de renseignements sur le caractère bactériologique de l'urine pendant la vie.

Les *maladies infectieuses chroniques* qui engendrent le plus souvent la néphrite sont la malaria, la syphilis constitutionnelle et la tuberculose. Dans toutes ces maladies comme dans la diphthérie, il est souvent difficile de distinguer l'albuminurie de la néphrite vraie (1). Toutefois, il est d'ordinaire

---

A) Le staphylocoque doré seulement (Jaboulay).

B) 1° Les staphylocoques dorés et blancs.

2° Les streptocoques.

3° Les pneumocoques Talamon-Frænkel (Lannelongue, Netter et Verneuil).

4° Des micro-organismes indéterminés (Lannelongue).

On peut considérer ces éléments parasitaires comme les agents directs des néphrites observées au cours de l'ostéomyélite.

(1) La pathogénie de l'albuminurie chez les phthisiques est complexe. Elle peut dépendre d'une altération rénale. Elle est souvent aussi dyscrasique et due à l'hyperthermie, à des troubles gastro-intestinaux, à des altérations hépatiques, à des troubles de la nutrition générale, à

assez facile de distinguer les formes bénignes et beaucoup plus fréquentes d'albuminurie des néphrites graves, qui sont d'ailleurs beaucoup plus rares. Lorsqu'on se trouve en présence de malades dont la néphrite grave se complique d'un état scorbutique, cet état est souvent l'indice d'une hémoglobinurie.

Même pour cette série de néphrites infectieuses, il n'est pas douteux que la lésion rénale ne soit causée par le passage de poisons spécifiques solubles, produits d'élimination de microbes pathogènes dont la présence est hors de doute, bien qu'ils n'aient pas encore été reconnus au microscope. Souvent ces germes forment des colonies dans les différents organes ; mais tant qu'il n'y a pas de néphrite purulente réelle, on doit considérer ces germes, ainsi que ceux du pus et de la gangrène, comme des agents secondaires sans action effective.

Bouchard, Kannenberg, Babès et d'autres ont découvert des micro-organismes faciles à confondre avec des débris de substance rénale et de substance colorante. Toutefois le rôle actif de ces germes a été suffisamment démontré pour des formes de néphrites qui feront l'objet d'un autre chapitre, et nous pouvons ajouter que leur action peut être considérée comme également démontrée pour les néphrites diffuses que nous étudions actuellement.

On conçoit que dans le cours des maladies infectieuses que nous venons de nommer, ce ne sont pas les sources de germes infectieux qui manquent.

Nous nous sommes déjà expliqués plusieurs fois sur la valeur des dernières observations et recherches de Letzerich au sujet d'une *néphrite aiguë bacillaire primitive*, qu'il prétend

---

la cachexie tuberculeuse. (Le Noir, *Étude de l'albuminurie chez les phthisiques*. G. Steinheil, 1891.)

avoir observée 25 fois, et qu'il considère comme une nouvelle maladie infectieuse produite par un bacille qui se développe dans l'eau de savon, des ruisseaux des rues. Toutes ses descriptions nous ont paru invraisemblables (1).

On a décrit aussi des embolies de micro-organismes analogues aux cocci de la pneumonie, que l'on aurait rencontrés dans la néphrite infectieuse primitive des enfants (Mirculi) (2). On a relevé d'autres faits de ce genre dans les néphrites aiguës idiopathiques. Cependant nous persistons à ne pas considérer les micro-organismes que nous avons vus comme cause immédiate de la maladie, et Jaksch a manifesté les mêmes

---

(1) Letzerich est revenu ces temps derniers sur sa première communication. Il a observé 45 cas de néphrite bacillaire interstitielle primitive. Le bacille se trouve dans le rein à la limite de la substance corticale et médullaire. Il se trouve aussi dans l'urine. L'auteur a réussi à l'isoler, à le cultiver et à produire chez les animaux une néphrite interstitielle par l'inoculation de ses cultures. Il détermine au début les symptômes d'une infection franche aiguë ; puis apparaissent des œdèmes de la face, des pieds, des mains ; des douleurs lombaires, de l'ascite, de l'hydrothorax et de l'hydropéricarde.

Les œdèmes ne sont pas aussi considérables que dans le mal de Bright, leur apparition coïncide avec une anurie plus ou moins complète (40-20 c. c.). Les cylindres sont peu abondants mais les leucocytes et les bacilles sont très nombreux dans les urines. Il y a des attaques d'éclampsie. La mort peut survenir vers le 3e septennaire ; mais la guérison est la règle et s'annonce par une émission considérable d'urine trouble puis devenant de plus en plus claire. Aiguë le plus souvent, elle peut prendre quelquefois un caractère chronique et durer jusqu'à 3 mois. (G. C.)

(2) Boulay dans sa thèse (*Des affections à pneumocoques indépendantes de la pneumonie franche*, Steinheil, 1891), rapporte une observation de néphrite aiguë développée au cours de l'influenza : l'urine renfermait des diplococci dont les cultures et l'inoculation aux animaux démontrèrent l'identité avec les pneumocoques. On peut donc admettre des néphrites à pneumococci Talamon-Frœnkel sans lésion antérieure au poumon. (G. C.)

doutes que nous au sujet des cas qu'il vient de publier.

Dolega a observé la néphrite hémorrhagique aiguë très accentuée comme une complication de pemphigus aigu chez les adultes. Nulle part, on ne découvrit le diplococcus de Demme.

2° A la série des maladies infectieuses aiguës qui engendrent la néphrite, il était tout naturel de rattacher toute cette catégorie de processus morbides qui accompagnent la SEPTICÉMIE, l'INFLAMMATION, peu importe d'ailleurs la région où ces processus se développent (peau, squelette, viscères thoraciques ou abdominaux). Aux inflammations d'origine septique il faut ajouter celles qui accompagnent les AFFECTIONS CHIRURGICALES, la FIÈVRE PUERPÉRALE et l'ENDOCARDITE ULCÉREUSE (diphthérique).

Néphrite septique. — Il y a déjà près de 30 ans que Virchow étudia cette néphrite septique ; Fischer, quelques années plus tard, fit de nouvelles recherches à ce sujet. Il est parfois très difficile de différencier cette néphrite de celles que nous avons énumérées ; et cette difficulté se fait surtout sentir lorsqu'il s'agit de néphrites infectieuses évoluant au cours de maladies générales aiguës et infectieuses, graves et rares, et qui présentent bien des points de ressemblance avec la diphtérie (A. Frænkel, Fürbringer). Il en est de même de ces exanthèmes qu'il nous semble prématuré de considérer comme de simples processus septiques, et que nous nous contenterons de désigner sous le nom d'infections aiguës d'origine inconnue.

C'est précisément dans ces cas qu'il n'est pas rare d'observer des néphrites occasionnées par des embolies microbiennes. Ces formes mixtes de néphrites suppurées et diffuses que Litten avait déjà fort bien décrites se confondent avec les invasions microbiennes massives, et avec les lésions parenchymateuses aiguës d'Aufrecht, sans qu'il soit possible d'établir de limites précises. D'autre part, Aufrecht lui-même croit aujourd'hui devoir faire rentrer ses cas personnels dans les formes ictériques de Weil-Goldschmidt.

En somme les néphrites infectieuses n'ont que des rapports plus ou moins éloignés entre elles, et toutes les classifications que l'on peut imaginer laissent trop de place à l'arbitraire.

Pour un certain nombre de ces néphrites, on ignore encore complètement la nature des *substances ichoreuses* (Virchow), des *ptomaïnes* (Brieger) qui, en passant par le rein, y produisent les lésions néphrétiques. Fischer avait prétendu que le *charbon* pouvait produire une néphrite par la fermentation acide du pus, fermentation qui aurait pour résultat la formation d'acide butyrique. Mais cette opinion, soumise au contrôle de l'expérience ne reçut pas de confirmation de la part de Robert et Rassmann.

Dans d'autres cas, rares à notre avis, la lésion rénale apparaît comme conséquence d'une vaste irruption microbienne dans les éléments secréteurs et vasculaires des reins (Weigert, Aufrecht, Litten). Enfin, de nombreuses observations relatent l'existence, dans les reins, de petites colonies de microbes. Mais ce fait ne suffit pas, à notre avis, pour faire admettre l'existence d'une *mycose rénale*, car dans une série de cas en apparence identiques, on a vu les germes faire complètement défaut dans le rein. Nous serions tentés d'admettre ici encore, pour les cas où l'inflammation n'entraîne pas de suppuration, l'action déjà plusieurs fois invoquée de *poisons solubles sécrétés par les microbes*. A ce sujet nous rappellerons que Virchow a déjà depuis longtemps appelé l'attention sur les caractères toxiques des néphrites septiques. C'est le streptocoque que l'on rencontre le plus fréquemment, et tout récemment encore on a attribué les infections secondaires dans les maladies fébriles aiguës à son développement. Mais on ne sait encore quel rôle attribuer à ce microbe dans l'évolution de la néphrite diffuse.

Lorsque nous nous sommes trouvés en présence d'infections générales dont la cause nous échappait, ou encore de certaines néphrites septiques, il nous est arrivé de rencontrer tantôt des streptocoques, tantôt des staphylocoques seuls, tantôt enfin nous avons observé ces deux germes pyogènes en même temps. Il nous semble que ces deux agents de suppuration ne se rencontrent dans les reins que lorsque ceux-ci renferment des foyers circonscrits avec tendance à la suppuration (1). (Voir *néphrite suppurée.*) Nous ne saurions trop insister sur la valeur de ce fait, que nous avons à plusieurs reprises observé des lésions de néphrite diffuse dans des cas de septicémie, bien que les reins ne continssent aucun microbe. Tout récemment encore, Baginsky a noté des faits de ce genre.

Néphrite des maladies de la peau. — Parmi les suppurations ne relevant pas d'une *infection générale* et susceptibles d'engendrer les néphrites nous citerons, en dehors des diverses affections chirurgicales, *les maladies pustuleuses et ulcéreuses de la peau*, comme l'eczéma, le pemphigus, les abcès cutanés, l'impétigo pédiculaire (Wagner), la gale (Scheube), l'ecthyma etc... D'après Augagneur, la néphrite est d'autant plus bénigne que les plaies cutanées suppurent moins.

On peut aussi produire une néphrite en produisant artificiellement l'inflammation de la peau (Baginsky, Lassar,

(1) Le staphylocoque et le streptocoque produisent en général et peut être suivant des causes déterminées des altérations différentes du rein. Ainsi le streptocoque semble se disséminer dans le rein et produire des lésions diffuses ; le staphylocoque forme plutôt des foyers purulents collectés dans cet organe. (G. C.)

Salvioli). Lorsque l'on fait usage en même temps de pansements médicamenteux, la néphrite peut présenter les carcatères d'une néphrite toxique.

Pour les néphrites engendrées par les maladies de la peau accompagnées d'un prurit violent (prurigo, scabies), on a invoqué l'irritation des nerfs sensitifs (Scheube). Cette interprétation a été suggérée par l'expérience de Wolkenstein qui parvint à rendre un animal albuminurique en le soumettant à un courant faradique.

Enfin on peut classer un grand nombre de néphrites diffuses parmi les néphrites *à frigore.*

La pathogénie des néphrites engendrées par des *brûlures étendues de la peau* est encore obscure. Nous en avons déjà parlé au chapitre de l'hémoglobinurie qui se produit dans ces cas. Cependant il est probable que souvent la lésion rénale est liée à un processus inflammatoire, et surtout à la mortification et à la suppuration des téguments externes.

Lorsque les reins ont subi le contre-coup de blessures, surtout de fractures des os longs, les cylindres qui se trouvent dans l'urine sont d'origine hémoglobinurique. On a invoqué dans ce cas l'action d'un ferment contenu dans la fibrine et provenant de caillots (Riedel) ou d'une embolie graisseuse (Scriba).

Néphrite des affections cardiaques et pulmonaires. — C'est encore à ce chapitre qu'il faut rattacher les néphrites d'*origine cardiaque*, *pleurale*, ou *pulmonaire*. En tête de toutes ces lésions se trouvent l'*endocardite valvulaire* aiguë et chronique (Klebs, von Bamberger, Wagner, Rosenstein); nous avons déjà parlé de la forme infectieuse. Cette forme d'endocardite, essentiellement limitée à l'aorte (voyez *Congestion rénale*) aboutit tout spécialement à la néphrite diffuse vraie. L'interprétation de ce curieux phénomène est loin d'être claire. Bamberger a noté que plus du quart des maladies aortiques se compliquaient de néphrite ; et il a noté des néphrites aiguës dans plus du tiers des aortiques de notre service.

Nous croyons avec Rosenstein que ce n'est pas le rhumatisme articulaire aigu qui doit, en lui-même, intervenir ici comme cause de néphrite ; il ne l'engendre que très rarement. Nous en voyons l'origine dans l'*endocardite elle-même* ; non seulement quand les lésions de l'endocarde ne sont pas d'origine arthritique mais aussi lorsqu'elles reconnaissent cette origine.

Schwalbe a publié récemment une étude clinique de l'insuffisance aortique. En ce qui concerne les cas où cette lésion valvulaire se complique de néphrite, Schwalbe dit que sur 38 malades atteints d'insuffisance aortique chronique, il n'y en avait pas moins de 14 chez qui, à l'autopsie ou même avant la mort, on constatait des symptômes très nets de néphrite diffuse. Il impute la fréquence de cette complication à quatre facteurs principaux : les troubles de nutrition par ischémie capillaire avec ralentissement du courant sanguin, l'endocardite, l'artério-sclérose qui a causé la lésion valvulaire (l'artério-sclérose peut aussi résulter elle-même de la néphrite), enfin la syphilis, l'alcoolisme, le saturnisme et la vieillesse, tous facteurs qui peuvent produire à la fois la néphrite et les lésions valvulaires.

Schwalbe relate enfin un cas, en apparence probant, d'atrophie rénale avec insuffisance aortique *relative* chez un malade que nous avons examiné à plusieurs reprises. Pour lui, la lésion est due en première ligne à l'inflexion des bords valvulaires consécutive à la perte d'élasticité et à une forte élévation de la pression sanguine.

Dans beaucoup de cas de *phtisie pulmonaire*, il est presque impossible de savoir quelle part il faut attribuer aux lésions pulmonaires, à la septicémie, aux suppurations, aux processus inflammatoires qui en résultent, à la fièvre hectique ou aux poisons tuberculeux dans l'évolution de la néphrite diffuse (1).

Nous avons eu à plusieurs reprises l'occasion d'observer des néphrites hémorrhagiques survenant comme complication d'une congestion rénale chez des cardiaques. C'est peut-être dans cette catégorie qu'il faudrait ranger maintes néphrites aiguës survenant à la période tertiaire de la syphilis.

Enfin il n'est pas douteux qu'un certain nombre de néphrites primitives soient dues à des suppurations internes encore mal déterminées.

Néphrite des urinaires. — Les maladies inflammatoires des voies urinaires occasionnent plus fréquemment la néphrite diffuse qu'on ne l'avait cru tout d'abord. Dans la majorité des cas, on observe la néphrite suppurée et la pyélonéphrite ; et il n'est pas douteux que ces lésions rénales ne soient dues à l'invasion de germes infectieux primitivement établis dans les bassinets (2).

---

(1) Il y a une néphrite aiguë due à la présence du bacille de Koch comme Durand-Fardel l'a démontré. Il est possible qu'il y ait des infections secondaires des reins au cours de la tuberculose pulmonaire chronique quand il y a des cavernes dans lesquelles se cultivent nombre de microorganismes étrangers à l'infection initiale et développés au niveau des ulcérations pulmonaires. Il faut tenir compte aussi de la stase veineuse consécutive aux troubles de la petite circulation. Les lésions rénales sous la dépendance des toxines secrétées par le bacille de Koch ne sont pas décrites en entier. Mais nous savons qu'à la suite d'injections de la lymphe de Koch, nombre de malades ont eu des hématuries. (G. C.)

(2) La thèse d'Albarran (*Étude sur le rein des urinaires*, G. Steinheil, 1890) est le travail le plus complet sur cette question. Il en sera question ultérieurement. (G. C.)

3° *Le troisième* groupe de néphrites diffuses aiguës est celui des NÉPHRITES TOXIQUES proprement dites.

La plupart des substances toxiques (et c'est ce qui augmente l'intérêt pratique de ce groupe de néphrites) sont des substances médicamenteuses, surtout des antiseptiques consacrés à l'usage externe (1). Senger a observé, sur divers animaux intoxiqués et sur des malades, que les antiseptiques usuels provoquaient la dégénérescence du parenchyme rénal. Il rapporte la plupart des cas de mort survenue à la suite de l'extirpation d'un rein à une urémie dégénératrice causée par l'emploi des antiseptiques.

La susceptibilité individuelle paraît jouer un grand rôle dans les néphrites toxiques. Certains malades peuvent abuser pendant des semaines d'antiseptiques sans que leurs reins subissent le moindre dommage, tandis que chez d'autres, à l'occasion du moindre contact avec ces antiseptiques les urines deviennent albumineuses et présentent tous les caractères des urines brightiques.

Il est bien peu de médicaments dans notre pharmacopée dont l'absorption ne puisse porter quelque atteinte au parenchyme rénal. Les néphrites médicamenteuses deviennent tellement fréquentes, que bientôt on sera tenté de se demander quels sont les médicaments qui peuvent être administrés *sans danger pour les reins*.

Nous ne nous arrêterons pas à énumérer toutes les substances dont l'action toxique pour le parenchyme rénal a déjà été prouvée, et qui engendrent une hyperhémie ou une irritation rénale dont le symptôme saillant est l'albuminurie.

---

(1) La thèse de Barette est une monographie très complète sur ce sujet, on la consultera avec intérêt (G. Steinheil, éditeur, Paris, 1886).
(G. C.)

Nous nous contenterons de citer ceux qui engendrent la néphrite vraie.

Souvent la néphrite elle-même passe presque inaperçue, masquée par d'importants symptômes généraux et des troubles fonctionnels graves d'autres organes. D'ailleurs, en parlant de l'hémoglobinurie, nous avons déjà étudié bon nombre de ces substances qui engendrent des néphrites aiguës secondaires par hémoglobinurie. Nous signalerons de nouveau le rôle si actif joué par le *chlorate de potasse*. Nous mentionnerons les médicaments dits *diurétiques-drastiques*, notamment la *cantharidine*, puis la *térébenthine*, l'*huile de moutarde*, le *baume de copahu*, la *scille* et le *cubèbe*.

Parmi les acides minéraux et végétaux, les plus importants sont l'*acide sulfurique* et l'*acide oxalique*. On sait que ces acides sont souvent employés dans les suicides.

L'*acide phénique* est fort dangereux pour les reins. Comme Lucke et Rosenstein, nous avons plusieurs fois observé des néphrites intenses survenues à la suite de lavages de la plèvre et de l'intestin et de pansements antiseptiques. Il en est de même de l'*iodoforme* si employé en chirurgie. Par ordre d'importance, Senger classe ces deux toxiques immédiatement après le *sublimé* dont l'influence néfaste ne le cède pas, d'après nos expériences et celles d'autres auteurs, à celle des mercuriaux pris à l'intérieur (1).

A ces poisons il faut ajouter une série de *substances spécialement employées dans les maladies de peau*. Ces substances pénètrent par les excoriations cutanées dans le courant sanguin et lymphatique, et introduites dans la circulation générale, produisent des lésions inflammatoires dans les reins. S'il

(1) L'acide chrysophanique, l'acide pyrogallique, et quelques médicaments extraits de la série aromatique, résorcine, thalline, rentrent aussi dans ce groupe.

est vrai que leur action ne produit souvent que des lésions insignifiantes accompagnées d'albuminurie et d'hémoglobinurie passagères, il n'est pas moins vrai que es néphrites fort graves, et parfois même mortelles, peuvent en être la conséquence. Les principaux facteurs de ces néphrites d'origine cutanée sont les frictions au *goudron*, au *styrax*, au *baume du Pérou*, au *pétrole*, au *naphtol*, à la *chrysarobine*, et surtout les divers onguents employés contre la teigne et le psoriasis. Nous avons déjà fait remarquer que dans certains cas c'est l'altération même des téguments, c'est-à-dire la résorption des produits d'inflammation, que l'on doit rendre responsable de la lésion rénale.

L'*acide salicylique* attaque plus souvent les reins qu'on ne le croit communément ; il en est de même, malgré sa réputation d'innocuité, de l'*acide borique* (Senger, Braatz), tandis que l'*arsenic*, le *phosphore*, l'*iode*, le *plomb*, employés à des doses médicales, ne causent que rarement la néphrite aiguë. Le plomb joue au contraire un rôle de première importance dans l'étiologie du *rein contracté*.

A l'aide d'injections sous-cutanées et intra-péritonéales d'*acide borique* (jusqu'à 4 gr.), Plaut est arrivé à créer chez le lapin et le chat une véritable néphrite aiguë (oligurie, albuminurie, sédiment renfermant du sang et des cylindres épithéliaux ; à l'autopsie, néphrite diffuse).

Kaufmann vient de publier des études détaillées sur l'intoxication par le sublimé, études basées en partie sur des recherches expérimentales personnelles ; nous en détachons les conclusions suivantes, relatives au rein. Dans l'intoxication chronique, il y a de l'oligurie ; cette oligurie peut même aller jusqu'à l'anurie ; l'albuminurie est d'intensité variable ; l'urine laisse déposer un sédiment renfermant de l'épithélium rénal, des leucocytes, des hématies, des cylindres hyalins et granuleux ; le liquide filtré contient les matières colorantes du sang et de la bile. A l'autopsie, on trouve une néphrite parenchymateuse avec des infarctus punctiformes (substance corticale) et rubanés (substance médullaire) de carbonate et de phosphate de chaux, qui, d'après les auteurs anciens, tirent leurs matériaux des os ; le lactate de chaux séparé par l'acide lactique se transforme dans le sang en carbonate calcique et, à l'état normal, est éliminé ; mais lorsque le rein est malade, il demeure à l'état de précipité, en raison de l'insuffisance causée par l'intoxication. Selon Kaufmann, au contraire, la nécrose de coagulation crée un centre d'attraction spéciale pour la chaux dissoute, fait analogue à ce qui se passe pour le rein calcique de Litten, après ligature préalable de l'artère rénale. Quoique le rein calcique se produise également dans d'autres intoxications et ne se constate dans l'empoisonnement par le sublimé que dans une partie (environ 1/6) des cas, il possède cependant une valeur diagnostique qui n'est pas à dédaigner.

Les données les plus récentes et les plus détaillées sur les altérations rénales sont dues à Klemperer qui est arrivé à ces résultats en pratiquant des expériences multiples et variées sur les animaux. En ce qui concerne les lésions anatomo-pathologiques, il est en général d'accord avec Kaufmann ; seulement, il voit dans la nécrose épithéliale un état consécutif à l'inflammation. De plus, pour lui, le dépôt calcaire peut se faire également en dehors des cellules, dans l'intérieur des canalicules urinaires.

Virchow lui aussi a rencontré des particules calcaires à la surface de l'épithélium ; il pense que les troubles ne dépendent pas de l'anémie artérielle qui serait, d'après Kaufmann, une conséquence des coagulations survenues dans les capillaires et déterminées par le sublimé. Klemperer se refuse à reconnaître l'existence d'un rein spécial à l'intoxication par le sublimé.

Enfin, parmi les poisons proprement dits, nous mentionnerons l'*acide chromique*, non pas que ce fait ait un grand intérêt pratique, mais parce que ce toxique est souvent employé de pair avec la cantharidine dans les expériences de physiologie pathologique.

Nauverck a vu une néphrite aiguë produite par l'*intoxication opiacée*.

Tout récemment, Johnson a observé une néphrite aiguë causée par des *inhalations gazeuses*.

Les *liqueurs alcooliques* (1) et les *mets épicés* que consomment journellement les viveurs ne sont pas non plus sans altérer les reins. Penzoldt est parvenu à tuer des chiens en développant une néphrite mortelle par les alcools éthylique et amylique.

Enfin on peut ajouter à cette série de néphrites, celles qui sont produites par l'élimination à travers le parenchyme rénal des substances toxiques *fabriquées par l'organisme lui-même*. Il en est ainsi des acides biliaires qui accompagnent l'ictère (Nothnagel, Leyden).

Il est souvent très difficile d'affirmer si certaines néphrites engendrées par des *gastrites* intenses et des *catarrhes intestinaux* appartiennent à cette forme, ou si elles rentrent plutôt dans le groupe des néphrites infectieuses, ou enfin dans celui du rein cholérique. Il est probable qu'il s'agit ici de phénomènes complexes, dans lesquels l'action des toxiques (ptomaïnes

---

(1) D'après Masius l'alcool produit chez le chien de petits foyers d'inflammation interstitielle dans le rein. Chez l'homme (Cornil et Ranvier), l'alcoolisme peut donner naissance à une néphrite diffuse subaiguë. (G. C.)

des bactéries, produits divers de décomposition) s'associe à des troubles circulatoires.

4° LE REFROIDISSEMENT (1) est un facteur dont on ne saurait méconnaître l'importance dans l'étiologie des néphrites. Le séjour prolongé à l'air froid engendre plutôt une néphrite chronique qu'une néphrite aiguë ; celle-ci résulte plutôt d'un changement brusque de température chez des individus surmenés, déprimés physiquement et moralement. De longues marches dans la neige, toutes les occasions dans lesquelles le corps échauffé est brusquement surpris par le froid, ainsi que cela arrive au patineur qui voit la glace se rompre sous ses pieds, tous ces accidents peuvent engendrer la néphrite aiguë.

Si les anciens auteurs, Osborne notamment, avaient exagéré l'importance des néphrites *à frigore*, les observations récentes de néphrites aiguës survenues à la suite d'un brusque refroidissement prouvent suffisamment qu'on aurait tort

(1) Le refroidissement ne peut pas être considéré comme créant de toutes pièces une néphrite. Il ne détermine pas plus la néphrite que la pneumonie. Avouons que dans le nombre considérable des néphrites dites *à frigore*, il en rentre une grande quantité dont l'étiologie doit être cherchée dans des maladies infectieuses, remontant à des époques assez reculées dans la vie du malade et dont les premiers signes atténués au début ont éclaté tout à coup et beaucoup plus tard, sous l'influence d'une cause déterminante banale, le froid par exemple. Cependant dans la clinique on trouve des néphrites, qui semblent bien avoir cette cause. Même dans ces cas nous devons nous défier. Dans la pathologie tous les facteurs étiologiques nous sont-ils connus ?

Notre collègue Laffitte, dans sa thèse (*Essai sur le mal de Bright et les néphrites*), a rappelé que la transition subite d'une température de — 15° à celle de + 45° ne présente aucun inconvénient. Nordenskiold, de Long, Greely, sont unanimes là-dessus. Et, ajoute-t-il, Panum a établi que malgré les affections cutanées fréquentes au voisinage du pôle, le mal de Bright est inconnu chez les habitants de ces contrées. (G. C.)

de vouloir ramener toutes les néphrites aiguës *à frigore* à des lésions rénales de cause inconnue. Pourtant, si nous nous en tenions à nos observations personnelles, nous devrions dire, que malgré le grand nombre de néphrétiques que nous avons eu l'occasion d'observer, nous n'avons pas vu un seul cas de mal de Bright aigu dont la cause pût être rapportée avec certitude à un refroidissement.

Malgré de nombreux et consciencieux travaux, il faut avouer que l'on ignore actuellement le mécanisme en vertu duquel le refroidissement engendre la néphrite. Les nouvelles expériences de Cohnheim et de Roy montrent d'autre part que les relations qui unissent les fonctions rénales à celles de la peau ne sont pas aussi simples qu'on veut bien le dire. En aspergeant, chez des animaux, les téguments avec de l'eau froide ou chaude, ils ne parvinrent à produire aucun trouble dans la circulation rénale. Il n'y a donc pas lieu d'invoquer, ainsi que l'a fait K. Müller, comme cause de la néphrite, une augmentation de pression sanguine qui se produirait dans tous les viscères par suite d'une contraction exagérée des vaisseaux cutanés. On avait pensé que les fonctions de la peau étant troublées, et la transpiration entravée, les reins devaient subir le contre-coup de ce manque d'équilibre dans l'élimination des substances destinées à être expulsées du corps ; mais on a noté une polyurie intense sans le moindre dommage pour le rein.

Enfin, quelques auteurs, appartenant surtout à l'école anglaise (Todd et Johnson), accusent les produits qui devraient être normalement éliminés par la peau d'infecter le sang ; mais on ne connaît pas de substances excrémentitielles irritantes qui seraient éliminées ainsi par les reins au lieu de l'être par la peau. En tout cas, ce n'est pas l'acide lactique (Frerichs contre Fourcault).

Lorsque l'on a établi artificiellement un obstacle à la transpiration en enduisant des animaux de vernis imperméables, on s'est aperçu que l'urine de ces animaux devenait albumineuse. Mais cette albuminurie ne relève nullement d'une néphrite (Laschkewitsch). Cependant Arnheim a prétendu dernièrement avoir constaté de l'hypothermie chez les animaux soumis au vernissage. Par contre Lassar a réussi, en plongeant brusquement des animaux épilés dans de l'eau glacée, à engendrer des lésions inflammatoires dans les viscères et en particulier dans le rein.

Peut-être les néphrites aiguës signalées par Laure et Lasègue dans le cours d'angines simples ne sont-elles que de simples néphrites *à frigore* (1). Wagner a souvent vu apparaître une angine à la suite d'un refroidissement avant que la néphrite ne se déclarât. Cependant Rosenstein ne parle pas de refroidissement dans les cas de ce genre qu'il rapporte.

Enfin n'oublions pas qu'il reste toujours un nombre considérable de néphrites auxquelles on ne saurait encore attribuer logiquement aucune cause. Nous observons à chaque instant des néphrites chez des individus auparavant parfaitement sains et robustes sans pouvoir en retrouver la raison.

D'après Leichtenstern, la néphrite aiguë pourrait bien être une manifestation de certaines formes abortives de maladies infectieuses ; et une néphrite secondaire pourrait alors en imposer pour une néphrite idiopathique, lorsqu'elle complique une scarlatine accompagnée d'angine, mais sans exanthème.

---

(1) Des réserves doivent être faites à ce sujet. Nous connaissons le nombre de micro-organismes qui vivent au niveau du pharynx et des cryptes amygdaliennes. Il peut survenir des néphrites infectieuses dont l'origine est à ce niveau. De plus nous connaissons des formes si frustes de la scarlatine que nous ne saurions accepter ces cas sans de nombreuses restrictions. (G. C.)

Nous ne terminerons pas ce chapitre sans mettre le lecteur en garde contre les poussées de néphrite chronique accompagnées d'hydropisie et qui pourraient être confondues avec une néphrite aiguë. A notre connaissance, il arrive souvent que l'on porte primitivement le diagnostic de *néphrite aiguë hémorrhagique*, dans des cas qui plus tard se révèlent comme de véritables *néphrites chroniques*. Une fois même l'erreur ne fut vérifiée qu'à l'autopsie. Goodhart a attiré l'attention sur ces difficultés du diagnostic, et notre expérience justifie pleinement ses prudentes recommandations.

Anatomie pathologique. — Ce n'est pas sans surprise que l'étudiant assiste aux premières autopsies de malades ayant succombé à une néphrite aiguë. Tantôt il tombe sur un rein *foncé*, gorgé de sang ; tantôt le rein est *jaune pâle*. D'autres fois, l'organe est *moucheté de taches bigarrées* ; enfin le rein peut, à l'œil nu, lui paraître normal. Tous ces faits lui apparaissent d'abord sans ordre, sans aucun rapport avec les symptômes qu'il a observés pendant la vie. Et, en effet, ce n'est qu'après de patientes recherches nécroscopiques qu'on a pu établir un type fondamental autour duquel gravitent un certain nombre de variétés.

Aujourd'hui encore, nous sommes bien loin de retrouver toujours au microscope des lésions répondant nettement aux tableaux cliniques que nous nous étions tracés.

Au point de vue anatomo-pathologique, nous distinguons avec Weigert, dont les travaux concordent souvent avec les nôtres, deux types fondamentaux de néphrite diffuse aiguë, reliés sans doute par de nombreuses formes abortives, mixtes et transitoires.

Ce sont : 1° *Le gros rein rouge ou bigarré* ;
2° *Le gros rein blanc* (1).

(1) Il ne faut pas se méprendre sur ces deux termes de « *gros rein*

Gros rein rouge. — Le premier correspond dans ses principaux traits au tableau que Frerichs a tracé du premier stade du mal de Bright. L'organe est hypertrophié, souvent même son volume est doublé ; sa capsule, non épaissie, se détache facilement. La surface est lisse, congestionnée, parsemée d'étoiles veineuses (1).

---

rouge ou *bigarré* et de *gros rein blanc* ». Le premier désigné aussi sous le nom de *gros rein mou bigarré*, *gros rein rouge* ou *gris*, répond (Lecorché et Talamon) à une des formes désignées en France sous la dénomination commune de *gros rein blanc*, et par les Anglais sous le nom de « *Large smooth and motted kidney* ». Et en effet la dénomination de gros rein blanc ne saurait lui convenir ; le gros rein blanc peut être la transformation ultime du gros rein rouge. Il établit la transition entre cette variété et le gros rein aigu tacheté.

Quant au gros rein blanc tel que l'entend l'auteur, il représente plutôt en France une des formes terminales précoces du processus brigthique. Il est blanc et *mou*, ou il est blanc et *dur*. Le premier se trouve généralement à l'autopsie d'individus qui meurent au bout de 6 à 8 mois de maladie ; le second peut se rencontrer chez des sujets qui ont présenté pendant 2 ou 3 ans des phénomènes brightiques.

Quoi qu'il en soit de ces distinctions, il est bon de ne pas multiplier les variétés et il faut s'en rapporter aux deux formes indiquées par l'auteur, en faisant toutefois les restrictions que nous avons émises.

Il faut, avec lui, admettre ces deux formes sans faire intervenir la durée de la maladie ; ce qui serait la base rationnelle de la classification et nous expliquerait à la rigueur ces apparences diverses du rein, mais ce qui nous exposerait, en l'absence de phénomènes précis, à de nombreuses déceptions à l'amphithéâtre. Il s'agit de faire ces deux constatations macroscopiques sans préjuger en rien du passage de la première à la seconde *forme* et de leur évolution clinique. (G. C.)

(1) Dans quelques cas la surface du rein est parsemée de larges plaques d'un rouge sombre ; ce sont des foyers hémorrhagiques en nappe qui collectés sous la capsule, s'étendent quelquefois dans l'intérieur même de la substance corticale. Ces foyers tranchent même sur le fond déjà congestionné et de couleur rouge brun intense. Volumineux quelquefois, ils soulèvent la capsule qui fait saillie à leur niveau. A la coupe du rein, on les voit nettement communiquer avec ceux qui

A la coupe, on s'aperçoit que l'hypertrophie de l'organe est due surtout à celle de l'écorce. Celle-ci, généralement friable et remplie de suc, présente une coloration bizarre, parsemée de nombreuses étoiles les unes d'un rouge-gris, les autres d'un jaune grisâtre. Ces étoiles s'entrecroisent avec des points rouge-sombre qui ne sont autres que des foyers hémorrhagiques. Ces foyers sont parfois tellement nombreux que le parenchyme revêt une couleur rouge-brun. A un examen plus attentif, l'œil exercé découvre presque toujours les corpuscules de Malpighi sous forme de grains rouge-sombre ou gris; souvent aussi ces grains sont pâles.

Ce qui frappe dans la couche médullaire, c'est l'*hyperhémie*, surtout de la couche limitante (1). La substance médullaire est traversée par des raies rouge-sombre. La muqueuse du bassinet et des calices peut être le siège d'une inflammation catarrhale, et même de légères hémorrhagies.

---

sont situés dans la substance corticale, comme nous en avons vu dans la néphrite pneumonique. (G. C.)

(1) Cette hyperhémie très marquée à ce niveau va dans quelques cas jusqu'à la suffusion sanguine. On distingue des thrombus au niveau de la voûte artérielle, assez volumineux dans certains cas pour être visibles à l'œil nu; ils font trancher ainsi très distinctement la base des pyramides de Malpighi. De cette base partent quelquefois des stries rouges, sans solution de continuité, gagnant la substance médullaire. Ces formes de néphrite s'accompagnent presque toujours d'ecchymoses dans les calices et le bassinet. Ces derniers sont recouverts par des hémorrhagies disséminées sous forme de taches si confluentes parfois, que l'aspect de la muqueuse est d'un rouge foncé intense. Ces lésions ne sont pas aussi rares qu'on peut se l'imaginer. Il se pourrait qu'elles puissent être le point de départ de pyélites rebelles et purulentes qui reconnaîtraient pour origine les micro-organismes mêmes, causes de la néphrite.

M. Létienne a décrit dans la *Médecine moderne* des hémorrhagies pyélitiques dans la convalescence de la fièvre typhoïde, auxquelles on peut appliquer cette pathogénie. (G. C.)

Les formes abortives du gros rein rouge ne sont pas rares surtout lorsque les cas sont récents. Les reins présentent alors beaucoup des caractères que nous venons d'indiquer, mais ils conservent leur volume normal. Souvent même ils sont si peu lésés qu'à l'œil nu ils en imposeraient pour des reins normaux si le sang qu'ils contenaient n'était lui-même altéré (1).

On ne saurait trop faire ressortir que ces reins, qui paraissent normaux au premier abord, ne peuvent être considérés comme des reins de néphrites abortives que sous le rapport de la *grosse anatomie* ; car ils peuvent présenter au microscopes des lésions qui caractérisent les néphrites les plus graves. Nos recherches microscopiques nous ont appris que ces lésions n'étaient pas, à de rares exceptions près, diffuses au sens *strict* du mot, mais qu'elles étaient plutôt en foyers plus ou moins limités, séparés par des espaces de substance saine. Les hémorrhagies perceptibles à l'œil nu siègent surtout dans l'intérieur des canalicules corticaux élargis, des calices et des tubes collecteurs. On les rencontre moins fréquemment dans les capsules de Bowman ; et dans ce cas, les réseaux capillaires sont comprimés. Il est beaucoup plus rare de voir les

---

(1) On a souvent occasion d'observer des cas semblables dans lesquels ni la forme, ni le volume du rein ne sont modifiés. Seul l'examen microscopique peut révéler les lésions. Dans quelques cas on est surpris de trouver des lésions profondes et des hémorrhagies très abondantes. Dans quelques observations de néphrite pneumonique que nous avons eu occasion d'examiner, il nous a été donné de vérifier les assertions de l'auteur.

Le plus souvent nous avons trouvé une infiltration sanguine considérable que l'on pouvait répartir en 2 zônes, l'une sous-capsulaire, l'autre à la base des pyramides de Malpighi. Mais tandis que le sang était intra-canaliculaire dans le dernier cas, dans le premier il était répandu dans les espaces extra-canaliculaires. Les glomérules étaient remplis par quelques globules rouges étalés entre les anses glomérulaires. (G. C.)

interstices compris entre les canalicules être le siège d'hémorrhagies.

L'épithélium glandulaire apparaît plus ou moins hypertrophié dans les régions lésées ; il est troublé par des granulations, souvent anfractueux, comme *émietté* du côté qui regarde la lumière du vaisseau. Ailleurs l'altération des cellules va même jusqu'à la dégénérescence graisseuse.

On rencontre parfois de véritables *nécroses épithéliales* avec disparition des noyaux et un gonflement très marqué du corps cellulaire (dégénérescence hydropique de Nauwerck-Ziegler). Capsules et canaux sont remplis de globules rouges, et çà et là de desquamations épithéliales (néphrite desquamative), de cellules rondes, de débris épithéliaux agglutinés en petites masses brillantes. Les cylindres se rencontrent surtout dans les calices et dans les tubes collecteurs (Voir *Symptomatologie*).

Glomérule de Malpighi. — Les éléments qui présentent pour nous un intérêt tout particulier comme point d'attaque des agents inflammatoires sont les glomérules de Malpighi. Dans tous les cas bien nets d'inflammation diffuse, ces éléments sont le siège d'altérations qui passent la plupart du temps pour insignifiantes, et qui cependant ne sont pas sans importance.

Les cellules de la capsule et du glomérule sont elles-mêmes gonflées, spongieuses ; elles sont le siège de proliférations, d'éraillures etc. Ces lésions ont beaucoup été étudiées dans ces derniers temps par Klebs, Langhans, Litten, Friedlænder, Cornil, Waller, Ribbert, Leyden, Wagner, Nauwerck, Fischl, Hausemann. Il est certain que la perméabilité extraordinaire des vaisseaux glomérulaires et le passage de l'albumine et des globules sanguins ne sont pas étrangers à cette *capsulite*, *glomérulite* ou *glomérulo-néphrite*.

Lorsqu'on soumet le rein à l'ébullition par la méthode de Posner, on ne tarde pas à s'apercevoir que l'albumine forme des *caillots* qui se fixent entre la capsule et le peloton glomérulaire. Dans certaines formes de néphrites, et surtout dans des néphrites récentes, les lésions peuvent se borner à une *glomérulo-néphrite*, et le rein peut alors présenter à l'œil nu un aspect normal. D'autre part, on sait que les lésions glomérulaires peuvent se propager vers les cellules épithéliales des canaux contournés et plus tard dans leurs interstices ; il est donc tout naturel de concevoir la vraie néphrite diffuse aiguë comme un stade plus avancé de la simple glomérulo-néphrite.

D'ailleurs toute la structure du rein peut subir des modifications spéciales. Des recherches nombreuses ont été faites à ce sujet, mais nous nous garderons bien d'entrer dans leurs détails, car il semble que la multiplicité des travaux qui ont été entrepris à cet égard ait plutôt contribué à compliquer la question qu'à l'éclaircir. Nous nous bornerons donc à résumer succinctement ces recherches et à essayer d'en tirer quelque profit.

Travaux de Friedlænder, Klebs, Langhans. — Les travaux de Friedlænder sont ceux qui doivent occuper le premier rang dans cette série de recherches. En examinant des reins scarlatineux au microscope, il s'aperçut que les lésions dominantes résidaient dans *une altération spéciale des tubes contournés* et des *pelotons glomérulaires*. Ces derniers avaient été rendus visibles à l'œil nu par l'hyperhémie qui s'y était développée ; ils ressemblaient à des grains gris-blanc. Cette hyperhémie se manifeste par un accroissement de volume considérable ; les vaisseaux paraissent *troubles et opaques* par suite de l'épaississement de leurs parois, et de l'obstruction de leur lumière par une substance finement granuleuse ; enfin les noyaux de leurs cellules s'étaient multipliés.

De son côté, Klebs avait déjà décrit avec précision les altérations des corpuscules de Malpighi dans des néphrites diffuses mortelles. Il avait déjà signalé l'accroissement de volume des cellules du tissu conjonctif situé entre les vaisseaux contournés et la multiplication de leurs noyaux, ainsi que la compression réciproque qui s'exerce entre les vaisseaux contournés et les éléments du tissu interstitiel hypertrophiés. Mais la prolifération des cellules épithéliales, la multiplication de leurs rares noyaux et leur desquamation (Ribbert) finissent par former une véritable carapace autour du peloton vasculaire et par s'imbriquer comme les membranes de l'oignon. Ces phénomènes qui résultent d'une simple *prolifération* des éléments normaux en avaient probablement imposé à Klebs pour des éléments de formation nouvelle.

Il est facile de prévoir les conséquences de ces lésions : *imperméabilité des vaisseaux glomérulaires* par obstruction de leur lumière ou par compression des réseaux vasculaires ; *obstacle au courant sanguin* avec arrêt de la sécrétion urinaire et toutes les conséquences qui en résultent.

D'après Litten, qui relate des expériences dans lesquelles il lia les artères rénales chez les animaux, il est probable que les lésions décrites par Friedlænder peuvent conduire à une calcification des cellules épithéliales et correspondent ainsi à celles qui sont produites par la ligature des artères rénales (1).

La théorie de Friedlænder n'avait pas eu la prétention d'embrasser tous les cas de néphrite scarlatineuse ; elle ne

(1) Litten, en effet, au cours de ses expériences sur la circulation artérielle (ligature des artères rénales) insiste sur une modification particulière que présentent les parties nécrosées ; les épithéliums morts se calcifient, s'infiltrent de sels de chaux, de carbonates et phosphates, au point que 10 jours après la ligature, les reins sont assez durs pour ébrécher le rasoir. (G. C.)

croyait répondre qu'à la majorité de ces néphrites. Mais il y a quelques années, Langhans a repris cette théorie en lui donnant un développement inattendu. Les recherches de Langhans ont été faites avec une technique toute spéciale. Il déclara que les lésions des parois des capillaires et des vaisseaux glomérulaires, lésions qui se manifestent par une hypertrophie de leur tunique interne et la prolifération de leurs cellules endothéliales, étaient de beaucoup plus importantes que celles des cellules épithéliales des corpuscules de Malpighi. Il y a lieu de présumer que ce sont ces lésions vasculaires qui en obstruant la lumière des vaisseaux par une sorte de réticulum, engendrent ces troubles circulatoires si graves qui deviennent à leur tour la cause de l'anurie. Ce réticulum est presque exclusivement composé de granulations produites par les cellules endothéliales des capillaires.

Nauwerck constata de son côté ces végétations granuleuses.

Pour l'albuminurie, on invoque un mécanisme différent ; ce serait la *perméabilité anormale des glomérules* (et plutôt de leur paroi vasculaire que de leurs cellules épithéliales) pour certaines substances de diffusibilité d'ailleurs très médiocre. Cette perméabilité résulterait de l'inflammation de ces parois. Langhans n'hésite même pas à croire que ces altérations de la paroi vasculaire des glomérules n'existent pas seulement dans toutes les *néphrites secondaires*, mais encore toutes les fois que, dans des *maladies fébriles aiguës*, le clinicien observe l'*albuminurie* comme symptôme dominant. Les lésions des canalicules urinifères marcheraient en général parallèlement à la glomérulite et détermineraient de leur côté des lésions interstitielles. Cette hypothèse est probablement suggérée par la théorie de Weigert, théorie à laquelle Nauwerck n'accorde d'ailleurs que peu de valeur. Mais ce que Langhans et

Nauwerck affirment énergiquement, c'est qu'une altération vasculaire limitée presque exclusivement aux glomérules, — et cela est vrai surtout pour les reins de la scarlatine et de la rougeole — peut seule provoquer le tableau clinique complet de la néphrite aiguë, voir même une urémie mortelle.

Les bases mêmes de la théorie de Langhans ne tardèrent pas à être violemment attaquées et surtout par Hausemann. En contrôlant sur des pièces, fraîches et durcies, les recherches de Langhans, il reconnut que les amas cellulaires situés entre la capsule et le glomérule proviennent en effet des cellules épithéliales des premières et de leucocytes ; mais il affirma que la *multiplication* des noyaux des cellules recouvrant les anses glomérulaires de Malpighi, loin d'être un fait *constant*, était *extrêmement rare*. Il en conclut que les descriptions de Langhan's étaient inexactes et ne reposaient que sur des artifices de préparations, coagulations accidentelles, etc.

De son côté, Ribbert n'a jamais observé de multiplication des noyaux dans les capillaires, et croit que Langhans a été induit en erreur par l'obstruction de l'espace compris entre la capsule et le glomérule causée par des leucocytes, des noyaux épithéliaux situés en dehors des réseaux glomérulaires et surtout par la présence assez fréquente de cellules géantes provenant d'une végétation nucléolaire des cellules épithéliales.

Travaux personnels. — Nous avons voulu à notre tour nous rendre compte des faits, et aidé de Friedlænder lui-même qui jusqu'à la fin de la période active de ses travaux s'était déclaré partisan des opinions de Langhans, nous avons repris la question. Nos recherches portèrent surtout sur des néphrites post-scarlatineuses. Or nous avons remarqué que plus nous simplifions notre technique, plus nous nous efforcions de faire porter nos recherches sur des *reins frais, ayant subi le moins de préparation possible*, moins nous observions d'obstruction des capillaires par la substance granuleuse réticulée dont il a été parlé plus haut.

Friedlænder, Nauwerck et Langhans nous ont à plusieurs reprises montré leurs préparations ; mais nous avouons que même sur des coupes de reins fébriles de moyenne intensité, il nous a été impossible de savoir si la multiplication des éléments granuleux s'était faite réellement à l'intérieur des réseaux vasculaires.

Il est d'ailleurs très difficile de s'orienter sur les rapports exacts de ces réseaux avec les parois vasculaires à cause des nombreux amas réticulés et du plissement des capillaires. En tout cas, il est encore impossible de se prononcer sur la description faite par Langhans et de savoir si elle est exacte ou erronée (1).

---

(1) En 1888 et 1889 Obrzut, dans deux mémoires insérés, le premier, dans la *Revue de médecine* et intitulé « Pathogénie de la glomérulo-néphrite », le second dans les *Archives de médecine expérimentale* et intitulé « Sur l'origine des produits inflammatoires », est revenu sur cette importante question en discutant surtout les opinions de Langhans, de Hausemann, de Nauwerck et en apportant avec des faits précis une technique précise. Obrzut a spécialement décrit les lésions des anses glomérulaires. Pour lui, les auteurs précédemment cités n'ont pas démontré d'une façon très nette le phénomène qui justifierait leur manière de voir quant aux phénomènes inflammatoires des anses glomérulaires. Langhans admet, en effet, que ce sont les vaisseaux sanguins glomérulaires et surtout l'endothélium qui jouent le rôle principal. Les endothéliums proliférants peuvent produire ou bien une obstruction complète de la lumière des capillaires ou bien s'accompagner d'un épaississement de la paroi vasculaire par la couche protoplasmatique en noyaux dispersés sur elle d'une manière irrégulière. Il n'est question ni de figures karyokinétiques ni d'une description exacte et il n'y a pas d'interprétation rigoureuse des amas finement grenus qui remplissent la lumière des vaisseaux ; ces derniers sont

Influence des manipulations faites sur le rein. — Et maintenant quelle est la part qui revient aux néphrites vraies, quelle est

---

considérés comme des amas de globules blancs dégénérés produisant une véritable thrombose blanche au point de détruire la perméabilité totale du glomérule. Hortolès avait déjà fait pareille constatation. Pour Langhans ces lésions sont le phénomène anatomique constant de toutes les néphrites aiguës, et il y a pour lui un parallélisme entre les altérations glomérulaires et le reste des lésions du parenchyme rénal.

La plupart des assertions de Langhans ont été contredites par Hausemann et ont été vérifiées par Obrzut. Pour cela il a employé la liqueur de Fléming, qui est pour lui le meilleur fixateur et durcissant et il a eu soin de diviser les pièces en morceaux d'un millimètre d'épaisseur et d'un centimètre de longueur. Au bout de 48 heures les pièces retirées et lavées pendant 3 heures dans l'eau courante, et durcies ensuite pendant 48 heures à l'alcool peuvent être coupées. Dans plusieurs observations, une entr'autre où une néphrite développée au cours de la scarlatine contenait des lésions glomérulaires localisées dans les anses, Obrzut a vu que les lésions des cellules épithéliales détachées et suspendues dans la cavité glomérulaire étaient restreintes ; on ne signalait aucune accumulation de ces cellules ni sur la capsule de Bowman ni à la périphérie du bouquet vasculaire. La capsule de Bowman était saine dans la plupart des glomérules, sauf dans quelques-uns où elle était insensiblement épaissie, homogène et revêtue d'un épithélium bas. Ses parois vasculaires étaient saines et ne différaient en rien de celles du rein physiologique. Mais la lumière des capillaires était obstruée et occupée par des masses finement grenues formant au centre de la lumière, loin des parois, une substance plus compacte qui, par des prolongements nombreux communiquant entre eux, se joignait à la paroi inaltérée du vaisseau.

Au centre de quelques capillaires on trouve des fentes, de formes diverses, reste de l'ancienne lumière. Au milieu de ces masses sont logés des noyaux ; ce sont les noyaux des leucocytes, plus abondants au centre, raréfiés près de la paroi même. Leur protoplasma passe sans limite dans la substance grenue. Entre les noyaux, à un fort grossissement, apparaissent de très fines fibrilles, difficiles à voir dans le voisinage des plus grands noyaux. Les prolongements de la substance grenue s'anastomosent entre eux, forment un réticulum dans les mailles duquel sont logés des globules rouges du sang qui tantôt ont conservé

celle que l'on doit attribuer à des artifices de préparation? Enfin faut-il donner raison à la théorie qui ramène toutes les

---

leur contour, tantôt se sont fondus en une masse homogène d'une couleur d'un vert pâle. Cette substance est quelquefois distincte de la substance grenue dans laquelle elle s'insinue; mais souvent il n'y a pas de limite précise et la coloration se perd insensiblement dans le fond de la masse. — La couche grenue se distingue du protoplasma de la couche épithéliale péri-vasculaire en ce que ce dernier est uniformément grenu, tandis que dans la substance intra-vasculaire, à côté de grains fins, il y en a aussi de plus grands et des fibrilles extrêmement délicates : elle s'en distingue encore par le protoplasma des épithéliums qui est plus sombre tandis que la substance intra-capillaire est plus claire et réfringente, et par la solution de violet de gentiane qui colore plus vivement celui-là que celui-ci. De plus, quelques anses capillaires sont remplis par une substance homogène.

Enfin, des globules rouges du sang assez rares au bord ou au milieu et dont les contours ne sont pas encore effacés, la couleur bai-verdâtre, tout cela plaide en faveur de l'origine globulaire de la masse. Cette description répond à la dégénérescence hyaline des auteurs. Elle explique pour Obrzut l'oligurie, l'anurie et l'albuminurie. Dans un autre cas examiné par cet auteur, le processus est plus avancé et on se trouve en présence de la néphrite chronique hémorrhagique de Weigert, de la glomérulo-néphrite de Hlava, ou de la néphrite interstitielle subaiguë avec induration.

Les phénomènes qui se passaient précédemment dans la capsule de Bowman étaient, à la période initiale, marqués par un réticulum siégeant sur sa face interne comprenant des cellules en grande quantité, et affectant tantôt la forme d'un croissant, tantôt une forme circulaire. Cette couche épaisse pouvait occuper la moitié et même plus de la cavité glomérulaire. Elle contenait des noyaux, des noyaux de leucocytes, ou des cellules à grands noyaux ovales, ou des cellules fusiformes. Les fibres de ce réticulum étaient parallèles à la capsule, elles s'entrecroisaient et s'anastomosaient entre elles ; elles semblaient doubler la capsule sans qu'elle fût modifiée. Plus les cloisons fibrillaires étaient minces, plus les mailles du réticulum étaient grandes, plus les leucocytes étaient nombreux, mais les cellules à noyaux épithéloïdes étaient moins abondantes.

Dans les phases suivantes le réticulum se rétrécit, les leucocytes diminuent, les cellules fusiformes et les cellules à grands noyaux pâles

lésions à une glomérulite plus ou moins intense ou à la théorie antérieure? C'est ce que de nouvelles recherches pourront seules établir.

---

augmentent. C'est à elles que cette couche fibrillaire doit son épaississement : mais elle reste toujours distincte du bouquet vasculaire. Et cependant cette néoformation s'accroît toujours vers le glomérule et ne sort pas de la capsule. Dans ces couches internes les fibrilles prédominent, tandis que dans la couche externe près de la capsule, ce sont les leucocytes et les cellules épithélioïdes, ce qui est en accord avec ce que nous disions tout à l'heure de la densité de la fibrine par rapport aux globules blancs. Cette fibrine se colore en effet par la safranine et la méthode de Weigert donne la réaction caractéristique. Les épithéliums de la capsule sont parfois parfaitement intacts. Quoiqu'on trouve une rangée de cellules d'aspect épithélial sous la capsule, il est probable que ce sont des leucocytes en train de se transformer en fibro-blastes, et ils ne diffèrent guère de ceux qui sont dispersés dans la masse du réticulum et qui présentent des mitoses sur leurs noyaux.

A un stade plus avancé, l'aspect fibrillaire est devenu presque homogène et vitreux. Par la méthode de Weigert ce tissu se colore comme le tissu élastique, la couche capsulaire nouvellement formée adhère à la capsule sans limite quelconque. Disposée en croissant ou circulaire elle se prolonge, dans ce dernier cas, avec les vaisseaux afférents et efférents et par là pénètre dans les anses glomérulaires qu'elle dissocie. Si d'une autre partie de la couche capsulaire nouvellement formée il se détache un autre bourgeon fibrineux qui pénètre dans les anses glomérulaires, la cavité glomérulaire se trouve ainsi divisée en plusieurs loges distinctes. Comme précédemment les parties internes sont serrées et remplies de cellules épithélioïdes, les parties externes situées près de la capsule sont formées par des mailles fibrillaires larges. Les parties situées en dehors de la capsule sont parcourues par des vaisseaux sanguins, mais n'ont pas subi de dégénérescence hyaline. Quant aux lésions des anses glomérulaires, elles sont dues à la compression ou elles sont actives comme dans le premier stade : et dans ce cas, on observe une prolifération et une desquamation du revêtement épithélial ; phénomène peu marqué d'ailleurs. Mais on constate les cellules à pied et les cellules en battant de cloche de Cornil et Brault.

Les parois des capillaires sont légèrement épaissies et tranchent avec les éléments contenus dans leur intérieur.

Ici la substance homogène verdâtre a disparu ; la substance grenue

Toutefois nous nous refusons d'ores et déjà à admettre que la néphrite post-scarlatineuse soit toujours limitée à

---

est devenue fibrillaire et ne contient plus de cellules épithélioïdes. En dehors des vaisseaux de nombreuses fibrilles nouvellement formées emprisonnent des cellules rondes et des fibroblastes.

Pour Obrzut il n'y a pas de différence entre les noyaux contenus dans la substance grenue et ceux que l'on trouve dans les inflammations productives dans d'autres organes, cellules lymphatiques, épithélioïdes, fibro-plastiques ; la masse grenue n'est pas du protoplasma véritable comme le pense Langhans, qui admet une couche endothéliale hypothétique (membrane basale du canal endothélial). —

La paroi des capillaires est pauvre en noyaux endothéliaux ; de plus la prolifération de ces cellules endothéliales n'a jamais été vue par personne. C'est pourquoi Obrzut tend à admettre que la substance intra-capillaire est d'origine globulaire sanguine. On sait que cet auteur fait remonter à ces éléments les fibrilles du tissu conjonctif intra-capillaire et que de leur métamorphose il fait dériver la dégénérescence hyaline et amyloïde, laquelle ne proviendrait pas d'une dégénérescence de tissus préexistants, vaisseaux et tissu conjonctif. L'acide osmique, qu'a employé Langhans, est incapable de montrer la transformation des globules rouges en masse grenue plus ou moins homogène, laquelle est prise souvent pour une dégénérescence hyaline. Le liquide de Fleming peut faire éviter pareille erreur. Avec la solution de Fleming on peut voir les nombreuses modifications que subit le sang dans les vaisseaux, tant au point de vue de leur déformation que de leur pouvoir tinctorial : quelques-uns se colorant aussi vivement que des leucocytes, d'autres restant tout pâles. Les éléments cellulaires pouvant à la rigueur passer pour les cellules endothéliales détachées de la paroi capillaire ne sont autres probablement que des globules blancs modifiés ; leur situation près de la paroi, leur connexion intime avec celle-ci au moyen de prolongements fibrillaires et avec des leucocytes, leur disposition en cercle autour des cellules épithélioïdes semblent le prouver. Enfin ils ont des prolongements protoplasmatiques avec les éléments morphologiques ou amorphes du contenu intra-vasculaire, et ils sont séparés très nettement de la paroi vasculaire. Il est probable qu'ils participent à la formation de la substance grenue intra-capillaire. Si on trouve ces cellules près de la paroi capillaire pouvant en imposer par leur disposition pour le revêtement interne de la capsule proliférée, on les distingue toujours à ce que le protoplasma

une glomérulite. Nous reconnaissons cependant avec les théories modernes que les lésions anatomiques de l'appareil de Malpighi sont *la plupart du temps* la source des néphrites, et

---

aplati à la paroi, se termine d'une manière nette. Du reste au centre de la masse intra-capillaire on les retrouve, ainsi qu'au voisinage des cellules à grands noyaux ronds ou ovales et pauvres en substance chromatique.

Il doit y avoir une altération préalable des parois capillaires inconnue jusqu'à ce jour ; à cette altération doit succéder une émigration des globules blancs donnant naissance au tissu extra-capillaire et intra-glomérulaire, tandis que d'autres globules restés dans le glomérule contribuent à la production des néoformations intra-capillaires.

Ainsi on s'explique la difficulté de la *restitutio ad integrum* ; facile dans les anses glomérulaires, elle ne l'est plus quand il s'agit de réparations intra-glomérulaires, d'autant que les *vasa afferentia et efferentia* sont généralement englobés dans le processus morbide ; d'où modification importante de la nutrition de l'organe glomérulaire ; d'où la facilité des résorptions des vaisseaux capillaires, d'où les modifications du revêtement épithélial et des produits inflammatoires (dégénérescence hyaline). Obrzut est en contradiction avec Cornil et Brault sur la prolifération des épithéliums péri-capillaires, qui, par la seule compression qu'ils produisent ne peuvent expliquer tous les troubles pathologiques des glomérules. Si elle survient ce n'est que consécutivement aux altérations intra-capillaires et elle n'est qu'un des chaînons des métamorphoses régressives dont le siège est dans les glomérules. Pour les épithéliums il n'y a que des phénomènes de régression avec desquamation de ces éléments dans la cavité glomérulaire, et qui peuvent quelquefois mais non toujours, et seulement dans quelques cas, quand la desquamation est considérable, amener l'anurie et l'urémie.

Ce n'est pas à dire pour cela qu'il n'y ait pas de processus productif des épithéliums de la face interne de la capsule de Bowman. L'épithélium péri-vasculaire peut présenter des phénomènes de régression ; la face interne de la capsule de Bowman peut être le siège d'un processus actif. Et là encore se trouve au point de vue anatomo-pathologique la distinction entre le glomérule proprement dit et la capsule de Bowman. Celle-ci (Foldt, Janosik) n'est que la suite ou le commencement des *tubuli contorti* au point de vue embryologique. C'est un épithélium et non un endothélium.

Ces cellules capsulaires, différentes des cellules glomérulaires quant

qu'en tous cas elles jouent un rôle considérable dans la pathologie du rein.

Ainsi que l'avaient fait Ribbert, Nauwerck et Rosenstein, nous attirons particulièrement l'attention sur la fréquence de la desquamation des cellules épithéliales et des *éraillures* qui en résultent dans la couche cellulaire qui tapisse les vaisseaux contournés.

Lorsqu'on examine un grand nombre de reins scarlatineux on ne tarde pas à constater, dans la plus grande partie des cas, des lésions bien nettes et fort étendues des cellules épithéliales glandulaires de la couche corticale, ainsi que cer-

---

à l'embryologie, sont différentes au point de vue de leur réaction pathologique comme les épithéliums péri-vasculaires.

En se rapportant à la description des inflammations productives mises en relief plus haut, on conçoit qu'il est difficile de leur attribuer un rôle actif dans l'inflammation glomérulaire. Tout au contraire nous prouve qu'il revient aussi aux globules blancs dans les processus histologiques extra-capillaires, intra-glomérulaires : leur séparation très nette des glomérules, leur siège loin des *vasa afferentia*, leur disposition en croissant, de plus la couche granuleuse formée à leurs dépens dans la suite est formée par un *réticulum* fibrillaire lâche du côté externe qui confine à la face interne de la capsule tandis qu'elle s'organise du côté interne regardant la cavité du glomérule.

Il faut admettre une anastomose vasculaire de ce tissu avec d'autres vaisseaux sanguins. Où peut-on aller la chercher ailleurs que dans les vaisseaux capsulaires ? Que ce *réticulum* intra-capsulaire, extra-capillaire, soit d'origine glomérulaire ou non, il contribue puissamment avec les phénomènes intra-capillaires qui sont actifs, à l'oblitération complète du glomérule.

Cette notion inflammatoire nouvelle n'exclut pas la capsulite de Cornil et Brault.

Ces deux processus extra-capillaire et intra-capillaire peuvent marcher simultanément ou indépendamment. Hlava a décrit des accidents graves (urémie) qui reconnaissaient l'infiltration capsulaire à l'endroit où les vaisseaux percent la capsule. De même le tissu conjonctif développé à ce niveau peut produire le même désordre, les capillaires glomérulaires restant intacts. (G. C.)

taines altérations du stroma conjonctif. Or, depuis les travaux de Cornil et Brault, Fischl etc., il n'est plus guère possible de nier que la néphrite aiguë puisse débuter par d'autres éléments que les glomérules, que les lésions glomérulaires ne sont pas toujours les premières en date ni les plus marquées. Il n'est pas rare que ce soient les cellules épithéliales des canalicules urinifères, peut-être même celles du tissu conjonctif qui aient été le siège des lésions primitives, et qu'elles continuent à jouer dans l'évolution de la néphrite un rôle prépondérant.

En principe, nous nous rallions à l'opinion de ces auteurs, bien que le rôle prépondérant que Fischl fait jouer au tissu interstitiel comme étant *le premier lésé* (1) nous paraisse

(1) Peut-être arrivera-t-on, avec une connaissance exacte du point de départ du processus inflammatoire dans les reins, à élucider cette question, surtout en étudiant la nature de ces produits et leurs métamorphoses régressives ou progressives plastiques (Obrzut).

Cet auteur s'est servi pour colorer ses coupes, durcies et fixées par le liquide de Fleming, de solution concentrée de safranine (Eau — 100; alcool — 10) et de solution de violet de gentiane employées séparément ou simultanément après avoir fait agir la safranine pendant une heure, avoir lavé les coupes pendant quelques secondes dans l'alcool additionné d'une goutte de sel ou l'alcool absolu seul. Le noyau se colore en rouge par la safranine et la membrane et quelques grains de la substance chromatique se colorent en bleu par la gentiane. A la gentiane on peut substituer une solution faible de nigrosine ou de teinture de gaïac. Si on emploie la gentiane comme première coloration, on peut employer pour la seconde l'acide picrique et l'éosine. Le professeur Cornil recommande aussi la tropéoline et la safranine. Ces méthodes sont importantes à connaître. C'est pourquoi nous croyons bon de les signaler.

Obrzut a ainsi constaté que les vaisseaux intra-canaliculaires contenaient des globules rouges passant insensiblement à des masses fibrillaires sans qu'il y ait la moindre limite entre eux ; la couleur du réticulum fibrillaire est identique à celle des globules rouges. Au milieu de la masse grenue on observe encore des globules rouges normaux.

quelque peu exagéré ; et nous n'acceptons pas plus que Langhans les idées de Kelsch et Hortolès, qui considèrent les

---

Même disposition s'observe hors des vaisseaux capillaires et le réticulum extra-vasculaire est en tout point semblable à celui contenu dans les vaisseaux. Quand la paroi a disparu, la continuité des deux réticulums est directe. Le réticulum extra-vasculaire présente au point d'union de ses fibrilles des globules rouges isolés, dont les contours moins nets sont conservés cependant, des globules agglutinés en une masse homogène de la couleur de l'hémoglobine.

Les leucocytes dans les espaces inter-canaliculaires comme dans les vaisseaux en nombre assez restreint sont logés dans les mailles du réticulum, quelle que soit la situation de ce dernier, soit dans des espaces légèrement dilatés, soit dans des espaces largement dilatés. Mais dans ces derniers l'infiltration cellulaire devient moins rare au pourtour des veines d'un certain calibre. Ces leucocytes sont ou normaux ou agrandis et ressemblent aux cellules dites épithélioïdes ; on constate tous les intermédiaires. Mais ces éléments épithélioïdes l'emportent sur les autres dans les endroits où la métamorphose fibrillo-réticulaire du contenu des vaisseaux est déjà complète et où les globules rouges font défaut. Il n'y a pas de relation entre ces cellules et les fibrilles du réticulum. Il n'y a pas de prolifération des endothéliums vasculaires ni de modification, ni de gonflement, ni d'accroissement de la substance chromatique, ni de figures karyokinétiques. Les épithéliums des tubes contournés sont aussi intacts.

Dans le tissu conjonctif interstitiel des pyramides les vaisseaux sanguins sont fortement dilatés, mais le tissu conjonctif ne s'est élargi que par places d'une façon considérable. Les vaisseaux d'un certain calibre contiennent quelquefois des thromboses entourées d'une substance hyaline. Celle-ci se présente sous forme de masses irrégulières, cylindriques ou fusiformes, rectilignes ou recourbées, masses reliées entre elles d'une façon irrégulière, limitées par des cloisons minces et fibreuses, circonscrivant des fentes plus ou moins larges remplies de globules rouges ou de globules blancs. Leur couleur est claire, grisâtre, passant quelquefois à la teinte jaune verdâtre, rappelant la couleur des globules rouges ayant conservé leur hémoglobine. Elles contiennent aussi des globules rouges agglutinés en amas jaunâtres dans lesquels on reconnaît l'origine des masses hyalines. Ces masses ont pour origine les globules rouges détruits, métamorphosés. Hypothèse d'autant plus admissible que cette substance hyaline contient des leucocytes en nombre

lésions interstitielles comme de beaucoup les plus importantes.

---

correspondant à celui du sang des vaisseaux et des foyers hémorrhagiques.

Quant aux lésions des glomérules, elles sont identiques à celles que nous avons signalées dans la précédente note. Mais ajoutons que le tissu conjonctif environnant la capsule présente les mêmes lésions que la substance interstitielle du cortex. Les fibrilles du réticulum communiquent avec la capsule de Bowman et on retrouve des globules rouges juxtaposés sur plusieurs rangées recouvrant un quart ou un tiers de la circonférence de la capsule. Ces globules aplatis contre la capsule la doublent en quelque sorte, transformés en une masse homogène qui se confond parfois avec la capsule qui offre un épaississement hyalin.

Les tubes contournés sont peu altérés. Ils présentent des hémorrhagies dans leur intérieur. Mais les globules rouges présentent des modifications diverses. Tantôt ils sont nets et ont une coloration normale ; tantôt ils sont unis, mais ont perdu leur coloration (hémoglobine), et suivant les endroits examinés l'une ou l'autre de ces modifications globulaires s'observe. A la périphérie les globules sont complètement transformés en une masse homogène jaunâtre ; ou bien au lieu de cette disposition on observe un réticulum jaune composé d'une substance identique à celle des globules rouges colorés. L'origine globulaire de ce réticulum est prouvée par la disposition des globules encore colorés et par leur transformation en masses homogènes au milieu de globules pâlis. Le centre est creusé quelquefois de vacuoles, phénomène de régression.

Les globules rouges peuvent subir encore une métamorphose granuleuse ou hyaline et la substance qui en résulte présente tous les intermédiaires depuis la coloration normale de l'hémoglobine jusqu'à la teinte la plus pâle. Quand les globules rouges nés dans les tubes contournés ont subi cette métamorphose, que l'on constate constamment dans les pyramides, les cylindres hyalins ou grenus avec vacuoles sont formés. Dans les cylindres se retrouvent les globules blancs signalés dans les hémorrhagies.

Tels sont les faits présentés par Obrzut. En présence du gros problème d'histogénie qu'il prétend élucider, on ne saurait les laisser passer inaperçus. Sans être en contradiction avec la théorie de Virchow, *omnis cellula e cellula*, Obrzut veut expliquer l'origine de l'hyperplasie conjonctive interstitielle. Mais il faut avouer que si les faits

Rôle des lésions vasculaires. — Les lésions vasculaires ne jouent pas un très grand rôle dans l'évolution de la néphrite

---

exposés précédemment ont été nettement observés, les transformations successives des globules rouges en tissu conjonctif est à prouver. C'est une hypothèse et rien de plus. Mais ce qui paraît certain, c'est que les globules rouges peuvent se transformer en fibrilles et subir la métamorphose hyaline au voisinage des vaisseaux sanguins.

On peut encore l'observer dans les capillaires des glomérules, autour des canalicules et à la face interne de la capsule de Bowman. Les cylindres hyalins, malgré Tœrœk et Pollak, ne seraient pas formés par l'albumine du sang seulement mais par toutes les parties colorantes du sang. — La substance réticulaire formée en grande partie par les globules rouges provient aussi du plasma sanguin. De telle sorte qu'elle n'a pas seulement la réaction de la fibrine (pas de coloration par la safranine et la gentiane), mais de tous les éléments du sang. On ne peut donc avec Ziegler ne voir dans tous ces processus qu'un simple œdème inflammatoire.

D'ailleurs, Obrzut a observé une disposition fibrillaire sous-jacente à la capsule, parallèle et rappelant la structure conjonctive ; cette néoformation étant, d'après lui, d'origine sanguine (fig. 3 de son mémoire), la capsule de Bowman n'avait pris aucune part à cette néoformation ; ses épithéliums étaient intacts ainsi que les cellules endothéliales des vaisseaux avoisinants. Les lésions glomérulaires dans un cas type constituaient à elles seules toute la lésion ; le parenchyme était sain. S'il existait quelques modifications dans le tissu interstitiel, celles-ci étaient localisées dans le voisinage de la capsule. — Pourquoi donc dans certains cas les globules rouges se décomposent-ils ? pourquoi donc dans d'autres produisent-ils des masses homogènes ? Il est difficile de le dire.

Il est probable que l'état des anses vasculaires peut expliquer ces différences, les sécrétions émanant des anses, leur quantité et leur qualité déterminant des métamorphoses dans un sens ou dans un autre. Mais l'hémorrhagie peut avoir sa source et dans les glomérules et dans les vaisseaux des espaces intertubulaires. De ces dernières dépendent les modifications inter-canaliculaires interstitielles, ne ressemblant plus aux phénomènes fibrineux décrits plus haut ; elles sont distinctes chimiquement de la fibrine. « Le tissu réticulaire spécial issu aussi des globules rouges se transforme en fibres du tissu conjonctif et constitue la substance intercellulaire de la néoformation qui va

aiguë. On a noté toutefois de la *préiartérite* sous forme d'infiltration des cellules rondes de la tunique adventice et de vé-

---

prendre naissance au cours d'un processus inflammatoire productif ». Peut-être y aurait-il lieu de distinguer dans cette masse néoformée une substance fibrineuse laquelle est un matériel superflu à la formation du tissu inflammatoire ; à ce titre elle subit peut-être la décomposition pour être finalement résorbée ?

Le glomérule se détruit soit par la néoformation conjonctive au milieu de laquelle les éléments spécifiques de l'organe se détériorent, soit par oblitération hyaline associée au processus précédent ou indépendante d'elle, substance hyaline occupant la cavité libre de la capsule, les anses glomérulaires et la lumière des vaisseaux, laquelle est remplie aussi de leucocytes, de globules rouges, de cellules fusiformes. Elle doit se former rapidement ; on la retrouve dans tous les glomérules avec le même aspect, avec son origine intra-capillaire très nette. Dans un stade plus avancé, les limites qui existaient entre la paroi et la masse intracapillaire disparaissent, les anses se confondent et la substance hyaline remplit à elle seule la cavité libre de la capsule. Ainsi est constituée la dégénérescence hyaline. Si les vaisseaux sont envahis par cette dégénérescence c'est consécutivement, par compression de la masse principale ; mais elle est précédée dans ces vaisseaux de dégénérescence granuleuse. Et en effet il n'y a pas de nécrose de coagulation ; les cellules se colorent et les noyaux disparaissent les premiers.

Cette substance hyaline peut vivre ; certaines substances nutritives peuvent arriver à son voisinage et les leucocytes peuvent se transformer en cellules fusiformes. Bien plus les cylindres seraient une des métamorphoses hyalines du sang. Les globules décolorés seraient le premier stade de la métamorphose et la coloration brune plus ou moins sombre ne serait qu'un effet de leur ancienneté.

Pour Obrzut il n'y a aucun fait, dans ceux qu'il a observés, qui démontre que les cylindres soient le résultat de la sécrétion épithéliale. Dans ses observations les cellules épithéliales du cortex ne présentaient pas de lésions, à part leur transformation en cellules cubiques. Les cylindres ne peuvent reconnaître une origine albumineuse, les substances albuminoïdes ayant transsudé du sang, s'étant coagulées dans la lumière des tubes avec participation des leucocytes ; ces leucocytes en se décomposant auraient produit la substance fibrino-plastique et le ferment (Weigert). Car les cylindres n'ont pas la réaction de la fibrine et les leucocytes ne se décomposent pas, ils subissent au contraire des

ritables éléments néoplasiques dans le tissu conjonctif (Litten, Fischl). Nous avouons d'ailleurs qu'il est fort difficile d'établir une limite précise entre ces processus vasculaires et les véritables processus interstitiels (1).

---

métamorphoses régressives, s'agrandissent et se transforment en cellules épithélioïdes. Les globules rouges manquent dans le réticulum fibrillaire. Que sont-ils devenus si ce n'est la matière hyaline elle-même ?

La dégénérescence hyaline se combine souvent avec la dégénérescence vitreuse, la première se transforme quelquefois dans la seconde. La dégénérescence amyloïde est différente de ces dernières ; mais elle s'en rapproche par quelques points. Il n'y a pas de dégénérescence dans le sens propre du mot, mais développement d'une substance nouvelle qui, en se combinant avec les éléments préexistants, donne naissance à une autre substance (Obrzut).

Cet auteur croit que la néphrite débute par l'appareil vasculaire et que les lésions propres du parenchyme, c'est-à-dire des épithéliums, sont des lésions secondaires, en relation avec l'albuminurie.

Nous ne suivrons pas l'auteur dans toutes ses déductions ; le tissu conjonctif aurait aussi pour origine les éléments du sang, globules rouges et leucocytes. Les dernières recherches de Ranvier sembleraient l'autoriser à professer pareille opinion. Mais nous croyons utile de signaler ces assertions en faisant les plus extrêmes réserves. Du reste le chapitre de l'inflammation vient seulement de s'ouvrir scientifiquement. Mais il est possible que toutes les formes que l'on rencontre dans les manifestations du mal de Bright se réduisent à des différences qualitatives, à des différences d'étendue et aux diverses métamorphoses progressives ou régressives des produits inflammatoires (Obrzut). (G. C.)

(1) Hortolès (*Étude du processus histologique des néphrites*) a mis en lumière non une néphrite spéciale, mais il a décrit le processus des néphrites en général. Sans admettre comme vraies les constatations de Kelsch il regarde les espaces intercanaliculaires comme le siège de toutes les néphrites aiguës. Le glomérule n'est pas l'origine de ces néphrites et il est généralement peu lésé. Dans lui tout se borne à une accumulation de globules rouges, mais jamais la diapédèse qui s'effectue partout ailleurs ne se produit à ce niveau et jamais on ne voit de prolifération de ses cellules endothéliales. Tout au plus aperçoit-on une lé-

Lésions du stroma. — Enfin les altérations du stroma conjonctif sont les suivantes : les interstices de la couche corticale

---

gère émigration de leucocytes gagnant les tissus avoisinants. Ce sont des phénomènes d'œdème congestif mais pas d'inflammation, se passant dans le glomérule comme dans tout capillaire très étroit dans lequel la circulation s'est ralentie.

De même, les tubes contournés sont sains et s'ils contiennent quelques globules rouges ou blancs, si les urines sont plus ou moins hématuriques, si elles sont couleur bouillon, c'est qu'à la suite de phénomènes diapédétiques considérables les éléments du sang se sont répandus dans l'intérieur des tubes contournés.

L'origine du mouvement diapédétique est dans les capillaires intermédiaires aux vaisseaux efférents glomérulaires et à ceux qui forment l'origine des veines interlobulaires du rein. Leur disposition anatomique, l'absence de tunique musculaire propre, le ralentissement de la circulation se manifestant sous l'influence de la haute pression se produisant dans l'écorce par suite de la dilatation névro-paralytique des arbres interlobulaires, tout cela explique pourquoi les capillaires intertubulaires deviennent l'origine de l'émigration des globules blancs. Elle commence donc autour du lobule rénal et envahit de proche en proche en écartant les tubes contournés les uns des autres jusqu'au centre du lobule occupé par l'irradiation médullaire.

C'est donc l'origine du processus inflammatoire qui se développe à peu près exclusivement dans le tissu péritubulaire. Il est analogue dans la plupart de ses manifestations à celui des inflammations cutanées, les éléments fixes du tissu conjonctif participant à la néoplasie inflammatoire.

Ce n'est que rarement, de place en place, au sein de l'œdème congestif dont le parenchyme rénal est le siège, que l'on peut trouver des îlots de ce qu'on a appelé « la néphrite parenchymateuse ». La néphrite congestive fugace disparaît sans laisser de traces. Mais les néphrites aiguës ou subaiguës laissent une épine inflammatoire prête à se développer.

Il existe une inflammation interstitielle comme nous l'avons vu. Elle disparaît ou si elle persiste et évolue, elle se manifeste par une néoformation typique dont l'infiltration globulaire est le point initial, l'origine du tissu muqueux vrai. Les cellules fixes du tissu connectif rare qui environne les vaisseaux dans les lacunes intertubulaires entrent en prolifération, un réseau cellulaire se forme, chaque noyau des cellules

paraissent élargis et infiltrés de cellules rondes ; les lésions ne sont jamais *diffuses*, mais *circonscrites*, en foyers ; ces foyers

---

proliférées s'entoure d'une masse de protoplasma qui communique par des expansions membraniformes ou filiformes avec les expansions similaires émanées des cellules voisines. Une substance translucide analogue à celle qui remplit les mailles de la gelée de Wharton, se dépose progressivement dans les mailles des cellules. Les éléments migrateurs y deviennent plus rares. Et au bout d'un certain temps les cellules fixes émanant de la prolifération des anciennes cellules connectives sont difficiles à distinguer des globules blancs qui sont fixés dans le tissu muqueux néoformé et ont poussé des prolongements radiés. Il n'y a pas de bourgeonnement vasculaire. Le tissu néoformé se répartit à la marge des lobules, au point de séparation primitive des lobules rénaux, et au niveau des irradiations médullaires c'est-à-dire médiolobulaires. Les épithéliums des tubes droits et des rayons médullaires, ainsi que ceux de l'anse de Henle présentent un état catarrhal très marqué et les épithéliums striés montrent, sur un certain nombre de points de la substance corticale, des altérations dégénératives. Épithélium et tissu interstitiel sont donc également lésés. A ce stade muqueux toutes les parties connectives du rein s'organisent et se développent. Non seulement les espaces intertubulaires primitivement envahis prolifèrent, mais aussi toutes les parties qui dans le rein appartiennent au groupe des tissus conjonctifs. Les parois propres des tubes contournés et les capsules glomérulaires sont de ce nombre. La capsule glomérulaire devient, d'unilamellaire qu'elle était, nettement lamelleuse. La plus interne et la membrane primitive revêtue de son endothélium ainsi que le glomérule par compression peuvent s'atrophier. Le glomérule peut être aussi refoulé contre la capsule par l'accumulation dans la cavité capsulaire de substance colloïde épaisse résultant de la transformation lente d'un point d'injection albumineuse. L'enveloppe lamelleuse s'édifie et le glomérule se rétractant et s'atrophiant se transforme en tissu myxoïde lequel est bientôt représenté par une substance solide parcourue par un réseau d'éléments cellulaires anastomosés. — Le glomérule peut encore être détruit par une véritable glomérulite : la capsule est détruite, les cellules intercapillaires du bouquet glomérulaire se développent et prolifèrent et les vaisseaux s'atrophient. A cette même période l'exsudat albumineux lancé par les glomérules dans les tubes urinifères se transforme et subit une série de lésions qui peuvent déterminer de la part de l'épithélium des réactions d'ordre nutritif,

se rencontrent surtout là où les épithéliums des canalicules urinifères sont le plus altérés et autour des glomérules enflammés. Toutefois dans les cas récents on ne trouve généralement pas de lésions interstitielles ; elles sont à peine appréciables : cela tient à ce que les lésions parenchymateuses n'ont pas encore eu le temps de gagner le tissu conjonctif interstitiel.

Après les glomérules et les canalicules, ce sont surtout, comme Fischl et Langhans l'ont écrit, les *capillaires voisins des corpuscules de Malpighi et des veines* qui subissent le contre-coup des infiltrations cellulaires du stroma conjonctif. Lorsque dans des cas graves les cellules rondes se multiplient d'une façon exceptionnelle, elles viennent former de nouvelles

---

aboutissant à la sécrétion d'une substance plus ou moins analogue à la matière colloïde, substance sécrétée à sa surface et se déposant autour du cylindre colloïde initial sous forme de lames superposées.

En même temps que les artères, la tunique adventice s'hypertrophie et devient l'origine d'une série de prolongements en étoiles reliant le tissu connectif jeune du pourtour des vaisseaux avec les bandes de ce même tissu développées dans l'intervalle des tubes contournés. — Le lobule est abordé par sa périphérie par une série de tractus connectifs, le pénétrant comme le feraient des coins. C'est là l'origine de la nature atrophique de la maladie, laquelle apparaît nettement subordonnée à la lésion périvasculaire.

Le tissu connectif néoformé prend après la phase muqueuse le type de tissu conjonctif modelé propre à tout organe renfermant des éléments hautement différenciés et impropre aux échanges nutritifs (Renaut). L'atrophie est inévitable. Les glomérules que nous avons vu s'atrophier précédemment ne sont pas les seuls à disparaître au milieu de la gangue conjonctive. Les tubes contournés disparaissent aussi. Leur membrane basale prend un développement considérable et leurs cellules ne se colorent plus par les réactifs. Ils s'isolent les uns des autres et leurs épithéliums reprennent les caractères d'épithélium embryonnaire. Ceux qui ont échappé à cet envahissement sont réunis par îlots, et, immobilisés au sein du tissu conjonctif, ils dégénèrent. (G. C.)

couches cellulaires autour des capsules de Bowman et s'infiltrent en masse entre les canalicules urinifères qu'elles compriment ainsi que les vaisseaux. Nous avons même noté deux fois des espèces de *nodosités* qui soulevaient la couche corticale du rein et que l'on retrouvait à la coupe. C'est la forme *lymphomateuse aiguë* de Wagner (1).

Gros rein blanc. — Le second type de néphrite aiguë est celui qui est représenté par le *gros rein blanc*.

A la coupe le rein est *jaune*, *trouble*, surtout dans la couche corticale. Cette écorce garde l'empreinte un peu effacée des figures que nous avons décrites au sujet du gros rein rouge (2). Ce qui différencie principalement le gros rein pâle du gros rein rouge, c'est que le premier est *anémié* ; ses foyers hémorrhagiques, quoique faisant rarement défaut, sont peu développés ; enfin au microscope les cellules du gros rein pâle sont *bien plus adipeuses* que celles du gros rein rouge.

(1) La différence des idées générales au sujet des néphrites est grande. Par les extraits que nous avons faits de deux travaux importants on voit qu'il est difficile de concilier les opinions des auteurs qui ont écrit sur les lésions des reins. Le rein brightique n'a pas de caractères spéciaux, et comme le dit Hortolès, on ne peut de par l'anatomie pathologique instituer pour les néphrites brightiques la notion de l'unité si nettement établie pour la tuberculose. A cela il y a une raison majeure, c'est que la tuberculose est une maladie essentielle tandis que le mal de Bright n'est pas une affection propre, quoique certains auteurs aient voulu le faire admettre ces temps derniers. Il y a des lésions rénales et celles-ci en se groupant, en évoluant suivant un processus spécial affectent telle ou telle forme. C'est tout ce que l'on peut dire aujourd'hui. (G. C.)

(2) Dans ces formes de néphrite, tantôt la couleur est d'un blanc mat, d'un blanc d'ivoire, tantôt tire plutôt sur le jaune et présente une nuance qu'on a comparée au cuir de buffle ; tantôt la teinte blanche est ponctuée de petites tâches jaunâtres, opaques en formes de points ou de virgules. Cet aspect concerne la « texture granulée du rein », ces taches répondant aux granulations de Bright, différentes des granulations du rein contracté (Lécorché et Talamon). (G. C.)

Comme la forme hyperhémique, cette forme s'installe quelquefois d'*emblée* avec ses symptômes propres ; elle n'est donc pas toujours précédée d'un stade antérieur.

Il est assez rare de rencontrer les reins totalement adipeux ou dont le tissu conjonctif soit très infiltré de graisse.

Nous retrouverons, en décrivant l'albuminurie fébrile, des *formes légères* dans lesquelles les reins conservent *macroscopiquement* un aspect *absolument normal.*

Nous avons déjà fait observer qu'il existait une foule d'intermédiaires reliant les deux types principaux de néphrite aiguë. Pendant notre séjour en Thuringe nous avons eu l'occasion d'observer des reins modérément hyperhémiés présentant quelques taches hémorrhagiques et d'ailleurs peu altérés.

FORMES SPÉCIALES DES NÉPHRITES AIGUES. — Il nous reste à revenir sur quelques formes toutes particulières de néphrites aiguës : nous voulons parler de certaines variétés qui s'éloignent tellement des deux types que nous avons établis que l'on serait tenté au premier abord de les en séparer. C'est à ces variétés qu'appartient *le rein scarlatineux* de Leichtenstern (1), le rein hyperhémié à lésions diffuses qui rendent

---

(1) Il faut établir une distinction au sujet de l'état du rein dans la néphrite scarlatineuse chez des sujets morts dans le premier septenaire et ayant présenté de l'albumine. Friedlænder a trouvé une hyperhémie considérable et des lésions de néphrite catarrhale (état trouble des épithéliums des *tubuli contorti*, cellules épithéliales en voie de profilération ou contenant des granulations graisseuses, prolifération interstitielle autour des vaisseaux, lésions des vaisseaux marquées par une dégénérescence hyaline de l'adventice et de leur paroi musculaire, lésions des glomérules marquées par la desquamation de la capsule et un exsudat albumineux infiltré entre la capsule et le bouquet glomérulaire) (Crooke).

Chez des sujets morts de néphrite scarlatineuse tardive, le rein a des lésions nombreuses. C'est la multiplicité de ces dernières qui a donné lieu à toutes les discussions sur la néphrite aiguë. Regardée

l'organe compact et ferme. La couche corticale est d'un rouge vif, et la substance médullaire d'un bleu foncé.

---

tour à tour comme type de néphrite interstitielle (Kelsch, Biermer, Charcot, Coats), comme type de néphrite parenchymateuse (Lecorché, Bartels, Lancereaux), comme type de glomérulo-néphrite, avec lésion vasculaire (Friedlænder), avec prédominance des lésions épithéliales (Litten), elle est reconnue aujourd'hui comme néphrite diffuse aiguë. On n'a qu'à s'en rapporter aux lésions que nous avons précédemment décrites pour en avoir la preuve.

On peut ranger le rein de la néphrite scarlatineuse sous trois formes: 1° Le type d'hyperhémie diffuse ; 2° le type anémique ; 3° le type hémorrhagique. Le premier se rencontre dans les formes aiguës ou subaiguës, avec ou sans œdème, avec ou sans hématurie, dans l'anurie ou la polyurie. Il comprend deux variétés (a, le rein gros, dur, tendu, rouge vif avec coloration sombre des pyramides et rouge vif de la substance corticale, les glomérules sont grisâtres ; b, le rein est rouge sombre, il y a des hémorrhagies constantes glomérulaires et intracanaliculaires ; anurie pendant la vie). Le rein ressemble au rein cardiaque.

Dans le deuxième type Leichtenstern a fait deux sous-types, l'un caractérisé par un rein mou, œdémateux avec anurie pendant la vie, l'autre par un rein dur lardacé à la coupe caractérisé pendant la vie par une urine pâle, albumineuse, abondante. La substance corticale est d'une couleur gris-jaunâtre.

Dans le dernier type le rein est tacheté d'hémorrhagie ; l'hyperhémie porte tantôt sur les glomérules, tantôt sur les vaisseaux intertubulaires. C'est le gros rein mou hémorrhagique de Friedlænder, caractérisé par sa faible consistance et par le grand nombre de ses hémorrhagies soit punctiformes, soit répandues sur une vaste surface. Rapprochée par Friedlænder de la première variété du type anémique, elle est regardée par cet auteur comme liée à une infection secondaire de la scarlatine.

Les lésions glomérulaires, dans ces différentes variétés, participent aux lésions de nature conjonctive avec production de larges bourgeons charnus (Kelsch), aux lésions proliferatives du tissu conjonctif interstitiel, aux lésions épithéliales et aux phénomènes de diapédèse (Bryon, Charles Waller), à des lésions localisées aux cellules endothéliales de la capsule de Bowmann ; car les phénomènes diapédétiques sont nombreux et on constate des phénomènes de prolifération,

Signalons encore *le rein très gros, rouge-gris, mou et diffluent* décrit par Friedlænder sous le nom de *néphrite sep-*

---

les cellules plates revêtant les anses vasculaires et affectant la forme de cellules à pied (Cornil et Brault). Pour ces auteurs, cette glomérulo-néphrite ne saurait résumer l'histoire de la néphrite scarlatineuse. Ces lésions se retrouvent dans beaucoup d'autres néphrites, malgré Rosenstein et Marchand qui décrivent seulement une infiltration granuleuse dans les anses capillaires.

Les lésions interstitielles ont été décrites par Kelsch, Wagner et Charcot. Mais pour les uns c'est un véritable tissu embryonnaire qui atteint même le glomérule (Kelsch); pour les autres il s'agit d'exsudat, de leucocytes produisant dans ses phases aiguës la forme lymphomateuse (Wagner) ou une prolifération de nature réellement inflammatoire (Hortolès). Les lésions du tissu conjonctif peuvent se trouver très prononcées dans des cas à marche rapide et peu intenses dans des faits anciens, dans le gros rein mou et le rein hémorrhagique de Friedlænder.

Les lésions canaliculaires peuvent exister indépendamment des lésions interstitielles. L'inverse ne s'observe pas. Notre maître, Cadet de Gassicourt, rapporte dans son *Traité des maladies des enfants* 3 cas où avec des lésions glomérulaires (exsudats abondants de leucocytes intra et extra-capsulaires) existaient des lésions importantes de l'épithélium des tubes droits et contournés (Balzer et Gombault). Leurs épithéliums sont troubles, desquamés, en dégénérescence graisseuse, en désintégration granuleuse ; dans la cavité des tubes on trouve des globules rouges, des leucocytes, de l'albumine coagulée et des cylindres hyalins. Litten explique la fréquence des lésions épithéliales soit par des altérations vasculaires, soit par l'élimination de substances nocives. Dans ce cas, les lésions épithéliales sont différentes : elles fixent mal les réactifs et se colorent par l'hématoxyline en rouge violet ou en bleu, ou elles offrent une dégérérescence albumineuse ou graisseuse, où il y a nécrose de coagulation.

Les lésions vasculaires sont fréquentes. Dans les glomérules elles sont indéniables. Tous les auteurs, quelles que soient leurs manières de voir, les ont décrites. Ils ne diffèrent que sur le processus destructif du glomérule. Friedlænder compare les lésions des anses capillaires à celles qui suivent l'oblitération de l'artère rénale : on observe un processus nécrosique. Dégénérescence hyaline attaquant l'adventice et la tunique musculaire des artérioles, prolifération des cellules endo-

tique hémorrhagique interstitielle, et qu'il aurait rencontré dans la scarlatine comme dans la diphtérie. D'après cet auteur, cette néphrite peut difficilement se diagnostiquer pendant la vie.

A l'autopsie d'individus ayant succombé à de graves accidents d'urémie scarlatineuse, Leichtenstern trouva un rein *très œdématié*. Cet œdème était probablement le résultat d'un processus inflammatoire. Il ne disparaît que momentanément; il se reforme très rapidement, ou entraîne des lésions desquamatives du parenchyme rénal. Mais ce processus dégénératif ne s'accomplit que fort lentement. D'après Hortolès, la caractéristique du rein scarlatineux est un œdème congestif intense. Mais bien que nous ayons eu des occasions nombreuses de contrôler l'opinion de cet auteur, nous avouerons que nous n'avons jamais pu la confirmer avec certitude.

Selon Litten, dès que la néphrite scarlatineuse arrive au troisième septénaire de son évolution, les glomérules se trouvent serrés et comprimés par des anneaux de tissu conjonctif rétracté; mais nous n'avons jamais observé à une date si précoce ce genre de lésions qui établissent comme une transition entre la néphrite glomérulaire et les lésions qui caractérisent le rein fortement contracté.

D'après nos observations, c'est dans la néphrite diphthéritique que le rein nous a paru le plus souvent normal à l'œil

---

théliales, voilà ce qu'on observerait du moins au début. Les lésions des vaisseaux intermédiaires aux veines et aux capillaires glomérulaires sont constantes pour Hortolès qui les regarde comme l'origine de l'œdème aigu du rein.

Wagner a décrit le rein scarlatineux avec les lésions de l'hémoglobinurie.

Litten et Juhel-Rénoy ont décrit des infarctus formés par des embolies microbiennes. (G. C.)

nu, bien qu'il fût toujours anémié et un peu hypertrophié (1).

Au microscope, on retrouve les altérations que nous avons mentionnées plus haut : lésions des épithéliums canaliculaires, lésions interstitielles. L'intensité du processus morbide est des plus variables : tantôt ce processus n'est qu'ébauché, tantôt les lésions sont des plus accentuées. Les cellules épithéliales de la capsule de Bowman sont un peu *tuméfiées*, et même parfois entièrement détruites. Un petit nombre de pelotons glomérulaires sont obscurcis par des granulations. Cornil et Brault ont vu l'épithélium capsulaire végéter, se multiplier ; et en même temps que ces végétations, Fischl a observé ces cellules en voie de dégénérescence graisseuse.

Langhans fait rentrer la néphrite diphthéritique dans le groupe de néphrites dans lesquelles les lésions sont également réparties sur les glomérules et les canalicules et ont de plus un caractère bénin. Pour lui, les néphrites de *moyenne* et de *grande* intensité se produiraient consécutivement à la *pneumonie, au typhus, à la fièvre typhoïde, à l'endocardite ulcéreuse*, enfin *à la fièvre puerpérale* et à la *septicémie*.

---

(1) Talamon (*Société anatomique*, 1879) a trouvé sur 42 cas d'albuminurie diphthéritique 19 fois les reins violacés, 10 fois jaunes, 13 fois les reins normaux. Œrtel a signalé des hémorrhagies intra-capsulaires et inter-tubulaires, de sorte que sur le fond jaune du rein se détachaient de véritables infarctus sous forme de traînées rouge-brun s'étendant plus ou moins loin dans la substance corticale et apparaissant comme de petits points hémorrhagiques (Barbier, *Albuminurie de la diphthérie*, 1879). Sanné a d'ailleurs décrit, d'après les observations des auteurs en général, des aspects divers du rein et signale : 1° l'hyperhémie simple avec augmentation de la substance corticale ; 2° la dégénérescence granuleuse de l'épithélium des tubes droits ; 3° l'exubérance de la substance corticale de couleur entièrement jaune et étouffant la substance pyramidale de couleur rouge ; 4° la dégénérescence amyloïde (Labadie-Lagrave) ; 5° la stéatose simple. On retrouve au microscope toutes les lésions de la néphrite parenchymateuse aiguë telles que les ont établies Cornil et Brault. (G. C.)

Rôle des microbes. — Nous nous sommes déjà assez étendu sur la présence des *microorganismes* dans les reins néphrétiques; nous n'y reviendrons pas. Ajoutons seulement que Langhans n'a pas plus que nous trouvé les embolies microbiennes décrites par Fischl dans la néphrite infectieuse aiguë; du moins toutes les fois que Langhans a découvert ces embolies, la couche corticale était ou épargnée ou beaucoup moins attaquée que la couche médullaire. Ces faits prouvent combien le rôle des schizomycètes est peu important dans l'évolution des néphrites diffuses.

Il n'est pas rare d'observer de vastes embolies microbiennes dans des néphrites d'origine septicémique. Elles apparaissent *macroscopiquement* sous forme de *traînées* et de *points blanchâtres nettement limités*, et de nature hémorrhagique. (Pour plus de détails, nous renvoyons le lecteur à l'anatomie de la *néphrite suppurée*).

Litten a décrit des *néphrites microbiennes* dans lesquelles les reins avaient été envahis par des masses énormes de bactéries. Cette invasion avait produit une dilatation variqueuse des canalicules urinifères, une compression des capillaires, et entraîné la nécrose des cellules épithéliales du rein, au point que la membrane propre, distendue, recouvrait directement des amas de bactéries. Enfin, les papilles étaient remplies de cylindres qui n'étaient constitués que de microcoques. (Voyez fig. 13, pag. 82.

Néphrites toxiques. — Les néphrites toxiques, causées par des poisons qui agissent en produisant de l'hémoglobinurie, présentent des lésions anatomiques qui se rapprochent par beaucoup de points des lésions consécutives à l'hémoglobinurie *primitive ou proprement dite*.

Les substances irritantes causent plutôt une *hyperhémie rénale*, laquelle devient souvent une véritable néphrite ou néphrite catarrhale ; expression qui tend à disparaître de plus en plus.

Le processus morbide qui caractérise ces néphrites débute par la pointe des pyramides. Il consiste surtout en une végétation épithéliale qui, partant des bassinets, se propage aux canalicules ; mais comme ce sont surtout les affections catarrhales des voies urinaires qui sont la source de ces néphrites, nous nous réservons d'y revenir plus tard.

Il est cependant quelques variétés qui présentent un intérêt tout particulier. Les néphrites consécutives à l'absorption d'*acide oxalique* ont été de la part de Murset l'objet d'une série d'études expérimentales. Les reins sont *hyperhémiés* ; *leur substance corticale est traversée par une traînée blanchâtre* visible même à l'œil nu et qui n'est autre chose qu'une série de canalicules obstrués par des *cristaux d'oxalate de chaux* (Robert et Küssner, A. Fraenkel).

D'après les recherches que nous avons faites sur un certain nombre de reins oxaliques, cette traînée n'apparaît que sur des reins qui ne sont plus tout à fait frais, c'est-à-dire qui ont été examinés plus de 24 heures après la mort. Les cristaux n'ont pas la forme *octaédrique*, mais en général celle de *longues tablettes minces et hexagonales*. Bien que Rosenstein ne voie dans ces lésions rénales qu'un simple *processus irritatif*, nous avons eu l'occasion d'observer des *néphrites vraies*, particulièrement intenses ; dans un cas même la néphrite était accompagnée d'*accidents urémiques graves*.

Cornil, Prévost et Dahl, ont les premiers signalé qu'à la suite d'*intoxications mercurielles intenses*, le rein était le siège de lésions très accusées. Ces auteurs ont surtout appelé l'attention sur *des dépôts de sels de chaux* dans les canalicules, avec inflammation concomitante des éléments interstitiels et parenchymateux ; ils ont observé ces lésions chez l'homme et chez les animaux. Ces faits qui ont été confirmés par Salkowski, Virchow, Eisenberg etc. ont été attribués par Senger à l'emploi du *sublimé* comme agent antiseptique dans les opérations chirurgicales. Senger a trouvé les canalicules urinifères obstrués par d'énormes *masses calcaires dures et résistantes* qui entraînent la ruine des épithéliums.

On a rencontré des dépôts calcaires identiques sans qu'il y ait eu la moindre intoxication mercurielle (E. Frænkel, voir *néphrolithiase*) ; mais ce fait ne diminue en rien l'importance de l'action du sublimé chez les malades intoxiqués par cet agent.

La formation de ces dépôts calcaires s'accompagne des *coliques dysentériques* caractéristiques des intoxications mercurielles. Ces dépôts sont plutôt attribuables à la *décalcification du tissu osseux* (Virchow) qu'à l'effet d'une nécrose locale (Kaufmann). Nous montrerons dans le prochain chapitre comment l'abus de mercure à l'intérieur peut produire une irritation du parenchyme rénal.

Les limites de cet ouvrage ne nous permettent pas de décrire plus longuement toute une série de néphrites expérimentales, par exemple la *néphrite cantharidienne* (Stüler, Cornil, Bos, Aufrecht, Browicz, Eliaschoff, Schachowa, Lahousse, Rosenstein). Elle s'accompagne de desquamation des cellules épithéliales du rein, des canalicules et des calices ; on y retrouve de la glomérulite. Les cellules se régénèrent avec une rapidité remarquable ; puis le tissu conjonctif s'infiltre, et le rein se contracte (1).

(1) La néphrite cantharidienne et la néphrite saturnine ont servi à Charcot et Gombault d'études expérimentales intéressantes. Elles rentrent bien dans le cadre de la néphrite diffuse aiguë, mais ces auteurs ont, par l'expérimentation, déterminé des cirrhoses rénales spéciales. C'est à ce titre qu'elles nous intéresseront dans la suite et nous aurons lieu de les rappeler à propos de la sclérose rénale. (G. C.)

Nous ne rentrerons pas dans plus de détails au sujet de l'intoxication par les sels de chrome (Gergens et Kabierske, Eichhorst) avec nécrose de coagulation de l'épithélium et formation de cylindres caractéristiques.

Nous nous occuperons de l'intoxication par le *phosphore* au paragraphe qui traite des *dégénérescences du rein*.

D'après Golgi, lorsque la néphrite aiguë marche vers la guérison, l'épithélium subit une véritable *régénération*.

Les graves lésions anatomiques du bassinet et des calices ne rentrent pas à proprement parler dans notre néphrite.

Nous verrons dans le chapitre suivant quelles sont les altérations secondaires des autres organes que l'on retrouve à l'autopsie.

Symptomatologie. — Le tableau clinique de la néphrite diffuse aiguë est des plus varié. Les symptômes secondaires sont si nombreux, et les signes principaux eux-mêmes affectent des formes quelquefois si différentes qu'il est impossible de comprendre toutes les variétés de néphrite aiguë dans une seule description. Nous indiquerons donc chemin faisant les symptômes qui caractérisent chaque *groupe étiologique*, de façon à ce que nos descriptions soient aussi utiles que possibles aux praticiens.

Néphrite scarlatineuse. — Le type des néphrites infectieuses aiguës est sans contredit *la néphrite scarlatineuse*. Voici quelle est sa marche ordinaire dans les épidémies de scarlatine.

Le petit patient est en convalescence ; on le croit guéri ; il a déjà repris ses occupations. Tout à coup, dans *le troisième septénaire, très régulièrement*, survient un œdème de la face. L'enfant redevient pâle et paraît affaibli, déprimé ; il tremble, on note souvent une fièvre modérée. Il n'est même pas exceptionnel de voir des vomissements, de la céphalée ; plus rarement on note des douleurs lombaires, qu'on rapporte volontiers à la distension de la capsule par le gonflement de l'organe, enfin de la cystite dépendant de l'irritation de la muqueuse vésicale par l'urine trop concentrée, ou plutôt de phénomènes sympathiques du côté de sa muqueuse.

C'est seulement alors qu'on commence à s'apercevoir que l'*urine* est très peu abondante, *trouble*, *qu'elle ressemble à du jus de viande*. Sa couleur est rosée et même rouge-sang ; elle laisse déposer un *sédiment d'un rouge sale* ou *couleur chocolat*.

Au microscope, ce sédiment se montre composé de globules sanguins, de cylindres, d'épithéliums et de débris sans caractères marqués. L'urine filtrée est *fortement albumineuse* (1).

L'œdème augmente rapidement. Il envahit d'abord la face dont il altère les traits, puis il s'étend au tronc, aux organes génitaux, aux extrémités et donne à toute la surface du corps l'aspect d'un bloc d'albâtre. Puis survient de l'hydropisie des séreuses, et au bout de quelques jours, l'enfant est tellement bouffi qu'il est méconnaissable. Abattu, le regard inquiet, le petit malade est en proie à une anxiété qu'augmentent la difficulté de respirer et des quintes de toux.

---

(1) L'albuminurie du début de la scarlatine mérite une description. Car, sans lui accorder dans tous les cas la valeur d'un signe pouvant faire penser à une lésion rénale, elle peut cependant conduire à une albuminurie tardive. Alors elle peut révéler, dès les premiers jours, une néphrite, surtout si elle est abondante et si elle est accompagnée de cylindres. Dans plusieurs observations, en effet, on a noté que ces derniers s'étaient montrés dans tout le stade intermédiaire à l'albuminurie initiale et à l'albuminurie tardive. Considérée par les uns comme constante (Gubler), comme nulle (Barthez), comme rare (Cadet de Gassicourt, Capitan), comme fréquente (H. Barnes), elle survient pour Stevenson-Thomson dans 40 cas sur 112 cas d'albuminurie. Elle est plus ou moins abondante. Capitan l'a vue se précipiter par flocons ; mais ce n'est pas la règle. (G. C.)

Il n'est pas rare d'observer des symptômes quelque peu différents. La maladie peut s'établir *dès les premiers jours de la première semaine*, et même *dès les premiers jours de la convalescence* (Perret). D'autre part on l'a vu apparaître dans *la quatrième* et *la cinquième semaine*, et même *à la fin de la sixième* (Henoch, Fürbringer) (1).

---

(1) La néphrite scarlatineuse précoce débute dans la première semaine de la scarlatine. La néphrite tardive peut apparaître au décours de la maladie ou en pleine desquamation entre le 15e et le 31e jour (Bartels), entre le 25e ou 36e jour (Henoch), rarement avant le 14e, 15e ou 16e jour. D'après West la néphrite apparaît à la fin de la première semaine; d'après Trousseau 15 à 20 jours après la disparition de l'éruption; d'après Rilliet au bout de la deuxième ou troisième semaine; d'après Guersant et Blache après la fin de la cinquième semaine.

La néphrite tardive, ainsi appelée par opposition à celle qui peut s'installer dès le début de la maladie, varie suivant les épidémies. C'est ce qui explique les statistiques différentes de Heidenhain, de Frerichs, de Vogel. Notre maître Cadet de Gassicourt indique la proportion de 30 0/0. Le Professeur Jaccoud par contre la déclare très rare, grâce au régime qu'il prescrit. Stevenson-Thomson regarde la néphrite de la scarlatine comme un symptôme aussi essentiel que l'angine.

D'une manière générale on ne saurait attribuer une importance considérable à la gravité de la scarlatine pour la production de la néphrite, quoique West établisse un rapport plus intime entre la néphrite et la forme bénigne de la scarlatine qu'avec la forme grave. — Comme le montre l'auteur, tous les modes de début ont été observés. Mais nous croyons devoir appeler l'attention sur une albuminurie latente, seul symptôme précédant de quelques jours l'éclosion des autres signes de la néphrite, sur une oligurie précoce, sur une élévation thermique signal de l'apparition de l'albuminurie. Sous le titre de fièvre secondaire de la scarlatine Gumprecht a décrit des accès de fièvre survenant soit dans la convalescence (type récurrent), soit au moment où l'éruption pâlit (type de la défervescence retardée), ou au moment de l'éruption et se traduisant par des oscillations considérables et irrégulières (type secondaire atypique). Ces modifications thermiques peuvent indiquer une néphrite à son début quoique Gumprecht pense à l'infection secon-

Nous venons de voir que les symptômes inquiétants n'apparaissent qu'au bout de quelques jours ; mais dans certains cas, ils peuvent éclater *brusquement*. Le malade ressent tout à coup des frissons, il est pris de tremblement et au bout de quelques heures sa température s'élève considérablement. L'urine, quelques heures auparavant normale, devient tout à coup rouge-sang.

Enfin, les débuts de la maladie peuvent être *lents et insidieux, apyrétiques*. Henoch et nous-même avons observé dans le cours de ces *formes apyrétiques* de brusques élévations de température atteignant 40 et 41°, mais qui étaient aussi éphémères que soudaines. Il ne faudrait pas croire d'ailleurs que ces élévations coïncident avec l'extension du processus inflammatoire, de sorte que ces exacerbations ne présentent rien d'effrayant au point de vue du pronostic. Nous avons vu plusieurs malades avoir une urine pâle et albumineuse pendant 4 ou 5 jours, puis devenant soudain hémorrhagique.

Dès le début de la polyurie, certains auteurs ont observé des alternatives d'*urine normale* et d'*urine hémorrhagique*. Quelquefois l'albuminurie est *consécutive* à l'hydropisie. Il est

---

daire par les streptocoques. Y a-t-il des signes auxquels on puisse se fier pour prévoir l'apparition de la néphrite ? La dureté du pouls et l'accroissement de la tension artérielle n'existent pas dans le stade dit préalbuminurique et ne peuvent annoncer la complication rénale de la scarlatine à son début (Stevenson-Thomson). Mais dès les premières heures les urines contiennent de l'albumine, des globules rouges, des globules blancs, de l'hémoglobine et des cylindres muqueux. L'hémoglobinurie franche ne se montrerait pas.

Il n'y a donc pas de signe certain pouvant annoncer la néphrite. L'état du malade n'indique rien. Le début peut être brusque chez un malade bien portant. Une anasarque peut signaler l'entrée en scène des symptômes brightiques.

rare que l'hydropisie fasse défaut, et pourtant on l'a vu manquer dans des cas assez graves.

Rosenstein a appelé avec raison l'attention des cliniciens sur la *diarrhée* et les *vomissements* qui pourraient fort bien les induire en erreur. A Berlin, nous avons observé fréquemment de la dyspepsie très accusée, et des diarrhées profuses alors même qu'il n'y avait aucun symptôme d'urémie.

Urine. — L'*urine* de la néphrite scarlatineuse a été l'objet de longues études de la part de Bartels et Thomas. Voici quels sont ses caractères. Au summum de la maladie, la quantité est notablement *diminuée* ; ce n'est qu'exceptionnellement qu'elle est augmentée ; elle varie du *dixième au quart de la quantité normale*. Dans les cas graves, les malades n'en rendent que quelques cuillerées (1). Parfois même il y a pendant des jours entiers *anurie complète*.

---

(1) Les modifications dans la quantité d'urine peuvent être rangées dans les trois variétés suivantes :

1° La quantité des urines diminuée pendant toute la période fébrile, se relève progressivement et dépasse finalement la normale ;

2° La quantité d'urine est très élevée après la cessation de la fièvre, tombe très bas les jours suivants et offre des oscillations souvent considérables pendant toute la durée de la maladie, pendant la desquamation.

3° La diurèse est diminuée pendant la période fébrile, remonte un instant à la normale au moment de la convalescence, tombe très bas et reste abaissée jusqu'à la mort. Aussi quand un sujet est albuminurique, quand il présente de l'œdème, et que la quantité des urines reste faible, on peut poser un pronostic grave (Julius Glan).

La sécrétion urinaire peut être très faible (200, 100, 50 grammes) et supprimée comme nous le verrons tout à l'heure. L'augmentation de l'urine, et la clarté que reprend cette dernière, l'apparition en même temps dans son sein de cristaux d'acide urique indiquent la guérison.

Il n'y a dans la science, jusqu'à ce jour, qu'un cas de polyurie avec poids spécifique élevé des urines précédant l'éclosion de symptômes urémiques (Baginsky et Jakubowitsch) ; on ne saurait, comme le dit l'auteur, se baser sur cette exception pour en tenir compte. (G. C.)

La diminution de *pression* et de *vitesse* du sang dans les réseaux capillaires des glomérules tient aux lésions inflammatoires. Cette diminution de pression et de vitesse, et l'arrêt du sang dans les glomérules occasionnent une *compression de dehors en dedans de la paroi hypertrophiée*, et expliquent ainsi l'anurie qui en résulte. Il nous paraît douteux que la lumière des vaisseaux glomérulaires soit obstruée par des masses solides, d'autant plus que la paroi vasculaire ne laisse passer qu'une *bien faible proportion d'albumine* dissoute dans le sang.

L'urine, *fortement hémorrhagique*, est acide ; son poids spécifique a *augmenté*, mais comme l'*urée* ne filtre plus, il est rare que le poids spécifique soit aussi élevé que pourrait le faire supposer la faible quantité d'urine émise ; il oscille ordinairement entre 1020 et 1025.

L'urine contient *constamment* de l'albumine (1). La présence

---

(1) Le professeur Dieulafoy regarde l'albumine comme un témoin infidèle de la néphrite (cours de la Faculté, 1889-90). Les cas d'Henoch, de Bartels sont là pour le prouver. On peut voir d'ailleurs une néphrite apparaître sans albumine et sans œdème. On peut constater comme premier symptôme l'hématurie ; cette hématurie est variable comme teinte. L'urine peut-être incolore et le microscope nécessaire pour déceler la présence des globules rouges ; l'urine peut être rosée ou couleur sépia. On observe souvent des convalescents de scarlatine qui présentent quelques malaises, puis on voit les urines se colorer. Le sang et l'albumine sont en quantité considérable, l'hématurie disparaît ensuite et l'albumine persiste. La néphrite peut donc débuter par l'hématurie associée à l'albumine. Mais il faut se mettre en garde contre ces hémorrhagies qui peuvent survenir sans qu'il y ait néphrite. Le plus souvent cependant l'hémorrhagie indique une lésion rénale. Signalons encore d'autres modifications urinaires indépendantes d'une néprite, telles que oligurie et anurie. Nous nous arrêterons quelques instants sur cette complication.

Le professeur Dieulafoy, dans son cours de la Faculté (1889-1890), a décrit spécialement l'anurie scarlatineuse. Il a distingué dans ses formes l'anurie précoce et tardive. Il a signalé l'anurie avec ou sans

de cette dernière tient à l'*excessive perméabilité* des corpuscules de Malpighi enflammés, et à notre avis surtout à la

œdème et albuminurie ; l'anurie associée à des lésions glomérulaires et tubulaires ; l'anurie associée à des oblitérations vasculaires ; l'anurie nerveuse comparable à l'anurie hystérique et à certaines anuries calculeuses. En général, il n'y a pas d'albumine au début ; il n'y a pas d'œdème, l'état général est bon. Quand l'anurie cesse ou bien l'émission d'urine se rétablit d'emblée et alors ou bien elle est très chargée d'albumine, ou bien elle est dépourvue d'albumine ; dans ces deux cas la guérison s'obtient. Ou bien l'excrétion urinaire se chiffre par 250, 500 grammes avec ou sans albumine, avec ou sans œdème, et, progressivement se fait le retour à l'émission normale d'urine. Ce sont des cas bénins. Mais il se peut que des convulsions épileptiformes surviennent en pleine période d'anurie ; le coma lui fait suite et au coma la mort. L'anurie grave peut persister 6 ou 7 jours d'une façon totale. Si elle persiste pendant 8 jours la mort survient dans les convulsions qui peuvent apparaître en 1 ou 3 heures.

Mais elle dure le plus souvent 1, 2, 3, 4 jours. A partir de 5 jours on se trouve en présence de cas rares. Willan a signalé un fait où l'anurie dura assez longtemps pour amener la mort avec phénomènes urémiques, convulsifs et comateux. Pisano cite un cas d'anurie de 10 jours, sans œdème et terminée par guérison (sueurs abondantes, constipation, vomissements) ; l'urine reparut avec une couleur rougeâtre, contenant de l'albumine, des cylindres et des globules rouges.

Dans un fait signalé par Whitelaw l'anurie se prolongea pendant 25 jours avec rémission le 13e jour ; on obtint cependant la guérison. Avec Merklen, on ne peut que faire des réserves.

L'anurie est plus fréquente chez l'enfant que chez l'adulte. Précoce, l'anurie survient le 5e, 6e, 7e jour de la scarlatine ; tardive le 12e, 15e ou 20e jour de la maladie. Dans l'observation de Whitelaw elle débuta le 53e jour. Les faits d'anurie scarlatineuse sans albuminurie ont trait aux observations de Bartels et d'Henoch ; dans la première la mort survint après 9 heures, dans la seconde après 11 heures. Dans le cas de Juhel-Renoy (*Arch. de méd.* 1887), l'anurie survint le 5e jour avec douleurs lombaires. L'anurie fut totale pendant 7 jours et la guérison semblait s'obtenir ; il persistait seulement un léger œdème des pieds et de la région lombaire. Il n'y avait ni anxiété ni la moindre oppression, lorsque brusquement se manifestèrent des convulsions épileptiformes qui se terminèrent par la mort. Histologiquement on

desquamation des cellules glomérulaires. Lorenz et Kruse ont démontré que la ruine des cils vibratiles qui protègent les cellules sécrétoires des canalicules malades n'était pas étrangère à cette albuminurie. Celle-ci peut exceptionnellement faire défaut à certains moments ; on l'a même vu manquer pendant des jours entiers (Henoch, Rahnke), mais elle n'est pas totalement absente dans tout le cours de la maladie.

Lorenz a publié des recherches remarquables et détaillées au sujet du *revêtement ciliaire* et de sa signification dans l'état normal ou pathologique des reins. Pas plus que Tarnier, il n'a pu découvrir aucun rapport entre ce revêtement, qui n'a d'ailleurs aucune importance pour la sécrétion, et les bâtonnets de Heidenhain. La façon dont se comporte le bord cellulaire en question dans le segment sécrétoire du rein patho-

---

était en présence d'un infarctus et il n'y avait aucune lésion indiquant une néphrite. Il s'agissait bien d'embolies parasitaires, qui avaient déterminé, par l'étendue et la généralisation des lésions qu'elles avaient causées, une anurie totale due à l'arrêt de la filtration glomérulaire. Le cœur était sain d'ailleurs, il n'y avait pas d'albumine dans les urines, il n'y avait pas d'œdème au début, et rien ne permettait de soupçonner une obstruction artérielle. Mais en dehors de l'infarctus spécial il est probable que, le plus souvent, les altérations glomérulaires et interstitielles interviennent dans la production de l'anurie ainsi que des paralysies des vaso-moteurs déterminées par le poison scarlatineux.

L'infection scarlatineuse peut déterminer encore une complication qui, moins rare, est moins grave, c'est la Pyélite. Commune à la plupart des néphrites infectieuses, qu'elle accompagne surtout dans ses formes hémorrhagiques, elle est fréquente dans la scarlatine.

Dans le service de M. le professeur Dieulafoy, nous avons observé dans un cas une suffusion sanguine considérable en nappe de toute la muqueuse des calices et du bassinet ; 2 processus sans doute s'étaient réunis pour produire pareille hémorrhagie : au décours de la scarlatine, la malade avait eu une fièvre typhoïde adynamique qui entraîna la mort.

(G. C.)

logique (dans la stase, l'albuminurie fébrile, la néphrite aiguë infectieuse, la néphrite diffuse indépendante, dans le mal de Bright chronique, l'atrophie, dans les états morbides du viscère en cas d'ictère et de glycosurie) porte l'auteur à croire qu'il s'agit d'un élément constant et important de la cellule sécrétoire. Avec Frenzel, il pense que sa fonction consiste à *retenir les matières albuminoïdes dans les cellules pendant le travail sécrétoire*, de telle sorte que la lésion ou la destruction du revêtement permet en principe le passage de l'albuminurie dans les urines. « Il n'est pas invraisemblable que dans certains cas l'albuminurie physiologique repose sur la disparition du revêtement ciliaire de l'épithélium sécréteur du rein, d'autant plus que sur les reins humains on rencontre souvent de légers degrés de l'altération épithéliale précitée ou d'autres lésions encore ».

Il est indispensable de continuer les études à ce sujet, en s'appuyant sur la clinique et l'anatomie, du moins en ce qui concerne les propriétés des glomérules, afin de ne pas généraliser hors de propos.

Il existe peut-être, comme nous l'avons déjà dit, une *hydropisie scarlatineuse indépendante* d'une néphrite, et sans albuminurie (Quincke) ; nous l'attribuerions volontiers à un mauvais état général. D'ordinaire la quantité d'albumine est assez considérable ; le coagulum atteint à peu près le tiers du volume de l'urine, ce qui correspond à une teneur de plus de 0, 5 0/0. Elle peut même atteindre la proportion de 1 0/0 et davantage. Dans deux cas, dont l'un guérit, nous l'avons vu pendant longtemps garder les proportions de près de 2 0/0 ; le coagulum atteignait les *trois quarts* du volume de l'urine (1) ;

(1) Citons encore la proportion de 1 à 2 gr. par litre, signalée par Cadet de Gassicourt. Elle est quelquefois très faible, et le réactif de Tanret est nécessaire pour la déceler. L'albuminurie suit quelque-

l'urine était *faiblement* hémorrhagique. Le sang d'ailleurs n'influe pas toujours sur la quantité d'albumine.

La quantité d'*urée* est presque toujours diminuée ; elle n'atteint très souvent que la moitié de la quantité normale, et même moins. Les autres sels de l'urine sont sans importance.

Lorsque l'on examine les sédiments au microscope, on y trouve :

1° *Des cylindres épithéliaux* (1), *hyalins* et des *cylindres granuleux métamorphosés* ; ces derniers proviennent très souvent de l'imbibition des cellules par la substance colorante du sang, et de la pénétration de débris globulaires jaune-brun et bruns. Souvent on ne rencontre que des cylindres purs et des cylindres complètement métamorphosés et granuleux, et il est difficile de retrouver les degrés de transition entre ces deux états extrêmes. Nous avons noté à plusieurs reprises dans des cas récents des cylindres cireux types, fortement réfringents. Chaque goutte d'urine contenait comme d'ordinaire de nombreux cylindres.

2 *Des globules rouges*, même lorsque l'urine est pâle ; on trouve presque constamment de nombreux disques présentant des épines irrégulières ; ces disques sont *libres*, ou *accolés aux cylindres*. Ils sont déformés et entrent quelquefois *dans la constitution même* des cylindres. Nous avons déjà vu qu'on avait songé à expliquer la présence des globules san-

---

fois l'hématurie, apparaissant et disparaissant avec elle ; le plus souvent l'hématurie disparaît avant elle. On ne peut se baser sur l'albuminurie, comme élément de pronostic. L'albumine est sujette à des oscillations nombreuses qui ne sont pas en rapport avec le degré de la lésion rénale ni avec l'état général. Son abondance et sa persistance sont compatibles avec la guérison. Sa disparition, son absence même n'indiquent pas l'intégrité du rein. (G. C.)

(1) D'après Bayet les cylindres épithéliaux seraient rares. (G. C.)

guins par une perméabilité exceptionnelle des vaisseaux enflammés.

C'est un fait digne de remarque que l'on trouve un *rein pâle*, à l'autopsie d'individus ayant eu des urines *fortement* hémorrhagiques pendant la vie. Les substances provenant du sang subsistent bien plus longtemps dans l'urine que l'albumine.

3° *Des cellules épithéliales,* fort nombreuses dans la majorité des cas ; elles sont *libres* ou *accolées aux cylindres* quand elles n'entrent pas dans leur constitution même. Ces cellules sont souvent hypertrophiées, granuleuses et troubles. Elles apparaissent parfois sous forme de granules adipeux à pigment brun. Enfin il n'est pas rare de les voir réunies les unes aux autres en formant une espèce de cupule.

4° *Des leucocytes,* en quantité très variable, et qu'il est parfois impossible de distinguer des cylindres que nous venons de décrire, surtout quand il existe des symptômes de dégénérescence graisseuse. La meilleure manière d'éviter la confusion est encore d'agir sur les noyaux au moyen de l'acide acétique. Nous n'avons jamais reconnu de vrais cylindres composés de leucocytes.

5° *Des débris,* nombreux et constants, surtout de globules sanguins et de cellules épithéliales ; ces débris s'amassent pour former de petites masses agglomérées.

6° *Des cristaux d'acide urique,* et des urates amorphes que l'on retrouve presque constamment lorsqu'il y a de l'oligurie. Avec ces substances on rencontre aussi parfois des cristaux d'oxalate de chaux et d'hématoïdine (Fritz).

7° Enfin des *microbes*.

Au fur et à mesure que l'amélioration se fait sentir, l'urine devient plus claire, et l'hématurie disparaît. La quantité d'urine augmente, et son poids spécifique diminue. Il y a même *polyurie* et diminution du poids spécifique normal pendant la convalescence. Le sang, les cylindres et l'albumine ne disparaissent que lentement, souvent après des mois (Fischl). J'ai observé quelques cas rares, qui guérirent complètement, et où ces symptômes ne disparurent qu'au bout d'une année.

Il n'est pas exceptionnel d'observer de légères rechutes d'hématurie, qui guérissent parfois fort lentement (1).

Complications. Hydropisie. — L'hydropisie manque rarement ; cependant nous avons vu plus haut qu'elle peut faire défaut dans des cas très graves. Ajoutons qu'elle revêt assez souvent, et précisément dans la néphrite scarlatineuse, un caractère *inflammatoire* ; c'est à Leichtenstern que l'on doit cette importante remarque. Les œdèmes apparaissent alors sous forme de tuméfaction douloureuse, érysipélato-œdémateuse. Cette tuméfaction érysipélateuse est *ambulante*, et parfois *serpigineuse*.

Les épanchements qui se produisent dans les *séreuses* révèlent leur nature inflammatoire par des phénomènes douloureux (phénomènes de péritonite dans l'ascite par exemple). Sur le cadavre, les épanchements paraissent *fibrineux* ou *purulents*. Or si on ne perd pas de vue ces complications, et si l'on se rappelle d'autre part que les œdèmes précèdent la néphrite, qu'ils peuvent s'installer malgré la polyurie et man-

(1) On observe le plus souvent, comme Fischl le signale, une diminution progressive dans l'hématurie. Et il arrive souvent au moment où les globules rouges vont disparaître une véritable décharge de globules blancs. C'est un fait que nous avons signalé au cours des néphrites hémorrhagiques pneumoniques et que M. Hutinel a aussi observé. Mais quelquefois l'hématurie apparaît par périodes séparées par des intervalles de temps pendant lesquels l'urine est entièrement claire. M. le professeur Dieulafoy a eu l'occasion d'observer un fait de ce genre qui est un exemple de néphrite scarlatineuse passant à l'état chronique. (G. C.)

quer alors que le malade n'urine que peu, on sera bien forcé d'admettre que ces accidents sont indépendants de la néphrite. Cependant comme, en général, les épanchements séreux ne sont nullement inflammatoires, il nous semble que c'est aller trop loin que de concevoir l'hydropisie comme un phénomène ayant autant de valeur que la néphrite elle-même, et de l'attribuer à une stase lymphatique produite elle-même par le virus scarlatineux.

Les œdèmes des muqueuses sont rares ; le plus dangereux, celui des *replis arythéno-épiglottiques*, est heureusement exceptionnel. Parmi les œdèmes viscéraux, ce sont l'œdème *cérébral* et l'œdème *pulmonaire* qui enlèvent le plus souvent le malade (1).

Bronchite. Pneumonie. Péritonite. — L'œdème pulmonaire peut aussi revêtir un caractère inflammatoire, le ma-

(1) L'anasarque, nous l'avons vu, ne peut apparaître sans avoir été précédée d'albuminurie pour Cadet de Gassicourt. Pour Blackall, au contraire, pour Guersant et Blache, Rilliet et Barthez l'absence de l'albuminurie pourrait être notée. Steven Thompson a vu une fois sur 100 l'anasarque sans albuminurie ; mais d'après lui l'albumine peut apparaître quelques jours plus tard. Henoch, cité par l'auteur, rapporte en effet l'observation d'un enfant porteur d'un œdème de la face et du scrotum survenus à la troisième semaine de la scarlatine et dont l'urine ne contenait pas d'albumine. Trois jours plus tard apparaissaient des attaques apoplectiformes suivies de coma, accompagnées de mydriase. L'urine prise avec le cathéter renfermait alors des cylindres et des flots d'albumine. Par contre l'albuminurie sans anasarque n'est pas rare. Malgré cela le pronostic peut ne pas être bénin (9 cas mortels sur 35 dus à l'albuminurie, West). Nous appellerons l'attention sur ces œdèmes légers de la face qui peuvent survenir dans la convalescence de la scarlatine, précédant de longtemps quelquefois l'apparition d'autres épanchements (ascite, hydro-thorax) ou des infiltrations soit des replis arythéno-épiglottiques, soit de la luette et du voile du palais (mort dans le cas d'œdème du larynx, Trousseau ; mort par envahissement rapide de l'œdème, cerveau, poumons, reins, Trousseau). (G. C.)

lade peut être atteint de *pneumonie lobaire séreuse* (Leichtenstern).

Lorsque les œdèmes ont tendance à récidiver, ils s'annoncent par d'abondantes évacuations intestinales aqueuses, et l'amaigrissement si rapide qui survient alors coïncide avec leur retour.

Il n'arrive que trop souvent de voir le malade emporté par des lésions viscérales contre lesquelles l'organisme épuisé est impuissant à lutter. La bronchite aiguë et la pneumonie ne ménagent guère les petits convalescents. La pneumonie aiguë est parfois masquée par les œdèmes et les accidents urémiques ; elle peut alors passer inaperçue ; à sa période suraiguë elle attaque souvent les lobes supérieurs. Il n'est pas toujours facile de distinguer la forme *croupale* de la forme *catarrhale*, même à l'autopsie. Nous avons observé aussi souvent que Leichtenstern des pneumonies lobaires desquamatives non croupales. Il n'est pas moins difficile d'affirmer au lit du malade et même à l'autopsie si les séreuses sont atteintes d'inflammation (pleurite, péricardite ou péritonite), ou si elles ont été simplement envahies par le liquide hydropique.

Ascite. Danger de la ponction. — La *péritonite franche aiguë* est rare. Nous ne saurions trop engager les jeunes médecins à ne pas se hâter de ponctionner les petits scarlatineux atteints d'ascite. Dans la scarlatine, ces ponctions sont beaucoup plus dangereuses que dans les ascites causées par une maladie chronique, car de graves accidents peuvent en être la conséquence (Oppolzer).

Nous avons fait une ponction à un garçon dont l'ascite rapidement croissante mettait ses jours en dangers, et, malgré toutes les précautions antiseptiques, cet enfant succomba à une pneumonie quelques jours après. L'autopsie nous permit de constater une péritonite aiguë, dont le point de départ était visiblement la plaie du trocart. Enfin *le rhumatisme articulaire aigu*, l'*endocardite* qui s'installe volontiers insidieusement, comme le dit Henoch, des *gastro-entérites intenses* et de la *dysenterie* sous forme de diarrhées profuses accompagnées de fortes coliques peuvent compliquer la néphrite scarlatineuse.

Lésions valvulaires et cardiaques. — Jusqu'à ce jour, les lésions de l'appareil circulatoire ont été à peu près négligées, malgré les observations de Traube, Wagner, von Bamberger et Galabin. Nous savons maintenant, surtout depuis les travaux de Friedlænder, que, chez les jeunes scarlatineux brightiques, il s'établit de très bonne heure et presque constamment une *hypertrophie du ventricule gauche*, pouvant augmenter son poids de moitié. Il existe aussi de simples dilatations passagères qui sont la suite des troubles fonctionnels du cœur (Goodhart, Silbermann, Steffen). Dans les formes graves, on peut toujours diagnostiquer l'hypertrophie du cœur pendant la vie au moyen de l'auscultation et de la percussion ; au contraire lorsque l'hypertrophie est peu prononcée, elle échappe souvent au médecin.

D'après Silbermann, la disparition des bruits du cœur annonce l'hypertrophie de cet organe. Nous n'avons pu confirmer cette opinion que dans une partie des cas observés, dans les cas accompagnés de fièvre surtout.

Les dangers que l'asthénie du cœur fait courir au malade sont grands dans le cas particulier. Comme Leyden, nous avons observé l'évolution d'un asthme grave qui se termina par une mort subite. Leyden et Lépine ont noté dans des cas bénins un *bruit de galop* ; pour Lépine ce signe annonce une certaine faiblesse cardiaque ; il le considère comme *une mesure du degré de la lésion rénale.* (Voir la théorie de l'hypertrophie du cœur au chapitre du *Rein contracté.*)

Récemment encore, Riegel a fait remarquer que, dans la majorité des cas, la tension des vaisseaux était augmentée. Cette augmentation de pression est constante dans les formes graves sans complications, et elle s'accompagne de ralentissement du pouls. L'hypertrophie du cœur ne se manifeste que plus tard ; elle résulte de l'élévation de pression qui a lieu dans l'aorte. Mais en nous basant sur de nombreuses autopsies, nous nous élevons énergiquement, avec Rosenstein et Henoch, contre l'assertion de Grauer, pour qui toutes les néphrites post-scarlatineuses s'accompagnent nécessairement d'hypertrophie du cœur.

Il n'est pas rare de voir le pouls absolument normal pendant tout le cours de l'affection cardiaque, même lorsqu'il s'agit d'hypertrophie proprement dite.

Urémie. — De toutes les complications, celle qui est la plus dangereuse et qui menace sans cesse de mettre les jours du petit malade en péril, c'est l'*urémie*.

Les formes légères d'urémie sont ordinairement très difficiles à différencier des symptômes décrits plus haut. Nous croyons cependant que l'abattement, les malaises généraux, les vomissements incoercibles, la céphalée et les vives douleurs dans la poitrine, l'anxiété, la dyspnée sont bien plus souvent d'origine urémique qu'on ne le croit communément. Nous sommes complètement d'accord avec Leichtenstern sur ce fait, que la dyspnée et la tachycardie sont des manifestations fréquentes de l'urémie scarlatineuse.

Les accidents urémiques graves s'annoncent quelquefois comme dans l'éclampsie et dans le coma. Ce sont parfois des cris d'angoisse, des jactitations, de violentes crises d'asthme qui ouvrent la scène. Il est plus rare d'observer de l'*amaurose*, l'*hémiplégie*, le *tétanos* et le *trismus*. L'urémie scarlatineuse peut évoluer *sans hydropisie*, mais elle est toujours accompagnée d'albuminurie, presque toujours d'*oligurie* et d'*anurie*. Cependant on a vu l'hydropisie manquer dans des cas graves, alors même que le malade n'avait pas uriné depuis plusieurs jours.

Enfin les accidents urémiques peuvent marquer le début de la néphrite (1). Au chapitre « *Urémie* », nous nous som-

---

(1) L'urémie peut survenir, contrairement à ce qu'on observe d'ordinaire, avec *polyurie* et œdème du cerveau (décollement de la rétine, œdème rapide). Les accidents urémiques peuvent survenir sans albuminurie, et quand l'anasarque est peu marquée ; dans ce cas le début est insidieux (assoupissements, troubles visuels, stupeur, indifférence, céphalalgie frontale). On ne peut donner de moyenne de mortalité dans l'urémie scarlatineuse (7 sur 14, Cadet de Gassicourt; 5 sur 14, Sanné; 3 sur 15, Rilliet; 7 sur 22, Monod). Au cours de l'urémie scarlatineuse Trousseau a signalé la pleurésie, Thore et Krukenberg la péritonite, la péricardite, des accidents terribles d'angine de poitrine, la bronchite et la pneumonie (Hamilton la regarde comme la cause de la mort chez des sujets présentant de l'anasarque). Cadet de Gassicourt a étudié les lésions rétiniennes. Elles sont inconstantes, le plus souvent nulles. Elles se traduisent par une hyperhémie rétinienne péri-papillaire avec halo grisâtre plus ou moins marqué ; cette hyperhémie s'accompagne d'une infiltration séreuse du tissu intermédiaire à la choroïde et à la rétine qui prend une teinte opalescente. Ces troubles se traduisent cliniquement par de l'obnubilation, des brouillards, des nuages, des éclairs. A une période plus avancée la papille optique est soulevée par le tissu rétinien de voisinage injecté ; les vaisseaux capillaires deviennent tortueux et disparaissent par places, marqués par de véritables exsudats de névro-rétinite. La couche granuleuse est lésée et cette lésion détermine des taches jaunes au voisinage de la macula et du nerf optique (Cadet de Gassicourt, *Traité clinique des maladies des enfants*). Ces lésions sont guérissables : elles peuvent être complètes et définitives ou partielles, le malade conservant la vision périphérique. Insistons enfin sur la brusque disparition de l'amaurose au bout de 17 jours (Forston). Monod a vu l'hémiopie externe guérir au bout de deux mois et demi.

Les lésions du rein scarlatineux sont déterminées : 1° par des embolies parasitaires (Juhel-Renoy) ; 2° par des altérations inflammatoires consécutives à la présence des microbes dans le rein (Gaucher; Polu-

mes étendu sur les différentes théories élevées à ce sujet. On se rappelle que c'est justement au sujet de la néphrite scarlatineuse que Leichtenstern attribue les accidents urémiques à l'*anémie* et à *l'œdème inflammatoire du cerveau et des méninges*, lésions déterminées par la diffusion du poison scarlatineux dans les espaces lymphatiques.

La *marche* de la néphrite scarlatineuse est des plus variables (1). Dans les cas bénins comme dans les cas graves, la

---

binski a trouvé dans le sang et les vésicules miliaires de scarlatineux des micro-organismes retrouvés dans les capillaires du rein; Filatow a signalé la disparition de l'albumine de l'urine avec les cocci du sang); 3° par des lésions irritatives dues au passage des microbes dans les reins; 4° par des infections secondaires (Friedlænder, A. Frænkel, Freudenberg et V. Babès. Babès a trouvé des cocci en chaînettes dans le rein; inoculés chez le chien ils auraient reproduit un érythème scarlatiniforme ou auraient amené la mort. Ces infections secondaires, dont l'origine est dans le pharynx, sont nombreuses, plus nombreuses qu'on ne le croit, et nous inclinons à penser, en nous rapportant à la note que nous avons écrite sur nos connaissances actuelles sur l'étiologie de la scarlatine, que la plupart des micro-organismes constatés jusqu'à ce jour dans le rein se rapportent à des infections secondaires).

Sans faire de l'altération rénale l'élément essentiel des accidents imputés à l'urémie scarlatineuse, en admettant le « poison scarlatineux » comme le fait l'auteur, peut-on penser qu'il y a une urémie aiguë distincte de l'urémie lente? Ce dualisme de l'urémie que Merklen semble admettre ne peut être accepté que sous toutes réserves. Il est possible que les effets de l'urémie et de l'infection elle-même peuvent combiner; d'où des accidents urémiques plus rapides dans les néphrites aiguës, surtout dans la néphrite scarlatineuse. (G. C.)

(1) La néphrite post-scarlatineuse est grave. Mais la guérison est plus fréquente que la mort. West sur 35 cas a constaté que dans 26 cas d'hydropisie 11 fois elle était due aux épanchements dans les séreuses, 6 fois à la même cause avec pleurésie, pneumonie et à ces 2 affections à la fois; 4 fois à la pleurésie et à la pneumonie indépendantes d'un épanchement considérable; 5 fois à des convulsions ou à d'autres symptômes urémiques. 9 fois il n'y avait pas d'hydropisie et la fièvre causa directement la mort 2 fois, la pleurésie et la pneumonie

maladie peut durer des jours ou des semaines. Le degré d'intensité varie de même à l'infini. La mort survient dans un

---

4 fois, les convulsions urémiques une fois, une diphtérie intercurrente 2 fois.

On ne peut assigner de limites précises à la néphrite scarlatineuse : on trouve signalée dans les observations la durée de semaines, de mois, d'années. Cependant on lui accorde d'ordinaire de 1 à 4 semaines. Sa marche est irrégulière et les complications fréquentes. On ne peut donner à aucun signe une valeur pronostique. On voit des anasarques, des accidents urémiques survenir brusquement sans que rien n'indique leur apparition alors que tout au contraire annonce une issue favorable de la maladie. On voit, inversement, des anasarques et des accidents urémiques disparaître rapidement. Mais nous croyons avec notre maître le professeur Dieulafoy, que l'avenir du scarlatineux atteint d'affection rénale ne saurait nous inspirer une confiance illimitée. Le professeur Charcot déclare cependant que l'on ne trouve pas de néphrites chroniques à l'origine desquelles on rencontre la scarlatine. Labadie-Lagrave croit cette transformation possible, et cependant exceptionnelle. Cornil et Ranvier admettent la guérison de la néphrite scarlatineuse au bout d'une année dans les cas les plus graves : ils nient la néphrite chronique, permanente, incurable. Mais Picot admet la transformation de la néphrite aiguë en néphrite chronique. Le professeur Potain a observé un malade âgé de 40 ans atteint de néphrite chronique avec œdème et hypertrophie cardiaque considérable et qui à l'âge de 19 ans avait eu une néphrite post-scarlatineuse. Chez ce malade on retrouvait la liaison entre le point de départ, la scarlatine, et l'état actuel : malaise, oppression, céphalalgies. Lecorché et Talamon partagent cette manière de voir et citent un exemple typique (Lecorché et Talamon, *Traité de l'albuminurie et du mal de Bright*, appendice). Brault professe la même opinion. Rendu, dans sa thèse d'agrégation, cite 2 cas de néphrite scarlatineuse passée à l'état chronique.

Dans la littérature médicale ancienne il serait facile, même en étudiant les mémoires de R. Bright de trouver des faits probants du passage de la néphrite aiguë à l'état chronique. A n'examiner que les observations récentes (Potain, Weber, Rosenstein) et celle typique du professeur Dieulafoy, et que nous avons déjà citée, il nous semble que l'opinion des auteurs doit être fixée sur ce point.

Par l'exposé suivant des formes frustes de la scarlatine on peut voir comme il est facile que cette fièvre éruptive puisse passer inaperçue

tiers des cas. Il est très rare que le rein scarlatineux se transforme en néphrite chronique, sauf quand l'albuminurie se prolonge trop longtemps. Henoch, Leyden, Litten, Aufrecht et nous-même avons observé des cas qui ne laissent aucun doute à cet égard. Mais il faut bien se garder d'attribuer à la scarlatine tous les reins contractés que l'on diagnostique chez des individus ayant eu cette maladie. Pourquoi des individus ayant un petit rein rouge n'auraient-ils pas eu la scarlatine à un moment donné ? (Bull).

La mort survient surtout dans le cours ou à la fin des premières semaines de la maladie dans le coma, ou au milieu de troubles respiratoires graves. Il n'est malheureusement pas rare d'observer des morts subites attribuables à l'*asthénie cardiaque*, ou dont la cause est parfois inconnue.

Néphrite diphtéritique. — Les symptômes de la néphrite qui survient au cours de la diphtérie ne diffèrent pas sensiblement de ceux de la néphrite qui succède à la scarlatine. La première apparaît dans l'immense majorité des cas à la *période aiguë* de la diphtérie, surtout dans les formes gangréneuses de cette affection. Il est très rare que les urines soient hémorrhagiques et qu'il y ait de l'hydropisie.

L'anurie et l'urémie sont exceptionnelles. Henoch ne les

---

et que des néphites chroniques peuvent avoir pour point de départ une néphrite scarlatineuse ignorée.

Ainsi, la scarlatine peut se montrer seulement sous forme de malaise, d'angine, d'œdème de la glotte et d'anasarque (cas de Graves). La scarlatine peut prendre la forme hématurique sans albuminurie (cas de Blondeau). Elle peut encore se manifester par de l'hématurie avec anasarque et pleurésie purulente (cas de Trousseau et de Blache). Elle peut se manifester par de l'hématurie, une néphrite chronique (cas de Gros rapporté par Trousseau). Elle peut se borner à une angine, à de l'anurie, à de l'hématurie, puis à une pyélite (cas de Dieulafoy). Elle peut limiter son action à un abcès rétro-pharyngien, à une hématurie et être l'origine d'un mal de Bright chronique (Dieulafoy). (G. C.)

a jamais vues, nous n'avons observé ces accidents qu'une seule fois. Il n'y a donc pour ainsi dire pas de symptômes pathognomoniques ; c'est ce qui explique pourquoi les affections rénales sont si souvent méconnues. Elles sont marquées par d'autres phénomènes graves (croup, septicémie).

On confond trop souvent cette affection avec la néphrite scarlatineuse, surtout lorsque ces deux affections règnent dans une contrée à l'état endémique. Nous avons vu des cas où l'exanthème avait passé complètement inaperçu, et où cependant on vit apparaître la desquamation à l'époque voulue (1).

Dans la néphrite diphtéritique, l'albuminurie est souvent extraordinairement intense. Dans certains cas, nous avons pu l'estimer quantitativement, et nous l'avons évaluée à 2 0/0 (2).

---

(1) La confusion est en effet très facile surtout dans les formes frustes de la scarlatine. Nous avons déjà cité plusieurs formes. Nous en mentionnerons encore une autre dans laquelle la scarlatine ne se manifeste que par une angine seulement. On comprend combien le diagnostic est difficile si on n'a pas recours à la bactériologie qui seule peut faire reconnaître la diphtérie. Inversement on peut ignorer complètement la diphtérie dans les cas d'angine blanche de scarlatine due aux streptocoques mais pouvant se compliquer de diphthérie. (G.C.)

(2) C'est à Wade, James, Bouchut, Empis et G. Sée qu'est due la connaissance de l'albuminurie dans la diphthérie, au point de vue de ses caractères cliniques et de sa valeur séméiologique. Talamon, Weigert, Brault, Cornil, Œrtel se sont occupés de son anatomie pathologique.

Bouchut et Empis constatèrent sa fréquence, son abondance dans certains cas, et virent sa disparition avec la guérison de l'angine ; ils attribuèrent l'albumine à la congestion rénale par la cyanose. Puis on fit de l'albuminurie diphthérique une manifestation analogue à l'infection purulente. G. Sée remet en cause la diphthérie, et il montre que l'albuminurie à la suite du croup est plus fréquente qu'à la suite de l'angine. Pour lui, l'albumine apparaît avec l'angine, sa durée est courte, elle est quelquefois très abondante. Il constate l'absence d'hé-

Le sédiment que l'urine dépose contient ordinairement de nombreuses cellules épithéliales en dégénérescence adipo-

---

maturie, d'hydropisie et d'urémie, et il établit que l'albumine n'a aucun rapport avec les lésions pharyngées, car elle peut apparaître aussi bien dans les angines bénignes que dans les angines graves. De ce jour, l'albuminurie diphthérique était classée. Barthez la range dans les symptômes d'empoisonnement. Cependant Lorrain, Hervieux, Moizard ne lui donnent pas toute la valeur pronostique qu'elle doit avoir. La thèse de Moizard aboutit, après une comparaison des statistiques de G. Sée, à donner une valeur pronostique médiocre à l'albuminurie.

Nous ne reviendrons pas sur les constatations microbiologiques de Hueter et Tomassi (1868), de Œrtel (1871), de Letzerich, de Litten, d'Eberth et de Gaucher. Nous répéterons seulement que dans la néphrite diphthérique, le bacille de Lœffler ne se trouve jamais dans le rein ; si on y a constaté des micro-organismes, on était en présence d'infections secondaires.

Cliniquement, l'albuminurie est passagère, — elle est durable — elle peut varier de quantité, — elle peut varier dans son époque d'apparition. Les œdèmes sont rares ainsi que l'urémie. Le mal de Bright n'a jamais été signalé. Notre maître, M. Cadet de Gassicourt, a traité, dans un mémoire inséré dans la *Revue des Maladies de l'Enfance*, la question de l'albuminurie dans la diphthérie et le croup. Pour ce savant clinicien, il faut, avant de savoir si on peut attribuer une valeur pronostique à l'albuminurie, juger sa valeur diagnostique. Elle en a certainement une, puisqu'elle accompagne très souvent l'angine et que celle-ci, ne pouvant passer pour une angine simple, ne l'est plus quand elle est accompagnée d'albuminurie (74 sur 100).

La durée de l'albuminurie peut être courte (1 à 3 jours), mais elle peut se prolonger pendant 10, 15, 20, 40 et même 60 jours.

La quantité d'albumine, d'après Cadet de Gassicourt, est variable chez le même sujet. Elle peut se traduire par un léger nuage et quelquefois atteindre 15 grammes par litre. Elle peut subir des oscillations, des rémissions se répétant 3 ou 4 fois avec absence absolue d'albumine à chaque rémission. Ces oscillations peuvent se traduire par 1 gramme 50, 5 grammes, 7 et 8 grammes. En général ces variations considérables, l'émission de l'albumine étant même à un taux élevé, ne sont pas d'un mauvais pronostic. On ne peut pas, non plus, conclure de l'absence d'albumine à une diphthérie bénigne (sur 22 malades de Cadet de Gassicourt 12 ont guéri, 10 sont morts). Mais quand l'albumine varie dans

albumineuse. Les globules rouges sont beaucoup plus rares. Les cylindres sont souvent troubles ; parfois même ils sont

---

les limites suivantes, 1 gramme et 15 grammes, la mortalité augmente en raison de l'augmentation de l'albumine. Au-dessous de 1 gramme, comme au-dessus de 15 grammes elle perd toute valeur pronostique, car avec les chiffres de 0,25, de 0,50, de 0,75 les chances de guérison et de mortalité sont les mêmes. Existe-t-il une différence au point de vue de la fréquence et de l'abondance de l'albumine dans les diphtéries sans croup, dans les diphtéries avec croup et dans le croup, suivant qu'il y a opération ou non ? Sur 30 cas d'angine diphtérique simple, 13 fois l'absence d'albumine a été signalée. Sur 55 croups opérés ou non, elle n'a manqué que 9 fois. Donc l'albumine est moins commune dans l'angine que dans le croup. Mais en ne tenant compte que des cas d'angine accompagnés d'albumine et de croup accompagnés d'albumine, l'albumine indique dans le premier et le second cas une statistique de mortalité identique (angine avec albumine, 41 pour 100. Croup avec albumine, 46 pour 100). Entre 0,25 et 1 gramme la proportion est la même dans l'angine et le croup ; entre 1 gramme et 15 grammes la proportion est de 30 p. 100 dans l'angine, 23 p. 100 dans le croup. On se fera d'ailleurs une idée de la valeur de l'albuminurie dans l'angine et le croup en examinant les chiffres suivants : angines sans albumine 13 cas : 11 guérisons, 2 morts. L'absence d'albumine, est donc favorable mais non d'une façon absolue. Angines avec nuages d'albumine : dans 3 cas angines bénignes, dans 4 cas angines toxiques ; angines avec albumine en quantité notable : dans 3 cas angine de moyenne intensité, dans deux cas, angines toxiques.

Il n'y a donc pas de pronostic à faire dans ces deux variétés. Angine avec 1 gramme d'albumine par litre : 4 cas toxiques, 3 morts ; un cas avec guérison. On peut compter sur cette dernière quand la quantité d'albumine n'est pas stable et quand elle varie d'un jour à l'autre dans de fortes proportions (Cadet de Gassicourt). Quand il y a laryngite diphthérique l'albuminurie perd de sa valeur pronostique à cause des complications (bronchite, broncho-pneumonie). Cependant il ne faut pas croire que l'absence d'albumine puisse permettre de porter un pronostic favorable sur l'issue de la maladie. Mais dans les croups opérés avec de grandes quantités d'albumine, la mort est fatale. Quand l'albumine est peu considérable, qu'elle ne donne à l'aide des réactifs qu'un nuage, la statistique donne les résultats suivants : dans 22 cas on a constaté 9 guérisons dont 3 malades non opérés, et 13 morts

opaques. Cette opacité n'est pas due à la présence de micro-coques, mais bien à celle de *débris épithéliaux*. La néphrite

---

dont 4 croups toxiques. Le pronostic est donc douteux. Sur 14 croups tous opérés il y a eu, dans les limites de 0,25 à 1 gramme, 5 guérisons, 9 morts. Le pronostic est incertain. Entre 1 gramme et 15 grammes sur 4 cas, 2 guérisons, 2 morts.

On peut donc conclure que : la présence de l'albumine n'a de valeur que dans l'angine diphthérique sans croup ; que l'absence de l'albumine dans ce cas montre sa bénignité ; que la présence d'une faible quantité d'albumine au-dessous de 1 gramme par litre n'a aucune signification ; qu'au-dessus de 1 gramme le pronostic est sérieux mais non grave : que l'albumine peut atteindre 15 grammes par litre sans que le malade succombe mais à la condition que la quantité d'albumine varie d'un jour à l'autre. On doit admettre que l'absence d'albumine n'empêche pas la diphthérie d'être toxique ; que des quantités énormes d'albumine ne sont pas un indice de mort ; que la diphthérie la plus toxique peut respecter le rein comme la plus bénigne peut le toucher.

Comment expliquer la bénignité relative de la néphrite diphthérique? Nous n'invoquerons pas l'unilatéralité de la lésion rénale, comme certains auteurs l'ont fait. On a prétendu que dans la diphtérie bénigne le rein est légèrement lesé ; qu'il guérit sans donner lieu à des symptômes généraux. Dans la diphthérie grave le rein est profondément atteint ; mais l'intoxication tue rapidement et le malade meurt du fait même de cette intoxication, la néphrite n'a pas le temps de se développer. Cette bénignité n'est donc qu'apparente. Nous ne pouvons que citer cette théorie pour ce qu'elle vaut ; ce n'est qu'une théorie.

Barbier en 1888 a, dans sa thèse inaugurale, traité le sujet de l'albuminurie diphthérique. Ses conclusions sont sensiblement les mêmes que celles de notre maître Cadet de Gassicourt dont nous avons résumé le travail. Barbier cependant admet une albuminurie précoce survenant aux époques que nous avons indiquées plus haut et une albuminurie tardive apparaissant soit quand les fausses membranes envahissent les voies aériennes après s'être développées sur le pharynx, soit quand le pharynx est entièrement détergé et qu'on croit le malade guéri. Pour cet auteur la néphrite surviendrait comme les paralysies à échéances plus ou moins éloignées de la période du début. Avec ce que nous savons aujourd'hui du mode d'action de la diphtérie, cette manière de voir est admissible. Ajoutons encore que l'on aurait observé, plus souvent qu'on ne le dit, des accidents comateux, convulsifs ou

diphtéritique pourrait être prise pour type de la *néphrite desquamative*.

La marche est plus régulière que celle du rein contracté. D'après nos observations, il n'est pas rare de voir les néphrites diphtéritiques guérir rapidement, même lorsqu'elles revêtent des formes graves. Leyden a vu une néphrite guérir complètement après plusieurs années de traitement.

Néphrites des autres maladies infectieuses. — Les néphrites aiguës qui surviennent dans les autres maladies infectieuses sont bien moins connues. On ne peut rien affirmer de précis sur la fréquence de l'œdème, des accidents urémiques, de l'hématurie, etc. Bien que certains symptômes varient dans les différentes néphrites infectieuses, ils ne s'éloignent pas sensiblement du tableau général que nous avons tracé. Leur symptomatologie cependant est trop variée pour qu'on puisse les réunir toutes dans un type unique de *néphrites infectieuses*, commme le voudrait Bouchard.

Parmi les formes *abortives*, il en est qui se manifestent par une hyperhémie rénale ou bien par un catarrhe. Quelques-unes de ces formes nous ont paru présenter un certain intérêt clinique.

Lorsque dans le cours du *typhus abdominal* il se déclare une néphrite (néphrite dothiénentérique des Français), les symptômes de cette néphrite s'annoncent, ainsi que nous l'avons déjà dit, dans la deuxième semaine, et ces symptômes rentrent dans le tableau général du typhus. Lorsque le malade ignore

---

des œdèmes accompagnant l'albuminurie. Sur 20 cas, Trousseau en signale 1; sur 221, Sanné en constate 7; sur 1.200, Cadet de Gassicourt en a observé 3. Disons en terminant que l'albuminurie au cours de la diphthérie peut tenir à une lésion rénale indépendante de l'intensité du poison diphthérique et qu'elle peut être symptomatique d'un état grave du malade (Sanné). (G. C.)

l'époque du début de sa maladie, ces signes peuvent parfois masquer la maladie générale ; voilà pourquoi Gubler, Legroux et Hanot, Amat et, dans ces derniers temps, Homburger et Wagner avaient décrit une forme rénale du typhus.

Les recherches que nous avons faites à Berlin, où la fièvre typhoïde est si fréquente, ne justifient nullement l'opinion de ces auteurs. Nous avons vu 7 ou 8 cas graves de néphrite hémorrhagique s'annonçant de la *première à la quatrième semaine* et accompagnés d'hydropisie modérée, dont l'intensité était toujours proportionnelle à celle de la maladie générale. Nous avons toujours vu dans ces cas la fièvre typhoïde suivre normalement son cours.

D'autre part Weil et Seits, en s'appuyant sur des observations absolument précises, se refusent aussi à admettre les formes rénales de Gubler. Nous n'avons vu qu'une seule fois des convulsions urémiques fort graves, et durant plusieurs jours, masquer les symptômes de la fièvre typhoïde. Cette observation unique aurait pu en quelque sorte justifier l'expression de *néphrotyphus*. Longuet et Rosenstein partagent notre manière de voir ; et Rosenstein fait remarquer avec raison que dans un cas douteux, l'intensité de la fièvre suffirait à permettre d'affirmer le diagnostic (1).

---

(1) Au cours de la fièvre typhoïde on peut observer de véritables néphrites, des suppurations localisées pouvant amener une néphrite, des pyélites et des pyélo-néphrites.

Au début de la dothiénenterie on peut observer vers le 4e, 5e ou 6e jour un nuage d'albumine dans les urines, à laquelle on ne doit pas attribuer d'importance au point de vue de la néphrite.

Vers la fin du premier septénaire ou dans le courant du second il y a seulement une dyscrasie sanguine, il n'y a pas de néphrite au vrai sens du mot. Mais quelquefois dans les urines on trouve de l'albumine et des cylindres (Kussmaul, Wagner) ; il faut faire des réserves

Weil ne considérait pas ces néphrites comme ayant un pronostic absolument défavorable ; mais nous avouons qu'au sujet de cette forme précoce dont il n'y a pas d'observations bien nettes. D'ailleurs il n'y a pas de symptômes à proprement parler ou, s'ils existent, ils sont masqués par la maladie générale, comme le fait observer l'auteur. Par suite de la prostration du malade ils sont difficiles à rechercher. Mais cependant on ne saurait pour cette raison éliminer cette néphrite précoce.

Dans le mémoire de Legroux et Hanot (*Arch. gén. de méd.*, déc. 1876) le début a été signalé le 15e ou 16e jour. La néphrite typhique peut encore survenir le 22e jour, dans le 3e septénaire (Renaut) ; dans la convalescence (Gaucher, Robert). Cette complication de la dothiénentérie apparaît dans les formes graves le plus souvent. Cependant on la rencontre aussi dans les fièvres typhoïdes de moyenne intensité et dans le typhus ambulatorius (Raymond, *France médicale*, janv. 1881).

Elle ne s'accompagne pas souvent d'œdème. On ne l'a signalé que 3 fois. Ce signe important dans la néphrite scarlatineuse semble donc faire à peu près défaut dans la néphrite typhique. En revanche elle peut se traduire par une albuminurie abondante, par de l'hématurie, par des accidents urémiques graves. Renaut avec son élève Petit (thèse de Lyon, 1881) décrivent 3 formes : la forme commune, la forme hémorrhagique (A. Robin) et la forme urémique.

La première, en s'en rapportant à leur description, n'a pas de signes bien nets : ils signalent une aggravation de l'état général et une sécheresse prononcée de la langue remplaçant l'état saburral et la rougeur habituelle de la pointe et des bords. Ce symptôme presque constant apparaît au moment où survient l'albumine. Ils décrivent des éruptions cutanées diverses (pemphigus, érythème, furoncles, ecthyma) dues probablement à la suppression des fonctions urinaires. La douleur lombaire accompagne fréquemment cette néphrite.

La forme *hémorrhagique* de Robin est caractérisée par des hématuries. Dans le rein on trouve des ruptures vasculaires. Ces hématuries pour Murchison ont la même nature que les autres hémorrhagies dothiénentériques.

La forme *urémique* a été surtout décrite par Renaut. L'observation du professeur Renaut concerne un malade convalescent de fièvre typhoïde chez lequel tout semblait annoncer une guérison facile lorsque survinrent un jour des crises épileptiformes, le lendemain celles-ci prenaient une intensité telle que la mort survenait le soir même. A l'au-

près avoir vu deux malades enlevés subitement au milieu de convulsions urémiques, notre confiance dans le pronostic de

---

topsie il trouva un gros rein blanc. Cependant la mort n'est pas la règle. L'intoxication urémique se traduit tantôt par une simple exagération des accidents nerveux, tantôt par des troubles sensoriels, tantôt par des paralysies limitées, rarement pardes accidents convulsifs, par une manifestation foudroyante amenant la mort subite (Petit). La mort subite, que notre maître le professeur Dieulafoy a si magistralement décrite, reconnaîtrait peut-être une lésion rénale pour Renaut et Petit. Dans les cas d'urémie grave la guérison peut survenir (Robert et Gaucher).

Des observations ultérieures nous indiqueront s'il y a lieu de maintenir la dénomination de néphro-typhus (Amat-Didion). Sans s'attacher au mot que certains auteurs veulent rayer de la pathologie, il est probable que la fièvre typhoïde peut avoir une localisation spéciale dans le rein et il paraît logique d'admettre un néphro-typhus comme un typhus hépatique dont Dupré dans sa thèse inaugurale (*des Infections biliaires*. G. Steinheil, 1891) prouvait récemment avec l'aide de la bactériologie l'existence incontestable.

On n'a pas signalé de cas probants de néphrite typhoïde passée à l'état chronique. Cependant nous croyons devoir mentionner l'observation d'un enfant de 10 ans que nous avons vu avec notre maître M. Cadet de Gassicourt à l'hôpital Trousseau. Au cours d'une fièvre typhoïde grave l'albumine en quantité énorme apparut, et 6 mois après la convalescence, après des alternatives dans l'émission de l'albumine, celle-ci se maintenait encore considérable. L'enfant était pâle, légèrement bouffi ; sa santé était languissante.

Le diagnostic de la forme commune est difficile à faire. Cependant, en étudiant de très près les signes que nous avons signalés plus haut, les vomissements et les céphalées tenaces, en examinant les urines tous les jours, on pourra quelquefois rechercher une néphrite et la trouver. Le néphro-typhus s'impose de lui-même par ses œdèmes, les hématuries et la dyspnée. Dans un seul cas où il y a eu détermination rénale primitive l'œdème et l'albuminurie ont apparu en même temps.

Les abcès miliaires du rein au cours de la fièvre typhoïde s'observent assez souvent. Rayer, Gallois, Abrial les ont décrits. Dus à des infections secondaires très probablement, on n'a pas décrit les micro-organismes qu'ils contiennent. Gallois n'en a pas trouvé. Ces micro-organismes viennent probablement des plaques de Peyer ulcérées.

Weil a été quelque peu ébranlée, et nous croyons avec Renaut, Robert, Gaucher, Capitan, Charrin et Leyden que ces néphrites s'accompagnent très fréquemment de complications urémiques.

Demuth a décrit également un cas de néphrotyphus s'étant terminé par de l'hydropisie et des convulsions urémiques, autrement dit un cas de typhus accompagné de néphrite grave démontrée par l'autopsie.

D'après Geier les néphritides véritables et les lésions plus profondes, qui amènent au cours du typhus l'insuffisance rénale, sont infiniment plus rares chez l'enfant que chez l'adulte. Eckert de son côté ne put constater chez l'enfant, au cours du typhus d'autres excrétions d'albumine que celles qui correspondaient à l'albuminurie fébrile ; il ne s'agissait donc que de néphritides assez légères.

On ne saurait trop insister sur ce fait, que les *muqueuses de toutes les voies urinaires* peuvent devenir le siège d'une inflammation catarrhale. Les produits de desquamation de ces muqueuses peuvent encombrer l'urine de sédiments épithéliaux qui lui donnent l'aspect d'une urine purulente (Wagner) (1).

Il est beaucoup plus rare de rencontrer la néphrite comme complication de *la rougeole* ; nous n'avons observé que quatre cas de ce genre. Les symptômes ne semblent pas s'écarter sensiblement de ceux de la néphrite post-scarlatineuse ; et il est probable que les deux variétés de néphrites sont souvent confondues par les jeunes médecins (Henoch).

Ils ne donnent pendant la vie aucun symptôme et sont une trouvaille d'autopsie. (G. C.)

(1) Létienne a appelé de nouveau l'attention sur les complications pyélitiques à vésicules au cours de la fièvre typhoïde (*Méd. mod.* 1890, déc.). Elles sont quelques fois indépendantes de l'affection rénale. Décrites par Rayer et les anciens auteurs, elles ne sont pas assez recherchées des cliniciens, aujourd'hui il est bon de les remettre en lumière.

Renaut et Robin ont étudié la *néphrite varioleuse*. Nous n'en avons observé que des formes abortives dans la varioloïde. Le symptôme dominant de cette néphrite est la présence dans l'urine d'une grande quantité de sang dont la source doit souvent être dans le bassinet (Rosenstein).

La néphrite *de la fièvre jaune* est caractérisée par une dégénérescence graisseuse. Cette dernière a une marche très aiguë, accident que l'on considère comme un des symptômes les plus importants de cette affection tropicale (A. Hausmann).

De récentes observations ont prouvé que *la varicelle*, maladie généralement si bénigne, et qui n'a comme on le sait aucun rapport avec la variole, peut se compliquer de véritable néphrite hémorrhagique mortelle accompagnée même parfois d'hydropisie et d'accidents urémiques (Henoch, Rachel, A. Hoffmann, Rasch, Semtschenka, Oppenheim, Janssen, Wichmann, Hægyes, Unger) (1).

---

(1) Les cas d'Unger sont au nombre de 7 et concernent des enfants de 20 mois à 4 ans bien portants avant l'apparition de la varicelle, sauf un enfant de 4 ans qui était à peine guéri d'une pneumonie grave quand il contracta la varicelle. La néphrite est survenue du 6e au 12e jour. Elle comprend 3 groupes.

Le premier groupe comprend des cas légers dans lesquels l'urine faiblement acide contenait une grande quantité de cellules épithéliales gonflées, troubles, en partie dégénérées, des cylindres pâles, homogènes, des leucocytes altérés et de l'albumine. La guérison survint au bout de 3 jours sans autre phénomène.

Le second comprend des cas plus sérieux. La température est élevée. L'urine épaisse, trouble, est diminuée de quantité (300 grammes en 24 heures). Elle contient des épithéliums dégénérés, de nombreux cylindres granuleux ou hyalins, des leucocytes, des globules rouges. L'albumine est abondante. L'albumine augmente ensuite, devient intermittente le 4e ou 6e jour en même temps que l'urine augmente. Le 10e jour, la guérison survient.

Le troisième groupe contient un seul cas : c'est celui de cet enfant

Scheltema a récemment observé une néphrite aiguë mortelle chez un petit malade atteint *de coqueluche*. Nous avons vu plusieurs faits de ce genre.

L'*angine* s'accompagne très rarement de véritable néphrite, du moins lorsque cette angine n'est ni scarlatineuse, ni diphtéritique, ni liée à une infection générale. Rosenstein en a cependant observé quelques cas accompagnés d'hydropisie.

Nous n'avons vu qu'une seule fois une *amygdalite aiguë* se compliquer d'une néphrite hémorrhagique d'ailleurs fort grave. Wagner voit dans l'amygdalite papuleuse un intermédiaire *nécessaire* entre la néphrite aiguë et les accidents secondaires de la syphilis ; mais nous ne pouvons accepter cette manière de voir, car nous avons observé des néphrites intenses d'origine syphilitique sans la moindre angine.

Ponfick a observé une néphrite vraie dans le cours de la *fièvre récurrente*. L'urine peut devenir hémorrhagique après chaque accès fébrile (Wagner). Ce qui frappe dans cette néphrite, ce sont les débris de desquamation qui abondent dans l'urine. Kannenberg avait déjà attiré l'attention sur ce fait, et nous-même avons eu l'occasion de le vérifier. C'est précisément dans cette forme de néphrite infectieuse que Kannenberg avait rencontré dans l'urine fraîche de nombreux *microbes* (1). Il attribuait les lésions rénales à la

---

atteint de pneumonie avant l'apparition de la varicelle. Nous croyons devoir appeler l'attention sur lui, car nous avons signalé les complications rénales de la pneumonie, leur fréquence et la gravité d'une néphrite nouvelle évoluant sur un rein déjà lésé.

Il se peut que dans ce cas on ne se soit trouvé qu'en présence d'une néphrite pneumonique. Elle en a tous les caractères : hémorrhagie rénale, oligurie, accidents urémiques, et convalescence longue que l'on ne retrouve pas dans les formes précédentes. G. C.

(1) Nous avons déjà exposé pourquoi on ne peut accepter sans reserves les observations de Kannenberg. La spirille d'Obermeyer

pénétration de ces germes dans le parenchyme du rein ; nous avons déjà dit que nous ne pouvions admettre cette hypothèse.

Mommsen, Wagner, Rosenstein, Nauwerck ont récemment étudié la néphrite aiguë survenant dans le cours de la *pneumonie croupale*. Nauwerck a même étudié ses lésions histologiques et a noté une *glomérulite hémorrhagique*, lésions que nous avons constatées à notre tour dans 3 cas. Ces néphrites s'installent en général du quatrième au huitième jour. C'est une complication *rare* ; elle n'apparaît que deux fois sur cent cas, tandis que l'albuminurie simple survient dans le *tiers* des cas. Il se déclare une inflammation intense qui dure à peine une semaine et qui n'influence guère la marche de la maladie primitive. Nauwerck l'a vu parfois s'installer dès le *début* de la pneumonie, et d'autres fois il l'a vu survenir au déclin de cette affection. Les œdèmes ne font pas défaut, paraît-il ; cependant nous n'en avons jamais noté, non plus que Rosenstein. Il est possible que des pneumocoques aient été trouvés dans les reins, mais cela n'a rien à faire avec l'inflammation diffuse de ces organes. Le pronostic est en général favorable (Rees). Cependant, on a abservé le passage de cette néphrite à la forme chronique (Stortz) (1).

---

est un *bacille* ; c'est d'ailleurs sa forme et c'est dans la classe des bactéries que la range Metchnikoff. (G. C.)

(1) Dans notre thèse inaugurale (*De la néphrite pneumonique*, G. Steinheil, 1891), nous avons décrit dans leur ensemble les lésions rénales au cours de la pneumonie due au pneumococcus Talamon-Frænkel, au point de vue anatamo-pathologique, bactériologique, clinique. Nous n'avons considéré que les infections rénales consécutives à la localisation pulmonaire.

Sans insister sur les lésions histologiques que nous ont présentées la plupart des cas que nous avons étudiés, nous croyons que, dans les conditions où nous nous sommes placé, la néphrite pneumonique est

La néphrite survenant à la suite de l'*érysipèle* est sujette à de fréquentes récidives accompagnées de fièvres et de plaques

---

produite directement par le diplococcus Talamon-Frænkel et que s'il ne se trouve pas toujours dans les reins, du moins dans les cas de néphrite bien déterminée, c'est que le micro-organisme frappe d'un coup le parenchyme rénal et disparaît ensuite. La lésion constituée évolue dans la suite pour son propre compte.

La plupart des néphrites que nous avons signalées avaient en moyenne 10 jours d'existence. La pullulation des micro-organismes s'effectue dans les premiers jours de la maladie ; si le malade, par le fait même de sa pneumonie, meurt à ce moment, le rein en contient et il est facile de les constater comme notre collègue Claisse en a signalé un cas dans une infection pneumococcique généralisée avec purpura (*Arch. de méd expériment.*, mai 1891). Mais quand la néphrite avérée a évolué un certain temps, le micro-organisme se retrouve difficilement et c'est à ces cas que nous avons eu affaire.

Quoi qu'il en soit, la néphrite a une existence clinique très nette. Cliniquement elle se traduit par une hématurie considérable avec des cylindres nombreux dans les urines et de l'albumine pouvant atteindre 5, 8 et 10 grammes par litre. Elle s'accompagne d'œdème, d'ascite, d'hydrothorax dans quelques cas, ressemblant à s'y méprendre à une néphrite scarlatineuse par ce signe et par la rapidité avec laquelle elle frappe le malade. Son apparition est contemporaine du début de la maladie.

Nous avons divisé la néphrite pneumonique en 3 classes. La première comprend une forme *légère* apparaissant et disparaissant avec la manifestation pulmonaire.

Dans la seconde forme, qui est la plus fréquente, la néphrite de *moyenne intensité* s'installe dès le début de la pneumonie ; mais ses symptômes imposants apparaissent dès le 4e ou 5e jour de la maladie avec oligurie, anurie, hématurie, albumine considérable, œdème ou anasarque, épanchements dans les séreuses. Tous ces signes peuvent persister après la défervescence de la fièvre qui survient par lysis. Ils peuvent cependant lui survivre 2, 3, 4 et même 5 semaines.

La troisième comprend une forme *exclusivement rénale*, la pneumonie passant inaperçue au milieu des symptômes rénaux. Elle est sujette à des alternatives d'amélioration et de rechute fréquentes. La guérison ne s'obtient que 8 jours après la défervescence thermique. La guérison est fréquente ; quelquefois on ne la voit survenir qu'au bout

érysipélateuses. On a observé des néphrites à marche subaiguë dont la convalescence fut fort longue ; on en a même vu se transformer en néphrite chronique.

Nous avons noté des néphrites plus légères qui surviennent fréquemment comme complication des *érysipèles phlegmoneux* : ces néphrites appartiennent plutôt aux formes infectieuses et septicémiques.

La néphrite *rhumatismale* n'a guère plus de tendance à devenir chronique (Leyden). Elle est presque toujours compli-

---

de 2 mois, cependant on signale quelques cas de mort.

Les cas graves sont généralement accompagnés d'accidents urémiques qui font le plus souvent défaut dans la première forme, qui sont atténués dans la seconde, qui donnent lieu à des symptômes effrayants dans la troisième. Mais les convulsions manquent généralement. Le coma est plus fréquent et nombre de vieillards pneumoniques meurent dans le coma du fait d'une néphrite pneumonique.

La néphrite pneumonique peut passer à l'état chronique.

Elle ne modifie pas généralement la courbe thermique ; mais il se produit un fait digne de remarque. La néphrite pneumonique évolue d'autant plus rapidement que le rein possédait déjà des lésions antérieures profondes ou récentes (néphrite interstitielle — néphrite de la scarlatine). De ce fait la néphrite est grave et fréquente. Aussitôt la pneumonie installée, la néphrite apparaît et quelquefois les accidents urémiques avec l'hypothermie se manifestent immédiatement, de telle sorte que la maladie, pendant tout son cours, est apyrétique. La pneumonie peut ainsi passer inaperçue et à l'autopsie on retrouve toutes ses lésions avec un rein manifestement hémorrhagique.

Nous avons établi qu'une affection rénale antérieure permettait facilement à la néphrite pneumonique de s'installer, car les atteintes antérieures du rein sont une sorte d'appel pour le pneumococcus.

Le pronostic, grave seulement de ce chef, n'amène pas souvent la mort par elle-même dans la plupart des cas. Quand elle doit guérir on constate une véritable décharge de leucocytes qui remplacent les globules rouges et les cylindres que contenait l'urine en abondance.

La *pyélite hémorrhagique* et des *abcès miliaires du rein* ont été observés par nous au cours de la néphrithe hémorrhagique. Les infections secondaires sont fréquentes dans ces cas. (G. C.)

quée d'*endocardite*, bien que cette dernière ne soit pas toujours facile à diagnostiquer. Dans les formes graves, l'albumine est éliminée en quantité considérable (Bartels). Rosenstein a noté deux cas mortels accompagnés d'œdème considérable. Parmi les centaines de rhumatisants que nous avons traités à Berlin, nous n'avons vu que deux *néphrites hémorrhagiques* graves. Nos deux malades guérirent sans qu'il se fût manifesté le moindre œdème. Sur plus de 1000 cas qui ont été traités dans notre hôpital depuis sa fondation, nous n'avons relevé que 5 néphrites rhumatismales. Ces néphrites avaient affecté une marche aiguë ; elles guérirent rapidement sauf dans un cas. Enfin il n'est pas impossible que dans un ou deux de ces derniers on ne doive rendre responsable de la néphrite l'absorption d'acide salicylique. Riess a cependant observé une sorte d'épidémie de néphrites rhumatismales. Il existe une néphrite aiguë qui se manifeste à la *période paroxysmale* du rhumatisme articulaire aigu et qui diffère de celles dont nous venons de parler. Elle semble se caractériser par une résistance particulière à toute espèce de traitement. Souvent cette néphrite s'accompagne d'*hémorrhagies périodiques*. Lorsqu'elle survient chez des malades atteints d'affection cardiaque, ou d'affections chroniques de la plèvre et des poumons, elle ne paraît avoir aucune influence sur la marche de la maladie primitive (Wagner).

Il arrive parfois que l'examen des urines fasse pressentir le diagnostic, et qu'un léger œdème généralisé ou une brusque exacerbation des signes urémiques (maux de tête, vomissements, sanglots) viennent confirmer le diagnostic.

La *syphilis constitutionnelle* (1) conduit rarement à la né-

(1) Rayer, qui a consigné dans son remarquable *Traité des maladies du rein* la description de la plupart des affections des organes génito-

phrite aiguë vraie ; von Bamberger ne l'a diagnostiquée que 4 fois sur 2,430 syphilitiques. Elle s'accompagne d'*oligurie*. Le

---

urinaires, a parlé le premier « du développement de la maladie des reins » qu'il pouvait attribuer « *à la cachexie vénérienne* ». C'est bien à lui que revient le mérite d'avoir précisé le rôle de la syphilis dans certaines néphrites. Les syphiligraphes anciens ne signalent aucun cas de *néphrite syphilitique.* Blackhall,, Gregory, Wells avaient observé avant Rayer les altérations du rein dans le cours de la syphilis, mais ils en avaient « *faussement interprété la pathogénie* ». Frerichs reconnaissait bien que les syphilitiques étaient quelquefois atteints d'albuminurie, mais il ne croyait pas à une action directe de la syphilis sur le rein. Le mal de Bright n'était pour lui qu'une conséquence médiate et éloignée de la syphilis, qui ne contribuait à son développement que comme *cachexie.*

La question a pris de nos jours une plus grande importance et elle a été étudiée de plus près par Lancereaux, par Cornil, par Descouts (thèse 1878), par Lallier en France, par Drysdale en Angleterre, par Wagner en Allemagne.

Mauriac a réuni tous les faits publiés par ces auteurs, il y a ajouté ses observations personnelles et dans une monographie très importante il les a discutés d'une façon remarquable (*Arch. gén. de Médec.* 1887 — De la syphilose du rein). Mais, nous n'avons en vue que la néphrite syphilitique précoce, examinée dans la période secondaire et assez rapprochée du début de l'infection. On a trouvé à l'autopsie un gros rein blanc quand la néphrite avait eu une marche rapide ; histologiquement l'élément sécrétoire était seul touché. Comme le dit Mauriac, la néphrite parenchymateuse paraît être l'expression de la néphrite syphilitique au début ; elle concerne les cas dont nous allons donner la description clinique. La sclérose ne concerne que les néphrites survenant tardivement.

La néphrite syphilitique peut apparaître huit mois après le chancre (obs. III du mémoire de Mauriac), le 4e mois (obs. II), vers la fin du 2e mois (obs. IV), dans le 5e mois, dans le commencement du premier mois (obs. VII). Des observations signalent encore son apparition 2 ans et demi après le début de l'infection. En général elle s'installe dans le second mois et de préférence à la fin de celui-ci.

Les néphropathies précoces apparaissent presque toujours d'une façon inattendue, insidieuse, sans aucun prodrome significatif. L'œdème le plus souvent peut être le premier accident en date, infiltrant les pau-

poids spécifique de l'urine est très élevé, ou bien, au contraire, on observe la polyurie avec diminution du poids spécifique de l'urine, mais l'hydropisie fait défaut (Wagner).

---

pières, la face, les mains, les extrémités inférieures ou les bourses, augmentant ou diminuant pour s'établir définitivement. Il se généralise. Si on examine les urines on trouve qu'elles sont quelquefois rosées, sanguinolentes, quelquefois pâles. Leur quantité est augmentée ou diminuée ; la polyurie n'est pas fréquente. L'albumine est considérable (5, 10, 20 grammes par litre ; dans une observation on signale 110 grammes par litre). On trouve dans les urines des globules blancs, des globules rouges, des cylindres épithéliaux, des cylindres granuleux. Negel y a trouvé des micro-organismes ; ce fait n'a pas d'importance ; nous ne faisons que le signaler. Ces altérations urinaires peuvent précéder l'œdème. La fièvre, des courbatures annoncent rarement le début de l'affection rénale, mais il existe des douleurs lombaires sourdes d'un seul côté ou des deux côtés de la colonne vertébrale ; on peut observer ces signes dès le début de la maladie, accompagnés d'une émission d'urines sanguinolentes, avant l'apparition de l'œdème. C'est ainsi que s'annonce une néphrite aiguë ou subaiguë. Dans les formes chroniques d'emblée ces symptômes n'apparaissent que plus tard. Puis surviennent des nausées, des vomissements, des alternatives de diarrhée et de constipation. La céphalée nulle au début peut faire redouter dans la suite l'éclosion d'accidents urémiques qui se traduisent par l'amblyopie, l'assoupissement, le coma.

La guérison de la néphrite syphilitique est généralement la règle, mais la mort peut s'observer ; elle est la conséquence de complications pulmonaires ou gastro-intestinales et surtout d'œdème généralisé ou localisé (œdème de la glotte) et d'épanchements soit dans les plèvres, soit dans le péritoine.

La durée de la néphrite syphilitique précoce est plus longue que celle des néphrites diffuses ordinaires : elle dure en moyenne de 5 à 8 semaines, très rarement moins, souvent 9, 10, 12 mois. On ne peut trouver dans le mémoire de Mauriac aucune observation probante du passage de cette néphrite précoce en néphrite chronique.

Son évolution offre de très grandes variétés : rarement elle est continue avec périodes d'augment, d'état et de déclin ; généralement elle offre une intermittence très tranchée dans l'apparition de ses symptômes avec des guérisons apparentes et des améliorations inespérées. La néphrite syphilitique est subaiguë, légère ou de moyenne intensité. La

D'après nos observations personnelles, les formes desquamatives légères accompagnées d'hémorrhagies et qui surviennent dans la *période secondaire* de la syphilis s'observent 8 fois environ sur 100 cas de syphilis rénale. C'est surtout à l'acmé

---

forme franchement aiguë est rare. Après avoir présenté un début aigu ou subaigu elle finit par prendre une allure torpide dans les derniers temps de la maladie ce qui s'observe souvent.

La néphrite syphilitique précoce se reconnaît par son apparition au moment des accidents secondaires. On y pensera même sans l'intervention des manifestations cutanées de la syphilis ; et, dans la plupart des cas, quoique la guérison rapide ne puisse être obtenue par l'usage des spécifiques, le diagnostic de néphrite syphilitique peut être maintenu. Les spécifiques, en effet, ne semblent pas amener une guérison rapide et complète des reins ; elle semble en cela se rapprocher des myélites syphilitiques précoces que Gilbert et Lion ont décrites (*Arch. générales de méd.*, 1889). — Elle rentre dans un processus catarrhal général qui frappe les muqueuses et les épithéliums. Nous nous rappelons avoir observé chez notre maître, le professeur Dieulafoy, un ictère syphilitique au début de la roséole. La néphrite syphilitique précoce, survenant à un stade plus avancé rentre dans le même processus, mais elle est plus tardive et elle est plus grave.

La néphrite syphilitique précoce semble bien avoir son entité ; on doit admettre un rapport de cause à effet entre la syphilis et les affections rénales observées pendant les diverses périodes de la maladie générale. Les objections de Güntz, qui voyait dans le mercure l'agent des prétendues néphrites syphilitiques, tombent devant ce fait que la plupart des observations recueillies par Mauriac concernent des individus qui n'avaient pas pris ou ne prenaient plus de mercure et devant cet autre fait, que le mercure les améliore souvent, les guérit quelquefois. On ne peut produire de statistique sur la fréquence de la néphrite syphilitique précoce. Mais on peut affirmer avec Mauriac qu'elle est rare. Cependant on ne saurait trop la rechercher. Dans l'ordre de fréquence des organes et des tissus frappés par la syphilis, le rein d'une façon générale semble occuper une place entre les affections osseuses et les déterminations précoces de la syphilis sur le foie et le poumon.

La néphrite syphilitique tardive évolue d'après un autre processus intéressant les artères et le tissu conjonctif ; ou elle a tous les caractères d'une gomme. Elle ne trouve pas sa place dans ce chapitre.

(G. C.)

de la roséole que cette néphrite apparaît. Malgré nos nombreuses recherches, nous n'avons vu que deux fois ces symptômes s'aggraver, et l'affection dégénérer en un véritable mal de Bright. Les formes légères cèdent au traitement mercuriel comme l'indique Horteloup. Toutefois ce traitement peut substituer une *néphrite toxique* à la *néphrite spécifique*.

Enfin la néphrite survenant dans le cours de la *malaria* semble se rapprocher beaucoup du rein scarlatineux (Kiener et Kelsch à Alger) ; mais la malaria prédispose particulièrement à la néphrite chronique et au rein contracté (Voyez *Néphrite chronique*). L'albuminurie intermittente, que l'on observe dans les accès de fièvre, peut en imposer pour une néphrite abortive (Rosenstein, Atkinson). L'*hémoglobinurie paroxystique* est rare à la suite de la malaria. Rosenstein a décrit récemment une véritable néphrite aiguë dans une *fièvre quarte redoublée* ; cette néphrite ne rentre dans aucun des groupes établis dans notre division.

En Europe, il est rare que la maladie se termine par la mort. Les symptômes de la néphrite se confondent avec ceux de l'affection générale, et il est fort difficile de faire la part qui revient à la néphrite et celle que l'on doit attribuer à la maladie générale. Tout le corps du malade est endolori ; ces douleurs sont mêmes en général *très fortes*. La température est très élevée, et procède par poussées. Le pouls est bondissant. La dyspnée et le collapsus peuvent tenir à la maladie générale tout aussi bien qu'aux troubles rénaux.

Litten et Aufrecht ont observé des cas intéressants de *néphrites septicémiques* : de graves accidents gastriques et intestinaux avec frissons, violentes douleurs dans les membres, gonflement de la rate, anurie, hydropisie, enfin accidents urémiques mortels, voilà quels furent les symptômes dominants. L'urine déposait un sédiment dans lequel on trouvait des cylindres fongueux, dichotomiques, venus des papilles de la substance médullaire. La mort survient presque fatalement au bout de quelques jours. Les néphrites survenant au cours d'*une gangrène pharyngienne* ou de septicémies dont la cause nous est encore inconnue, évoluent d'une façon analogue (Frænkel, Fürbringer).

Il nous est impossible de donner une description exacte des néphrites aiguës liées à des *suppurations* ou à des *processus inflammatoires* développés à la suite d'affections chirurgicales, de blessures, etc... c'est-à-dire chez des individus étant primitivement sans tare organique. Les cas de ce genre sont encore trop peu nombreux pour qu'on ait pu étudier le sujet à fond (1).

Nous ne saurions davantage établir la symptomatologie des néphrites à la suite de brûlures étendues, vu la complexité de ces symptômes (voyez *Hémoglobinurie*).

Lorsque les *maladies inflammatoires de la peau* se compliquent de néphrite, les symptômes de cette dernière ne semblent pas s'écarter sensiblement de ceux de la néphrite ordinaire. Lassar, Unna, Kaposi, Neisser, Wagner, Lesser et d'autres ont vu survenir la néphrite après la guérison du psoriasis, de la teigne etc. Lassar a même observé un cas de mort consécutive à des *frictions au pétrole*, et il a pu démontrer par des expériences les lésions que ce médicament provoquait sur les épithéliums rénaux (infiltration graisseuse).

Dans les *intoxications ordinaires*, les symptômes généraux prédominent tellement que ceux de la néphrite passent souvent inaperçus, et cependant il n'est pas rare que des acci-

(1) Certains cas reconnaissent incontestablement une pareille origine. Nous avons vu dans le service du professeur Guyon une néphrite consécutive à une phlébite de la veine saphène interne. Les micro-organismes sans nul doute avaient suivi la veine cave inférieure pour infecter le rein.

dents urémiques mortels viennent compliquer la néphrite, comme cela arrive dans les intoxications par l'*acide phénique*.

L'impureté de l'*acide salicylique* au début de son emploi n'a pas été sans causer de nombreux accidents. Nous avons observé une foule de néphrites hémorrhagiques intenses avec albuminurie des plus accusées et qui n'avaient pas d'autre origine que l'absorption de ce médicament impur. Aujourd'hui même où il est livré plus pur, il peut amener chez des individus prédisposés une véritable néphrite diffuse.

Quant aux néphrites qui surviennent comme complication d'une intoxication par l'*acide sulfurique*, elles ont été étudiées expérimentalement et cliniquement, surtout par Munk, Leyden et Litten. Il est important de se rappeler qu'elle peut survenir secondairement encore dans la seconde semaine, alors même que les signes du début tels que albuminurie, produits de desquamation, globules rouges apparus dans l'urine sous forme de cylindres ou de masses amorphes (von Bamberger), ont déjà complètement disparu.

Les lésions rénales produites par l'*acide oxalique* nous paraissent beaucoup plus graves que ne le prétend Rosenstein. Il n'y voit qu'un simple processus irritatif; mais nous avons constaté des lésions beaucoup plus profondes, et nous avons vu survenir chez une femme des accidents urémiques fort graves compliqués *d'amaurose*; cependant cette malade fut assez heureuse pour guérir.

Des expériences que nous avons faites avec le plus grand soin nous permettent d'affirmer que les lésions rénales sont *directement* produites par les substances toxiques. Frænkel a observé un malade chez lequel les canalicules avaient été obstrués par des cristaux d'oxalate de chaux qui pendant deux jours mirent un obstacle complet à la filtration de l'urine.

Nous avons déjà traité de l'action hémoglobinurique des différents poisons.

Certains *diurétiques-drastiques*, autrefois fort employés en thérapeutique, amenaient fréquemment des accidents rénaux. La néphrite la mieux connue est la *néphrite cantharidienne*, plus exactement nommée *cystonéphrite*. Elle s'accompagne d'un pressant besoin d'uriner, de douleurs lombaires. L'urine s'évacue difficilement et contient des caillots gélatineux semblables à du blanc d'œuf (fibrinurie). Ces caillots peuvent être si volumineux qu'ils réclament le cathétérisme (Bartels). L'urine peut rester hémorrhagique pendant quelques semaines. Aufrecht prétend avoir vu un cas de ce genre aboutir au rein contracté. L'*essence de térébenthine* et le *baume de Copahu* attaquent aussi le parenchyme rénal ; mais ces substances agissent d'ailleurs aussi sur tout l'appareil urinaire.

Il n'est pas rare que la néphrite aiguë *à frigore* débute brusquement par des frissons et des douleurs lombaires qui surviennent quelques heures après le refroidissement. Elle s'accompagne d'hydropisie, et celle-ci survient au bout de quelques jours (Rosenstein). Les autres symptômes ont d'ailleurs beaucoup d'analogie avec ceux de la néphrite scarlatineuse. Bright et Dickmann ont observé des cas suivis de mort. En général cependant, le pronostic doit être considéré comme bénin. Jamais nous n'avons vu cette forme aboutir à des lésions chroniques, bien que l'urine soit quelquefois restée hémorrhagique pendant plus d'une année.

Diagnostic. — Le diagnostic est facile lorsque la maladie évolue avec ses symptômes pathognomoniques : hydropisie ou urémie, urines rares et sanglantes, albumineuses et riches en cylindres. Les commémoratifs mettront sur la voie de la maladie initiale. Mais lorsque les symptômes ne se relient pas les uns aux autres, et que le médecin ne peut pas établir un groupe de signes *caractéristiques*, le diagnostic devient fort difficile. Il reposera surtout sur l'examen des urines. La néphrite se différencie de l'*albuminurie fébrile* simple par ce fait que dans la néphrite l'albuminurie est plus accusée, et que l'urine hémorrhagique *contient de nombreux éléments figurés*. Nous avons déjà dit comment on pourrait distinguer *l'hématurie de cause rénale* de celle qui se produit dans les *voies urinaires*. Pour établir le *diagnostic étiologique* de la néphrite, on se basera encore sur sa richesse en albumine, pourvu que la néphrite en question ne soit pas liée à une altération du sang. Lorsque les autres symptômes feront défaut, on examinera ensuite la nature du sédiment (cylindres).

Quand le médecin n'a pas pu observer assez longtemps son malade, il lui est bien difficile d'établir, malgré les commémoratifs exacts, si la néphrite est *primitive* ou *secondaire*. Nous ne saurions trop recommander le précepte de Rosenstein qui conseille de rechercher une affection générale autre que la néphrite *toutes les fois que la fièvre persiste et que la température reste élevée*; Rosenstein croit avec raison que dans ces occasions, la fièvre, indépendante de la néphrite, tient plutôt à des affections telles que la *fièvre typhoïde* ou la *tuberculose* etc. Interrogez surtout le malade au point de vue de la scarlatine, et ne perdez pas de vue qu'une néphrite aiguë peut être la manifestation *d'une scarlatine abortive sans exanthème ni angine*.

Pour reconnaître à temps des néphrites infectieuses, survenues au cours des *épidémies*, surtout de scarlatine, il est indispensable d'examiner *tous les jours les urines avec le plus grand soin*. Les médecins qui ne prennent pas cette précaution risquent fort de se laisser surprendre par des œdèmes généralisés accompagnés d'accidents urémiques les plus graves.

Dans la plupart des cas ce sont les commémoratifs fournis par le malade qui feront porter le diagnostic de néphrite *ré-*

cente, *aiguë* ou *chronique*, ou plutôt qui indiqueront si cette néphrite aiguë existe réellement ou bien si les accidents observés ne sont pas dus à des poussées de néphrite chronique. Dans d'autres cas, ce n'est qu'après avoir examiné les urines après la disparition du sang que l'on pourra se prononcer.

Nous n'avons pas toujours pu établir de diagnostic exact ; cependant nous attribuons une valeur considérable à *l'hypertrophie cardiaque avec pouls filiforme*. Bien que Rosenstein n'accorde pas une grande importance à ces deux signes, nous croyons pouvoir affirmer *qu'ils manquent presque toujours* dans les néphrites aiguës et subaiguës. Il va de soi qu'un des premiers symptômes que l'on doive rechercher, est la *rétinite brightique*.

Lorsqu'une néphrite s'accompagne d'hématurie pendant un mois et que cette dernière ne cède à aucun traitement, on doit toujours songer à une néphrite chronique. D'autre part, il ne faut pas se laisser effrayer par la présence d'une certaine quantité de sang et de cylindres dans l'urine, alors que ces éléments disparaissent puis réapparaissent *par intermittences* et que celles-ci durent même pendant *des mois*, car ces faits s'observent très bien dans des *néphrites aiguës* et par conséquent *curables*.

Pronostic. — A moins que la maladie générale n'offre par elle-même des dangers imminents (comme c'est le cas dans la diphtérie, la fièvre typhoïde, les brûlures étendues, la septicémie, la fièvre puerpérale, les intoxications), les néphrites secondaires guérissent dans la majorité des cas. Cependant il est une forme beaucoup plus grave que toutes les autres, et c'est précisément la plus commune : nous voulons parler de la *néphrite scarlatineuse*. Les malades atteints de cette affection succombent dans *le tiers* des cas, et nous ne comprenons pas comment certains auteurs ont pu indiquer cette néphrite comme une des plus bénignes.

C'est avec raison que *l'anurie*, surtout lorsqu'elle se prolonge pendant plusieurs jours, et que les *épanchements dans les séreuses* sont considérés comme d'un pronostic sérieux. Les dangers augmentent encore lorsqu'il s'y joint des accidents urémiques et des lésions viscérales. D'autre part, Engelsen affirme que la présence de nombreux globules sanguins, ou celle de petites quantités d'albumine sont des signes favorables, tandis que les cas graves sont caractérisés par des urines hémorrhagiques et presque pas albumineuses. Mais nous ne pouvons accepter les idées d'Engelsen, car dans la plupart des cas mortels que nous avons observés, l'urine était *fortement albumineuse*. Plus les sédiments déposés par l'urine contiennent de globules blancs, plus la néphrite est grave.

Il ne faut pas oublier que dans le cours de la néphrite scarlatineuse, le malade peut être emporté par une mort subite, alors même que les symptômes ne semblaient indiquer aucun danger. D'autre part, on a vu des malades avoir des accidents urémiques fort graves, avec *anurie et œdème pulmonaire*, et se rétablir cependant. Nous avons nous-même été témoin de faits de ce genre. En résumé, le pronostic doit toujours être réservé.

Nous avons déjà dit plus haut que malgré toutes les précautions possibles, la néphrite aiguë passait quelquefois à l'état chronique. Rappelons ici avec Rosenstein que tant que la néphrite n'a pas dépassé un an, elle peut encore complètement guérir. Nous conseillons aux médecins de ne jamais pronostiquer une guérison *prompte*. La néphrite aiguë, même lorsqu'elle guérit, n'évolue pas en quelques jours ; sa durée se compte par semaines et par mois (1).

(1) Le professeur Dieulafoy dans la thèse de son élève Rioblanc rap-

On sait qu'il survient parfois *au début de la période secondaire de la syphilis* des albuminuries fréquemment accompagnées d'œdèmes : nous croyons avec Wickham qu'elles sont bénignes, et elles disparaissent régulièrement sans laisser de traces dès que l'on soumet le malade au traitement spécifique.

Traitement. — Le traitement de la néphrite aiguë sera étudié avec celui de la néphrite chronique diffuse.

Appendice.

Albuminurie dans les maladies fébriles.

Ce n'est guère que depuis 50 ans que l'on a essayé d'établir les rapports qui relient l'albuminurie aux maladies fébriles. Gerhardt a le premier attiré l'attention sur l'albuminurie fébrile. Cet auteur attribuait la présence de cette albumine à une *élévation de température* qui en aurait favorisé la filtration.

D'après une autre hypothèse, ce seraient *des troubles vasomoteurs* qui, en relâchant les parois des vaisseaux du rein, augmenteraient leur porosité et favoriseraient le passage de l'albumine dans l'urine. Senator a rendu des animaux albuminuriques en les soumettant brusquement à une haute température, *qu'il maintint longtemps élevée*. Il assimila les fiévreux sans lésions cardiaques aux animaux chauffés artificiellement.

Se basant sur les expériences de Zadek et Basch, Senator voit aussi la cause de l'albuminurie *dans l'augmentation de*

---

pelle que dans quelques cas la maladie semble guérie. Le malade conserve quelques traces d'albumine dans l'urine ; six mois, un an ou deux ans plus tard la néphrite reparaît avec tous ses symptômes, comme s'il y avait une reprise dans le processus mal éteint. (G. C.)

la pression sanguine. Mais ne rencontre-t-on pas de l'albuminurie fébrile alors que *l'action paralysante* de très hautes températures et que les septicémies ont notablement *abaissé* la pression sanguine? Runeberg avait été jusqu'à attribuer l'albuminurie fébrile à un *abaissement* de la pression sanguine; Kœrn l'avait reliée à une *stase sanguine* et enfin Leube à un *ralentissement du courant sanguin* dans les glomérules.

D'ailleurs, il n'est pas rare d'observer de l'albuminurie avec une *fièvre modérée*, et de la voir manquer malgré une haute température. Nous n'accorderons donc aucune influence à la pression sanguine dont l'augmentation et la diminution ont été tour à tour invoquées pour expliquer un même phénomène. Il est plus vraisemblable d'admettre que dans les affections fébriles (et nous parlons ici des maladies infectieuses aiguës et des septicémies en général) l'albuminurie n'est que *l'expression de la lésion rénale*, et répond à ce que Becquerel, Vernois, Virchow, Lécorché et Brault ont désigné sous le nom de *néphrite passagère*. Tantôt cette albuminurie semble être une forme *abortive* de la néphrite aiguë (Leyden, Eckstein) qui reste stationnaire; tantôt elle évolue plus complètement et aboutit *à une véritable néphrite*. Il nous semble que ces néphrites doivent être rapprochées des *néphrites toxiques*, en ce sens qu'elles résultent de l'élimination par les reins d'alcaloïdes sécrétés par les micro-organismes.

En interprétant les choses de cette façon, on s'explique comment l'albumine fait souvent défaut dans les affections fébriles *lentes dans leur évolution* et qui ne sont pas d'origine infectieuse (Stockvis). Ainsi nous nous rendons compte encore de l'existence de certains *éléments figurés* que l'on retrouve dans les sédiments urinaires.

On pourrait se demander si la proportion d'urée contenue

dans le sang a quelque influence sur l'albuminurie, mais cette question n'offre aucun intérêt. Senator accepte l'hypothèse qu'avaient émise Canstatt et Prout sur les altérations du sang à l'état fébrile (1).

---

(1) L'opinion de Senator n'est pas absolument d'accord avec celle de l'auteur. Senator rejette la théorie de Leyden et Eckstein : pour lui elle n'a pas de base effective ; il n'existe pas de signes cliniques autres que l'albuminurie pour prouver une néphrite infectieuse légère ; l'étude anatomique du rein est négative et l'albumine disparaît avec cette prétendue néphrite.

Quoique nous ne soyons pas renseignés complètement sur les altérations fébriles de la crase sanguine (avec Senator on doit se servir de cette expression pour indiquer qu'il existe d'autres variations que celles des matières albuminoïdes du sang, et n'ayant rien de commun avec une constitution anormale de l'albumine), il est certain que ce facteur est pour quelque chose dans la production de l'albuminurie fébrile. Il est certain que la diminution de l'alcalinité du sang, que l'élévation du chiffre des sels renfermés dans le sang au moment de la filtration (Hoppe-Seyler, Witich, Nasse) augmentent la quantité du filtrat albumineux. Plus que tous les autres sels le chlorure de sodium a une influence considérable sur la production de l'albumine, quand il est augmenté dans le liquide filtré. La diminution du nitrate de potasse, du chlorure de calcium pendant la fièvre agissent dans le même sens et nous avons vu que l'urée détermine la polyurie ; il est un évacuant en quelque sorte pour l'albumine (Hoppe-Seyler, Bouchard et Newmann l'ont prouvé). C'est ce qui explique les décharges albumineuses considérables quand l'urée est excrétée en quantité considérable au moment de la défervescence de la pneumonie. Toutes ces conditions peuvent expliquer seulement l'albuminurie fébrile et non pas la lésion rénale. Le professeur Jaccoud en contradiction avec Senator, Lécorché et Talamon, et d'accord avec Saundby et Heynsius, admet que la globuline n'est pas sous la dépendance d'une lésion rénale et que, avec les peptones, elle dépend de l'état des albuminoïdes du sang.

S'il en était ainsi, la globuline serait un indice précieux pour reconnaître l'albuminurie fébrile et nous aurions là une manifestation précieuse de l'altération de la crase sanguine. Mais nous verrons dans la suite que malheureusement on ne peut recourir à ce signe pour reconnaître une albuminurie dyscrasique.

Les *lésions anatomiques* se bornent ordinairement à une *tuméfaction* (infiltration albumineuse) des cellules épithélia-

---

L'albuminurie fébrile ne peut pas compter dans sa pathogénie qu'un seul facteur étiologique. Il est probable que l'appareil vasculaire intervient dans sa production, que la pression artérielle soit exagérée quand le cœur reste intact, que la pression soit diminuée. L'asthénie cardiaque peut survenir dans les infections, et à cette « débilité cardiaque » peuvent s'ajouter « des troubles de nutrition de l'épithélium rénal et peut-être aussi de l'endothélium des parois vasculaires ». Il est probable encore que l'hyperthermie et la concentration de l'urine favorisent encore la genèse de l'albumine urinaire.

Y a-t-il lieu d'invoquer les anciennes théories, de penser avec Gubler que l'anoxhémie doit jouer aussi un rôle, que l'asphyxie et qu'une certaine excitation cutanée doivent intervenir dans la production de l'albuminurie fébrile? Les théories anciennes ne reposent que sur des mots ou sur des hypothèses. On ne peut que les signaler en passant. Cependant de l'ancienne théorie hématogène de Gubler on peut retenir une partie. Il n'est pas douteux qu'il y ait une albuminurie hématogène, comme le dit Senator. Car il est certain que l'albumine en solution comme les sels et les autres éléments du sang (urée, glycose, etc.), sont sujets à des variations normales et pathologiques. L'organisme peut rétablir la crase normale par une régulation où les reins jouent le principal rôle. Ce fait établi pour les sels peut-il être invoqué aussi pour l'albumine comme le fait Rosenbach dans son *albuminurie régulatrice?* en tout cas il n'est pas prouvé.

En terminant, nous devons cependant faire toutes nos réserves au sujet de ces albumines dites transitoires du début des maladies fébriles et regardées comme étant sans importance. Nous avons vu dans la scarlatine que l'albuminurie précoce pouvait être reliée par une période non interrompue d'albuminurie avec une période néphrétique avérée.

Il peut donc se cacher une néphrite précoce, datant des premiers jours de l'infection, sous l'albuminurie fébrile. Nous devons toujours nous en défier et la surveiller ; car dès le début, nous n'avons, à part quelques signes bien rares, aucun élément de diagnostic. Disons cependant qu'on a décrit une dégénérescence épithéliale (dégénérescence parenchymateuse), qui se produit dans les maladies infectieuses fébriles au même titre que celle qui survient dans l'intoxication par le phosphore et dans les anémies pernicieuses. Il est difficile de dire la part qu'elle prend à la production de l'albuminurie fébrile. Il est pro-

les des canalicules urinifères ; ces cellules sont troubles. Le rein n'est pas toujours *hyperémié* ainsi que nous avons eu maintes fois l'occasion de l'observer. Il n'est même pas rare de le voir très anémié. Les observations de Roy et de Mendelson concordent sur ce point avec les nôtres. Ils ont vu les reins d'animaux présentant de la fièvre se rapetisser, subir une contraction de leurs vaisseaux et s'anémier. Ils expliquent cette contraction en invoquant *une irritation du système nerveux central par le sang infecté.*

Lorsque les lésions sont plus avancées, les épithéliums rénaux deviennent le siège d'une desquamation ; l'urine contient des cylindres et présente une teinte hémorrhagique. Dans d'autres cas, les symptômes se rapprochent de ceux qui accompagnent le rein catarrhal.

L'albuminurie n'a pas par elle-même grande valeur diagnostique ; les médecins soigneux qui se donnent la peine d'examiner les urines de leurs malades l'observent tous les jours. Les enfants y sont moins sujets que les adultes (v. Jaksch).

L'urine a d'ailleurs tous les caractères des urines des pyrexies. Elle est pauvre en albumine, même dans les cas les plus avancés ; ses proportions ne dépassent pas quelques milligrammes.

Dans *le typhus*, Maurel a trouvé au lieu d'albumine du sérum, un corps voisin des peptones, qu'il considère comme le résultat d'une digestion intra-circulatoire de la fibrine du sang. Von Jaksch n'a pas trouvé de *peptone pure* dans le cours des maladies infectieuses aiguës.

---

bable qu'à l'époque où cette albuminurie était peu décrite, elle a pu à la rigueur indiquer une néphrite pour de nombreux cliniciens.

(G. C.)

On rencontre dans les sédiments de rares cylindres hyalins, souvent des globules sanguins et des cellules épithéliales et même çà et là des cylindres épithéliaux métamorphosés. L'albuminurie débute ordinairement du 2e au 5e jour de la maladie, et dure quelques jours. *Le tempérament* semble jouer un certain rôle dans son apparition, et il en est de même *des épidémies* (Wagner).

Nous avons maintes fois observé que dans le cours de *la diphtérie*, l'albuminurie fébrile amenait une véritable *néphrite fébrile* ; mais la transition est si insensible qu'il est impossible de dire où finit l'albuminurie et où commence la néphrite fébrile. D'autre part, nous nous rappelons combien la simple albuminurie qui accompagne la desquamation scarlatineuse est différente de la vraie néphrite scarlatineuse. On voit donc que la néphrite vraie ne doit pas être considérée comme un stade plus avancé de l'albuminurie fébrile.

Dans le typhus abdominal, l'albuminurie apparaît régulièrement *dès le commencement de la seconde semaine*. Les anciens auteurs (Murchison, Griesinger, Gubler) l'avaient noté *dans le tiers des cas* ; plus tard Frank faisait descendre ces proportions à 15 0/0 et Rosenstein à 25 0/0. Middleton au contraire prétend qu'elle s'observe dans 85 0/0 des cas ; mais ce chiffre nous paraît beaucoup trop élevé. Il nous semble qu'en moyenne, cette albuminurie est manifeste *dans 30 0/0 des cas*.

Dans le *typhus exanthématique*, Warfvinge, qui a rassemblé 1660 observations, a trouvé l'urine albumineuse dans 68 0/0 des cas. Les chiffres donnés sur la fréquence de l'albuminurie *dans la pneumonie croupale* sont tout aussi variables (Cramer, Stortz, Rosenstein). D'après nos recherches, cette affection se complique moins souvent d'albuminurie que la fièvre typhoïde. Lorsqu'il y a eu congestion rénale, il est très difficile d'affirmer si l'albuminurie est due simplement à l'état fébrile général ou à une *véritable congestion rénale* (1). C'est surtout dans le *croup* et la *diphtérie* que le diagnostic est délicat.

La thérapeutique doit surtout avoir en vue la maladie générale.

---

(1) Cette distinction est difficile à faire. Si l'albumine n'est pas accompagnée de propeptonurie, qui plaide en faveur d'une albuminurie par altération de la crase sanguine, si l'albumine n'est pas suivie d'hématurie et si les urines ne contiennent pas des cylindres pour faire pencher le diagnostic du côté d'une néphrite, il est impossible de se prononcer. La présence de la globuline seule ou associée à la propeptone serait pour le professeur Jaccoud, Heynsius et Saundby le meilleur moyen de reconnaître l'albuminurie fébrile indépendante d'une altération rénale. Mais nous savons que d'autres auteurs, Senator, Lécorché et Talamon entr'autres, regardent la globuline comme l'albumine qui appartient en propre à la néphrite aiguë.

La coloration des urines ou leur pâleur, les divers coagulums albumineux qu'elles donnent sous l'influence des réactifs ne sont pas des signes capables de nous faire distinguer une albuminurie fébrile d'une albuminurie néphritique. Nous ne pourrons donc certifier la néphrite et être sûrs que nous nous trouvons en présence d'une albuminurie fébrile passagère. Cependant toutes les présomptions seront presque toujours, en nous basant sur la généralité des cas, en faveur de cette dernière.

Ce caractère même d'albuminurie transitoire ne peut nous obliger à abandonner toute idée d'albuminurie fébrile non néphrétique. Car le professeur Jaccoud nous a montré des exemples de pneumonie dans lesquels l'albuminurie fébrile a duré non seulement pendant toute la période fébrile, mais aussi lui a survécu. La propeptonurie peut persister aussi un laps de temps considérable dans les mêmes conditions. Ces faits prouvent les nombreux changements que la fièvre provoque dans les mutations intra-organiques. Ils sont loin d'être rares et on risquerait de commettre des erreurs capitales de diagnostic si on se contentait de la constatation seule de l'albumine pour reconnaître une néphrite.

(G. C.)

2. — Néphrite chronique diffuse.

(Sans atrophie ni dégénérescence amyloïde exagérées du parenchyme).

Cette néphrite correspond à peu près au deuxième stade du mal de Bright, en ce sens qu'elle se transforme quelquefois en *rein contracté secondaire* qui est, comme on le sait, le 3e stade du mal de Bright. La néphrite chronique diffuse correspond encore au *gros rein blanc* de Wilks, à la *néphrite non desquamative* de Johnson, à la *néphrite parenchymateuse profonde* ou grave de Lécorché. Elle représente encore la *néphrite parenchymateuse chronique* de Bartels, pourvu que celle-ci soit bien distincte du rein amyloïde type. Elle répond de plus au deuxième et en partie au troisième groupe de Weigert (formes sub-chroniques et chroniques du mal de Bright), au mal de Bright chronique de Wagner, sauf pour les formes qui s'accompagnent de dégénérescence amyloïde ou d'une forte contraction du rein.

Enfin notre néphrite chronique diffuse n'est autre que la *néphrite diffuse subaiguë* et *chronique* de Cornil, et que le *rein contracté*, tacheté ou uni, de Rosenstein.

Ainsi que nous l'avons déjà dit, les travaux modernes nous ont appris qu'on ne saurait admettre de différence *essentielle* entre les lésions *parenchymateuses* et les lésions *interstitielles*. Elles nous ont montré que dans la néphrite chronique, le rein pouvait revêtir *macroscopiquement* les aspects les plus différents, que sa couleur, son volume, sa consistance pouvaient varier à l'infini, tandis que *histologiquement*, les lésions parenchymateuses et interstitielles n'étaient que des stades différents d'un même genre de lésions (Weigert). D'après cela, on voit qu'à l'exception du *rein granuleux* vrai, le rein contracté n'est que le résultat d'un stade plus avancé de la néphrite chronique.

Nous verrons bientôt qu'il en est des symptômes comme des lésions anatomiques, et qu'au point de vue clinique on ne saurait séparer la néphrite diffuse chronique du petit rein rouge, sans admettre une division quelque peu artificielle ; cependant cette division doit être conservée, car c'est elle qui répond le mieux aux nécessités de la pratique (1). Lorsqu'une

(1) L'opinion de Senator est conforme à celle de l'auteur. Pour Senator il y a deux types de néphrites chroniques : la néphrite chronique diffuse et le rein atrophique qui constituent deux formes très nettes, grâce à leur type fortement accentué tant au point de vue anatomique qu'au point de vue clinique ; mais les reins atteints de lésions chroniques ne correspondent pas tous à l'un ou à l'autre de ces types. Il existe de nombreux intermédiaires. Ils peuvent être considérés comme les extrêmes d'une série où il y a des transitions progressives de l'un à l'autre. Ils peuvent aussi se transformer l'un dans l'autre, et comme les lésions sont les mêmes dans les deux cas, que les lésions de la seconde forme sont plus anciennes et dérivées du premier, le rein atrophique doit être représenté comme le stade ultérieur du premier type. Il y a des cas où la marche clinique et la composition de l'urine justifient cette manière de voir et qui, aussitôt qu'ils ont acquis le tableau symptomatique du second type, doivent être désignés sous le nom de « reins atrophiques secondaires ». A côté de ce cas il y en a d'autres qui ne représentent jamais la physionomie accentuée du premier type et qui répondent au rein atrophique primitif. « D'un autre côté, dit Senator, les mêmes transitions dans la forme clinique et les rapports anatomiques relient ces cas à la sclérose rénale (rein atrophique artério-scléreux), que je considère comme une forme morbide spéciale ».

« Il est difficile, en présence de ces transitions et de ces formes mixtes, de décider s'il s'agit d'un processus unique ou de processus divers » (Senator). Et Senator compare aux néphrites chroniques les pneumonies chroniques. Parmi celles-ci se distingue, dit-il, la cirrhose pulmonaire typique, dont la description classique de Corrigan a fait une forme spéciale, qui a son cachet particulier qui la fait reconnaître entre toutes : mais d'autres pneumonies chroniques en diffèrent totalement et un nombre infini de cas constituent la transition d'une forme à l'autre, de telle sorte que nul n'est capable de déterminer le point où est située la vraie limite. Mais dans le poumon, grâce aux méthodes d'investigation physique il est possible de reconnaître avec une grande certitude cette atro-

dégénérescence amyloïde est accompagnée d'une néphrite intense, il nous semble absolument inutile, d'après nos nombreuses observations cliniques et histologiques, d'en faire un groupe à part. Il faut avouer que si jadis on a attaché trop peu d'importance à la dégénérescence amyloïde, il semble que de nos jours on en ait singulièrement exagéré la portée, car les médecins qui se sont basés sur cette dégénérescence pour diviser les néphrites, ont séparé des lésions absolument semblables au profit d'un fait *secondaire* qui ne doit entrer en ligne de compte que lorsqu'il se produit avec une intensité particulière (1).

---

phie. Pour le rein il en est autrement ; cliniquement la distinction anatomique d'une néphrite interstitielle chronique ne peut être tranchée, car le tableau clinique et notamment la composition de l'urine ne marchent pas de pair avec les signes anatomiques dans la même mesure que dans la cirrhose pulmonaire. Ce qui complique encore la difficulté c'est que la néphrite chronique d'emblée est rare, que le plus souvent on se trouve en présence de néphrites aiguës passées à l'état chronique et que toutes les modifications successives que doivent subir ces néphrites pour se transformer peuvent être ignorées si on ne les étudie avec soin. (G. C.)

(1) La dégénérescence amyloïde des reins, observée au cours des maladies dites cachectisantes et signalée au cours des suppurations prolongées (phtisie chronique, suppurations osseuses) signalée encore dans le rhumatisme chronique, l'impaludisme, l'alcoolisme, produite expérimentalement par Charrin avec le bacille pyocyanique, peut accompagner l'artério-sclérose (Letulle, R. Moutard-Martin, Brault et Nicolle), la pyélite, la pyélo-cystite, la pyélo-néphrite chronique. Elle accompagne souvent la néphrite diffuse chronique, rarement la néphrite interstitielle. Mais faut-il considérer la dégénérescence amyloïde comme une simple complication de la néphrite ou même du mal de Bright. Pour Dickinson l'albuminurie est une cause suffisante de cachexie amyloïde. Pour d'autres auteurs les dépôts amyloïdes sont une cause d'irritation pour le tissu environnant et la néphrite résulte de leur présence à titre d'inflammation de voisinage. Avec Marfan il est plus rationnel d'admettre que les lésions phlegmasiques et la dégénérescence amyloïde sont les effets simultanés ou successifs soit d'une

Etiologie et Pathogénie. — La néphrite chronique diffuse se rencontre à tout âge ; mais elle frappe surtout les adultes, de 30 à 50 ans. Elle provient quelquefois d'une néphrite diffuse aiguë (Bartels, Leyden), et il va sans dire que dans ces cas, l'étiologie de la néphrite chronique n'est autre que celle de la néphrite aiguë : c'est ce qui arrive dans les néphrites consécutives à la scarlatine, au rhumatisme articulaire aigu, à l'érysipèle, au refroidissement, et malgré l'avis de quelques auteurs, à la malaria. Mais il est bien rare que la néphrite aiguë se transforme en néphrite *chronique*, et d'une manière générale, on peut dire que la néphrite aiguë se termine ou par la guérison, parfois après des mois de traitement, ou par la mort. La néphrite chronique présente dès le début une marche insidieuse.

Au point de vue de la *fréquence* il est encore difficile de dire exactement dans quelles proportions on la rencontre, car d'après les dernières recherches de Weigert, un certain nombre de néphrites, auxquelles Johnson et Bartels attribuaient une origine tuberculeuse ou syphilitique, rentrent dans la catégorie des néphrites amyloïdes. Depuis ces trois dernières années nous avons relevé dans notre statistique de l'hôpital de Friedrichshain près de 200 néphrites chroniques diffuses, et s'il fallait y ajouter les variétés de Weigert qui avaient été diagnostiquées « *maladies de cœur* ou *alcoolisme* », ce nombre augmenterait bien de moitié. En moyenne on rencontre 2 brightiques sur 100 malades ; il va de soi que cette statistique bien qu'établie sur 16.000 malades, ne peut être qu'approximative.

Quant au *sexe*, les hommes ne sont pas plus souvent atteints

---

même cause, soit de causes diverses qui se sont surajoutées chez un même sujet. (G. C.)

de néphrite chronique que les femmes. La *profession* ne semble pas non plus avoir grande importance au point de vue étiologique ; mais il n'en est pas de même du climat.

L'École allemande enseignait qu'aux symptômes du mal de Bright répondaient des lésions rénales précises et faciles à démontrer. Tout récemment, des médecins français et italiens ont édifié des théories à ce sujet. Ces théories, différentes sur certains points de vue, sont d'accord sur ce fait, que la néphrite chronique est due à une altération du sang, et que les lésions rénales ne sont que secondaires. Il y avait déjà longtemps que Graves et Elliotson avaient combattu les idées de Bright, et ces deux auteurs furent suivis par Gubler, Brault et Jaccoud en France, et Semmola en Italie.

Théorie hématogène de Semmola. — D'après la théorie ingénieuse mais hypothétique de ce dernier, le mal de Bright ne serait dû qu'à *des troubles de nutrition qui empêcheraient les albuminoïdes d'être assimilés*. L'urine contient moins d'urée, celle-ci reste donc dans l'organisme ; de plus la diffusibilité des substances albuminoïdes augmente, et celles-ci se diffusent dans le rein. La cause principale et peut-être exclusive de l'assimilation incomplète des albuminoïdes doit être cherchée dans des *troubles progressifs des fonctions respiratoires de la peau*, que ces fonctions soient entravées par un refroidissement, par la suppression de la sueur ou par diverses dermatoses. Ce sont ces troubles eux-mêmes qui sont la source du mal de Bright, et non pas l'élimination des albuminoïdes par les reins avec lésions consécutives.

Semmola avait voulu assimiler les brightiques aux animaux dont on a verni les téguments.

En faveur de sa théorie il invoque les quantités d'albumine que contiennent la salive et la bile des néphrétiques, ainsi que l'irritation glomérulaire causée par le passage continu d'albumine dans les glomérules.

Comme Semmola, mais d'une manière beaucoup plus générale, Rosenbach est disposé à admettre *la théorie régulatoire*, et il attribue à la néphrite chronique ou à l'atrophie granuleuse une origine hématogène. Selon cet auteur, la néphrite chronique n'est pas due à des lésions rénales primitives et bien localisées ; elle ne peut être que l'expression de *l'augmentation de la quantité du sang, et de l'altération des substances albuminoïdes contenues dans le liquide nourricier*. C'est de cette tare constitutionnelle que découleraient les lésions rénales, l'albuminurie, l'hypertrophie du cœur, la polyurie, en ce sens que ces phénomènes se relient les uns aux autres (1).

(1) Le professeur Dieulafoy, en montrant l'évolution de néphrites avérées sans albuminurie, a porté une atteinte sérieuse à la théorie de Semmola. Non seulement les termes albuminurique et brightique ne sont en rien synonymes, mais l'albuminurie elle-même, au cours du mal de Bright, ne donne que des renseignements bien incomplets sur la marche de la maladie (Dieulafoy). Les modifications des matières albuminoïdes du sang peuvent à la rigueur influer sur l'albuminurie au cours de la néphrite chronique, mais elles ne constituent pas la néphrite. S'il en était ainsi l'albuminurie fébrile devrait compter dans l'étiologie de la néphrite diffuse et pareille opinion ne saurait se soutenir. Il est un autre fait qui mérite réflexion. Ne voyons-nous pas fréquemment l'albumine au cours d'une néphrite suivre, avec un traitement approprié, une marche décroissante jusqu'au jour où elle s'arrête à un taux qu'il est difficile d'abaisser ; cette albumine fixe en quelque sorte est le propre de la lésion rénale, lente à se réparer. D'ailleurs ce fait a été bien mis en lumière par le professeur Jaccoud, qui distingue au cours d'une néphrite chronique une albumine alimentaire qui peut disparaître par le régime lacté, de l'albumine du sang due à une perméabilité anormale durein et qui persiste ; ce qui amène une diminution du taux albumineux due à l'élimination de la globuline. Le régime supprimé, la globuline reparaît. Aussi, pour le professeur Jaccoud, est-ce sur la disparition de la sérine qu'on doit se baser pour annoncer

Théorie chimique. — Tout récemment Séjournet, Gaucher et Thomas ont émis et développé, chacun de leur côté,

---

la guérison de la lésion rénale. Sans insister sur la nature des matières albuminoïdes qui doit ou non compter dans le pronostic des brightiques, il semble prouvé pour Jaccoud, qu'indépendamment de la néphrite il y a d'autres facteurs dans la production de l'albuminurie brightique. La théorie de Semmola peut-elle être envisagée sous ce point de vue particulier? Il y aurait donc deux processus albumineux, l'un que l'on peut considérer purement comme hématogène, l'autre comme étant d'origine sanguine et lié en même temps à une lésion rénale. En se rappelant que la variation des éléments contenus dans l'urine influe sur la filtration et la transsudation albumineuse dans le rein, il est impossible de nier (Senator) l'albumine hématogène, cette substance en solution dans le sang étant sujette à des oscillations dans des conditions normales et pathologiques comme les sels et les autres éléments du sang tels que l'urée, la glycose, etc. etc. Seulement on ne saurait invoquer la théorie de l'albuminurie régulatrice de Rosenbach, pas plus dans ce cas qu'à propos de l'albuminurie fébrile, théorie qui répond à celle de Gubler et qui n'en diffère que par le mot « albuminurie » qui pour cet auteur était synonyme de maladie de Bright. Mais il faut faire remarquer, une fois encore, que quelques-uns des faits précédents ne peuvent être applicables qu'à l'albuminurie fébrile, car dans ce cas il y a une condition susceptible de déterminer des modifications sanguines : la fièvre. Dans le mal de Bright quelle est la cause déterminant ces modifications ? — D'une manière générale il est donc possible qu'au cours d'un mal de Bright chronique il y ait deux sortes d'albumine, l'une d'origine sanguine, l'autre d'origine rénale ; mais rien ne nous prouve que la première puisse exister seule. Il est probable que sans se baser sur la variété des matières albuminoïdes du sang (sérine, globuline) et sans regarder l'une ou l'autre de celles-ci comme traduisant un trouble de la crase sanguine ou une lésion rénale, il est probable que l'altération du parenchyme prime tout, que la crase sanguine ne peut avoir qu'une influence secondaire. Ainsi certaines conditions peuvent faciliter la filtration de l'albumine, la lésion rénale étant créée. Dans l'urine de la digestion on trouve chez les albuminuriques une albumine qui diffuse mieux que l'urine du jeûne et qui se transforme plus vite en peptone (Lépine).

Cette albumine a été modifiée préalablement dans le sang et a passé plus facilement à travers le filtre rénal lésé. On ne voit pas enfin dans

une opinion favorable à la théorie chimique. Le premier fait dériver le mal de Bright *de l'herpétisme* (diathèse de nature scrofulo-hémorrhagique). Cet herpétisme, en suspendant l'excrétion de la sueur par la peau, forcerait les différentes substances toxiques qui devaient être normalement éliminées par elle, à filtrer à travers le rein ; de là des lésions rénales.

Gaucher et Thomas invoquent un autre mécanisme. D'après Gaucher, lorsque l'oxydation des tissus est incomplète, il se forme des substances toxiques dont les principales sont la *créatine* et la *créatinine*, la *leucine* et la *tyrosine*, la *xanthine* et *l'hypoxanthine*. Dès que ces substances sont en trop grandes quantités dans le sang, elles engendrent le *gros rein blanc* (1).

Pour Thomas et Fothergill ce seraient *l'acide phosphorique*, *l'acide oxalique* et *l'acide urique* (Voir *rein contracté*) dont l'élimination trop active produirait d'abord l'albuminurie puis la néphrite. Ces substances augmentent par les travaux intellectuels prolongés, quand le foie fonctionne mal, chez les goutteux et enfin chez tous les diathésiques. C'est encore dans cette catégorie que l'on pourrait ranger l'albuminurie *des diabétiques* (Stokvis).

Toutes ces théories peuvent présenter une part de vérité ; il est bien possible qu'il circule dans le sang des substances plus ou moins toxiques, qui en arrivant continuellement vers

---

la théorie de Semmola comment se relieraient la lésion rénale, l'albumine, l'hypertrophie du cœur, la polyurie. (G. C.)

(1) Nous avons identifié les troubles rénaux causés par les produits végétaux aux troubles déterminés par les produits animaux. L'action de la tyrosine et de la leucine, etc., etc., est directe sur le rein.

Gaucher n'a pas envisagé les modifications qu'elles produisent sur la crase sanguine. C'est pourquoi nous n'avons jugé à propos de la confondre avec les théories hématogènes de l'albumine. (G. C.)

les glomérules y déterminent une inflammation progressive. Ce ne sont cependant que de pures hypothèses, aussi difficiles à refuter qu'à confirmer.

Certaines remarques faites dans ces derniers temps semblent néanmoins, être sur certains points, contraires aux théories hématogènes, surtout à celle de Semmola. Dessales, en étudiant minutieusement la question, démontra que tant que l'on ne faisait pas d'injection de *pilocarpine*, les brightiques n'éliminaient d'albumine *ni dans leur salive, ni dans leur bile.* Il est probable que ce sont les injections de pilocarpine qui ont induit Semmola en erreur. Dockmann a établi de son côté que ni le sang ni la sueur ne contenaient moins d'urée qu'à l'état normal.

La théorie de Da Costa et Longstreth, ainsi que celle de Banti, ne méritent plus d'être signalées qu'au point de vue historique. Ces auteurs avaient cru découvrir l'origine de la néphrite chronique dans des lésions primitives des centres nerveux *régulateurs de la circulation rénale* (nerfs splanchniques, ganglions semi-lunaires, plexus solaires, rénaux, etc.).

Notons encore la théorie non moins hypothétique de Zeroni. Pour cet auteur la néphrite albuminurique est une maladie générale caractérisée par des *troubles vaso-moteurs de tous les viscères.* L'urée contenue dans le sang irriterait le centre nerveux albuminogène que Zeroni placerait dans la moelle allongée, ce qui expliquerait l'albuminurie.

Nous venons de voir quelles sont les diverses opinions au sujet de l'étiologie générale des néphrites ; mais on ne sait que peu de choses sur leur étiologie *spéciale*. Nous savons qu'il est une foule de maladies primitives qui ont été invoquées pour l'étiologie de la néphrite aiguë et qui engendrent aussi la néphrite chronique ; mais dans ce dernier cas, elles affectent elles-mêmes une marche plus chronique. Ce sont les *rhumatismes chroniques*, les *affections cardiaques* (de Bamberger estime que 7 pour 100 des néphrites sont causées par l'endocardite chronique), *les affections cutanées chroniques* dont le rôle a surtout été affirmé par Duval et Semmola, enfin les *suppurations* de toute nature des téguments, des os ou des viscères, que ces suppurations soient *d'origine tuberculeuse*, *syphilitique*, ou *discrasique* (Voyez *Etiologie du rein amyloïde*).

Malaria. — Au point de vue étiologique, *la malaria* doit être classée immédiatement après la syphilis. C'est à Kiener et Kelsch que l'on doit d'avoir établi les relations qui existent entre la malaria et la néphrite diffuse chronique. Rosenstein a constaté à la suite de la malaria de gros reins blancs typiques dont l'évolution est si semblable à celle de la néphrite aiguë. La malaria peut être épidémique ou *endémique* dans une contrée ; c'est ce qui explique comment l'étiologie de la néphrite échappa à Frerichs, qui exerçait sur les bords de la mer du Nord, et à Wagner de Leipzig. Mais à Dantzig, sur les côtes de la mer Baltique, on a pu se convaincre que le quart des néphrites chroniques étaient dues à la malaria. D'après Bartels, la néphrite chronique serait fréquemment engendrée par la malaria dans le Schleswig-Holstein, et d'après Soldatow il en serait de même dans la Roumélie orientale. Rosenstein ne l'a rencontrée que rarement à Groningue, mais, par contre, il l'a notée très souvent dans le sud de la Hollande. Enfin dans le cours d'une épidémie de malaria qui éclata à Marienwerder, c'est à peine si Heidenhain vit un seul cas qui ne fût suivi de néphrite.

Devant de telles affirmations, il n'est plus permis de nier que la malaria soit un important facteur étiologique de notre néphrite chronique, et nous n'essaierons pas, comme Ewald, de lui substituer l'influence de la *basse température* qui règne dans ces contrées ; en tous cas, si on voulait faire intervenir une néphrite chronique *à frigore*, il faudrait prouver que ces pays sont sujets à de *brusques* changements de température. D'ailleurs Kiener et Kelsch, qui ont fait leurs études à Alger où règne un climat assurément tempéré ont observé tout aussi souvent le mal de Bright après la malaria que dans les contrées septentrionales de l'Europe ; des observations faites à Bombay donnèrent le même résultat (Morehead).

Syphilis. — On doit à Mauriac, à Andronico et à Jaccoud les plus récentes et les plus complètes descriptions des néphrites chroniques d'origine *syphilitique*. D'après ces auteurs, abstraction faite des gommes rénales, qui n'ont rien à faire avec les néphrites, chaque période de la syphilis peut aboutir aux différentes formes du mal de Bright : *gros rein blanc, rein panaché, atrophie granuleuse* (1).

---

(1) Il faut distinguer au cours de l'infection syphilitique deux sortes de néphrites ; l'une contemporaine du début de la maladie qui aboutit au gros rein blanc et que nous avons déjà décrite, l'autre survenant avec les accidents tertiaires et qui, elle, a tout le processus de la néphrite chronique. Mauriac, dans son mémoire que nous avons cité, a établi très nettement cette distinction. Les néphropathies syphilitiques tardives se développent dans la trame conjonctive du rein alors que dans la néphropathie syphilitique précoce le rein est atteint dans ses éléments sécréteurs. La caractéristique de la lésion est la même que dans toutes les viscéropathies tardives d'origine syphilitique ; c'est la sclérose avec atrophie plus ou moins avancée de l'organe et dégénérescence amyloïde. Le système artériel est toujours lésé, et dans une mesure telle qu'on peut se demander si la sclérose ne doit pas lui être attribuée en grande partie et si les notions pathogéniques développées par Gull et Sutton ne sont pas applicables aux cas de cette espèce (Mauriac) ?

Il est difficile de dire à cette période avancée de l'infection quel rôle joue l'endo-périartérite et quels sont les tissus primitivement atteints, et de fixer dans une juste proportion la part respective qui revient, dans le processus, aux artères, au tissu conjonctif et aux éléments actifs de la sécrétion urinaire.

Refroidissement. — Il est universellement admis que *de brusques refroidissements*, surtout lorsqu'ils se répètent, et *l'humidité* peuvent engendrer notre néphrite ; Rosenstein expliquait même ainsi la fréquence de la néphrite chronique dans les classes ouvrières. Nous ne savons pas encore si ces facteurs produisent eux-mêmes la néphrite, ou bien s'ils ne font que prédisposer l'organisme.

Intoxication. — Parmi les substances toxiques qui engendrent les néphrites, on a cité, en dehors du plomb, le *mercure* (voir *rein contracté*), surtout lorsqu'on en abuse dans le traitement anti-syphilitique. C'est à tort à notre avis. Nos statistiques ne nous ont donné que 8 néphrétiques sur 100 mercurialisés, et encore faut-il bien faire remarquer que ces malades guérissent en général promptement et complètement (1). Il est

---

Dans la néphrite tardive les lésions de ces éléments tiennent peu de place ; elles sont consécutives à la sclérose du tissu conjonctif qui est le théâtre principal du processus néphrétique à la période tertiaire, en éliminant les gommes qui ont une évolution spéciale. Cette néphrite tertiaire aboutit à l'atrophie de l'organe. Nombre de reins contractés ont pour origine cette néphrite. (G. C.)

(1) Pour affirmer qu'il y a une néphrite hydrargyrique chronique il faut être fixé sur l'élimination du mercure par la voie urinaire. Après Brasse et Wirth, après le mémoire de Balzer et Klumpke, Winternitz, Ludwig et Zillner se sont occupés de la question. Brasse et Wirth avaient fixé la quantité de mercure éliminée, quel que soit son mode d'administration, à un maximum de 6 grammes dont 4 par l'urine. L'élimination, faible au début, croît assez rapidement pendant un certain nombre de jours (15 à 30) pour atteindre son maximum à ce moment. Winternitz qui ne s'était occupé de doser le mercure que dans l'urine avait noté les chiffres de 2 à 3 milligrammes ; dans des recherches ultérieures, il donne des chiffres beaucoup plus considérables, 6 milligrammes, 8 milligrammes dans l'urine seulement. Le rein ne peut aller au delà, les quantités de mercure absorbées étant de 17 milligrammes de mercure, 37, 49 tous les cinq jours. Si ces doses sont dépassées on expose le malade à des accidents. Lorsque, dans le traitement syphilitique, on cesse la cure, l'élimination mercurielle dure un cer-

probable que les médecins qui ont prétendu le contraire ont fait une erreur de diagnostic.

L'*alcoolisme* a été invoqué dans un grand nombre de cas par Christison et Gr. Stewart ; d'après Dickinson, Bartels, v. Bamberger, Rosenstein et surtout Cohnheim on ne rencontrerait au contraire *l'éthylisme* que dans un nombre *limité* de néphrites. Dans la première édition de cet ouvrage qui date de cinq ans, nous nous étions rangé à l'avis de Cohnheim, car nous avions, à l'autopsie, trouvé souvent dans le foie les lésions de l'alcoolisme sans que les reins eussent la moindre tare. Mais nous avouons que nous sommes obligé de revenir sur notre appréciation première, et nous reconnaissons que, contrairement à ce que disait Cohnheim, l'alcoolisme tient une grande place dans l'étiologie des néphrites.

A l'hôpital de Friedrichshain à Berlin, il entre environ 500 alcooliques par an. Si l'on retranche de ce nombre celui des malades sortis de l'hôpital sans qu'on ait pu découvrir chez eux des symptômes de néphrite, il n'en reste pas moins un cinquième qui étaient notoirement néphrétiques et atteints surtout de petit rein lisse. Nous ne saurions trop appeler l'attention des cliniciens sur la coexistence fréquente

---

tain temps, 10 jours (Stein), 35 jours (Stein). Le rein n'est pas le seul organe chargé de débarrasser l'organisme du mercure : il y a aussi le foie, la salive, l'intestin. Il peut se fixer dans le foie et s'y trouver après qu'on a soustrait le sujet à l'action du médicament (Kussmaul, Gorup-Besanez) ; il peut se fixer encore dans les os où il peut se régénérer à l'état métallique. Dans l'intoxication aiguë, d'après Ludwig et Zillner, les reins, le foie, la rate sont les organes qui renferment le plus de mercure. Pour 100 grammes de reins on a trouvé jusqu'à 14 milligrammes, habituellement au moins 2 milligrammes. Pour si considérable que soit cette élimination, est-elle suffisante pour causer une néphrite chronique diffuse ? (G. C.)

de *la cirrhose du foie* et de celle *du rein*. Dans notre clientèle privée, nous constatons journellement, chez les restaurateurs et maîtres de brasseries, de l'albuminurie avec élimination de cylindres néphrétiques. Tous ces malades présentent encore d'autres symptômes graves d'alcoolisme, et semblent commencer une *cirrhose hépatique* (1).

Maladies des voies urinaires. — *Les maladies chroniques des voies urinaires* sont beaucoup plus souvent l'origine de néphrites chroniques que Leyden et Rosenstein ne l'avaient cru. La *pyélite calculeuse* et *la cystite purulente*, qui surviennent à la suite d'un rétrécissement de l'urèthre ou d'une prostatite, sont, des maladies des voies urinaires, celles qui causent le plus fréquemment la néphrite. Il va de soi que la *néphrite diffuse* et *le petit rein granuleux* sont beaucoup plus rares que la néphrite *suppurative circonscrite*, et surtout que la *pyélonéphrite*; cependant on trouve souvent les différentes formes associées, et on a même observé des reins amyloïdes (2). La néphrite chronique accompagne assez sou-

(1) L'alcool produit la stéatose des épithéliums; il reste à prouver s'il peut déterminer dans le rein un processus de néphirte chronique et s'il aboutit à la sclérose. C'est une étude à faire. Il n'est pas probable en tout cas qu'il puisse être compté aussi souvent que les auteurs l'indiquent dans l'étiologie des néphrites chroniques. Dans l'athérome artériel la plupart des pathologistes lui accordent une place qu'il n'a pas. C'est ce que montre et enseigne tous les jours Lancereaux dans sa clinique et ce qu'il a prouvé d'une manière irréfutable. (G. C.)

(2) Il est certain que les maladies des voies urinaires peuvent aboutir, après infection de l'appareil uropoiétique, à une néphrite diffuse chronique, surtout si l'élément scléreux a pris le pas sur la suppuration (Voir thèse Albarran). Mais il n'est pas rare de voir des processus, entièrement différents de celui de la néphrite diffuse chronique, arriver à produire un ensemble symptomatique semblable à celui de cette néphrite. M. Pilliet rapportait en décembre 1889, à la Société anatomique, un cas d'hydronéphrose double ayant évolué avec polyurie, de

vent la *tuberculose* (1) et *le cancer du rein ;* et la néphrite peut même être si intense qu'elle masque le cancer.

Nous étudierons l'importance étiologique de la *goutte* et de l'*intoxication saturnine* au sujet du petit rein contracté.

Anatomie pathologique. — Il en est de la néphrite chronique

---

l'albumine, de l'œdème, céphalalgie, dyspnée, vomissements. C'est pourquoi on ne saurait trop se défier d'un ensemble symptomatique rappelant le mal de Bright, beaucoup de lésions rénales (et des plus variées) reproduisant ce syndrome. G. C.

(1) Coffin dans sa thèse (*Étude sur le rein des tuberculeux et sur la néphrite tuberculeuse*) a appelé l'attention sur un état particulier du rein, sur une sorte de néphrite que l'on rencontre fréquemment chez les tuberculeux à toutes les périodes et qui constitue, pour lui, une véritable néphrite tuberculeuse. Pendant la vie le rein peut n'offrir aucun symptôme appréciable. Il est de volume normal ou il est peu augmenté de volume. La capsule est facile à enlever ; elle n'est adhérente que sur quelques points. Le rein est blanchâtre et a une teinte anémique qui, sur la coupe, est plus accentuée à la partie centrale et à laquelle se mélange une teinte jaune graisseuse, comme dans le foie tuberculeux. Les substances médullaire et corticale sont à peu près confondues ; cependant la substance médullaire est un peu plus rouge et paraît plus volumineuse. Le tissu conjonctif est hypertrophié également dans les deux substances et les glomérules atrophiés. Les lésions épithéliales portent surtout sur l'épithélium trouble à bâtonnets de Heidenhain, caractérisées soit par une nécrose de coagulation, soit par une infiltration graisseuse comme dans la cellule hépatique (Lauth), soit par une transformation colloïde de son protoplasma. La glomérulite est rare. Ce sont plutôt les vaisseaux droits et les capillaires entourant les tubes contournés qui sont comprimés et diminués de volume par suite de l'hypertrophie du tissu cellulaire.

Pour Coffin, la présence du bacille de Koch dans les espaces périglomérulaires et dans les mailles du tissu cellulaire entourant les tubes contournés, la nécrose de coagulation des épithéliums des tubes contournés, la dissémination de la dégénérescence amyloïde dans les cas rares où il l'a constatée, l'intégrité des anses de Henle sont autant de caractères qui rapprochent cette néphrite du type des néphrites infectieuses décrites par Bouchard. Elle est due à la présence même du bacille de Koch. La voie sanguine est sa voie d'origine. (G. C.)

comme de la néphrite aiguë ; à l'autopsie, l'aspect du rein ne répond nullement au premier abord aux symptômes observés pendant la vie. Après avoir assisté à l'évolution de symptômes absolument classiques : albuminurie, élimination de cylindres, hydropisie, on est surpris, à l'autopsie, de rencontrer tantôt un rein *panaché, moucheté*, tantôt un rein d'aspect *absolument normal*.

Mais si on ne se contente pas d'un simple examen superficiel, et que l'on étudie les lésions rénales au microscope, on ne tarde pas à s'apercevoir que les aspects du rein si variés au premier abord ne sont que des stades plus ou moins avancés d'un même type fondamental. L'aspect du rein est différent selon la durée de la maladie, selon son degré d'hyperhémie, et d'atrophie graisseuse. En étudiant attentivement ces lésions, on comprend comment les lésions *interstitielles* ne sont que *la conséquence des lésions parenchymateuses*.

A la coupe, la couche corticale du rein paraît quelque peu *épaissie* et *indurée*. La capsule se décortique facilement ; la surface est lisse (rein contracté lisse), mais à un degré moindre que dans la néphrite aiguë. Assez souvent même, la capsule adhère à l'organe de place en place, et la surface du rein est rugueuse, granuleuse (1).

(1) Il n'est pas rare de trouver au cours de ces néphrites chroniques plusieurs processus ayant évolué parallèlement. C'est ce qui peut faire croire, dans certains cas, à une évolution rapide, alors que l'on vient d'assister au dernier acte d'une néphrite nouvelle. C'est pourquoi l'on peut trouver, à l'autopsie, des reins avec un mélange de lésions aiguës et chroniques.

Nous avons montré dans notre thèse l'association et la superposition des lésions rénales, soit qu'une néphrite interstitielle ait été surprise par une néphrite aiguë, soit qu'une néphrite aiguë à peine guérie ait été reprise par une nouvelle maladie de Bright aiguë. On peut s'expliquer ainsi, comme nous l'avons montré, comment l'hypertrophie, que

Ainsi que cela arrive dans la néphrite aiguë, à la superficie et à la coupe, la couche corticale du rein est *trouble* ; sur un fond rouge gris se détachent de petits foyers *hémorrhagiques* circulaires ou linéaires, ainsi que des taches et des raies variant du blanc au jaune-pâle et qui ne sont autre

---

doit déterminer cette dernière, est à la rigueur restreinte sur un rein contracté et privé de la plupart de ses épithéliums, comment la capsule peut être adhérente par place au parenchyme rénal, alors que dans certaines zones elle est soulevée par des nappes hémorrhagiques. Cette démonstration est encore plus manifeste dans un rein kystique ancien et dans les kystes duquel, sous l'influence d'une néphrite hémorrhagique récente, s'est épanché du sang en abondance. Ces néphrites superposées non seulement empêchent le clinicien de retrouver, à l'autopsie, le gros rein blanc auquel il est en droit de s'attendre chez un sujet mort de néphrite aiguë, mais aussi elles modifient le rein déjà altéré dont la lésion était en voie de réparation ou évoluait lentement. Ainsi modification d'une part de la néphrite récente et d'autre part de la néphrite ancienne. Ce ne sont pas des néphrites mixtes, ce sont des néphrites superposées dont la physionomie est changée.

Ce n'est pas seulement la forme du rein qui n'a plus ses caractères ; on retrouve encore histologiquement l'association ou la superposition de ces deux processus, l'un aigu et récent, l'autre chronique et ancien. Le tissu glandulaire et le tissu conjonctif offrent des exemples très manifestes de cette association. On voit très nettement, à côté de sclérose ancienne, des foyers nouveaux, à côté de lésions épithéliales dégénératives prises dans ces foyers scléreux, des lésions épithéliales récentes prolifératives. La grande étendue et la grande dissémination de ces dernières, à côté de la localisation et la circonscription des premières, plaident en faveur de notre manière de voir. Si la mort ne survient pas, il est permis de penser que la lésion ancienne reçoit une nouvelle impulsion. On comprend ainsi comment un individu qui a été atteint par plusieurs néphrites est exposé à un mal de Bright chronique, qui s'installera et persistera d'autant mieux que les coups ont été plus répétés sur le rein. Cette association de néphrites constitue un facteur de gravité immédiate et elle réveille aussi une lésion ancienne, elle l'aide quelquefois à s'installer d'une façon permanente. Peut-être que nombre de maladies de Bright chroniques, dont l'étiologie nous échappe, ont une étiologie telle que nous venons de l'indiquer. (G. C.)

chose que des *foyers de dégénérescence graisseuse*. Le rein semble semé de grains de sable (Bright).

Lorsque la néphrite a été intense, le rein est *moucheté* (Rindfleisch). Au *rein blanc* de la néphrite hémorrhagique aiguë répond le *rein panaché* de la néphrite hémorrhagique chronique. Cependant la première de ces deux formes, que l'on peut considérer comme un acheminement vers le gros rein blanc, est plutôt rare. On conçoit que si les hémorrhagies sont peu étendues, si les taches claires font défaut, si la surface du rein est lisse, et que si, en outre, la substance n'est que très légèrement altérée, ces lésions puissent à première vue échapper même à un anatomiste exercé. Mais s'il procède à l'examen histologique, il verra que dans la néphrite chronique comme dans la néphrite aiguë, les lésions ne sont *pas uniformément* étendues dans le parenchyme rénal, qu'elles sont réparties en foyers plus ou moins circonscrits. Tous les éléments du rein sont pris : les corpuscules de Malpighi, les canalicules urinifères, le tissu interstitiel. L'appareil vasculaire lui-même est plus ou moins altéré. Fischl et Schütz ont prouvé qu'une glomérulo-néphrite pouvait se compliquer d'endartérite, et réciproquement (Marchiafava).

Il ne faudrait pas croire non plus que les lésions du rein doivent être partout au même stade. Sur un même organe nous avons vu des lésions allant d'une simple inflammation de date récente à une atrophie graisseuse ; ces lésions varient selon *la durée* de leur évolution. Voilà pourquoi nous rencontrons dans telle zône les cellules des canalicules urinifères hypertrophiées, troubles, fortement adipeuses, dans telle autre zône desquamées, atrophiées et même calcifiées, tandis que dans une troisième les canalicules sont rétrécis, complètement dépouillés de leur revêtement épithélial.

Les lésions du tissu interstitiel ne sont pas moins variables. Tantôt les interstices élargis semblent être envahis par une masse de petites cellules, tantôt le tissu conjonctif paraît être devenu *fibreux*, contenant peu de vaisseaux et de noyaux. C'est ce tissu fibreux avec les glomérules et les canalicules atrophiés qui jouent le plus grand rôle dans *les foyers de rétraction*.

Lorsque ces foyers *cunéiformes* et radiés atteignent la surface du rein, ils constituent les rétractions et les granulations qui caractérisent à l'œil nu les premiers stades du rein *contracté secondaire* (1). Or la plus grande partie des éléments

(1) Cet envahissement du rein par le tissu conjonctif scléreux a été bien indiqué par Hortolès. Mais à côté de cette disposition du tissu conjonctif sous forme de coin il est bon de signaler celle que Kelsch et Kiener ont décrite dans la néphrite chronique palustre. Dessinée à l'état rudimentaire dans la néphrite aiguë palustre sous forme de foyers périglomérulaires constitués par du tissu conjonctif embryonnaire, comprenant une ou plusieurs rangées de tubes contournés, dans la néphrite chronique elle est convertie en tissu conjonctif plus avancé dans son évolution enserrant les tubes urinifères et les détruisant. Ce sont des îlots scléreux à contours irrégulièrement découpés qui se relient par une transition insensible avec les parties voisines. Pour Kelsch et Kiener ils se distinguent des granulations de Bright qui sont arrondies, nettement délimitées et composées de tubes largement dilatés. Ils sont quelquefois très étendus et n'offrent plus aucune partie normale de glande. Dans leur sein, les tubes ont complètement disparu et les glomérules sont complètement transformés en pelotes fibreuses comprises dans la gangue conjonctive dense et surchargée de cellules migratrices. Le parenchyme rénal subit une transformation diffuse et progressive en tissu embryonnaire.

Nous venons de voir succéder aux lésions du tissu conjonctif de la néphrite palustre aiguë diffuse une évolution scléreuse spéciale. A la néphrite palustre à granulations succède une forme chronique, une sclérose annulaire renfermant des granulations parfaitement circonscrites, arrondies, elliptiques, renfermant indistinctement des faisceaux de tubes droits à section circulaire ou des groupes de tubes contournés et de glomérules. Elles sont variables comme dimension : 2 millimè-

sécréteurs entrent dans la constitution de ces foyers. Ce sont surtout les lésions de *l'appareil de Malpighi* qui sont les plus variées.

Nous avons déjà vu au sujet de la néphrite aiguë quelles étaient les altérations qui caractérisaient la *glomérulo-néphrite ;* dans la néphrite chronique, par suite de la longue durée du processus morbide, car en général la néphrite chronique dure un an, il survient une atrophie plus ou moins complète des glomérules. Ceux-ci se rétrécissent, leurs capsules sont altérées à leur tour, et le glomérule est comme enserré dans une cuirasse conjonctive. Il est bien rare cependant que tout l'appareil glomérulaire du rein soit pris.

Parfois des rameaux artériels semblent épaissis (1) ; l'exa-

---

tres, et sont parfois subdivisées en 3 ou 4 segments fibreux secondaires et réduites à quelques tubes. « L'analogie est saisissante avec les granulations du foie granuleux à la période atrophique « (Kelsch et Kiener). Quand ces granulations correspondent aux tubes droits elles sont allongées au lieu d'être circulaires et se prolongent dans la substance médullaire pour se terminer à angle aigu à la limite inférieure de l'anse de Henle. Les tubes composant cette granulation sont plusieurs fois repliés sur eux-mêmes et les circonvolutions d'un même tube sont superposées et adossées les unes aux autres. (G. C.)

(1) Cette hypertrophie est assez fréquente, tant dans la paroi musculaire que dans la paroi interne. L'endartérite se traduit parfois par un gros bourgeon endothélial qui arrive à obstruer à peu près complètement la lumière du vaisseau. On a signalé aussi une dégénérescence hyaline et amyloïde de la paroi, soit des vaisseaux, soit des capillaires (Le Roy, De la néphrite syphilitique. *Arch. de méd.*, mars 1890). — Les artères sont entourées parfois de tissu conjonctif qui leur forme un véritable manchon. On voit dans quelques cas la sclérose se répandre dans le rein d'une façon uniforme en suivant les artères interlobulaires qui leur servent en quelque sorte de travée conductrice.

Au milieu de la sclérose envahissante, le système glomérulaire est transformé à l'état vitreux ce qui correspond, dans la plupart des cas, à la dégénérescence amyloïde ; et les tubes réunis en faisceaux ont subi

men histologique montre que cet épaississement tient à l'hypertrophie des tuniques musculaire et interne.

Enfin, dans la néphrite chronique comme dans la néphrite aiguë, on rencontre des hémorrhagies avec exsudats capsulaires (1), l'obstruction des canalicules par des cylindres, etc. Ces lésions sont identiques à celles que nous avons décrites dans la forme aiguë, seulement leur multiplicité peut engendrer de nouveaux phénomènes tels que la formation de cylindres cireux et adipeux, de cellules granulo-adipeuses, etc.

Ce sont les foyers inflammatoires *récemment* développés dans la couche corticale qui produisent sa tuméfaction. D'autre part, il est impossible d'apprécier à l'œil nu le degré d'atrophie et de contraction du rein ; car l'hypertrophie des éléments interstitiels peut en quelque sorte compenser l'atrophie du parenchyme, et il est alors impossible à l'œil nu de s'apercevoir de la rétraction. L'hyperplasie conjonctive peut même l'emporter sur l'atrophie du parenchyme, et dans ce cas il se forme le *gros rein atrophique* (2).

---

une dégénérescence hyaline de leur paroi. Il en résulte des nappes hyalines qui peuvent se présenter comme parsemées de fentes et des états particuliers qui peuvent correspondre à ce qu'Hortolès a décrit sous le nom d'état myxomateux (Le Roy). (G. C.)

(1) Les exsudats capsulaires sont très considérables dans quelques cas, les hémorrhagies très nombreuses. Signalons au milieu de celles-ci un épanchement en nappe de leucocytes multinucléaires, mélangés le plus souvent aux globules rouges, mais quelquefois formant à eux seuls de vastes foyers soit dans la capsule, soit dans les tubes droits. Dans notre thèse nous avons décrit ce fait qui nous explique cette abondance de globules blancs que l'on trouve dans les urines, soit à l'état isolé soit mélangés à quelques globules rouges et à des cylindres. Nous avons trouvé aussi à côté d'eux, disséminés dans toute la substance du rein, des globes analogues à ceux décrits par Firket, de Liège. (G. C.)

(2) Nous signalerons à ce propos les différences que l'on tend à faire dans le tissu conjonctif. Il semble en effet qu'il y ait des variétés dans

Jusqu'à présent nous n'avons pas encore parlé d'une forme de néphrite qui a de tous temps fort intéressé les médecins. Dans cette néphrite, le rein est *mou*, *tuméfié*; l'écorce est parsemée de taches jaune-pâle ; les pyramides sont hyperhémiées, et leur couleur rouge-bleue contraste vivement avec la pâleur de la couche corticale : c'est *le gros rein blanc des Anglais* (large white kidney). Strümpell fait judicieusement remarquer qu'il serait plus exact de l'appeler *gros rein jaune*. Il ressemble tellement au rein lardacé qu'il n'est pas étonnant qu'on l'ait longtemps confondu avec lui. Après la pâleur de l'écorce, ce qui frappe surtout l'anatomo-pathologiste, c'est la largeur des colonnes de Bertin.

Macroscopiquement, ce rein diffère considérablement de celui de la néphrite chronique ordinaire, mais si on l'examine au microscope on voit qu'en somme ce ne sont que deux formes *d'un même type*. Weigert a démontré que le gros rein blanc n'était en réalité qu'une forme analogue à sa néphrite hémorrhagique chronique, ou plus exactement une forme particulière de cette néphrite. Le gros rein blanc se distingue par une anémie plus complète et par une dégénérescence graisseuse plus rapide qui en est le résultat : de là sa pâleur. Du reste, nous retrouvons dans ce rein toutes les altérations de structure de la forme type. Les *glomérules* ne sont pas indemnes comme le voudraient certains anatomistes. Ils sont toujours plus ou moins altérés.

Toutes ces lésions ont, comme nous le verrons plus tard,

---

ses modifications pathologiques. La sclérose d'origine microbienne aboutirait plutôt à une formation cojonctive hypertrophique ; le plomb, la cantharidine, l'alcool donnerait lieu plutôt à une sclérose atrophique. Albarran, dans sa thèse (page 73), a montré chez un même sujet la différence de ces deux processus scléreux : l'un des reins était infecté par la voie ascendante par des micro-organismes, alors que le rein du côté correspondant n'avait pas subi d'infection bacillaire. (G. C.)

leur expression clinique dans l'albuminurie et l'oligurie. Ce qui est à remarquer, c'est que dans une série de cas, nous avons vu les altérations du stroma beaucoup moins prononcées que celles du parenchyme. Ces dernières consistent principalement en une *dégénérescence graisseuse des glomérules et des cellules des tubes contournés* (1). Il n'est pas rare que

(1) Au cours de l'impaludisme chronique Kelsch et Kiener ont décrit des pigmentations spéciales des reins sous le nom de rein pigmenté et sidérosique. Le rein, traité par le sulfhydrate d'ammoniaque, montre des pigmentations caractéristiques des épithéliums des tubes contournés et des branches ascendantes des anses de Henle. — Les lésions épithéliales, au cours de cette néphrite diffuse chronique, consistent, au début de la néoformation conjonctive embryonnaire, dans des phénomènes prolifératifs ; les tubes urinifères sont perméables et tapissés d'un épithélium à noyaux nombreux, que borde une mince couche de protoplasma granuleux. Les glomérules sont surchargés de cellules. Les tubes urinifères diminués de calibre sont transformés en colonnettes de petites cellules indifférentes, conservant cependant leur individualité ; limités par une mince paroi quelques-uns conservent encore leur lumière appréciable. Puis, enserrés dans la gangue conjonctive, ils perdent tout caractère propre.

Dans la néphrite chronique à granulations, les tubes dilatés dans la phase aiguë, et formés par de grosses cellules pâles, à contours nets, sont tapissés par une couche épithéliale peu épaisse, à bord libre dentelé et déchiqueté, dans laquelle les contours des cellules sont peu marqués ; la couche protoplasmique, très opaque, montre à un fort grossissement une substance réfringente émulsionnée de granules graisseux ; les noyaux sont peu apparents. Sur d'autres points le revêtement du tube est formé par une simple couche de cellules plates, pavimenteuses, à protoplasma transparent et coloré en rose par le picro-carmain. Ces deux modifications peuvent se voir aussi sur un même tube. Les épithéliums ainsi altérés fournissent une matière mucoïde se détachant en gouttelettes, plus petites que les globes colloïdes du bord déchiqueté de l'épithélium, et par leur agglutination forment une variété de moules en quelque sorte propres à cette néphrite, les moules colloïdes graisseux. Ils sont probablement un déchet du protoplasma dégénéré des cellules épithéliales.

Quand la granulation de Bright est subdivisée par des cloisons les espaces interstitiels élargis et œdématiés ne présentent que d'insignifiantes végétations, de petites cellules ou de fines granulations graisseuses, surtout dans le voisinage de canalicules fortement adipeux. Cela explique les termes longtemps employés de *néphrite parenchymateuse chronique* (Bartels), de *rein adipeux enflammé*.

On comprend par ce fait comment Kelsch a pu nier les lésions interstitielles. Cet auteur considérait la forme que nous étudions comme le résultat de la nécrose des épithéliums causée par l'ischémie rénale. Nous avons vu à plusieurs reprises de larges espaces de tissu conjonctif imprégnés de grosses gouttelettes de graisse. Ces reins ressemblaient au rein tacheté, et semblaient en voie de rétraction.

Il est rare de rencontrer *le gros rein blanc pur* sans dégénérescence graisseuse. Wagner sépare cette forme des autres néphrites chroniques et croit que ni ses symptômes ni ses lésions anatomiques ne nous permettent de penser qu'elle puisse servir de forme transitoire au rein contracté. Mais il mentionne lui-même les transitions que l'on retrouve entre le gros rein blanc et le rein panaché ordinaire.

Rosenstein distingue trois variétés de gros rein blanc, mais ces subdivisions ne s'accordent nullement avec les

---

fibreuses secondaires et que par conséquent la gangue conjonctive se resserre sur les tubes urinifères, un réveil de vitalité se manifeste dans la couche épithéliale opaque, graisseuse et dégénérée. Les noyaux se multiplient et forment à la paroi du tube un revêtement complet de cellules embryonnaires ; les déchets protoplasmiques tombent dans la cavité du tube, s'y multiplient et s'y conglomèrent en un moule cylindrique. Les cloisons du tube, qui se coloraient en rose par le picro-carmin, ne se différencient plus sous l'influence de cette matière colorante ; elles se confondent avec le tissu avoisinant. Cette transformation cellulaire des tubes urinifères n'est pas uniforme ; quelques granulations subissent la dégénération et la fonte colloïde et graisseuse, et se transforment en kystes (Kelsch et Kiener). (G. C.)

faits. Notre expérience journalière nous apprend qu'il existe à l'infini des degrés de passage de l'une de ces formes à l'autre et qui les rapprochent plus ou moins de notre type fondamental. C'est au degré d'hypertrophie de la couche corticale et aux foyers hémorrhagiques et graisseux que cette néphrite doit de revêtir des aspects si variés. Il faut donc réserver le nom de *gros rein blanc* pour les cas où ces organes ne sont nullement tachetés. Cette réserve nous paraît indispensable, bien qu'il soit difficile d'établir une limite absolue entre les reins pâles et les néphrites hémorrhagiques chroniques de Weigert. De plus il ne suffit pas que le rein présente quelques petits foyers de dégénérescence graisseuse pour que nous lui donnions le nom de *rein lardacé*. Enfin personne ne nie les transitions qui mènent de la néphrite aiguë au gros rein blanc.

Il est évident que les lésions de la néphrite chronique ne guérissent *jamais complètement*. Lorsque celle-ci marche vers la guérison, l'exsudat interstitiel est résorbé par les lymphatiques, et les épithéliums se régénèrent (E. Meyer et Colberg). Golgi a observé une véritable *néoformation réparatrice*.

En ce qui concerne *les bassinets*, nous n'avons rien à ajouter à ce que nous avons dit au sujet de la néphrite aiguë. Ackermann trouva une fois dans leur cavité un liquide muqueux, jaune-citron, presque exclusivement composé de cylindres rénaux.

Nous ne terminerons pas ce chapitre sans rappeler les faits si particuliers que Formad observa sur des reins d'alcooliques. Cet auteur prétend que presque toujours les reins sont hypertrophiés, arrondis (pig-backed), cyanosés, tantôt durs, tantôt mous et œdématiés. *Histologiquement*, ils se rapprochent du rein de la stase urinaire, mais leur tissu conjonctif est moins hypertrophié. Nous avons eu nous-même, d'ailleurs, l'occasion d'observer des reins de ce genre, surtout chez *des cardiaques alcooliques*. Cependant il faut avouer que, dans la grande majorité des cas, les reins paraissent normaux à l'œil nu. Lorsque l'on observe des lésions néphrétiques, celles-ci s'éloignent peu de celles de la néphrite typique.

Chez les alcooliques, les reins ont été pendant de longues années le siège d'une inflammation chronique, et ils présentent généralement de très petites lésions anatomiques qui apparaissant surtout sous forme de taches. Nous ne saurions trop insister sur la fréquence chez les alcooliques de néphrites peu accusées avec lésions circonscrites, les reins examinés méthodiquement au microscope présentent très souvent des lésions de néphrite diffuse vraie. Ces faits s'observent même chez les buveurs qui de leur vivant n'avaient présenté aucun symptôme de néphrite, et c'est à tort que les traités de pathologie passent ces *formes abortives* sous silence ; elles ne dégénèrent pas toujours en néphrite vraie, les lésions peuvent rester stationnaires, et guérir même, quoiqu'incomplètement.

Quant aux autres faits notés à l'autopsie (hydropisie, hypertrophie du cœur, lésions viscérales), nous renvoyons au chapitre suivant.

Symptomatologie. — Il est bien rare que le clinicien rencontre dans l'évolution des néphrites chroniques des symptômes assez précis pour pouvoir diagnostiquer telles ou telles lésions anatomiques. Dans ces dernières années nous avons eu l'occasion d'autopsier et d'étudier microscopiquement plus de 100 sujets, et nous avons dû renoncer à diagnostiquer sur le vivant les lésions anatomiques que nous rencontrions à l'autopsie.

Les urines varient à l'infini ; il en est de même des *hydropisies*, *de l'état général*, *de la marche de la maladie* ; les symptômes qui accompagnent d'ordinaire le *rein moucheté* peuvent parfaitement apparaître dans une foule de formes parallèles, de sorte que le diagnostic de la lésion rénale devient impossible. La seule forme que l'on puisse diagnostiquer avec quelque chance de succès en se basant sur la *durée* de la maladie et *l'analyse des sédiments urinaires, c'est le gros rein blanc*. Il va de soi que nous faisons abstraction du *petit rein contracté type*.

En dehors de ces formes, nous ne saurions trop recommander une prudente réserve, et de se contenter de la définition que Bright lui-même donnait des néphrites. Le clinicien qui affirmerait sans restriction le diagnostic de gros rein blanc, de rein tacheté hémorrhagique ou de glomérulo-néphrite complète s'exposerait toujours à voir les faits lui donner tort d'une façon absolue ; dans ces cas on ne peut avoir que des signes de présomption pour porter un diagnostic.

Si nous avons bien compris ce que dit Rosenstein dans sa dernière édition, cet éminent clinicien tend à se rapprocher de nos idées, et cette prudente réserve dans le diagnostic, que d'aucuns considèrent comme devant faire reculer la question, Rosenstein la regarde au contraire comme un progrès dans l'étude des néphrites. Rosenstein donne toutefois à ses diagnostics un caractère positif qui nous semble quelque peu hasardé. Avant de se prononcer sur un diagnostic quel qu'il soit, nous conseillons toujours de rester quelque temps sur la réserve. Ce qui vient d'être dit suffira, nous l'espérons, à faire comprendre au lecteur pourquoi nous nous sommes efforcé de décrire la néphrite chronique en *groupant* les principaux symptômes.

Après le contenu des urines, c'est indiscutablement l'*hydropisie* qui doit être considérée comme le symptôme le plus important de notre néphrite. Si nous faisons abstraction d'une forme toute particulière de néphrite chronique, nous pouvons dire que l'hydropisie est *constante*, elle domine pour ainsi dire la situation ; elle est le premier symptôme qui mette le malade en éveil et qui l'engage à aller consulter un médecin ; c'est elle enfin qui met ce dernier sur la voie du diagnostic.

Nous avons déjà vu dans un chapitre qui lui était spécialement réservé quels étaient les caractères particuliers de l'hydropisie. Ce qui la caractérise, dans la néphrite chronique, c'est son *début insidieux*, et la *lenteur* de son évolution. Insignifiante dans les cas bénins et à son début, elle peut se généraliser sous forme d'anasarque, envahir les séreuses, et elle présente alors de graves dangers.

Moins la forme de néphrite est chronique, plus l'hydropisie acquiert d'importance. Voilà pourquoi elle est si intense chez les malades qui ont un gros rein blanc et dans des cas de ce genre nous avons même vu des transsudats chyliformes et des ascites ; il en est de même en général chez tous les individus dont les reins ne sont pas très atrophiés.

Il est bien rare qu'avec l'hydropisie on ne rencontre pas sa conséquence habituelle : l'*anémie*. Les recherches hématométriques de Dickinson, Rosenstein, Leichtenstern, ont montré combien cette anémie était prononcée. Il est facile de concevoir le rôle important que l'anémie doit jouer dans les faiblesses et dans les douleurs des hydropiques. Ces dyspepsies intenses, ces dyspnées pénibles, cette céphalée persistante ne sont certes pas sans avoir d'étroits rapports avec l'anémie et l'hydropisie ; et ce n'est seulement, lorsque cette dernière aura disparu, que l'entourage du malade s'apercevra de son amaigrissement et des troubles de nutrition dont il souffre.

Lorsque l'hydropisie et toutes ses conséquences sont assez développées pour faire prévoir que la maladie est à sa période d'*acuité*, il y a déjà longtemps que l'urine contient des éléments qui signalent de graves lésions du parenchyme rénal.

Bien que la quantité d'urine émise varie chaque jour, on peut dire qu'elle est *sensiblement diminuée*. L'urine est cependant plus abondante que dans la néphrite aiguë, elle oscille aux environs de 1000 cent. cubes. Il n'est pas très rare de la voir pendant des semaines entières atteindre à peine la moitié de la quantité normale. Enfin chez les malades atteints de gros rein blanc à *forme subaiguë* et qui ont de la fièvre et de la dyspnée, on la voit descendre à 250 cent. cubes. Cependant il est très rare d'observer une anurie complète. Quelle que soit la quantité des liquides absorbés par le malade, la sécrétion rénale ne semble pas en être sensiblement augmentée (Rosenstein).

Le *poids spécifique* n'est pas très différent du poids normal ; il oscille de 1015 à 1025, il serait donc plutôt un peu diminué. La *réaction* de l'urine n'a rien de caractéristique, même lorsque l'urine est fraîche, les sédiments jaunes, rarement hémorrhagiques, se troublent. Si on filtre, ces sédiments se séparent en deux parties : d'une part l'*albumine* et d'autre part des *éléments figurés*.

Dès le début de la maladie, comme à sa période d'acuité, la proportion d'albumine est considérable ; elle atteint en moyenne 0,5 pour 100 et plus. D'ailleurs les albuminuries les plus intenses appartiennent en propre à notre néphrite chronique diffuse (Bartels). L'albumine se coagule parfois simplement sous l'influence de la chaleur ; et elle est même dans certains cas si abondante que, pour éviter qu'elle se prenne en masse, on est obligé d'étendre l'urine d'eau ; cela se produit quand l'albumine dépasse la proportion de 4 pour 100 (1).

---

(1) Il ne faut pas s'attendre cependant à trouver toujours de l'albumine en grande quantité dans ces formes de néphrites chroniques. La

J'ai observé une forme transitoire entre le gros rein blanc et le rein moucheté dans laquelle le poids spécifique de l'urine

---

néphrite peut être parfaitement confirmée et ce signe être à peine marqué, il peut même faire défaut. Dans notre travail sur la néphrite pneumonique, nous avons rapporté un fait de ce genre. Le professeur Dieulafoy a mis en lumière le mal de Bright sans albuminurie et nous a appris à compter avec un grand nombre de signes autres que l'albuminurie pour diagnostiquer une néphrite. Il faut compter, surtout quand on se trouve en présence de néphrite diffuse chronique où le rein tend à devenir contracté, avec l'insuffisance de la dépuration urinaire et mesurer le degré de toxicité des urines selon la méthode du professeur Bouchard, comme l'a fait le professeur Dieulafoy dans tous les cas de néphrites latentes qu'il a examinées. Ce signe de l'insuffisance urinaire peut être dans quelques cas bien plus précieux que le symptôme : l'albuminurie. Il révèlera parfois une néphrite au début et nous rendra compte de ces formes atténuées d'urémie chronique que l'on constate si souvent et qui sont le plus souvent rattachées à une tout autre cause. L'urémie chronique, comme l'enseigne l'auteur, est l'apanage de la néphrite diffuse chronique ; latente ou larvée, par suite même de la marche lente du processus néphritique, elle demande à être recherchée et c'est elle que le clinicien doit diagnostiquer. Il trouvera, en effet, le plus souvent, dans l'histoire de son malade suivie attentivement, plutôt des céphalées urémiques, de la dyspnée urémique à tous ses degrés, des troubles oculaires, etc. etc. que de l'albuminé et que des déchets urinaires en grande quantité. — Du reste en examinant la littérature médicale on trouve des observations dans lesquelles le mal de Bright n'a pas été accompagné d'albuminurie. La thèse de Mozion (1854), celle de Hue (1859) qui relate non seulement des faits personnels, mais signale aussi ceux de Monneret et Graves où la néphrite a évolué sans avoir jamais offert la moindre trace d'albumine, le mémoire de Mazoum qui rapporte 3 cas de ce genre, contribuent à faire connaître le mal de Bright sans albuminurie. Johnson et Mohamed ont apporté aussi des documents nombreux ; sur 61 néphrites soignées en 1879-1880 à Guy's hospital, ce dernier auteur a vu 41 cas sans albuminurie. Millard, de New-York, soutenait en 1882 que l'albumine pouvait être exclue du diagnostic de la néphrite interstitielle et Huchard publiait il y a quelques années des cas de néphrites interstitielles sans œdème et sans albuminurie. Sans doute c'est plutôt dans les formes de néphrite interstitielle que l'albumine peut manquer. Mais on a déjà signalé des

avait atteint le chiffre colossal de 1051. Le malade n'émettait pas plus de 100 cent. cubes d'urine par jour et cette urine contenait exactement 5 pour 100 d'albumine. Il n'y avait pas la moindre trace de sucre, et l'urine, *gélatineuse*, collait comme de la gomme ; j'avoue que c'est le seul cas que j'ai vu de ce genre. Bartels prétend avoir observé des proportions aussi considérables ; Rosenstein n'a jamais vu l'albumine dépasser les proportions de 2 pour 100 (1). Nous n'avons pu nous assurer

---

faits de ce genre dans la néphrite diffuse chronique, et tout fait supposer que les observations ne pourront que se multiplier. Senator, en opposition avec notre maître Cadet de Gassicourt, rapportait ces temps derniers 2 cas d'hydropisie scarlatineuse sans albuminurie. Et d'ailleurs rien ne nous indique si cliniquement nous nous trouvons en présence d'une néphrite chronique diffuse nette ou en train de devenir interstitielle. Cependant dans cette dernière forme nous aurons occasion de mieux étudier l'insuffisance de la dépuration urinaire.

(1) Rendu a donné aussi les chiffres de 5 à 8 grammes, Lécorché de 6 à 12 grammes ; assez souvent la proportion s'élève à 15 ou 20 grammes dans les 24 heures (Charcot). Rarement, d'après Dieulafoy, elle est minime : 1 ou 2 grammes par litre. Si l'on suit les variations de l'albumine chez un même sujet, on constate qu'elles sont en rapport avec la période de la maladie (Jeanton) et indépendantes de celles qui sont attribuables sans doute au régime, à la crase du sang, à l'alimentation, à des causes inconnues. Mais les auteurs ont donné à cet égard les opinions les plus diverses. Pour Christison, Lécorché et Talamon, c'est à la période initiale que l'albumine atteint son maximum. Pour Bartels ce maximum s'observe à la période d'état. Pour Rayer l'albumine augmente avec les progrès de la maladie. Mais tous les auteurs admettent qu'à la période terminale l'albumine diminue et que cette diminution peut aller jusqu'à la disparition totale. Pour ce qui est des variations d'albumine d'un jour à l'autre, on peut dire qu'elles varient avec la quantité et le poids spécifique de l'urine. Elles sont en rapport direct avec la densité, en rapport inverse avec la quantité d'urine éliminée chaque jour. Elles surviennent sans cause connue et sont indépendantes de l'état du malade, n'amenant aucune amélioration ou aggravation si elles diminuent ou augmentent (Jeanton) ; mais on peut voir l'albumine cesser et la néphrite continuer son évolution (Fre-

si l'albumine était plus abondante chez les malades atteints de gros rein blanc, ou chez ceux atteints de rein moucheté.

L'urine contient de la *globuline*, tout comme dans la néphrite aiguë. D'après Hoffmann, la recherche de la globuline ne serait pas inutile au point de vue pratique, en ce sens que l'augmentation de quotient albumineux (c'est-à-dire de l'albumine du sérum par le chiffre de la globuline) coïncide généralement avec une amélioration dans l'état général du malade (1).

---

richs, Christison, Malmsten, Johnson). La disparition passagère, momentanée de l'albumine peut durer quelques jours, rarement quelques mois. Jeanton, dans le service du professeur Dieulafoy, a rapporté une observation de ce genre. Nous-même en avons publié une dans notre thèse. Plus les lésions parenchymateuses prédominent, plus l'albumine est abondante et constante; plus les lésions interstitielles sont marquées, plus, par conséquent, la néphrite évolue vers le petit rein contracté, plus l'albumine est irrégulière, moins elle est abondante. Au début, dit Wagner, l'albumine est abondante; puis elle diminue, l'affection progressant, sujette cependant quelquefois sous l'influence d'une cause quelconque à augmenter, mais disparaissant à la période terminale de la maladie. Dans une observation communiquée à la Société des hôpitaux, le professeur Dieulafoy citait un exemple de néphrite chronique diffuse, observée dans sa dernière phase, ayant duré 7 mois et sans trace d'albumine dans les urines. (G. C.)

(1) Si dans la néphrite aiguë, comme le fait remarquer Senator, il peut y avoir coopération de facteurs se rapportant à la fièvre, à l'altération de la crase sanguine pour produire de l'albumine, si ces facteurs peuvent influencer les rapports réciproques des matières albuminoïdes de l'urine pour donner naissance à une albuminurie mixte, il n'en est pas de même dans la néphrite chronique. Dans cette dernière un seul facteur peut intervenir, la lésion rénale. La discussion a porté alors sur la prédominance de l'une des albumines contenues dans l'urine : la sérine ou la globuline. Comme dans la néphrite aiguë l'accord n'est pas fait entre les auteurs, et Senator, seul parmi tous ces derniers, déclare que les rapports entre la sérine et la globuline ne sont pas les mêmes dans la néphrite aiguë que dans la néphrite chronique, mais il n'indique pas quels sont ces rapports. Avec le professeur Jaccoud il ne faut

La présence simultanée d'*hémialbumose* n'a aucune importance (1).

---

leur attribuer aucune importance, la globuline étant seulement l'indice d'une modification indéterminée encore de l'état du sang et n'étant nullement en rapport avec une lésion rénale. En effet sur 41 cas de néphrite examinés par Petri, ce dernier aurait trouvé seulement 13 fois la globuline, 28 fois la peptonurie et toujours la sérine ; quand globuline et peptones existaient elles étaient toujours associées à la sérine, la néphrite ne faisant pas de doute. Il est donc important de reconnaître ces trois albuminoïdes sous peine de s'exposer à commettre une faute quantitative s'il y a association, une erreur complète s'il y a de la globuline seule. — Nous avons indiqué déjà les réactifs spéciaux nécessaires pour en déceler la présence. Nous ajouterons cependant que par l'urine seule, alors qu'elle vient d'être fraîchement émise, on peut reconnaître si elle contient de la globuline. Elle est trouble, elle ne s'éclaircit pas par le repos, ni par la filtration et le trouble augmente si on y ajoute de l'eau même en grande quantité. La globuline précipite plus lentement : la précipitation de la sérine est instantanée (Jaccoud). Si l'urine contient de la globuline, le précipité, quelqu'abondant qu'il soit, n'est jamais floconneux au moment de sa formation ; il ne le devient que secondairement et n'a pas de phénomène de rétractilité.

Le mode même de précipitation de l'albumine peut, indépendamment de la nature de la matière albuminoïde contenue dans l'urine, nous indiquer tout de suite si nous avons affaire à une lésion rénale. Ce signe n'a pas de valeur absolue. Cependant si la précipitation de l'albumine est rapide et abondante, sans s'inquiéter de sa composition, on peut affirmer une lésion rénale. Le professeur Jaccoud admettrait aussi, d'après le caractère du précipité albumineux, l'âge d'une lésion rénale. Ainsi un précipité se faisant d'emblée par gros flocons, avec une couleur d'un gris sale, est la caractéristique d'une néphrite ancienne.

La peptonurie se reconnaît par le réactif de Tanret. Mais ce dernier entraîne avec les peptones l'albumine et nombre d'autres matières, les matières extractives par exemple : pour savoir si on se trouve en face de peptones on chauffe le précipité. Si les peptones sont seules contenues dans l'urine, ce précipité se dissout en totalité. S'il y a un mélange de peptones et d'albumine, il faut débarrasser l'urine de cette subs-

(1) Voir la note page 360.

Nous avons vu que les sédiments déposés par l'urine étaient *fort abondants*. Voici ce que donne leur examen microscopique.

---

tance. Pour cela on peut avoir recours au procédé d'Hofmeister ou on peut employer la réaction du biuret qui donne une coloration violette caractéristique ; mais dans ce cas on décolore préalablement, la réaction pouvant être amoindrie ou masquée. Le réactif de Millon donne un précipité rouge (Maixner). On peut encore se servir d'une solution de tannin, de l'alcool, du bichlorure de mercure, du phospho-tungstate de soude après une solution acétique. — Quelle est la valeur exacte de la peptone? La peptone s'observe dans toutes les maladies rénales et dans toutes les formes de mal de Bright. Mais elle ne présente rien de régulier avec la nature de la lésion, ni même avec l'existence d'une lésion rénale, puisqu'on l'a trouvée chez des convalescents de pneumonie grave sans trace de sérine, associée à la globuline ou seule, puisque Grocco l'a décelee dans les urines d'un individu atteint de suppuration locale, que Wassermann l'a constatée dans les urines d'un sujet atteint d'une affection suppurative des os et que Obernmuller l'a signalée dans les urines de scarlatineux sans néphrite. « Elle est subordonnée à l'état du sang et non a l'état des reins » (Jaccoud). La peptonurie n'est pas nécessairement liée à l'albuminurie. Elle est un fait morbide spécial, indépendant de cette dernière (Grocco). D'ailleurs Eichwald, Obernmuller, Senator, Maixner, Jacksh ont signalé la peptonurie dans des maladies variées, surtout pyrétiques, associée ou non à l'albumine et n'ont pas mentionné de lésions rénales dans leurs observations. Jeanton dans sa thèse (Steinheil, 1888), n'a jamais trouvé les peptones chez ses albuminuriques pas plus que chez des sujets brightiques sans albuminurie.

Peut-être cependant, dit cet auteur, que les peptones se rencontrent rarement dans les urines albumineuses. En tout cas la question est loin d'être tranchée : pour quelques auteurs l'albumine s'allie parfois à la peptonurie, pour quelques autres peptonurie et albuminurie ne vont jamais ensemble. « En somme, dit Jeanton, jusqu'à présent il semble résulter que si les peptones existent réellement dans les urines brightiques albumineuses, leur présence est incapable de fournir aucune indication diagnostique. » (G. C.)

(1) L'hémialbumose ou propeptone, encore mal connue, a été signalée dans les affections rénales non seulement par l'auteur, mais aussi par Jacksh dans la maladie de Bright chronique. Lépine, qui a étudié

1° *Des cylindres urinaires*, constants ; ils sont la plupart du temps très nombreux et revêtent toutes les formes possibles. Il y en a de fins, hyalins ; des cylindres épithéliaux, métamorphosés en cylindres granuleux et hyalins, luisants comme de la cire. On trouve de brillantes gouttelettes adipeuses renfermant un nombre considérable de cylindres dans les cas de dégénérescence graisseuse des épithéliums du rein. On les rencontre surtout dans le gros rein blanc, et dans les *formes transitoires* entre le rein moucheté et le rein blanc ; cependant en examinant des urines provenant de reins tachetés ou mouchetés, nous avons constaté que chaque gouttelette qui se trouvait au fond du vase contenait une quantité énorme de cylindres graisseux. L'urine peut en contenir en telle proportion qu'une nappe de graisse brillante semble nager à sa surface. Lorsque l'organe est complètement amyloïde, on rencontre même des cristaux de graisse libres (Knoll).

2° *Des globules lymphatiques*, presque constants, et souvent en grand nombre. Pendant la période d'augment de la néphrite, ils sont si nombreux que la plupart du temps tous les autres éléments figurés passent inaperçus.

3° *Des corpuscules sanguins colorés*. Ceux-ci ne sont pas constants. Leur quantité est aussi très variable. Ils font quelquefois défaut, et ne sont que très rarement aussi nombreux que dans l'urine hémorrhagique de la néphrite aiguë.

---

cette substance albuminoïde, pense que, lorsqu'elle existe, elle indique un état dyscrasique méritant de fixer l'attention. D'après Senator on rencontre fréquemment l'albuminurie mixte (albumine coagulable et propeptone) et quelquefois aussi uniquement de la propeptonurie qui échappe souvent à notre observation par des procédés d'analyse qui sont insuffisants. « L'avenir nous apprendra, dit-il, si ces modifications dans les rapports réciproques des matières albuminoïdes peuvent être utilisées pour le diagnostic ». (G. C.)

4° *Des cellules épithéliales libres*, très souvent troubles et ayant subi une dégénérescence graisseuse. On trouve même des cellules dont les noyaux sont absolument graisseux. Il en est de ces dernières comme des cylindres de graisse dont nous avons parlé plus haut.

5° *Les débris épithéliaux sont constants* ; ils forment parfois des *anneaux* autour des cylindres ; il est très difficile de différencier ces débris des pigments sanguins finement granuleux, et des urates amorphes qui s'y mélangent.

6° *Enfin des micro-organismes*. Nos expériences personnelles nous portent à croire que toutes les fois que la néphrite n'est pas accompagnée d'affection des voies urinaires, ces microbes ne sont que l'indice d'un commencement de décomposition de l'urine ou de la présence de mucus vaginal dans l'urine. Aussi ne saurait-on trop recommander de sonder les femmes dont on veut examiner les urines.

La quantité d'*urée* est *très inférieure à la normale*, de sorte que par rapport à la quantité d'urine sécrétée, son poids spécifique serait un peu en dessous du poids normal. Cependant Bartels et Telligen ont montré qu'en nourrissant convenablement les malades, la proportion d'urée pouvait redevenir normale et même *dépasser* les chiffres ordinaires. Nous avons vu à plusieurs reprises des individus être très albuminuriques, hydropiques et anémiques, excréter des urines plus riches en urée que l'urine normale. En tout cas, les proportions d'urée n'ont aucune valeur diagnostique, pas plus que la détermination des autres sels contenus dans l'urine. (Comparez la symptomatologie du petit rein contracté.)

Tels sont les caractères de l'urine dans la néphrite chronique tant que l'organe n'est pas par trop atrophié. En traitant de la néphrite aiguë nous nous sommes expliqué sur les rapports qui existent entre *la rapidité du courant sanguin et l'in-*

suffisance des glomérules d'une part, et l'*oligurie* d'autre part : nous n'y reviendrons pas. Nous ne nous étendrons pas davantage sur les *foyers inflammatoires* considérés comme l'origine des sédiments urinaires.

Dès que le rein commence à se contracter, les urines se modifient. C'est alors que se fait sentir l'influence de la *pression artérielle* qui augmente petit à petit et concurremment celle de l'*hypertrophie du cœur*. L'urine augmente en quantité, et *son poids spécifique diminue* ; les sédiments sont moins abondants, l'albumine, bien qu'atteignant des proportions encore très élevées, a un peu diminué. On conçoit alors que les formes de néphrite chronique, tendant au rein contracté secondaire, sécrètent une urine plutôt pâle, peu trouble, et dont la quantité, d'ailleurs très variable selon les cas, est à peu près normale. Plus le processus affecte une forme chronique, en d'autres termes plus il subit l'influence *du cœur*, plus l'urine tend à acquérir les caractères pathognomoniques du *rein contracté*, caractères que nous étudierons dans le prochain chapitre.

Nous ne terminerons pas l'examen de l'urine sans parler des néphrites chroniques engendrées *par l'élimination de certaines substances médicamenteuses*, telles que l'*iodure de potassium*, le *quinine*, le *salicylate*, *etc.* (Chauvet, Réale), de la *formation d'acide hippurique par l'acide benzoïque* (Stokvis et Jaarsveld, Kronecker). Un grand nombre d'auteurs ont soutenu que les odeurs caractéristiques que produit l'ingestion de certains médicaments, comme par exemple l'odeur de violette de l'urine des malades traités par la térébenthine, pouvaient manquer, et ces cliniciens attachaient une certaine valeur pronostique à ce défaut d'odeur ; mais les études cliniques et expérimentales de Rühl, et nos observations personnelles contredisent cette manière de voir.

L'organe enflammé est *à peine douloureux*, et c'est en vai qu'on a cherché à établir son augmentation de volume.

A l'inverse de ce qui a lieu dans la néphrite aiguë et dan le petit rein contracté type, l'*urémie* ne joue qu'un rôle secon daire dans la symptomatologie de la néphrite chroniqu Southey a observé 106 cas avec hydropisie, et il n'a vu qu 38 fois des accidents urémiques. Nos chiffres personnels at teignent à peine la moitié de ceux de Southey. Peut-êtr faut-il attribuer la rareté relative de l'urémie à ce que le liquides hydropiques retiennent l'urée, facteur essentiel d l'urémie. Cette hypothèse (Edlefsen) semble être confirmé par une observation de Bartels. Cet auteur ayant ordonn des bains de vapeur à un brightique vit éclater des convulsion épouvantables *dès que l'hydropisie commença à disparaître*.

Dans notre néphrite, on observe plutôt l'urémie sous l forme *chronique*, sans accès. Le malade est abattu, ses trait expriment la souffrance ; il est sujet à de la céphalée, à un pru rit insupportable ; il vomit sans cesse, soit à jeun (1), soit a

(1) Les vomissements au cours de la néphrite diffuse chronique son souvent causes d'erreurs contre lesquelles le médecin ne saurait tro se prémunir, surtout quand le début de la néphrite a passé inaperçu e que l'attention du clinicien n'est pas appelée du côté du rein soit pa l'hydropisie, soit par quelques signes urémiques très nets. Nous nou souvenons avoir vu, dans le service de notre maître le professeur Dieu lafoy, un jeune garçon de 17 ans, malade depuis un an, lequel avait sé journé dans plusieurs services pour une gastrite, dont la nature avai été ignorée. A son entrée à l'hôpital, l'attention fut éveillée du côté de accidents urémiques. Il rendait en effet une matière semblable à d bouillon gras, telle que l'a décrite Lancereaux, et 2 jours après écla taient des accès épileptiformes qui ont manqué enlever le malade ; ce accès calmés, il rendit des urines sanglantes. Après un séjour de 2 moi à Necker où il a eu des alternatives de mieux et de pire au milieu d crises épileptiformes, ce malade est sorti à peu près guéri, avec d l'albumine dans ses urines. De ce fait il ressort que l'urémie gastriqu

commencement du repas. Il a de la dyspepsie, de la diarrhée et souffre surtout de dyspnée. En résumé, on voit que cet ensemble de symptômes reproduit assez bien ceux qui accompagnent *l'hydropisie et l'anémie*. Il n'est pas rare de voir des dyspepsies intenses avec ou sans diarrhée dominer la scène.

Il est une troisième catégorie de symptômes mis en relief par Dieulafoy et Alibert : nous voulons parler des *hypéresthésies et paresthésies* (sensation de doigt mort, de chatouillement, de brûlure) que ces auteurs attribuent à des *troubles vaso-moteurs* (1). A quelques exceptions près, nous n'avons

---

peut exister seule, sans autre trouble urémique et qu'elle peut en imposer pour une affection stomacale. Bien plus elle peut s'accompagner d'hématémèse, comme le professeur Dieulafoy en a signalé un cas. Elle peut persister ainsi à l'état isolé assez longtemps, se manifestant seulement par le rejet absolu de tous les aliments et en imposant pour un cancer de l'estomac. La lésion rénale trouvée à l'autopsie et l'intégrité de l'estomac ont certainement, dans quelques cas, étonné le médecin qui cherchait dans d'autres organes la confirmation de son diagnostic. (G. C.)

(1) Ces troubles sont importants à connaître. Outre l'hypéresthésie, la paresthésie, la sensation du doigt mort, le professeur Dieulafoy a décrit la cryesthésie, la pollakiurie, des crampes. La cryesthésie se traduit par une sensation de froid intense, analogue à l'application de glace, sur certaines parties du corps, surtout la face antérieure des cuisses et le dos (Thèse de Dunac, 1889). La pollakiurie est fréquente ; elle consiste en une véritable névralgie vésicale qui force le malade à se lever 2, 3 ou 4 fois par nuit pour uriner. Les crampes ressemblent à celles des paralysies alcooliques. Elles en ont les mêmes caractères, le même siège, elles sont nocturnes aussi et assez vives pour obliger le brightique à quitter son lit. Le prurit a quelquefois un caractère particulier qui peut à lui seul mettre sur la voie du diagnostic de la néphrite. Il est violent, intense, généralisé à toute la surface du corps ; mais le plus souvent on peut le comparer aux démangeaisons que provoque un cheveu coupé piquant la surface cutanée. Ce prurit spécial siège dans le dos et incommode quelquefois le malade au point d'arriver à une horripilation très marquée.

Le système vasculaire est très probablement en jeu dans la plupart de ces troubles. Des spasmes vasculaires doivent intervenir dans les

vu ces troubles acquérir l'importance de véritables névropathies que chez des malades ayant des reins *absolument contractés*.

Enfin il est une complication fréquente de notre néphrite sur laquelle nous ne saurions trop insister : c'est l'*hypertrophie du cœur*, surtout du ventricule gauche. Si quelques auteurs comme Charcot et Dickinson ont nié cette hypertrophie dans la néphrite chronique, il est certain que ces auteurs veulent parler du rein amyloïde et du gros rein blanc avec *lésions prédominantes du parenchyme*. Plus les lésions interstitielles s'affirment dans le gros rein blanc, plus celui-ci se complique d'hypertrophie du cœur. Après les statistiques de Galabin et d'Ewald, qui ont observé l'hypertrophie du cœur chez *la moitié* des malades atteints de gros rein blanc et après les nombreuses observations cliniques et anatomiques de Weigert, Leyden, Wagner et les nôtres, il n'est plus guère possible de douter du rôle *considérable* que doit jouer cette hypertrophie du cœur dans les néphrites chroniques déjà anciennes, alors même que le rein n'est pas encore réellement contracté. Cependant il faut avouer que *très marquée*, chez les malades atteints de rein contracté, l'hypertrophie est *modérée* dans notre forme chronique, et pour peu que

---

urémies apparaissant brusquement au cours d'une lésion rénale qui restreint lentement et progressivement le champ de la dépuration urinaire (Dieulafoy). Le doigt mort est évidemment le résultat d'un spasme vasculaire, comme la cryesthésie et la dyspnée urémiques. La tension vasculaire, si élevée dans les artères et cause si efficace de l'hypertrophie cardiaque brightique, est en partie due au spasme des artérioles périphériques (Dieulafoy). Doit-on faire entrer en ligne de compte des altérations vasculaires de tous les vaisseaux qui existeraient dans tous les organes au même titre? Dans cette hypothèse la lésion rénale serait parallèle aux autres troubles et ne les commanderait pas.

(G. C.)

le malade soit en même temps *hydropique*, le diagnostic pendant la vie devient fort difficile (1). Il n'est pas rare toutefois de voir pendant que le rein s'atrophie une hypertrophie considérable facile à diagnostiquer (voir *examen des urines*) ; dans certains cas même, le *pouls* rappelle à s'y méprendre celui du rein contracté. Quant au mécanisme qui conduit à l'hypertrophie du cœur, nous renvoyons au chapitre suivant. Heitler a récemment attiré l'attention sur des dilatations *aiguës* du cœur, aussi soudaines que passagères ; elles s'accompagnent de cyanose et de dyspnée.

Nous renvoyons encore au chapitre suivant au sujet des *hémorrhagies cérébrales* ou dans d'autres organes qui peuvent survenir dans les néphrites. Nous n'avons d'ailleurs observé ces hémorrhagies que fort rarement (2). Mais il est beaucoup

---

(1) Il est toutefois un signe qui accompagne cette hypertrophie le plus souvent et qui peut la révéler : c'est le bruit de galop si bien décrit et étudié par le professeur Potain. Généralement permanent et constant dans les formes bien avérées de néphrite interstitielle avec hypertrophie cardiaque scléreuse il est, dans le genre de néphrite que nous étudions, passager et intermittent comme la dilatation cardiaque elle-même, dont il suit les variations et avec laquelle il reconnaît la même origine : l'hypertension artérielle. Celle-ci peut être due à la lésion rénale et à la contracture des petits vaisseaux, fait si fréquemment observé dans le brightisme (Dieulafoy). Mais il est bien entendu que dans la myocardite scléreuse hypertrophique, le bruit de galop et la sclérose cardiaque ne sont pas engendrés par la même cause. Ce qui le prouve c'est que le bruit de galop peut exister sans l'hypertrophie et la dilatation cardiaques et qu'il peut précéder de longtemps l'apparition de l'albumine et des autres signes de la néphrite, sans que l'on puisse découvrir ni dilatation ni hypertrophie cardiaques. Les malades éprouvent aussi des palpitations, de la gêne précordiale, de la dyspnée avec ou sans angoisse : ils s'en plaignent sans qu'on puisse rien découvrir d'appréciable à l'auscultation (Dieulafoy). (G. C.)

(2) Les hémorrhagies sont très rares en effet dans cette forme de néphrite. L'hémorrhagie cérébrale appartient plutôt à la néphrite interstitielle, au petit rein contracté. Elle reconnaît une toute autre cause

plus fréquent d'observer la *rétinite albuminurique* ; cette dernière n'était pas inconnue à Bright, elle constitue un symptôme caractéristique dans les néphrites un peu anciennes. On la rencontre presque aussi fréquemment dans les formes subaiguës que dans le rein contracté, et même sans hypertrophie du cœur (Rosenstein). Cependant il est de règle que l'hypertrophie accompagne la rétinite, à tel point que certains auteurs (Traube, Schweiger) avaient cru voir dans cette hypertrophie un intermédiaire entre les lésions rénales et la rétinite. Pour l'examen ophtalmoscopique et histologique de la rétine, ainsi que pour les troubles oculaires qui sont la conséquence de la rétinite, nous renvoyons le lecteur aux traités d'ophtalmologie (1).

Le *sens de l'audition* n'est pas épargné, que les troubles auditifs reconnaissent une *cause nerveuse*, ou qu'ils soient

---

que ces petites épistaxis matutinales si légères et si fréquentes dans la néphrite diffuse chronique. Peut-être, en l'absence de théorie bien établie, est-il permis, pour ce genre d'hémorrhagie seule, d'invoquer l'hypertension artérielle, si manifeste chez le brightique ? Le sphygmomanomètre du professeur Potain permet de la reconnaître facilement, et dans les cas où elle est très marquée on aperçoit des artères très flexueuses et serpentines qui, par leur forme même, indiquent bien la tension artérielle. Celle-ci est indépendante de l'athérome. La souplesse très nette des artères à côté de leurs flexuosités exagérées fait éliminer toute lésion des vaisseaux sanguins. Ce fait se constate à un degré beaucoup plus marqué dans la néphrite interstitielle. (G. C.)

(1) Le plus souvent cette rétinite est déterminée par des hémorrhagies. Le duc Charles de Bavière a étudié histologiquement les lésions vasculaires initiales de l'œil. Elles sont dues à un processus d'artérite. D'après lui elles s'étendent à toutes les parties de l'œil, principalement à la choroïde, légèrement à la rétine. A ces lésions on en voit succéder d'autres qui ont plutôt le caractère de dégénération et qui, contrairement aux précédentes, se localisent de préférence dans la rétine et la papille. L'iritis est exceptionnel. La lésion débute-t-elle par l'adventice ou l'endartère ? (G. C.)

produits par des *processus inflammatoires réparateurs*. On observe de véritables *otites internes* (Gurowitsch, Doumergue, Dieulafoy), des douleurs et des bruits anormaux, sans cause matérielle palpable (Tissot); on a même vu des malades devenir subitement sourds à la suite de lésions du labyrinthe. Downie, qui a signalé ce fait le premier, lui attribue la même valeur diagnostique qu'à la rétinite. Cette surdité est un singulier intermédiaire entre les réactions nerveuses normales et les troubles que nous citions à l'instant (Rosenstein).

Enfin il est très fréquent d'observer *des lésions secondaires d'organes internes et externes* qui peuvent même entraîner la mort. C'est à cette catégorie de lésions qu'appartiennent les *érysipèles*, les *phlegmons*, la *gangrène* dont le point de départ est souvent une région plus ou moins œdématiée; on rencontre encore des catarrhes graves, des hémorrhagies stomacales et intestinales (Henoch), enfin des diarrhées. D'après Hlava et Thomayer, les dyspepsies seraient dues à une *gastrite interstitielle* caractérisée par une infiltration cellulaire de la sous-muqueuse; ces dyspepsies ne sont quelquefois accompagnées d'aucune douleur et se rencontrent aussi dans d'autres maladies (Rosenstein). Nous avons même vu des cas où les malades souffraient de dyspepsie si intense qu'elle en aurait imposé pour du *choléra nostras* ou une véritable dysenterie; et ces symptômes dominaient tellement la scène que la néphrite ne fut révélée que par l'hydropisie ou l'albuminurie; dans certains cas même elle passa inaperçue durant la vie. Nous avons remarqué avec Rosenstein que l'hydropisie subsiste malgré les diarrhées les plus abondantes.

Nous avons déjà mentionné *les pneumonies secondaires* (1)

(1) Nous rappellerons à ce propos que les pneumonies se dévelop-

comme complication de la néphrite aiguë ; on pourrait fort bien les prendre pour des pneumonies primitives ; puis *les inflammations des séreuses* (1). D'après M. Meyer la *pleurésie* serait la plus fréquente ; la *péritonite* le serait un peu moins, enfin *la péricardite* n'occuperait que le troisième rang. Lorsque les séreuses ont été antérieurement le siège d'hydropisies, il est fort difficile d'affirmer pendant la vie la part qui revient à l'hydropisie, et celle qui est dévolue aux lésions inflammatoires ; cela s'explique d'ailleurs facilement si l'on veut bien se rappeler ce que nous avons dit au sujet de la néphrite aiguë. On comprend aussi aisément l'importance des *pneumonies* et *des bronchites* (2) graves qui occasionnent *ces dyspnées* si pénibles et si dangereuses des brightiques.

---

pant au cours d'une néphrite chronique déterminent de nouvelles poussées suraiguës dans le rein et que dans ces cas on peut trouver les deux processus associés. Le tableau clinique de la pneumonie peut être modifié, la pneumonie évoluant sans fièvre et partant passant quelquefois inaperçue. Elle est une trouvaille d'autopsie. (G. C.)

(1) La pleurésie est fréquente. L'épanchement séreux est peu abondant. Le professeur Dieulafoy insiste sur ces formes de pleurésies légères qui se traduisent par une dyspnée violente. Ce signe en désaccord avec la petite quantité du liquide doit avertir le clinicien qui trouvera quelquefois, en faisant un interrogatoire sérieux, un brightique avéré chez un individu atteint d'une pleurésie évaluée à 500 ou 600 grammes de liquide et sujette à des rechutes fréquentes. (G. C.)

(2) Lasègue a décrit, il y a longtemps, les bronchites au cours de la néphrite chronique. Rayer les regardait déjà comme les plus fréquentes des complications pulmonaires. Elles affectent 3 types. Le premier confondu souvent avec l'œdème du poumon, est caractérisé par des accès de dyspnée passagère, plutôt nocturne que diurne, accompagnée d'un sentiment d'angoisse thoracique tout spécial, se révélant par des foyers de râles crépitants fins disséminés, mais qui diminuent d'intensité à la périphérie des foyers, et qui se déplacent sous l'oreille si on pratique l'auscultation pendant quelques minutes. L'expectoration est nulle. Le second type rappelle à la fois une pneumonie superficielle ou une pleurésie sans correspondre exactement à l'une ou l'autre de ces maladies.

Les affections *du foie* (1) *et de la rate* sont fréquentes dans la néphrite chronique (hépatite, foie muscade, foie gras, tumeurs aiguës et chroniques de la rate) ; mais à moins que ces

---

Elle est brusque dans son apparition et intense dès le début. La dyspnée est plus marquée que dans la première forme. Il existe des foyers dans la totalité desquels on perçoit des râles crépitants fins et plus tard des râles humides. Les crachats sont muqueux, muco-purulents, généralement striés de sang. La résolution est rapide. Le troisième type correspond à une véritable broncho-pneumonie. Elle apparaît subitement après une bronchite passagère. L'oppression est continue avec des exacerbations, la toux est fréquente, l'expectoration abondante, sanguinolente. L'auscultation révèle les signes d'une broncho-pneumonie. Le pronostic de toutes ces formes est bénin. Coïncidant souvent avec des symptômes d'urémie elles sont confondues avec elle, surtout la première forme. (G. C.)

(1) Hanot a constaté au cours de la néphrite chronique une hypertrophie hépatique.

Il y a 3 formes :

La première est due à une intoxication générale ou infectieuse qui a engendré la maladie rénale. Lésion rénale et lésion hépatique sont deux processus simultanés.

La seconde qui correspond au gros foie brightique est simplement un foie cardiaque se développant lorsque la maladie première est arrivée à cette période désignée sous le nom de phase cardiaque du mal de Bright.

La troisième, qui ne peut s'expliquer ni par une communauté d'origine ni par la complication cardiaque, s'observe au cours d'une néphrite chronique déjà ancienne, alors que les symptômes urémiques commencent à apparaître. Elle peut constituer le foie urémique et peut être considérée comme étant le résultat de l'insuffisance de la dépuration urinaire. Le sang chargé de principes qui ne s'éliminent pas se conduit à l'égard du foie comme un sang toxique et y détermine des troubles nutritifs et vasculaires. Peut-être y a-t-il une véritable atrophie scléreuse, terminaison de l'hypertrophie hépatique dans les cas qui peuvent mériter à bon droit le nom d'urémie chronique ? Hanot donne, à l'exemple de Bouchard, le nom de gros foie à ces formes, ne voulant préjuger en rien de la nature intrinsèque de la lésion. — Gaume dans sa thèse inaugurale a développé ces mêmes idées. (G. C.)

lésions ne soient très prononcées, comme dans la *cirrhose hépatique* par exemple, elles passent souvent inaperçues.

Enfin chez les femmes enceintes, la néphrite chronique occasionne de temps en temps la *mort du fœtus*, en provoquant un décollement *prématuré* du placenta (G. Winter) ou la formation de *nodosités blanchâtres* dans ce même placenta (Fehling).

La néphrite peut durer des mois et des années, mais il n'est pas rare d'observer des rémissions qui peuvent en imposer pour une véritable guérison, et pendant lesquelles l'albuminurie, les sédiments urinaires, et les hydropisies disparaissent, tandis que l'état général du malade s'améliore.

D'une façon très générale, les formes qui sont *aiguës d'emblée* ont une courte durée (3 mois environ) ; au contraire les formes à *marche lente et insidieuse* durent plus longtemps. Le *gros rein blanc* semble se différencier des autres formes par ses débuts accompagnés d'hydropisie, et aussi par la régularité de son évolution qui est environ d'une année. Cependant ce que nous venons de dire est loin d'être assez constant pour que l'on puisse affirmer un diagnostic en se basant sur ces remarques. Il n'est pas exact non plus que le gros rein blanc se termine *toujours* par la mort sans s'être transformé en rein contracté (Wagner). Lorsque la néphrite chronique ordinaire ne se termine ni par l'hydropisie, ni par la guérison, ni par la mort à la suite d'accidents urémiques, de lésions viscérales ou de cachexie, elle se transforme généralement en rein contracté.

Nous indiquerons brièvement deux variétés de néphrites observées par Wagner. La première est un *mal de Bright chronique hémorrhagique sans œdème*. Cette variété est caractérisée par des hémorrhagies *périodiques* d'une durée de quelques jours, et qui se montrent toutes les semaines ou tous les mois, et de plus par l'absence d'hydropisie (probablement parce que les accès sont trop courts pour que l'hydropisie ait le temps de s'établir). Dans les intervalles qui séparent les périodes d'hémorrhagie, l'urine a les caractères que l'on note généralement dans le *rein contracté*. L'état général est peu modifié ; il n'y a pas d'hypertrophie du cœur appréciable.

Nous avons observé deux cas de ce genre ; mais malheureusement nous n'avons pu les tenir en observation que pendant quelques semaines. Dans l'un d'eux le malade était à la troisième période de la syphilis.

La seconde variété de Wagner est plus connue : c'est un *mal de Bright aigu hémorrhagique survenant dans le cours d'une néphrite n'ayant pas encore manifesté de symptômes apparents*. Cette variété répond à peu près à la poussée de néphrite aiguë qui se produit au cours de la *cirrhose rénale atrophique* de Bartels. Goodhart recommande de bien se garder de confondre cette forme avec la véritable néphrite aiguë.

L'anamnèse ne donne guère de renseignements suffisants pour poser le diagnostic ; l'albumine peut même faire défaut dans les urines.

D'ordinaire c'est une affection placée sous la dépendance de la néphrite, comme la *phthisie* ou une *endocardite chronique*, qui amène le malade à consulter le médecin. Pendant les accès, l'urine légèrement ou au contraire énormément augmentée en quantité, est hémorrhagique. La mort survient généralement assez rapidement, et toujours à la suite de complications.

Cependant nous avons soigné pendant de longs mois des malades de notre service que nous avons renvoyés comme guéris. Bien que les urines présentent des caractères quelque peu différents, nous ne voyons pas dans la marche de ces diverses variétés de néphrite des différences assez essentielles pour en faire un groupe à part.

Nous avons observé à plusieurs reprises leur transformation en néphrite chronique et en rein complètement contracté. Cependant il est plus commode en pratique de s'habituer à distinguer ces variétés de néphrite.

Aufrecht ne voit dans la néphrite chronique hémorrhagique de Weigert qu'un processus inflammatoire qui se serait *surajouté* à notre néphrite chronique ; cela est vrai dans beaucoup de cas, mais non dans tous. Nous avons eu l'occasion de suivre la néphrite hémorrhagique d'Aufrecht dès le début de son évolution, et nous sommes convaincu qu'elle doit être considérée comme une forme à part.

Nous avons déjà dit qu'il existait des *formes abortives* de néphrite chronique, et nous n'avons pas manqué d'attirer l'attention sur l'intérêt pratique de cette remarque. Tantôt on rencontre comme une ébauche d'hydropisie, d'anémie, de dyspepsie chronique, ou bien au contraire le malade ne se doute nullement de son état, et seul l'examen microscopique des urines démontre la présence de lésions souvent très circonscrites mais qui prouvent d'une manière certaine l'existence de la néphrite (cylindres granuleux, épithéliums rénaux.

Pronostic. — Lorsque la néphrite est *intense*, la mort est la règle. Elle survient à la suite des complications que nous avons indiquées, et même avant que la néphrite ait eu le temps de se transformer en *rein contracté* ; cela est vrai surtout pour le gros rein blanc et les formes voisines. Ce n'est qu'*exceptionnellement* que les malades guérissent complètement. Toutefois Bartels et Wagner ont observé des cas de néphrite grave qui guérirent parfaitement ; et pour notre part nous pouvons ajouter à leurs résultats deux autres cas. Ces guérisons s'observent surtout lorsque les maladies primitives comme la malaria, une syphilis de date relativement récente, ou des affections chirurgicales ont cédé à un traitement approprié (1).

Mais dans un nombre considérable de cas, la maladie se termine par une guérison incomplète ; on observe seulement de longues rémissions avec disparition presque entière d'albumine et d'hydropisie.

En général, une albuminurie intense (2), une oligurie pro-

---

(1) Quand la guérison doit s'obtenir on peut observer dans les urines une décharge considérable de globules blancs. Dans des reins atteints de néphrite en voie de guérison et que nous avons observés chez des individus morts d'une autre complication, on peut retrouver ces globules blancs en masse dans les tubes collecteurs assez nombreux pour obstruer la papille. Cette décharge de leucocytes s'observe surtout dans les néphrites aiguës; on la constate encore quoique plus rarement dans les néphrites chroniques qui n'ont pas une durée trop longue. (G. C.)

(2) La quantité de l'albumine est sans valeur. L'augmentation de l'albumine, loin d'être un signe défavorable, peut dans quelques cas, comme le professeur Jaccoud l'a prouvé et comme nous l'avons montré dans notre thèse, être un signe pronostique d'un bon augure. Le professeur Jaccoud soutient que l'augmentation de l'albumine est de règle quand la sécrétion urinaire redevient plus abondante après une période d'obstruction rénale ; pour lui « les raisons du pronostic doivent être cherchées dans la quantité de l'urine, dans la quantité de l'urée qui donne implicitement la mesure des autres éléments de l'urine et non point dans le chiffre de l'albumine qui est tout à fait accessoire ». Le professeur Dieulafoy professe la même opinion. « L'albuminurie au cours du mal de Bright, dit-il, ne donne que des renseignements bien incomplets sur la marche et le pronostic de la maladie ». Les albuminuriques qui ont de fortes doses d'albumine dans leur urine ne sont pas ceux qui sont à la veille des plus graves accidents. Aux moments les plus graves, l'albumine peut disparaître ou l'albumine peut survivre aux autres symptômes de la néphrite quand celle-ci est à peu près guérie. Ce qui crée le danger dans la néphrite « ce n'est pas ce qui passe au travers des reins, c'est ce qui ne passe pas » (Dieulafoy). L'albumine pour les maladies des reins, pas plus que l'ictère pour

longée, et la présence d'une grande quantité de globules sanguins dans les sédiments urinaires passent pour être d'un mauvais pronostic ; au contraire les cylindres, si nombreux qu'ils soient, ne semblent pas avoir grande importance à ce point de vue. Cependant nous avons été assez heureux pour noter des rémissions, même lorsque des malades avaient présenté tous les symptômes que nous venons de décrire (1).

---

les maladies du foie, est un indice certain et infaillible d'après lequel on puisse juger de la gravité des lésions rénales. — Il ne faut pas croire cependant qu'on veuille enlever à l'albumine toute importance. Il est certain que dans la néphrite diffuse elle joue un rôle dans le pronostic. Sa persistance, la difficulté avec laquelle on arrive à la faire disparaître même avec des régimes appropriés le prouvent d'une façon évidente. Il est facile, en effet, quand on se trouve en présence d'un individu atteint de néphrite chronique et qui n'avait reçu aucun soin de réduire le taux de l'albumine ; mais il est rare qu'on puisse le réduire à rien. Nous avons vu précédemment qu'il y avait plusieurs albuminoïdes urinaires et qu'une de celles-ci traduisait plus spécialement la lésion rénale. Pour le professeur Jaccoud ce serait la sérine. Quelle que soit cette albuminoïde, elle persiste longtemps. Le régime le mieux choisi ne la fait pas disparaître du premier jour. Elle est donc d'une valeur pronostique incontestable et elle atteste que la néphrite chronique n'est pas guérie, que le brightique n'est pas rétabli. A ce point de vue il y a une différence avec la néphrite aiguë qui, elle, laisse un reliquat albumineux qui n'assombrit en rien le pronostic. (G. C.)

(1) L'albumine marche de pair avec l'intensité de l'inflammation. La composition de l'urine est en rapport avec le degré de la phlegmasie. Plus elle est prononcée, plus les urines sont rares, plus leur aspect est louche et sanguinolent, plus le sédiment est abondant. Quand l'affection doit guérir, la composition de l'urine se rapproche graduellement de la normale ; elle devient plus abondante, plus claire, moins trouble ; le sédiment plus rare, et il ne « subsiste plus bientôt comme anomalie que l'albuminurie » (Senator). Mais quand il y a hydropisie et que celle-ci commence à disparaître, l'urine devient abondante, la densité diminue. Ce sont autant de signes qui doivent être pris en considération et saisis quand la néphrite aiguë passe à l'état chronique. Aussi devons-nous nous mettre en garde contre des erreurs de diagnostic possibles.

Quand la néphrite est déjà ancienne et que l'on voit se développer une *hypertrophie du cœur*, cette dernière indique que la néphrite se transforme *en rein contracté*. Au moment même où nous écrivons ces lignes, nous avons un malade qui va et vient dans l'hôpital, sans éprouver la moindre souffrance, et qui, il y a quelques mois, fut deux fois moribond. Il resta pendant des semaines dans le coma urémique ; et on lui fit plusieurs ponctions qui lui retirèrent plus de 50 litres de liquide ascitique chyleux. Ses téguments, qui pendant l'hiver dernier étaient œdématiés au point de le rendre méconnaissable, se sont désinfiltrés ; l'aspect du patient est nettement celui d'un individu atteint de rein contracté, et son urine qui naguère se coagulait brusquement par la seule influence de la chaleur est maintenant pauvre en albumine.

Nous avons déjà vu quelles étaient les principales causes de la mort, et nous avons cité en premier lieu l'*asthénie cardiaque*, *les lésions viscérales secondaires*, *les œdèmes généralisés* et enfin *les accidents urémiques*.

Cette néphrite se caractérise encore par ce fait qu'elle épargne parfois les débilités alors qu'elle enlève des individus très vigoureux.

Diagnostic. — A moins que le rein ne soit pas *très atrophié*, les signes essentiels sur lesquels devra reposer le diagnostic de néphrite diffuse aiguë sont : *l'albuminurie à un degré très élevé*, *la richesse de l'urine en cylindres de différentes formes*, *en corpuscules sanguins* (il va de soi que la présence de ces globules perd de sa valeur au point de vue diagnostique lors-

---

Car dans la néphrite aiguë au déclin, l'urine changeant brusquement de caractère, elle peut nous en imposer pour une transformation possible d'une néphrite aiguë en une néphrite chronique et il faut distinguer une néphrite aiguë au déclin, une poussée aiguë au déclin et une néphrite chronique. (G. C.)

que la néphrite est accompagnée de catarrhe des voies urinaires) ; de plus l'urine contient surtout des *cellules épithéliales* ayant subi une *dégénérescence graisseuse* presque complète. En fin on sait que cette néphrite s'accompagne d'*hydropisies très accentuées* et dont les localisations sont caractéristiques.

Lorsque tous ces symptômes se trouvent réunis, le diagnostic est facile, à moins que l'on ne se trouve en présence d'un rein amyloïde (1). Nous avons déjà dit comment on pouvait différencier le *rein de la stase urinaire* de notre néphrite. Nous n'avons pas besoin de rappeler aux cliniciens toute la circonspection avec laquelle ils devront essayer de grouper leurs symptômes.

Pour différencier *la néphrite aiguë*, on se rappellera que cette dernière a un début différent de notre néphrite chronique. On attachera moins d'importance aux *hématuries* qui l'accompagnent puisque nous avons vu que la néphrite chronique pouvait être accompagnée elle aussi d'hémorrhagies

---

(1) Souvent la dégénérescence amyloïde se trouve dans le rein atteint de néphrite diffuse chronique à titre de complication. Quand l'amylose seule frappe le rein, sans être mélangée à d'autres lésions, le diagnostic est encore difficile. Cependant chez les phthisiques, les syphilitiques, chez les individus atteints de lésions suppuratives des os, on la soupçonnera. En général les urines auront conservé leur quantité normale, elles sont pâles, abondantes, transparentes, peu sédimenteuses, contenant des cylindres hyalins gros et peu abondants, peu d'urée, d'acide urique, d'acide phosphorique, de chlorures, peu ou pas d'albumine. Senator et Führy-Snethlage avaient indiqué la globuline comme propre à la dégénérescence amyloïde. Mais ces auteurs ont fourni des observations contraires à leur manière de voir. L'œdème est léger et circonscrit aux malléoles. La rate est quelquefois grosse (Bartels soutient le contraire) ; le foie est hypertrophié ; l'urémie est rare, les troubles oculaires, la rétinite surtout est peu fréquente. On n'observe jamais d'hydropéricarde et d'hydrothorax et rarement d'inflammation secondaire. Enfin il n'y a pas d'hypertrophie cardiaque. (G. C.)

périodiques. Nous avons vu des néphrites chroniques avoir les allures d'une néphrite aiguë typique avec hydropisie et accidents urémiques, et être accompagnées jusqu'à la mort d'urines hémorrhagiques. Nous ne saurions trop mettre le médecin en garde contre cette tendance à admettre une néphrite aiguë toutes les fois qu'il se trouve en présence de *poussées d'hématuries*, même lorsque celles-ci sont très accusées (Goodhart).

Lorsqu'au contraire les symptômes que nous avons décrits comme caractéristiques de la néphrite aiguë manquent en partie, ou ne se présentent qu'isolément, le diagnostic est beaucoup plus difficile.

Plus l'atrophie est accusée dans les néphrites chroniques, plus il est difficile d'établir le degré de sclérose rénale, surtout lorsque la compensation cardiaque fait plus ou moins défaut.

Les autres symptômes de l'atrophie complète du rein sont les suivants : Les urines sont abondantes, pauvres en albumine et en sédiments, et le cœur est d'autant plus hypertrophié que l'atrophie est prononcée.

Traitement. — Comme le traitement de la *néphrite aiguë* et celui de la *néphrite chronique* ou *subaiguë* nous paraissent être à peu près analogues, tandis que les indications thérapeutiques qui concernent la néphrite chronique sans atrophie trop marquée sont absolument différentes de celles qui répondent au rein *complètement contracté*, nous nous proposons de traiter cette dernière forme à part.

Prophylaxie. — Nous ne connaissons aucun moyen capable de s'opposer au développement d'une néphrite diffuse dans le cours d'une maladie infectieuse. Nous avons vu en étudiant la néphrite la plus dangereuse et la plus fréquente, la *néphrite scarlatineuse*, que cette affection survenait chez des individus ayant été l'objet des soins les plus assidus, pendant qu'elle épargnait d'autres malades chez lesquels on n'avait pris aucune précaution. On sait que le public ainsi qu'un certain nombre de médecins attribuent la néphrite scarlatineuse à un *refroidissement*, mais Leichtenstern nous apprend qu'en soignant ses petits malades avec des bains froids, il a vu le nombre des néphrites diminuer (1) ! Enfin on n'a jamais pu établir avec certitude l'action du froid sur la production de la néphrite. Toutefois, nous ne saurions trop recommander pour d'autres raisons (telle entr'autres que la parésie cardiaque qui peut mettre les jours du petit malade en danger) de ne pas employer *systématiquement* les bains froids, surtout dans les formes graves de scarlatine avec pouls *petit* et *filiforme*.

Mais s'il n'est guère possible d'éviter les néphrites dans les maladies infectieuses, il n'en est pas de même pour les néphrites dites *toxiques*, *médicamenteuses*. Un médecin qui saura faire usage des agents thérapeutiques avec prudence n'aura jamais de lésions rénales à redouter.

Quant à la thérapeutique proprement dite, le nombre croissant de nos observations nous apprend que le traitement est loin d'être aussi efficace que certains optimistes voudraient bien le croire ; et nous sommes convaincu que ces *prétendues guérisons* de néphrites par l'ingestion de certains médicaments ne sont que des guérisons *spontanées*. Cela est vrai surtout pour la néphrite aiguë qui a une tendance marquée à la guérison, ainsi que Cantani, Henoch et Rosenstein l'affir-

(1) Bull de Christiania ne préconise pas d'une manière systématique les bains froids dans la néphrite aiguë. Cependant il croit que quelquefois ils peuvent avoir un effet heureux sur la néphrite. En tout cas on peut affirmer avec certitude que l'existence d'une néphrite au cours d'une maladie aiguë n'est pas une contre-indication formelle des bains froids et n'empêche pas le traitement de celle-ci par ce procédé thérapeutique. (G. C.)

maient récemment. La fréquence des guérisons de néphrite aiguë suffit pour répondre aux attaques de certains médecins trop enclins à prescrire des médicaments.

Nous ne saurions trop répéter que, abstraction faite de certains cas qui réclament une médication énergique et rapide, le traitement essentiel doit consister en des *soins hygiéniques* bien compris. On condamnera d'autant plus le malade à un repos au lit et à une diète absolue, que la néphrite sera plus récente ; et dans les néphrites subaiguës comme dans les néphrites chroniques, c'est encore dans l'hygiène raisonnée de l'habitation et des vêtements, et dans la diète que l'on trouvera les meilleurs auxiliaires de la nature.

On s'attaquera à la *cause initiale* toutes les fois qu'elle sera passible d'un traitement interne ou chirurgical, la malaria, la *syphilis*, et surtout les *suppurations* de quelque nature qu'elles soient. Mais par contre nous ne nous étendrons pas sur les traitements *antiseptiques* que l'on emploie si fréquemment aujourd'hui dans un but microbicide et qui entretiendraient la néphrite ; nous nous sommes assez longuement expliqué sur ce sujet et nous avons exprimé nos doutes au sujet de la part que les micro-organismes prenaient dans la néphrite. Il ne faut pas oublier d'ailleurs que les médicaments ingérés dans le but de détruire les micro-organismes des reins ne sont jamais éliminés sans occasionner eux-mêmes de graves lésions rénales. Nous condamnons formellement les hautes doses *d'acide salicylique et d'acide phénique* (1) qui

(1) Le but de la thérapeutique dans la néphrite aiguë est de permettre l'élimination des produits de désassimilation. Or, comme le traitement de la fièvre est de faciliter les oxydations, de rendre oxydés les produits qui ne le sont pas et par suite éliminables, le traitement de la néphrite aiguë et de la maladie infectieuse qui lui a donné naissance se confond. Il s'agit donc de trouver dans la thérapeutique des agents qui répon-

ne pourraient que détruire des reins déjà malades. Il en est de même pour *le chlorate de potasse* qui a engendré plus d'une

---

dent à cette indication. Mais avant tout, il est bon d'apprendre quels sont ceux dont il faut se défier. Car une mauvaise thérapeutique fermant les portes rénales ou altérant le rein peut retentir sur la cause initiale. A ce point de vue l'acide phénique doit être proscrit, car non seulement il ne répond pas au traitement logique des maladies pyrétiques dont on doit respecter la fièvre, mais aussi il s'élimine en se combinant avec la soude et la potasse sous forme de sulfophénate de potasse, et dans le traitement de la fièvre typhoïde il peut produire une cachexie que l'on a décrite sous le nom de cachexie sulfo-phéniquée (Ramonet). Si donc les oxydations sont diminuées, par suite si l'élimination des produits non oxydés est moindre, si enfin les produits de désassimilation sont augmentés, alors que le filtre rénal est lésé et forme une barrière à tous ces produits, on comprend combien est facile l'auto-intoxication, ses effets se combinant et s'ajoutant à ceux dépendant de la maladie générale. Il est donc d'un intérêt considérable de faire une thérapeutique rationnelle de la maladie générale, car on facilite d'autant l'élimination des produits toxiques et on les diminue d'autant. Il est utile aussi d'ouvrir les portes rénales et de s'adresser et de veiller au bon fonctionnement du rein.

A cet égard l'antipyrine ne peut nous rendre aucun service. Non seulement elle diminue les oxydations, mais aussi elle ferme les portes rénales. Car la polyurie est nécessaire ; elle sert d'autant à l'élimination des produits toxiques ; elle doit être recherchée. On ne saurait donc se mettre trop en garde contre les agents thérapeutiques qui vont à l'encontre de cette indication importante.

L'acide salicylique est un médicament précieux. Il rentre dans la classe des corps facilitant la solubilisation des matières extractives par combinaison et rendant facilement éliminables et non toxiques des matières insolubles et toxiques. C'est ce qui explique pourquoi, malgré ses propriétés antipyrétiques, il peut rendre des services et c'est ce qui explique ce paradoxe qu'étant antipyrétique, il augmente l'élimination des produits toxiques. En effet il facilite l'élimination des produits toxiques pyrétogènes en augmentant l'azote et en se combinant avec l'azote du glycocolle ; il se transforme en acide salicylurique. Il en est de même pour l'acide benzoïque qui n'est pas un corps azoté ; mais l'acide benzoïque s'élimine sous forme d'acide hippurique qui a fixé de l'azote. Il s'est combiné avec le glycocolle type des matières extractives

fois une néphrite que l'on attribuait à la diphtérie. Quant aux *mercuriaux* recommandés récemment encore par Sacharjin et Peters, nous ne conseillons de les employer avec prudence que dans les néphrites d'origine nettement *syphilitique*, et encore les idées d'Andronico nous paraissent-elles quelque peu optimistes.

Enfin l'usage externe de *l'iodoforme* n'est pas non plus sans danger. Au chapitre de « *l'hémoglobinurie* » et à celui de

---

insolubles et toxiques. Les hippurates ne sont plus toxiques, sont solubles et par suite éliminables. Acide benzoïque et acide salicylique étant aussi antiseptiques sont donc des médicaments auxquels on doit avoir recours. Il est permis de penser qu'ils doivent avoir une action sur les micro-organismes contenus dans le rein.

Par ce qui précède on voit qu'il est utile non seulement de ramener les urines à une composition à peu près analogue à celle de l'eau, mais aussi qu'il faut priver l'urine de ses produits toxiques (ptomaïnes, leucomaïnes), de ses toxines en général. On répond à la première indication en déterminant la polyurie, à la seconde en augmentant les oxydations. La polyurie a en effet pour but de réduire les matériaux solides de l'urine à leur minimum. Diminuer les oxydations c'est enlever de l'urine la leucine, la tyrosine, etc. etc. On détermine la polyurie par le régime lacté absolu, mixte quelquefois, en ayant soin toutefois de ne pas s'adresser au bouillon et aux aliments riches en matières extractives et en huiles essentielles. On augmente les oxydations par le sulfate de quinine à petites doses et par des doses d'alcool de 20 à 30 grammes, par l'hydrothérapie (bains progressivement refroidis), par l'absorption d'oxygène. Ces méthodes, il est vrai, visent plutôt les néphrites aiguës que les néphrites chroniques. Mais elles permettent d'entrevoir le parti que l'on peut en tirer pour le régime de brightiques chroniques, surtout quand nous connaissons le rapport qui existe entre la quantité d'albumine sécrétée et la quantité des matières extractives rendues dans l'urine, quand nous savons que, les portes rénales fermées, une auto-intoxication se produit grâce à ces substances, et quand nous connaissons leur contact funeste sur les reins malades. Enfin grâce au rôle oxydant des bains froids (A. Robin), il est permis de voir dans ces derniers un adjuvant thérapeutique précieux et de ne pas considérer la néphrite, dans le traitement des pyrexies, comme une contre-indication. (G. C.).

« *l'étiologie des néphrites toxiques* » nous nous sommes étendu sur l'action nuisible de ces substances : nous n'y reviendrons pas. Les cas, dans lesquels la thérapeutique a favorisé le développement des ptomaïnes au lieu de l'arrêter, sont plus nombreux qu'on ne le pense.

La *quinine* et l'*acide benzoïque* (Leyden, Klebs, Kannenberg) semblent être préférables aux substances précitées, encore ces deux médicaments n'ont-ils jamais donné de résultats certains.

Nous ne connaissons pas encore de traitement spécifique contre les processus inflammatoires du rein. Parmi les médicaments anti-inflammatoires, nous mentionnerons les *astringents*, que Bright et Frerichs avaient déjà mis en usage. On sait que ces auteurs les administraient dans le but de rendre aux vaisseaux rénaux enflammés leur tonus normal ; les expériences récentes de Ribbert ont confirmé les idées de Bright. Mais nos observations ne nous ont donné que des résultats négatifs.

On a proposé le *tartre stibié* et l'*acide nitrique* comme remèdes *antiphlogistiques* ; nous conseillons de s'en abstenir. Il est certain d'ailleurs que la première de ces substances ne serait pas sans occasionner quelque dommage dans le parenchyme rénal.

Les révulsifs appliqués sur la région lombaire n'ont guère d'utilité, et il faut proscrire les vésicatoires ; enfin l'application de glace a des effets bien problématiques. Les *ventouses* appliquées sur la région lombaire ont l'avantage de faire disparaître momentanément la douleur. Il est préférable de faire usage de ventouses *sèches*, car les ventouses scarifiées tendent à augmenter encore l'anémie.

On a proposé de modifier la circulation sanguine et d'empêcher l'afflux du sang vers les reins en réchauffant les téguments pour y provoquer l'hyperhémie, mais on n'est pas encore très bien fixé sur les résultats que donne ce moyen. Quoi qu'il en soit, rappelons-nous que tout organe *récemment* inflammé exige un repos complet, et qu'en conséquence, toutes les fois qu'un malade sera atteint de néphrite *en voie d'évolution*, le médecin devra toujours prescrire un repos absolu. Lorsque la néphrite est passée à l'état chronique, la question est tout autre. Doit-on garder continuellement le malade au lit? Certains médecins n'hésitent pas à répondre affirmativement à cette question. Il est évident que si le brightique souffre, s'il est atteint d'œdème et affaibli, s'il se trouve menacé de complications inflammatoires, le repos s'impose de lui-même ; mais si l'œdème est peu accentué, si le malade n'est pas trop affaibli et si l'on prévoit une atrophie de l'organe, nous ne pensons pas qu'il soit nécessaire de priver les malheureux malades de quelques promenades à l'air frais lorsque le temps est propice, même en supposant que le travail musculaire qu'il produira augmentera son albumine.

Nous avons été témoin d'un fait qui n'est sans doute qu'une exception, mais qui n'en est pas moins instructif. Un brightique condamné au repos depuis de longs mois souffrait tellement de cette inactivité continuelle qu'il se sauva de l'hôpital en plein été. Il vécut dans une forêt et transpira tellement que son hydropisie disparut ; ce malade que nous avions cru mort revint guéri quelques mois après (1).

(1) Malgré ce cas heureux il ne faudrait pas croire que la diaphorèse doive toujours rendre des services. Bien plus, comme nous l'avons vu, au chapitre « Urémie », la diaphorèse, d'après Bouchard, ne peut offrir aucun avantage, la sueur n'entraînant pas les matériaux que doit enlever l'urine de l'organisme. Provoquée par la pilocarpine elle a déterminé des accidents urémiques graves, quelquefois mortels. Pour se rendre compte de son action on n'a qu'à examiner ce qui se passe dans quelques maladies fébriles. Ainsi dans la fièvre typhoïde des

D'après Cantani, des *frictions cutanées* avec de l'huile favoriseraient considérablement l'hyperhémie de la peau.

Lorsque la température du malade s'élève, comme cela s'observe quelquefois dans la néphrite aiguë, il faut éviter en général d'administrer des antipyrétiques. Si les malades accusent de vives sensations de brûlure, on pourra essayer de leur donner un peu de *quinine* ou d'*antipyrine* (1), mais jamais de *digitale* ni d'*acide salicylique*. Ces médicaments peuvent avoir un effet purement moral, mais en fait ils lui sont plutôt nuisi-
par des barreaux en fer d'un centimètre d'épaisseur. La con-
bles qu'utiles. Si le patient les supporte mal, on pourra essayer de *bains généraux tièdes* ; ces bains n'entraînent jamais d'accidents, et ont une action bienfaisante.

Les cas légers ont une tendance marquée à la guérir spontanément, il est donc préférable de rester dans l'expectation. On se contentera de mettre le malade au lit, et on lui donnera *de légers diurétiques* (tisane légère, boissons acidulées, etc.) ; si le malade est constipé, on aura recours à des évacuants. Il faudra soutenir les forces avec du lait, des sou-

---

transpirations abondantes peuvent apparaître dans les derniers jours de la maladie, survenant tous les jours ou tous les 2 ou 3 jours. Étant en raison inverse de la quantité d'urine, celle-ci diminue d'autant avec les matériaux solides. Ce ne sont pas des sueurs critiques. On ne peut les considérer comme telles que le jour où avec une diaphorèse abondante survient de la polyurie accompagnée d'une augmentation des matériaux solides. Tous les émonctoires s'ouvrent en même temps. Ce qui prouve bien que dans tous les cas la peau n'est pas un émonctoire de suppléance et de dérivation des reins, qu'elle est, quand le rein fonctionne et se trouve débordé dans sa tâche, tout au plus un adjuvant. (G. C.)

(1) Nous ne croyons pas, pour les raisons énumérées plus haut, que l'antipyrine puisse être prescrite. L'antipyrine diminue le taux des urines, elle ferme les portes rénales, elle augmente les désassimilations, elle diminue les oxydations. Elle aide à l'auto-intoxication, l'azote des matières extractives augmente ainsi que l'acide urique. (G. C.)

pes nutritives aux légumes et quelques aliments faciles à digérer. Il n'y a pas lieu d'interdire absolument les substances azotées.

Lorsqu'au contraire la néphrite est *grave*, on combattra les symptômes ; et plus d'une fois cette thérapeutique a donné de brillants résultats. Voici quelques indications à ce sujet.

1° Oligurie. — Lorsqu'un brightique n'est pas trop rapidement envahi par les œdèmes et que ses fonctions digestives ne sont pas troublées, il est bon de lui faire boire abondamment de l'eau, du lait, de la limonade, dés boissons acidulées (1), et il est bien rare que son urine n'augmente pas. On a prétendu que l'albuminurie s'accentuait davantage, mais c'est une erreur. Glax avait émis cette opinion paradoxale que la diminution des liquides ingérés *augmentait* la diurèse ; nous n'avons jamais bien compris quelle était exactement sa pensée.

(1) La polyurie aide à l'élimination des produits toxiques. C'est faire une bonne thérapeutique que de combattre l'oligurie. Le sulfate de quinine donné à doses oxydantes, l'alcool, le benzoate de soude élèveront le taux de l'urine (A. Robin). On amènera ainsi des décharges d'eau qui seront salutaires aux malades. — Ces moyens destinés à provoquer la polyurie s'appliquent aux cas où l'oligurie est seule en cause. Comme le dit l'auteur il est préférable de réserver les vrais diurétiques pour les cas accompagnés d'hydropisie. Mais il faut distinguer dans les boissons acidulées qu'il propose comme polyuriques celles qui sont composées d'acides minéraux ou d'acides organiques. Les premières ont le pouvoir de provoquer seulement la polyurie, les secondes favorisent l'absorption de l'oxygène (A. Robin) et à ce titre sont précieuses dans les néphrites aiguës survenant au cours d'une maladie infectieuse, puisqu'elles augmentent les oxydations et évitent au rein le contact de matériaux irritants. — La caféine et la lactose étant essentiellement des diurétiques rénaux (comme l'a avancé le professeur G. Sée dans la séance du 30 juin 1891 de l'Académie de médecine) devront être prescrites dans ces cas d'oligurie. Ce sont des excitants généraux mais non du cœur directement. (G. C.)

Il est préférable de réserver les *diurétiques vrais* pour les cas accompagnés d'hydropisie et d'accidents urémiques. Nous avons vu de jeunes médecins confondre l'*anurie* avec une *rétention d'urine* et pratiquer le cathétérisme de l'urèthre ! Nous ne saurions trop mettre en garde contre des erreurs de ce genre ; nous avons vu se développer une cystite chez un jeune malade que l'on avait sondé.

2° Albuminurie. — C'est surtout dans les *néphrites chroniques*, et lorsque celles-ci sont accompagnées d'une albuminurie extraordinairement *intense*, que cette dernière doit être l'objet d'une thérapeutique spéciale. Nous avons vu bien souvent des médecins et même de bons cliniciens, peu soucieux du régime qu'ils doivent imposer à leurs malades, prescrire, après avoir constaté de l'albuminurie néphrétique, une nourriture aussi riche que possible en albumine, comme la viande et les œufs, et cela, sans se préoccuper de rechercher le degré d'albuminurie. C'est une faute. D'autre part il faut se garder de tomber comme Senator et d'autres auteurs dans l'excès contraire, de défendre absolument les œufs et de ne prescrire que des aliments peu albumineux (1).

---

(1) Il semble qu'il n'y a pas un régime absolu, une formule alimentaire générale à appliquer aux albuminuries néphrétiques. Certains malades ne verront pas l'albumine augmenter avec le vin, l'alcool, les matières albuminoïdes en général, la viande, alors que d'autres malades la verront sensiblement augmenter avec ces mêmes aliments. Il y a une susceptibilité individuelle à cet égard comme il y en a une pour les agents thérapeutiques. Cette constatation que l'on peut faire tous les jours en clinique engage le médecin à essayer en quelque sorte ses médicaments, à trouver, suivant les individus, les doses auxquelles il doit les prescrire, et à chercher, dans un ordre donné, le régime approprié aux malades. Ainsi M. Besnier citait, dans sa policlinique de l'hôpital St-Louis, des exemples de psoriasis traités par un régime alimentaire sévère dans lequel la prescription des viandes de charcuterie et des mets épicés entrait pour une large part. Ces mêmes malades

Nous avons démontré que l'ingestion d'œufs pouvait, il est vrai, augmenter la proportion d'albumine des urines, mais la perte d'albumine par les urines est amplement compensée par ces aliments eux-mêmes ; et comme il est loin d'être démontré cliniquement que l'albuminurie soit proportionnelle au degré d'inflammation, et que les aliments albuminoïdes soient un excitant pour les reins, nous ne voyons pas pourquoi on priverait les malades d'aliments si précieux.

Lorsque l'albuminurie reste élevée pendant longtemps, lorsqu'un malade perd par exemple 10 grammes d'albumine sèche par jour depuis des semaines, il est évident que sa nutrition est singulièrement compromise, et que sa vie elle-même est en danger. Dans des cas de ce genre, nous n'hésitons pas à faire absorber aux malades des substances *aussi albumineuses que possible*, et nous lui en prescrivons autant que ses voies digestives peuvent en supporter ; nos malades se sont toujours bien trouvés de ce traitement, et c'est à peine si la quantité d'albumine avait augmenté dans leurs urines. Il est bien autrement important de soutenir les forces et l'état général du malade en fournissant de l'azote à l'organisme que d'éviter une légère augmentation d'albumine (Rosenstein). On a même remarqué que lorsque le corps ne recevait pas suffisamment d'albumine, l'albuminurie augmentait (Sehrwald).

Il n'y a qu'une seule circonstance où nous conseillons de défendre la viande aux malades, c'est lorsqu'on se trouve en présence d'une néphrite *récente* et en *pleine évolution*, telle

---

traités sans souci aucun de ces règles alimentaires s'accommodaient parfaitement de ce nouveau régime et malgré lui guérissaient. Il ne faut pas conclure de ce fait que toute règle doit être négligée dans la prescription et le choix d'une alimentation, mais qu'on ne doit pas de parti pris rejeter comme nuisibles des aliments regardés comme tels d'une manière générale. (G. C.)

qu'on en rencontre fréquemment chez les jeunes scarlatineux. En effet, d'après Senator, Henoch, v. Dusch, nous-même, et un certain nombre de cliniciens, les aliments azotés dans ces néphrites récentes ne produisent pas seulement une augmentation d'albumine, mais ils donnent en même temps un coup de fouet au processus inflammatoire, de sorte que les sédiments hémorrhagiques, les cylindres augmentent avec l'albumine, et le mauvais état général du malade s'accentue. Penzoldt en a donné les preuves expérimentales.

Dans les néphrites *chroniques* nous donnons hardiment à nos malades la viande et la préparation dont elle est la base. Rosenstein et Cantani agissent de même, tandis que Semmola et Gaucher s'élèvent, comme nous l'avons déjà dit, contre l'usage, dans la néphrite, du bouillon, de l'extrait de viande, de la poudre de viande et des « *poisons* » analogues.

Il va de soi que dans les cas, d'ailleurs très fréquents où le malade souffre de ces dyspepsies intenses qui sont avec la perte d'albumine la principale cause d'hydrémie et d'anémie, on devra être beaucoup plus réservé ; il sera préférable de suivre le conseil de Senator, de ne donner aux malades que peu à manger à la fois, et de répéter les repas fréquemment.

Potain et Semmola recommandent le régime lacté exclusif, Schmidtlein considère ce régime comme *anti-hydropique*, et Jaccoud comme *prophylactique* ; mais malheureusement nous avons observé plus d'une fois des dyspepsies rebelles chez des malades mis au lait, et cela malgré l'addition de cognac ou de café à leur lait.

Plus notre pratique augmente, plus nous voyons de malades incapables de supporter le régime lacté, tandis que la cessation de ce régime produit un véritable soulagement. Oestreich a prétendu avoir observé *un cas* dans lequel la diète lactée avait fait disparaître l'albuminurie, mais cette observation unique n'est pas suffisante pour nous faire changer d'opinion à ce sujet (1). Sobotta a montré que le régime lacté

(1) Le lait est l'aliment par excellence : il renferme moins d'albumine proportionnellement aux autres principes nutritifs, la graisse et les hydrocarbures, il est exempt de matières extractives. En lisant les raisons énumérées plus bas on verra qu'il répond aux indications du régime alimentaire de l'albuminurique et du brightique. Senator avec l'auteur considère comme impraticable le régime lacté exclusif pendant des semaines et des mois. Nous avouons que pour si pénible que soit ce régime on peut l'appliquer dans la pratique. M. le professeur Dieulafoy le prescrit dans son service et nous avons vu des malades, soumis à une surveillance sévère, le continuer pendant des mois. Cependant on peut, quand on a obtenu une amélioration notable, quand on a conjuré grâce à lui des accidents imminents, ordonner un régime lacté mixte qui comprend du pain, des soupes à la crême, à la farine en ajoutant de l'eau de chaux (1/2 ou 1/3) ou du lait bouilli pour faciliter sa digestion. Après le lait les aliments les moins azotés sont les viandes blanches (veau, agneau, volaille), les coquillages, les crustacés en petites quantités, les gelées (Senator). Il faut à tout prix éviter des troubles digestifs : ils exagèrent l'albumine en favorisant la multiplication et l'entrée dans le sang des produits de la transformation incomplète de l'albumine ingérée ou de ceux de la putréfaction intestinale (Senator).

Le professeur Jaccoud a formulé le mode d'administration du régime lacté : nous croyons utile de donner les règles qu'il a imposées. La quantité que le malade doit prendre doit varier entre 3 et 4 litres pour un adulte dans les 24 heures. Il conseille le lait non bouilli sans addition de sucre ni sel. Le malade doit prendre une tasse toutes les heures ou un bol toutes les deux heures. Il est nécessaire que la sécrétion urinaire soit constamment sous l'influence du lait. S'il s'écoule un certain nombre d'heures sans que le malade en ingère, ce qui arrive forcément la nuit, l'urine rendue après cet intervalle est plus foncée, plus dense, plus trouble, elle a perdu les caractères de ce qu'il appelle « l'urine lactée » et elle contient plus d'albumine que celle qui est émise pendant la période d'ingestion. Il faut donc maintenir la sécrétion urinaire sous l'influence du lait. Les urines de la nuit et du jour se ressentent de cette influence. Pendant le jour le malade prend du lait et pendant la nuit il n'en ingère généralement pas. Aussi les urines diurnes

ne faisait pas diminuer *sensiblement* l'albumine, bien que cet aliment exerce une excellente influence sur la nutrition.

---

sont-elles claires, limpides, d'une teinte jaune verdâtre peu accusée, celles de la nuit sont troubles, foncées, de teinte jaune brun. La densité des urines du jour est de 1001-1003; celles de la nuit de 1009 à 1013; pendant le jour on constate peu d'albumine, la nuit la proportion augmente. Le régime lacté produit il est vrai la constipation, mais on pourra la vaincre par des lavements uniquement.

Avec le régime lacté les urines changent de caractère physique : elles deviennent plus abondantes, la densité diminue avec l'accroissement de la diurèse, l'acidité de la réaction est moins marquée, la limpidité est plus grande ou complète et la teinte est d'un jaune pâle tirant sur le vert; l'urine ressemble au petit lait, « c'est l'urine lactée » (Jaccoud). La durée du régime ne peut être fixée : 3 semaines ou un mois. Mais elle est variable suivant la cause. Avec le régime lacté, l'albumine diminue, mais l'urée augmente, revient au taux normal, les chlorures augmentent et l'acide phosphorique aussi. L'amélioration obtenue, deux choses peuvent arriver :

1° L'albumine peut diminuer et tomber à zéro.

2° L'amélioration s'arrête et le chiffre quotidien de l'albumine reste à peu près stationnaire.

1° L'albumine disparue, il faut maintenir le régime lacté pendant 8 jours encore. Puis on fait faire au malade un repas d'épreuve au milieu du jour avec du bouillon, de la viande, quelques légumes herbacés et quelques fruits cuits avec un peu de vin rouge coupé d'eau; on proscrira les œufs. Si l'albumine n'a pas reparu on procédera avec beaucoup de ménagement et avec gradation en examinant les urines tous les jours. L'albumine ne reparaît pas; c'est la guérison. Mais après deux jours de ce régime mixte où dès le premier l'albumine reparaît et si on laisse les choses en l'état la quantité va augmentant, jusqu'à se rapprocher du chiffre primitif. Ce qui prouve, dit Jaccoud, que, l'état du rein n'ayant pas changé, l'albumine trouvée dans l'urine vient des aliments et non pas du sang qui ne laissait pas passer les albuminoïdes du sang avec le régime lacté. « C'est là une raison, ajoute-t-il, pour aller chercher la cause du passage de l'albumine dans l'urine tout d'abord dans le sang ». Si donc l'albumine reparaît il faut revenir au régime lacté exclusif; au bout de 15 jours il faut faire une nouvelle tentative alimentaire qui réussira souvent alors qu'avec la première on avait échoué. Si l'albumine reparaît, cette fois il faut ajouter au régime lacté l'hydrothérapie, le

Cependant on ne doit pas rayer le lait de la nourriture du malade ; au contraire il devra toujours accompagner ses autres aliments. Mais ce que nous ne manquons jamais d'ordonner, ce sont des substances riches en *léguminose* (1) ; ces subs-

---

tannin, l'ergot de seigle ou l'acide gallique qui augmentent la pression sanguine. Il importe de savoir que les cas qui réalisent cette première éventualité, suppression de l'albumine par le régime lacté exclusif, comportent un pronostic favorable.

2° C'est l'éventualité la plus fréquente. L'albumine s'arrête à un taux au-dessous duquel elle ne peut s'abaisser. Ce qui signifie que le rein laisse passer l'albumine du sang et non du lait, car le reliquat albumineux est dû au rein qui est lésé ; sa lésion pu être amendée et non guérie par le traitement. L'albumine alimentaire a été améliorée par le régime lacté ; seule a persisté l'albumine du sang. Ce qui le prouve c'est qu'en changeant le régime l'albumine augmente aussitôt ; par le régime lacté on avait seulement supprimé un élément générateur de l'albumine. Le résultat incomplet de ce régime est une preuve positive de la lésion rénale que corrobore et que vérifie la présence des cylindres dans les urines. Dans ce cas le pronostic est plus sérieux. Il faut continuer le régime lacté et lui associer l'hydrothérapie et la plupart des traitements que l'on trouvera consignés à la fin de ce chapitre.

(G. C.)

(1) L'auteur est d'accord sur ce point avec Senator qui conseille de restreindre le travail de métamorphose de l'azote. Les hydrocarbures sont en général plus digestifs que les graisses. L'usage des végétaux, d'après Senator, doit être recommandé, mais on doit exclure les substances piquantes (radis, raves) et ordonner ceux qui sont les plus pauvres en albumine, les pommes de terre, les semences et les graines, les légumes verts et les racines, les salades plus encore que les légumineuses, trop riches en albumine. Cette alimentation répond aux desiderata de Senator ; diminuer le travail de transformation des matières albumineuses dont le rein est chargé d'éliminer les produits terminaux et diminuer de ce fait la tâche des reins. C'est pourquoi il faut réduire ce travail de métamorphose au strict nécessaire, supprimer l'ingestion des aliments albumineux, par conséquent de nature animale. Un usage immodéré d'aliments riches en albumine peut produire, dit Senator, l'albuminurie chez des gens bien portants, soit qu'il y ait hyper-albuminose, soit qu'il y ait une digestion et une transformation incomplètes

tances agissent merveilleusement en réparant les forces. On aura soin de varier ces sortes d'aliments, et même de les interrompre de temps à autre pour ne pas fatiguer le malade.

Nous avons déjà vu que toutes les substances qui contiennent de l'*alcool* irritent les tissus du rein. On ne donnera donc de l'alcool que si le malade est très déprimé, tout au moins

---

des matières albuminoïdes. Les produits terminaux de la métamorphose albumineuse eux-mêmes peuvent produire une irritation sur le rein. Parmi ceux-ci l'urée et certains sels constituent pour les reins un irritant spécifique et stimulent leurs fonctions, d'autres agissent comme phlogogènes : les poisons (phénols), les matières extractives (créatine, créatinine, acide urique, acide glycéro-phosphorique). « Ces substances irritent non seulement le rein mais aussi le muscle cardiaque et le système vasculaire, dont les lésions marchent de pair ». Ces matières nuisibles sont, par les aliments animaux, introduites dans l'organisme toutes faites, soit qu'elles préexistent dans l'aliment, soit qu'elles s'y développent sous l'influence de la préparation (bouillon, extrait de viande crue, saucisson, jambon). « Le fromage, les œufs, les poissons salés et fumés contiennent non seulement les substances précitées, mais d'autres beaucoup plus nuisibles (leucine, tyrosine) et cela souvent en fortes proportions » (Senator). Cependant parmi les poissons on peut faire des distinctions : certains n'augmenteraient pas l'albumine, d'autres auraient une action nuisible sur le rein. Le hareng, le maquereau seraient différents à ce point de vue ; l'huile et les graisses qu'ils contiennent seraient la cause de ces différences (A. Robin). Enfin il faut faire remarquer que l'ingestion exagérée d'aliments azotés en cas de lésions rénales expose aux dangers de l'accumulation de leurs produits de transformation et de l'urémie.

Il est donc nécessaire de ne pas apporter à l'organisme plus d'albumine qu'il n'en a besoin ; il faut exclure tous les aliments renfermant les produits de décomposition et les matières extractives. On peut prescrire « une diète nutritive » (Senator) qui satisfera aux besoins de l'organisme à l'aide d'une nourriture non azotée et restreindra le travail de métamorphose de l'azote.

C'est pourquoi Senator prescrit les hydrocarbures et parmi ceux-ci les végétaux, avec les restrictions que nous faisons avec l'auteur au début de cette note. (G. C.)

n'en permettra-t-on l'usage qu'en très petite quantité. D'après certaines expériences faites sur des animaux il n'est pas nécessaire d'interdire complètement toutes les boissons alcooliques, ce serait infliger aux malades une privation inutile. Ceux qui avaient l'habitude d'en prendre régulièrement avant leur maladie se trouvent bien en continuant à en prendre de *petites quantités* (1).

Il est préférable d'ordonner du vin léger ou de la bière plutôt que des boissons concentrées, et d'éviter de les prendre à jeun. Il n'est pas nécessaire d'avoir recours à une diète spéciale pour les malades atteints de glomérulo-néphrite ou de lésions des épithéliums à bâtonnets.

A côté du traitement *hygiénique* de l'albuminurie et de l'hématurie, il faut parler aussi du traitement *médicamenteux*. Mais les efforts qui ont été faits dans ces dix dernières années ne sont guère encourageants, et il n'existe pas un seul médicament *anti-albuminurique* auquel on puisse accorder quelque crédit. Les *astringents* sont mal supportés au bout de quelque temps, et cela est vrai surtout pour l'*acétate de plomb* qui est précisément le moyen le moins infidèle pour arrêter l'albuminurie (Rosenstein). Il va de soi que ce médicament ne doit jamais être administré pendant longtemps.

Le *tannin*, surtout lorsqu'il est administré sous forme de

---

(1) L'abstention des spiritueux doit être recommandée ; on peut conseiller cependant des eaux minérales acidulées, des limonades aux sucs de fruits. Les vins les moins nuisibles sont les vins de fruits (cidre, de groseilles), les vins légers de la Moselle (Senator). Les vins forts ne doivent être prescrits que dans les cas de faiblesse cardiaque. La bière, d'après Senator, est plus nuisible que le vin en raison probablement de la grande proportion de matières extractives qu'elle contient. Quelquefois elle n'augmente pas l'albumine là où le vin avait eu cette conséquence. Bull a vu l'alcool n'occasionner aucun dommage tangible.

(G. C.)

sels de soude ou d'albuminates (Lewin, Ribbert), est plus facilement supporté par l'estomac; mais, même dans ces cas-là, il n'exerce presqu'aucune influence sur l'albuminurie (Leyden, Wagner, Rosenstein, Briese, Hiller, Penzoldt, etc., etc.).

Il faut réserver ces préparations ainsi que l'*ergotine*, le *perchlorure de fer* (Bohn) et l'*acide gallique* (Rose) pour les cas accompagnés d'*hématuries graves* (1) ; et cependant tous ces moyens ne nous ont donné aucun résultat dans plusieurs cas où des sédiments couleur chocolat persistèrent dans les uri-

---

(1) L'acide gallique, le tannin, le seigle ergoté, la noix vomique s'adressent à la pression sanguine qu'ils augmentent ; sa diminution favorisant le passage de l'albumine à travers le glomérule (Litten, Ribbert, Lécorché et Talamon). A côté de ces médicaments on peut placer l'hydrothérapie et les inhalations d'oxygène. Ces moyens doivent être associés au régime lacté exclusif, lequel doit être toujours, quand l'albumine n'a pas de tendance à disparaître, prescrit avec la dernière sévérité. On ne saurait montrer un seul jour de la défaillance malgré la longueur du traitement dans ces cas rebelles, dût-il durer 2, 3 et même 4 ans, car la guérison peut être obtenue. Mais nous devons ajouter que le traitement que nous venons d'indiquer vise des cas de néphrite chronique avec albuminurie, sans autre symptôme. Si des œdèmes surviennent, si des accidents urémiques sont à redouter, d'autres moyens, la saignée surtout, sont à la disposition du médecin. — Nous croyons nécessaire de résumer d'après le professeur Jaccoud les règles qui doivent indiquer la manière de faire de l'hydrothérapie de la façon la plus profitable au malade. On emploiera une eau tiède en pluie et en jet simultanés ; cette douche durera de une à quinze secondes et on évitera de toucher la colonne vertébrale. Après la douche on fera des frictions jusqu'à rubéfaction de la peau et on ordonnera la marche au malade. On prescrira une seule douche par jour. — Si on a recours aux inhalations d'oxygène on fera absorber au malade 30 litres par jour en 4 séances au début, en 3 dans la suite. De cette façon on fait diminuer les substances protéiques et on supprime complètement l'influence de la dyscrasie albumineuse (Jaccoud). Avec ce moyen et le régime lacté on fera quelquefois diminuer l'albumine ; il sera inutile alors d'en employer d'autres. (G. C.)

nes. Il est même probable que les prétendus succès, d'ailleurs peu nombreux, que l'on avait mis à l'actif de ces agents n'étaient que le résultat d'une simple coïncidence.

On avait beaucoup espéré de la *fuchsine*, mais les résultats négatifs notés par Bertet, Budde, Alibert, Riess et d'autres auteurs nous ont bientôt désabusés ; cependant Cortezao a tenté tout récemment de la remettre en honneur (1).

Il ne faut pas non plus s'attendre à de bien bons résultats de la part de l'*acide benzoïque*. Tous ces médicaments fatiguent à la longue l'estomac. Nous conseillons fort de ne pas prolonger leur usage. D'ailleurs si on se rappelle combien sont variables les quantités d'albumine contenues dans les urines et combien ces variations sont fréquentes, on conçoit aisément

---

(1) La manière dont la fuchsine fut introduite dans la thérapeutique explique la valeur qu'on a bien voulu lui attribuer. Feltz et Ritter constatèrent sa présence dans le vin falsifié, et comme chez les personnes qui avaient absorbé pareil liquide on n'avait vu aucun trouble et que même, d'après le rapport de Bergeron et Clonet, on avait observé qu'un albuminurique d'origine cardiaque avait guéri, Feltz et Duclos l'étudièrent. Ils conclurent qu'à la dose de 8 grammes la fuchsine ne produit aucun accident, que s'il se produit des effets nuisibles ils sont imputables à l'arsenic qu'on lui a associé, que la fuchsine ne produit pas d'albumine, qu'elle est diurétique et qu'à 30 ou 80 centigrammes elle détermine une élimination considérable de phosphates. La thèse de Divet, inspirée par ces idées, démontra l'efficacité vraiment remarquable de la fuchsine sur l'albuminurie. Le professeur Dieulafoy a étudié dans 4 observations bien suivies les effets de la fuchsine et il n'a signalé aucune modification ni dans la quantité d'albumine, ni dans les mictions, ni dans les phénomènes thoraciques du mal de Bright, ni dans les troubles digestifs, ni dans l'état général. La fuchsine, d'après lui, semble plutôt exercer une action inverse de celle qu'on lui attribuait sur la sécrétion urinaire qu'elle diminue ; elle cause aussi de la cystite. Aussi la plupart des auteurs l'ont-ils rejetée de leur thérapeutique et n'est-elle plus que mentionnée dans les traités des maladies des reins. (G. C.)

que l'effet des différentes substances médicamenteuses ne soit pas facile à vérifier.

Nous reviendrons sur l'*iodure de potassium* au chapitre du *Rein contracté.*

3° HYDROPISIE. — Lorsque l'hydropisie se généralise et qu'elle est accentuée, il faut la combattre énergiquement. Cependant lorsqu'elle se déclare dans le cours d'une néphrite aiguë, il vaut mieux ne pas employer immédiatement les moyens radicaux, et n'avoir recours à ces mesures que si le traitement général est resté sans effet. Nous avons vu plus d'une fois dans notre service des enfants bouffis et défigurés avoir des diurèses très abondantes après la simple ingestion d'eau vineuse, alors que des moyens *anti-hydropiques* avaient échoué.

Si l'hydropisie est *très prononcée* et si elle menace la vie du malade, il ne faut pas hésiter à l'attaquer vigoureusement. On peut agir en produisant une détente par les glandes sudoripares, par les reins, par l'intestin ou enfin en ayant recours à des moyens mécaniques; on peut donc agir par *diaphorèse* (externe et interne), par *diurèse,* en provoquant une dérivation sur l'intestin ou enfin *chirurgicalement.*

On commencera par s'adresser tantôt à la diaphorèse, tantôt à la diurèse, et si aucun de ces moyens ne réussit, on essaye des deux derniers, soit séparément, soit au contraire en les associant.

D'après nos observations personnelles, il semblerait que quelque soit l'ordre dans lequel on emploie les médicaments, l'effet est le même. Lorsqu'il n'y a aucune contre-indication, nous avons d'abord recours à la diaphorèse *externe,* à laquelle nous ajoutons souvent quelques laxatifs ; mais s'il ne se produit pas une détente au bout de quelque temps, nous administrons immédiatement les *diurétiques vrais.*

Comme mesure d'hygiène, nous recommandons de *grands bains très chauds*, en ayant soin d'envelopper les malades dans une couverture à la sortie du bain, et des bains d'air chaud après lesquels le malade est enroulé dans des linges humides et très chauds ; les bains d'eau amènent une transpiration abondante, et les bains d'air une transpiration modérée. Selenezki et Hess, qui ont fait tout récemment des recherches précises à ce sujet, ont noté une diminution de poids variant de 100 à 800 grammes, à la suite des bains.

On a employé aussi les bains romains et les bains de vapeur russes, mais les premiers ont le désavantage sur les seconds d'exposer la bouche et le nez, comme le reste du corps, à la haute température atmosphérique.

Liebermeister fait prendre un ou deux bains par jour de un quart d'heure à une demi-heure chacun, et à la température de 38 à 41° C. (30-33° R.) ; puis il enveloppe ses malades dans des couvertures de laine et les laisse ainsi une ou deux heures. Par ce moyen, les adultes transpirent près de deux livres de sueur, et les enfants près d'une livre. Ce n'est qu'exceptionnellement que les résultats sont faibles ou nuls.

Les bains chauds diminuent à peine la sécrétion urinaire ; bien plus, il arrive souvent que dans les cas où l'albuminurie est prononcée la chaleur du bain, en élevant la pression sanguine (Grefberg) et en dilatant les artères périphériques (Frey), soulage le cœur, et l'urine augmente en même temps que l'urée s'élimine ; cette dernière provient de la décomposition du liquide hydropique qui a été entraîné dans le courant circulatoire et de la haute température du corps.

Ainsi les bains pourraient être considérés jusqu'à un certain point comme ayant le pouvoir de prévenir l'urémie, mais malheureusement il y a bien peu de malades qui puissent les supporter. Malgré toutes les précautions qu'on peut prendre, nous avons vu plus de la moitié de nos malades obligés d'abandonner ces bains, même ceux qui n'avaient aucune complication ni pulmonaire ni cardiaque. Il va de soi que lorsque des malades sont atteints d'affection de ce genre, les bains sont contre-indiqués. Dans les cas où on les a employés, les malades se plaignaient de constrictions et de palpitations; ils étaient abattus et congestionnés, enfin les moindres mouvements s'accompagnaient de maux de tête et de douleurs généralisées.

On avait bien essayé de combattre ces accidents en mettant des bandeaux frais sur la tête des malades pendant le bain même, mais les douleurs persistaient.

Les accidents qui suivent les bains romains et russes sont encore bien plus nombreux. Les bains russes qui ne produisent aucune détente à la surface cutanée peuvent élever la température du corps à ce point que le pouls et la respiration soient modifiés d'une manière inquiétante. Cependant ces bains nous ont quelquefois donné de brillants résultats.

Si les bains de sueur paraissent indispensables, on essayera de les remplacer en enveloppant le malade dans de grands draps trempés dans de l'eau bouillante et que l'on aura soigneusement essorés. En outre, on surveillera attentivement les malades. Ce procédé employé par Ziemssen donne d'aussi bons résultats que les bains, mais on pourra cependant l'employer lorsque ceux-ci ne pourront être donnés. Il en est de même pour les procédés de transpiration *à sec* d'ailleurs bien moins coûteux et plus à la portée de tout le monde (Benjamin, Nieuwstraten et Rosenstein).

Lorsqu'il nous est impossible de faire autrement, voici comment nous procédons.

Le malade se place sous une sorte de coupole construite de la façon suivante. Cette coupole est en fer, ou plutôt constituée par des barreaux en fer d'un centimètre d'épaisseur. La concavité qui regarde le corps du malade est tapissée d'une couverture de laine; la longueur de cette coupole répond à la moitié inférieure du corps. Enfin sa base se compose d'une planche en bois qui peut glisser selon la longueur de la cou-

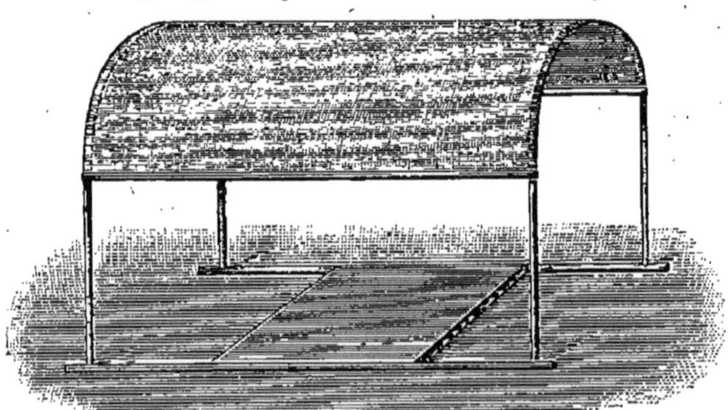

Fig. 14.

pole. Le malade se place sous cet appareil, ayant en dessous de lui un système protecteur qui s'adapte à la base de la coupole, et il tient entre ses jambes une corbeille en fil de fer

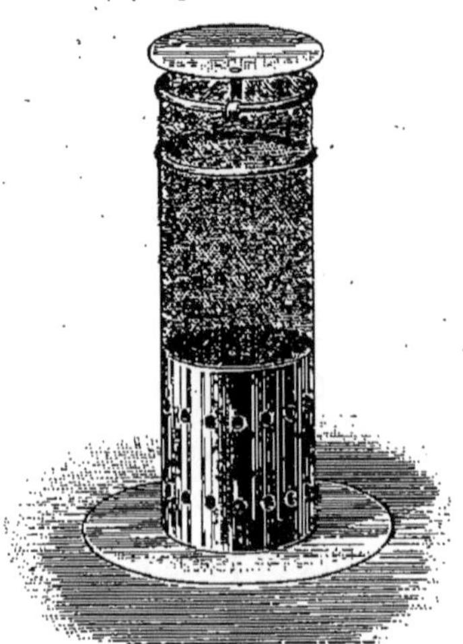

Fig. 15.

représentée par la figure 15. Ce dernier appareil renferme une lampe à esprit de vin en métal; elle repose par sa base sur la planche de bois. La lampe est munie d'un double couvercle et d'une plaque en laiton qui, lorsque la flamme n'est pas trop haute, suffit pour protéger la couverture de laine.

Le malade peut rester une ou deux heures ainsi sans avoir besoin de respirer de l'air surchauffé, ni de faire le moindre mouvement; tandis que l'ancien système, qui consistait à transporter le malade avec sa chaise et sa *figoline* après l'avoir enveloppé dans des couvertures de laine, et à allumer une lampe sous son siège, était absolument intolérable pour le malade.

On emploie notre appareil comme moyen *diaphorétique* chez les malades peu aisés. Toutefois nous avouons, contrairement à Rosenstein, que ce procédé est loin de valoir des bains chauds, même lorsque la température atteint 50° R.

Une grande quantité de malades ne transpirent que peu ou pas sous cette coupole (il est vrai que l'on observe la même chose avec les bains chauds). Cependant les résultats obtenus avec elle sont bien supérieurs à ceux obtenus avec les draps trempés dans de l'eau chaude; et nous avons vu un bon nombre de brightiques, auxquels nous avions ordonné en outre des diurétiques, guérir dans l'espace d'une semaine de leur hydropisie intense.

Depuis que nous employons notre appareil, et nous l'avons mis en usage plusieurs centaines de fois, nous nous sommes aperçu que la flamme d'abord modérée pouvait monter subitement au point de causer incendie. Nous ne saurions trop recommander de munir l'appareil d'un manche afin de pouvoir le retirer à la première alerte; si les malades sont gravements atteints, et si par conséquent leur sensibilité est émoussée, nous conseillons de ne pas les laisser une heure ou deux sans les surveiller. Nous nous sommes efforcé d'éviter que la flamme s'élève brusquement, mais nous n'y sommes pas parvenu.

Le lit sudoral fabriqué à Dusseldorf a été recommandé par Heusner; il remplit bien toutes les conditions nécessaires pour remplacer localement les bains romains; mais il est assez compliqué et coûte fort cher. Un serpentin court le long du bord du lit et est chauffé extérieurement par un fourneau à gaz. Il serait préférable à notre avis d'employer l'appareil de Quincke et Dubois, beaucoup plus portatif et moins coûteux. On maintient les couvertures soulevées au-dessus du corps du malade au moyen de cerceaux, de façon à laisser entre les couvertures et le malade un espace vide. Un tuyau amène dans cet espace l'air chauffé par la lampe située au pied du lit, et cela sans la moindre crainte de mettre le feu aux objets voisins. Nous n'avons personnellement essayé ni ce moyen ni le lit de Heusner.

Dans des cas d'anurie persistante qui se terminèrent d'ailleurs en général par la mort, la diaphorèse externe n'avait en aucune façon soulagé le malade.

Riess a prétendu que de *longs bains tièdes* pouvaient être employés avec succès contre l'hydropisie. Cependant cet auteur a constaté que ces bains diminuaient la sécrétion rénale, aussi conseille-t-il de s'en abstenir toutes les fois qu'un brightique aura une oligurie accentuée.

Le médicament diaphorétique interne par excellence est la *pilocarpine* en injections sous-cutanées de 0,01 à 0,02 (ces doses seront réduites à 1/10 chez les enfants en bas âge), bien que cette substance n'agisse pas avec autant d'efficacité sur des reins brightiques que lorsque ces organes sont sains. Mais il ne faut pas oublier que ce médicament agit sur le cœur, qu'il affaiblit, qu'on l'a vu transformer de simples bronchites en pneumonies, qu'il peut enfin engendrer de l'œdème pulmonaire. Selenezki a calculé qu'une seule dose de pilocarpine évacuait en moyenne 300 grammes de sueur et

200 grammes de salive ; mais ces injections sont très difficilement supportées par les malades ; aussi avec Rosenstein et Henoch nous en rejetons l'emploi. Nous avons vu trop souvent ce médicament ne produire aucun effet, et n'amener chez les malades que de mauvais résultats. Lorsque la pilocarpine produit des accidents tels que du collapsus, des vomissements pénibles, on devra en suspendre l'emploi tant que l'on n'aura pas observé un mieux sensible. Si le cœur est très fatigué ou s'il y a une complication pulmonaire, on devra d'une façon absolue rejeter ce remède qui entraîne si facilement le collapsus. Quant à croire que la pilocarpine guérisse des lésions rénales, comme certains médecins l'ont prétendu, c'est être dupe d'une étrange illusion.

Ce sont là les seuls moyens diaphorétiques que nous ayons à notre disposition pour combattre l'hydropisie et l'oligurie. (Comparer *traitement de l'urémie*).

Avant d'avoir recours à la dérivation par *voie intestinale*, il importe de bien examiner les forces de son malade. La *coloquinte* et le *jalap* paraissent être les médicaments de choix ; cependant les purgatifs salins et le séné nous ont paru donner des résultats presque aussi satisfaisants (1). Toute faiblesse du cœur doit être considérée comme une contre-indication à l'usage des drastiques.

---

(1) L'huile de croton donne aussi de bons résultats, une ou deux gouttes dans de la mie de pain. Le lavement des peintres est aussi d'un usage précieux. Nous verrons que la dérivation intestinale n'est pas toujours cependant un bon moyen de combattre l'hydropisie. Tant que le malade n'est pas sous le coup d'accidents urémiques graves il est préférable de s'adresser aux diurétiques vrais. Ce n'est pas tant les forces du malade que l'on doit prendre en considération que le fonctionnement du rein que l'on ne doit pas laisser dans l'inaction. D'ailleurs l'excrétion urinaire est bien supérieure à tous les autres émonctoires, même à l'intestin. (G. C.)

Les *diurétiques proprement dits* avaient déjà été mis en usage par Bright et Christison. On sait que la sécrétion urinaire peut dépendre de la pression sanguine (filtration à travers les glomérules) ou du fonctionnement des cellules épithéliales (sécrétion) ; or les diurétiques peuvent agir en augmentant la pression sanguine, ou en excitant les épithéliums rénaux (Munk), ou encore en modifiant les conditions de diffusibilité en ce sens que leur élimination par les reins augmente la quantité d'eau qui passe par ces organes. C'est donc surtout dans les néphrites accompagnées d'hydropisies que les diurétiques sont indiqués.

Certains auteurs (Ewald, Labadie-Lagrave) rejettent absolument l'emploi de tout diurétique *au début* de la néphrite ; mais il n'est nullement prouvé que leur élimination augmente l'hyperhémie rénale ou la crée dans des organes sains. Cantani prétend que leur emploi est illogique en ce sens qu'il favorise la stase veineuse, mais nous sommes complétement de l'avis de Leyden, Immermann, Gairdner, Penzoldt, Thorn, Hagenbach et autres, et nous pensons que les diurétiques *salins* sont absolument inoffensifs, même lorsque la néphrite est en pleine évolution. Il va de soi que la scille et la teinture de cantharide pourraient avoir de graves inconvénients, mais il n'est pas de praticien à l'heure actuelle qui soit capable de commettre de pareilles fautes.

Gerhardt et Coignard ont fait avec raison remarquer que les urines alcalinisées détachaient et dissolvaient les exsudats qui obstruent en partie les canaux urinifères, et Cantani a vérifié l'exactitude de ce fait. Il y a déjà quelques années, que les études faites sur l'influence des sels de potasse sur les urémiques, nous avaient conduit à ne plus employer que les *sels de soude* (1), dont les acides étaient soit de l'acide carbonique soit des acides végétaux ; pourtant nous ne nous sommes jamais aperçu, malgré les recherches les plus attentives, que les sels de potasse aient provoqué des lésions quelconques, ou amené des accidents urémiques.

Le sel de potasse de beaucoup le plus fidèle est sans contredit l'*acétate de potasse*. Quand tous les moyens diaphorétiques ont échoué, nous l'ordonnons à des doses considérables de 10,0 à 20,0 par jour. Malheureusement il n'est pas rare que ce médicament inspire une telle répugnance au malade qu'il entraîne quelquefois des vomissements, surtout chez les femmes, et comme Rosenstein le fait justement observer, ces accidents deviennent une contre-indication. Il est exceptionnel que ce médicament produise de la dyspepsie, il ne donne guère qu'une légère diarrhée, d'ailleurs peu dangereuse. Dans ces cas-là, on réduit la dose à la moitié ou au

(1) Le discrédit, dans lequel sont tombés les sels de potasse, est dû surtout aux expériences du professeur Bouchard qui les a rangés et classés au nombre des sept produits amenant des accidents urémiques déterminés. Cependant le professeur G. Sée et A. Robin ne considèrent pas la potasse comme une substance toxique dont on doit se défier. Bien plus la potasse est un élément histogénique nécessaire dont la soustraction et la déperdition constituent un facteur de gravité surtout dans les fièvres et dans certains traitements comme dans celui de la fièvre typhoïde par l'acide phénique. Son élimination semble donc être plutôt nuisible que sa rétention. Roger et Gaume cependant ont essayé de prouver que la gravité de la pneumonie était due à cette dernière cause. En effet, ils ont constaté dans les urines de pneumoniques, au moment de la défervescence, des décharges considérables de potasse. Pour A. Robin, il y aurait là une interprétation pas tout à fait exacte d'un examen chimique. Le procédé de dosage de Salkowski, au moyen de l'acide tartrique pour la recherche de la potasse et employé par ces auteurs, est d'un maniement délicat et dans la pneumonie, comme dans la scarlatine, la rougeole, il se fait des décharges d'acide hippurique et non de potasse. (G. C.)

quart, et on mélange le remède dans un sirop ou un julep que l'on n'administre qu'après les repas. L'effet est très rapide ; si le malade n'a pas été soulagé au bout de trois jours, il est inutile de continuer le traitement.

Toutes les fois que la compensation cardiaque est insuffisante, il est évident que le diurétique par excellence doit être *la digitale.* Mais lorsque l'on se trouve en présence d'une *glomérulo-néphrite*, c'est-à-dire en présence d'une oligurie qui tient à des lésions rénales, il est clair que la digitale, qui est un *tonique cardiaque*, reste sans effet. Enfin, quoi qu'en dise Rosenstein, nous ferons remarquer, sans revenir sur les modifications de la circulation sanguine intra-glomérulaire, que la faiblesse du cœur est bien plus souvent la cause *essentielle* de l'anurie et de l'hydropisie qu'on ne le croit communément et nous ne saurions trop engager les praticiens à essayer de se servir avec précaution de la digitale ; ce remède nous a donné à maintes reprises les meilleurs résultats.

Nous n'avons pas assez de documents pour donner notre opinion sur la valeur de la *Blatta orientalis* (Bogomolow) que l'on emploie souvent en Russie comme antihydropique.

Nous nous sommes déjà étendu suffisamment au chapitre de la stase rénale sur l'action de l'*adonis*, de la *caféine*, de la *convallarine*, du *strophantus* et du *calomel*. Nous ne pouvons que répéter ce que nous avons dit, et affirmer que la *teinture de strophantus* ne possède nullement les propriétés curatives sur les néphrites que Pins voulait lui attribuer ; enfin nous ne saurions trop recommander de ne pas se servir de calomel pour combattre l'hydropisie néphrétique. Nous ne connaissons pas de remède qui, employé aux doses aussi hautes que celles que l'on prescrit dans les néphrites, soit à la fois plus incertain et plus dangereux. Dans le gros rein blanc, il est presque toujours inefficace, et dans d'autres cas, il abrège souvent les jours du malade.

Lorsque les différents procédés que nous avons indiqués ne réussissent pas séparément, on devra les combiner ; on a parfois de cette façon obtenu de bons résultats. Enfin si tous ces moyens médicaux échouent, il faut avoir recours aux moyens chirurgicaux, mais seulement quand on n'a obtenu que des échecs avec tous les agents thérapeutiques.

Les *ponctions* doivent être faites avec les précautions antiseptiques les plus minutieuses ; elles n'amènent pas toujours la guérison, mais elles ont parfois donné des résultats absolument inattendus. Toutefois nous devons mentionner d'après nos observations personnelles que les brightiques hydropiques et cardiaques ont une tendance toute particulière à suppurer, et leur sérosité se transforme facilement en foyers purulents. On n'est jamais sûr, même en opérant proprement, d'éviter de graves complications telles qu'un érysipèle ou la gangrène, et cela arrive surtout dans la clientèle privée. C'est pour cela que nous ne recourons à ces petites interventions qu'en dernier ressort, bien que Rosenstein ait voulu les remettre dernièrement en honneur.

Bock a proposé un procédé spécial contre l'hydropisie ; il procède à un *drainage capillaire*. Les piqûres se font avec une seringue de Pravaz armée d'un long tube de caoutchouc qui plonge dans un antiseptique. Ce procédé a l'inconvénient de ne donner qu'un résultat éphémère et d'exposer à l'infection.

La canule de Klaatsch se prête encore à cette opération ; elle doit être dorée pour éviter l'oxydation.

Pour aspirer les liquides, nous nous sommes encore servi avec succès d'une canule dorée de gros calibre (1-2 mill.) et d'une longueur de 8 centimètres environ ; cette canule garnie d'un manche en caoutchouc durci est recourbée et porte à son extrémité des ouvertures latérales comme des drains employés en chirurgie ; on l'enfonce jusqu'au manche et on la change tous les deux jours.

Southey et Soulier ont présenté ces derniers temps une série d'instruments à ces usages, mais ce dernier semble être quelque peu optimiste lorsqu'il prétend que tout processus inflammatoire est écarté avec son système.

Avec Traube nous considérons comme bien moins dangereux, et en même temps comme beaucoup plus pratique de remplacer ces ponctions par des *scarifications* ; nous préférons les incisions *profondes* et *longues*, et faites en *petit nombre à la fois* (au nombre de 6 environ) en ayant soin de placer sous le malade une couverture de tourbe. On peut répéter ces scarifications plusieurs fois par jour, à la condition d'opérer toujours selon les règles de l'antisepsie. Ces scarifications procurent un soulagement considérable en soustrayant aux tissus infiltrés quelquefois plusieurs livres en un jour. La petite saignée locale qui accompagne les scarifications est absolument insignifiante. Nous avons répété ce traitement jusqu'à cinq fois dans l'espace d'un mois, et jamais notre malade n'a présenté la moindre réaction inflammatoire, locale ni générale. Straube avait proposé un drainage avec aspiration des liquides ; nous jugeons ces précautions inutiles. Si la peau éclate *spontanément*, les précautions antiseptiques à prendre seront encore bien plus minutieuses.

Lorsque le malade a de *l'ascite* nous conseillons avec Ewald, Jessner et Bettelheim de ne pas ponctionner trop tôt ; d'abord, afin de ne pas priver le malade trop rapidement d'une grande quantité d'albumine, et ensuite parce que toutes les fois que la peau de la paroi abdominale est œdématiée, elle est beaucoup moins bien irriguée et la blessure faite par la ponction ne se referme que difficilement.

Tacke recommande de ponctionner avec *un gros trocart* afin de favoriser le passage du liquide ascitique dans le tissu cellulaire sous-cutané ou dans la fosse iliaque où il l'a vu se résorber ; mais nous ne conseillons pas de l'imiter.

Nous avons essayé plusieurs fois du drainage permanent que Caillé avait mis en usage, mais il est bien difficile de panser plusieurs fois par jour le malade en maintenant continuellement la canule au contact des liquides antiseptiques. De plus, dès que la plus grande partie du liquide s'est écoulée, le fin trocart se bouche facilement. Enfin il faut éviter d'employer de grosses canules afin de ne pas faire de larges plaies.

4. Urémie. — Il n'existe peut-être pas d'affection de l'importance de l'urémie dont la thérapeutique soit plus discutée. L'un prétend avoir obtenu d'excellents résultats avec des *narcotiques*, le second au moyen d'*excitations* et de *diurétiques* ; le troisième attribue des guérisons aux *laxatifs*, un quatrième à des injections de *pilocarpine*, enfin les sudations et les saignées ont été considérées comme des moyens excellents, « et ce qu'il y a de plus singulier, c'est que les auteurs qui se vantaient d'avoir obtenu de si brillants résultats avec leur traitement décriaient toutes les autres méthodes thérapeutiques.

Suivant nous, on ne doit pas s'étonner de la variété des opinions. Elle provient d'une part de ce que dans une série de ses formes l'urémie guérit spontanément, et que la guérison que l'on a attribuée au traitement n'est alors qu'une simple coïncidence, et d'autre part de ce que beaucoup de médecins, découragés par quelques échecs qui se sont produits malgré l'emploi d'une bonne thérapeutique, ont le tort de condamner sans appel les moyens qu'ils ont employés ; enfin il ne faut pas oublier, et c'est peut-être à cette cause que tiennent surtout ces discussions, que l'ensemble des symptômes que nous groupons sous le nom d'urémie sont loin de reconnaître toujours *la même pathogénie*.

Nous avouons que le grand nombre d'études qui ont été faites à ce sujet dans ces dernières années, ainsi que la multiplicité des opinions qui ont été émises, ont singulièrement modifié les idées que nous avions développées il y a 5 ans dans la première édition de cet ouvrage. Malheureusement nos opinions actuelles sont plutôt négatives que positives. Nous avons appris que l'urémie était une affection de nature toute particulière qui suit son cours sans être entravée le moins du monde par les efforts que nous faisons, et qui emporte nos malades malgré la thérapeutique la plus rationnelle, alors qu'elle guérit chez des individus soumis à un traitement absolument dénué de bon sens (1). Cependant nous devons avouer

(1) Le professeur Bouchard est arrivé cependant, après avoir fait une étude raisonnée de la pathogénie de l'urémie, à formuler des règles thérapeutiques rationnelles de cette grave complication des néphrites. Avant de les aborder le professeur Bouchard a traité la question de la suppléance possible du rein par d'autres organes éliminateurs. Cette suppléance a été recherchée du côté de la peau et du poumon. Ainsi les bains d'air chaud et sec ont été proposés dans le but d'introduire à chaque inspiration une certaine quantité d'air sec qui, ressortant pendant l'expiration chargé d'humidité, soustrait ainsi de l'eau à l'organisme. Cette suppléance a été cherchée aussi du côté de la peau en activant la sécrétion sudorale soit par l'administration de bains de vapeur, soit par la pilocarpine. Dans tous ces cas, dit-il, on décharge le sang de quelque chose mais non malheureusement de ce qui est toxique. On enlève l'eau surtout. L'urine est diminuée de quantité et ce résultat n'est certes pas avantageux au malade dont les urines sont déjà diminuées de quantité et de densité. Il est plus logique de provoquer, comme certains médecins le faisaient d'ailleurs, et d'augmenter la sécrétion urinaire par les révulsifs ou de stimuler le système nerveux en irritant ses réflexes cutanés afin d'obtenir une accélération de la circulation rénale et par suite une suractivité sécrétoire du rein. Par la digitale on peut arriver au même but, mais dans ce cas on s'adresse au système nerveux central. Quand on manie ce médicament il faut

qu'un grand nombre d'indications thérapeutiques et de remèdes spécifiques peuvent s'attribuer quelques succès.

---

s'assurer de la perméabilité du rein, sans quoi le rein imperméable pour les substances toxiques de l'organisme retient aussi les poisons médicamenteux.

La digitale ne peut être administrée que lorsque les deux conditions suivantes sont réunies : quand les troubles cardiaques sont associés à la maladie du rein et quand le rein n'est pas encore imperméable ; à une période plus avancée on doit redouter son action. On ne peut absolument renoncer à lui, mais il faut surveiller son emploi de très près. Car des doses assez fortes doivent être prescrites sous peine de ne pas agir. Ces doses doivent être fractionnées pour surveiller la tolérance du médicament et voir apparaître les nausées, les vomissements. Dans les formes gastro-intestinales de l'urémie la digitale est contre-indiquée. — On peut encore augmenter la sécrétion des urines en rejetant dans la circulation générale le sang qui stagne en quelque sorte dans le système porte. On augmente ainsi la tension artérielle générale et on met en jeu la fonction rénale. Les lavements d'eau froide remplissent cette indication. — On peut favoriser la diurèse par le lait. On pourrait encore utiliser l'urée qui, nous l'avons vue, est diurétique et qui a pour « rôle de combattre les accidents urémiques en forçant la barrière rénale ». Le professeur Bouchard l'a vu en injection sous-cutanée, chez un brightique avec affection cardiaque, provoquer une diurèse de 7 litres en 24 heures. — A défaut de la peau et du poumon qui ne peuvent vicarier le rein, le tube digestif, l'estomac et l'intestin le peuvent-ils ? Les vomitifs ne peuvent produire une dérivation, ils ne peuvent reproduire thérapeutiquement ce qu'on constate pathologiquement, une sécrétion de matières extractives à la surface de la muqueuse stomacale. Ils abaissent la tension artérielle, ils augmentent la sécrétion cutanée, deux causes qui diminuent la sécrétion rénale. — La dérivation intestinale est-elle plus favorable ? La sécrétion intestinale n'a pas d'action élective sur l'urée et elle n'enlève l'urée au sang que dans la proportion où celle-ci se trouve dans le plasma sanguin. On spolie l'urine d'une quantité égale d'eau qui serait passée par la voie rénale. « Or, dit Bouchard, ce même litre d'eau aurait entraîné 50 fois plus d'urée. D'ailleurs la théorie de l'intoxication urémique due à l'urée est fausse. Les purgatifs soustraient de l'eau au sang et ils ne peuvent avoir un effet favorable que si on restitue aux cellules l'eau qu'on vient de leur enlever, sans quoi on n'a fait que déplacer dans les plasmas les

Leube, reprenant les idées de différents cliniciens, a étudié la question expérimentalement. Il conclut de ses expériences

---

substances toxiques contenues primitivement dans les cellules. Cependant on ne peut bannir un moyen quelquefois puissant qui enlève non pas l'urée du sang mais les poisons ». — La saignée est par contre un moyen bien plus puissant pour combattre les accidents urémiques. « Par la saignée, dit Bouchard, on soustrait à l'économie beaucoup plus de matières extractives que par toute autre voie, la voie rénale exceptée, car une saignée de 32 grammes en enlève autant que 280 grammes de liquide diarrhéique et que 100 litres de sueur. La rapidité avec laquelle on enlève, avec 32 grammes de sang, 50 centigrammes de matières extractives (qui est une quantité relativement considérable) permet de sauver des malades au milieu d'accidents convulsifs et comateux ; car son élimination par le rein aurait exigé une heure, chose qui n'aurait pu se réaliser en raison d'accidents graves et imminents. C'est surtout dans ces néphrites aiguës, surtout celle de la scarlatine, que la saignée rendra des services, la maladie rénale ne demandant qu'à guérir si le malade ne succombe à l'assaut passager de l'urémie. Dans la néphrite chronique la saignée ne sera employée que comme un « ultima ratio », pour conjurer des accidents urémiques graves, fréquemment répétés et pouvant entraîner la mort. Chez le brightique chronique on ne peut employer la saignée comme moyen curatif. S'il en était autrement on risquerait fort d'affaiblir un malade dont le sang est déjà appauvri. — On a cherché encore pour combattre l'urémie des contre-poisons parmi lesquels le chloroforme, le chloral ne peuvent être employés que dans les formes convulsives et non comateuses. Le bromure de sodium et le nitrate de soude seront aussi d'un bon usage.

Pour Bouchard le traitement pathogénique de l'urémie se résume dans les conditions suivantes : il s'agit de diminuer les sources de l'accumulation des matières toxiques dans l'économie : la désassimilation, la sécrétion du foie, l'alimentation, les putréfactions intestinales.

La première condition est difficile à remplir. Du reste la nature se charge d'elle-même de diminuer la désassimilation par l'hypothermie, et la diminution des oxydations ne saurait être poussée trop loin sans nuire au malade. Les aliments d'épargne, l'arsenic, la valériane ne sauraient être prescrits. La seconde condition (diminuer la sécrétion biliaire) trouve son indication dans le lait quand il est bien digéré : non absorbé il purge. On peut encore expulser la bile une fois formée par des sels neutres qui l'enlèvent rapidement du milieu intestinal. Il faut la décolo-

que lorsque la salive, la sueur et les évacuations intestinales n'éliminent que peu d'urée, on doit surtout s'attacher à provoquer cette élimination par voie rénale. Il semblerait donc que les *diurétiques* devraient jouer le plus grand rôle dans le traitement de l'urémie. Il n'en est rien. La diurèse n'est indiquée que dans certaines formes d'urémie ; mais elle ne l'est jamais dans les accès ou plutôt lorsque les accidents éclatent brusquement dans le cours d'une *néphrite aiguë*.

Nous sommes absolument d'accord avec Rosenstein, et sans entrer dans plus de détails sur les modifications qui ont lieu du côté du rein, nous considérons dans ces cas aigus la diurèse comme une très mauvaise méthode (V. page 404). Nous insistons particulièrement sur ce fait, que lorsque l'hydropisie cède aux diurétiques, les accidents urémiques ne sont nullement amoindris. C'est précisément pour cela, et parce que certains phénomènes urémiques semblent s'opposer à l'action des diurétiques, que nous leur préférons de beaucoup les moyens *diaphorétiques externes*, même dans les cas graves d'urémie.

Le traitement que nous avons déjà indiqué (page 400) nous a en général donné de bons résultats. On a prétendu que les bains chauds devaient être absolument interdits aux urémiques ; nous ne pouvons encore nous prononcer à ce sujet. On

---

rer : car nous savons que la bile décolorée est beaucoup moins toxique. On administrera le charbon à hautes doses. La troisième condition est remplie en administrant au malade des aliments rapidement digérés et absorbés ; on évitera ainsi les putréfactions. On écartera les aliments riches en matières extractives, la viande ; on recherchera le lait auquel on ajoutera « du blanc d'œuf, du fromage ». On interdira le bouillon. Le lait produisant des matières fécales peu abondantes et solides ne livre aucun élément toxique à la muqueuse intestinale. C'est un aliment de choix. Enfin l'antisepsie intestinale est réalisée par l'iodoforme, le charbon, le naphthol, le salicylate de bismuth. (G. C.)

a bien observé des accidents urémiques à la suite d'une diaphorèse énergique, mais ces quelques exceptions ne suffisent pas pour amoindrir la grande efficacité des bains qui s'est si souvent manifestée. Il est évident que les bains ne doivent être administrés qu'avec la surveillance continue du médecin.

Il ne manque pas de cas dans lesquels les symptômes urémiques s'accentuent ou deviennent rapidement menaçants à la suite d'une diaphorèse externe. Alors nous arrêtons immédiatement les bains chauds, et nous avons recours aux évacuants et d'autre part à des boissons abondantes.

En ce qui concerne les *évacuations intestinales* (1), si les malades sont abattus et si le cœur n'est pas trop insuffisant, nous ne reculons même pas devant les *drastiques* (teinture de coloquinte, gomme-gutte). Lancereaux prétend que toutes les formes d'urémie cèdent à des purgatifs énergiques; nous les administrons cependant avec prudence et à de longs intervalles. Comme boissons on peut ordonner le lait, les eaux alcalines, la limonade et le thé léger ; ces boissons diminuent d'une façon extraordinaire l'épaisseur du sang toxique. Malheureusement les malades sont particulièrement prédisposés aux vomissements et à tomber dans le coma, accidents qui entravent notre traitement. Les lavements ne

---

(1) Les évacuations intestinales doivent être recherchées avec une grande prudence. Par les purgatifs et par les drastiques employés par beaucoup de médecins on obvie à un inconvénient momentané, il est vrai, mais on spolie « l'économie d'une quantité de liquide qui eût été nécessaire à la fabrication de l'urine » (Dieulafoy). Il est préférable de prescrire des lavements tièdes répétés plusieurs fois par jour et composés de 250 grammes d'une infusion diurétique d'*uva ursi* additionnée de 50 grammes de lactose et d'une demi-cuillerée de vin diurétique de Trousseau (Dieulafoy). Il est juste toutefois de faire des réserves pour les cas où le rein est très peu perméable. La dérivation intestinale est là seule chance de salut. (G. C.)

sont que des auxiliaires bien peu utiles ; cependant il ne faudrait pas considérer l'hydropisie comme une contre-indication à ces remèdes.

Enfin on a eu recours aux diurétiques salins, surtout à l'*acétate de potasse,* mais ce sel entraîne des accidents dyspeptiques bien plus facilement qu'il ne modifie les processus inflammatoires des reins qui ralentissent le cours du sang.

Lorsque tous les moyens précités ont échoué, un grand nombre d'auteurs, parmi lesquels Demme, Prœtorius, Bœgehold, Seemann ont recommandé des injections sous-cutanées de *pilocarpine* comme anti-urémiques. Nous ne saurions les approuver. Sans compter les inconvénients que nous avons déjà énumérés (page 403), ces injections peuvent provoquer le reflux de la salive et le coma. Depuis que nous avons abandonné ce médicament, nous n'avons jamais eu, pas plus que Hénoch, l'occasion de le regretter.

Enfin si toutes les médications que nous venons d'indiquer échouent devant de nouveaux accidents urémiques, on aura recours à la saignée qui a souvent donné de si brillants résultats.

Quand le pouls est tendu, et que les forces du malade se soutiennent, Bartels, Ewald, et d'Espine conseillent de faire une *saignée artérielle*. Si le cœur est relâché, ou s'il s'agit d'un enfant, il est préférable de se contenter de ventouses scarifiées dans le dos ou de sangsues au niveau des tempes. Ce traitement n'a d'ailleurs rien d'irrationnel si on se rappelle les théories émises au sujet de l'urémie.

Or c'est précisément dans l'urémie scarlatineuse que la théorie mécanique a été invoquée (voir page 52 et page 119). On peut avoir recours à une *phlébotomie* ; mais la *chloroformisation* est au moins aussi efficace contre les convulsions urémiques. Elle arrête souvent immédiatement l'accès, probablement parce qu'elle agit directement sur les centres nerveux (Binz). Les convulsions sont souvent calmées par l'*hydrate de chloral* en lavement, ou par des injections sous-cutanées de morphine. D'après notre expérience personnelle, on peut même les ordonner à des doses modérées lorsqu'il y a des symptômes d'anémie et d'asthénie du cœur, surtout si l'on a soin d'y associer une médication *stimulante* (injections de camphre) ; au contraire nous conseillons formellement de ne pas provoquer la narcose par l'éther (Emmé, Hutchinson, van Santwoord et d'autres encore).

Nous employons encore volontiers les prescriptions de Leube. Lorsque le cœur faiblit de jour en jour, comme cela arrive chez les individus atteints de rein contracté, et que c'est cette faiblesse du cœur qui engendre les accidents urémiques, Leube recommande le tonique cardiaque par excellence, *la digitale* ; si le cœur est définitivement insuffisant et s'il y a en même temps *hydropisie*, il associe à ce médicament la *caféine* et le *strophantus*. D'autre part lorsque des accidents urémiques ont éclaté *brusquement*, nous considérons un pouls petit comme le meilleur signe d'une insuffisance cardiaque et en même temps comme l'indication la plus précise de l'emploi du camphre. C'est toujours sous forme d'*injections sous-cutanées* que nous administrons ce médicament ; nous en faisons jusqu'à vingt par jour contenant chacune 1 gr. 0 d'huile camphrée officinale. Dans les cas où le pouls est large et tendu (insuffisance cardiaque relative), Leube conseille de s'abstenir des saignées et il ordonne la digitale ; mais nous nous empresserons d'ajouter que ce traitement a amené à plusieurs reprises chez nos malades des accidents les plus inquiétants tels que : *angine de poitrine*, *asthénie* et *coma* ; l'*oligurie* étant d'ailleurs restée la même.

Nothnagel conseille de n'administrer la digitale qu'avec

la plus grande prudence, car dit-il, quand le malade urine peu, la digitale peut occasionner de l'*œdème cérébral*, du *coma* et des *convulsions*. Osthoff va encore plus loin ; il prétend, mais sans fournir de preuves à l'appui, que la digitale est dangereuse en ce sens qu'elle excite encore davantage les centres vaso-moteurs dont l'irritation produit précisément cette pression sanguine exagérée, cause elle-même des accidents urémiques ; et il croit que l'action bienfaisante des narcotiques et des saignées n'est due qu'à l'abaissement qu'ils provoquent dans la pression sanguine.

Lorsque le coma persiste pendant un certain temps, nous plaçons notre malade dans un bain tiède et l'aspergeons d'eau froide. D'après Labadie-Lagrave, il serait bon de faire respirer des ballons d'oxygène après la sortie du bain. On pourrait leur faire respirer environ 6 ou 8 litres d'oxygène toutes les 3 heures. On a été jusqu'à essayer de la transfusion du sang, mais sans succès (1).

(1) Le professeur Dieulafoy a essayé la transfusion du sang (*Gaz. hebd.*, 1884). Dans trois cas il a obtenu des succès relatifs. A la dose de 120 gr. elle a modifié la crase du sang et a amené une amélioration notable de l'état général ; la céphalalgie, les vomissements ont cédé et on a observé une diminution notable de l'albumine. Dans un cas heureux cette amélioration s'est maintenue et accentuée longtemps après la transfusion sans que le régime lacté ait été pris comme adjuvant. La transfusion peut combattre des accidents urémiques graves et les faire disparaître quelquefois (dyspnée intense). Mais quand le malade se débat depuis longtemps dans des accidents comateux, il est inutile de recourir à ce moyen. Stohr a signalé, comme le professeur Dieulafoy, une amélioration notable des accidents urémiques par la transfusion, mais il n'a pu éviter des accidents pleuro-pulmonaires. Belina Swiouthowsky chez une femme éclamptique a amené une guérison durable. Il semble bien prouvé que 100 grammes de sang injectés dans le système circulatoire sont inoffensifs pour le cœur, le rein, le poumon malades. La transfusion peut amener une amélioration malgré l'intensité des lésions de ces organes. Preuve nouvelle que dans le mal de Bright les

Si le malade souffre d'étouffements opiniâtres et de vomissements incoercibles, il devra être soumis à une diète sévère et nourri par les voies artificielles ; on pourra dans certains cas ordonner des peptones. Si le malade a des vomissements ammoniacaux, on essayera de les combattre par l'administration d'acide chlorhydrique (Strümpell).

On rencontre parfois des formes chroniques de l'empoisonnement urineux ; c'est ce que nous avons appelé des *urémies abortives* (voyez *Rein contracté*) ; ces formes cèdent en général à une diète bien comprise et à d'abondantes boissons dont l'utilité a été tout dernièrement démontrée par Ayer. Cet auteur conseille aussi de ne pas empêcher les malades de vaquer à leurs occupations ordinaires lorsque l'on n'y est pas absolument forcé ; nous ne saurions trop recommander cette sage coutume. Nous avons autorisé bien des malades à reprendre leur travail, alors que d'autres médecins le leur avaient défendu ; on permet ainsi à des travailleurs de gagner leur vie sans le moindre dommage pour leur santé.

5. Asthme. — Contre les accès d'asthme, on emploiera de larges sinapismes. Si ces accès sont d'origine urémique, on préférera des *narcotiques* (1), à moins que l'état du cœur ne réclame le traitement que nous avons indiqué plus haut.

---

altérations du sang jouent un rôle considérable. La transfusion ne modifie en rien l'état des organes, mais les accidents qui en dépendent (céphalée, vomissements, convulsions, coma) sont liés probablement à un mauvais état du sang. Elle agit donc sur la crase sanguine. Peut-être serait-on en droit de répéter plusieurs fois cette manœuvre alors que les accidents urémiques ne sont pas imminents ?

(1) Les narcotiques ne doivent pas être bannis d'une façon absolue chez les brightiques. Lorsque la barrière rénale peut être franchie on peut les administrer et ils peuvent rendre de grands services pour combattre quelques accidents urémiques, mais il faut une surveillance de tous les instants. (G. C.)

Steffen combat la dilatation aiguë du cœur par l'ergotine. En ce qui concerne le traitement par la *nitro-glycérine*, nous renvoyons au traitement du rein contracté.

6. Collapsus. — On combat le collapsus au moyen d'*excitants* comme le camphre (en injections sous-cutanées), *les vins forts*, *le champagne*, *le café*. Il est évident que dans ces cas urgents il n'y a pas lieu de chercher les médicaments qui pourraient être les plus inoffensifs pour les reins. Rosenbusch a récemment proposé des injections sous-cutanées avec une solution de *sel de cuisine* à 6 0/0 ; mais ce remède ne nous a donné que de médiocres résultats.

7. — Lorsque les malades seront atteints d'*inflammations viscérales* ou de *dyspepsies*, lesquelles peuvent être causées par l'urémie ou le plus souvent sont dues à une véritable *gastrite*, on les traitera en ayant égard à la lésion viscérale dont souffre le malade. Si on a à combattre des diarrhées persistantes (*dysenterie rénale*), on aura recours au tannin.

Enfin si l'état des malades n'exige pas un repos au lit, on pourra conseiller à ceux qui sont atteints de néphrite chronique de passer une saison dans une station thermale qui aura certainement d'heureux effets ; les sources alcalines, alcalino-chlorurées et alcalino-salines ainsi que les eaux ferrugineuses se recommandent particulièrement. D'après Senator l'influence de ces cures serait due à l'amélioration des fonctions digestives, à une digestion plus complète, et à un mélange plus intime des éléments du sang, ce qui évite aux reins d'avoir à éliminer autant de produits terminaux des échanges intra-organiques. D'après notre expérience, les stations thermales d'eau salée chaude sont au moins aussi favorables. Vichy nous paraît être la meilleure station de ce genre. Il est inutile d'insister sur l'importance des vêtements *chauds*, surtout si le malade habite des régions septentrionales.

Les cures climatériques, surtout dans les pays chauds, nous paraissent avoir donné de bons résultats. Enfin Senator recommande bien d'éviter au malade toute espèce de fatigue morale; cette recommandation s'imposait d'elle-même puisque nous avons vu les phénomènes psychiques modifier la quantité d'albumine contenue dans les urines (1).

3. — Rein contracté.

Sous ce titre nous comprenons toutes les néphrites diffuses ayant les trois caractères suivants :

1° Les éléments du rein sont *rétractés*, et souvent à tel point que cette rétraction est visible à l'œil nu ;

---

(1) Nous citerons encore à ce propos des cas d'albuminurie sans lésion rénale et survenus à la suite d'émotions morales vives et dont M. A. Robin nous a entretenus dans sa clinique de l'hôpital La Pitié. Ils concernent deux professeurs de Faculté qui, surpris l'un dans ses affections les plus chères et surmené de travail, l'autre au milieu d'une vie calme par des revers de fortune considérables, se mirent à uriner des flots d'albumine accompagnés de phosphates en grande quantité ! Rien dans leurs antécédents n'indiquait une lésion rénale. Par un régime exclusivement végétarien et le repos, l'albumine diminua et les phosphates revinrent à leur taux normal. Ces deux faits prouvent non seulement qu'il peut y avoir une albuminurie indépendante d'une néphrite liée à une élimination exagérée de phosphates, comme nous l'avons déjà dit, mais ils prouvent aussi l'influence nocive des phénomènes psychiques et favorable du régime végétal exclusif. Quoique l'amélioration ne se soit pas maintenue d'une façon définitive dans le second cas, on ne peut nier son action. Car une rechute survenue dans les mêmes conditions que la première fois fut combattue de la même façon et s'améliora de même.

Le fait suivant nous a été présenté par M. A. Robin dans sa clinique. Nous avons vu un albuminurique revenir à la santé en devenant végétarien et l'amélioration se maintenir. Ce malade absorbait des quantités énormes de viande qui pouvaient être un des facteurs importants sinon le seul de sa maladie. Ces cas sont suggestifs ; c'est pourquoi nous croyons utile de les signaler. (G. C.)

2° Elles ont une symptomatologie toute spéciale ;

3° Leur évolution est *lente*, *insidieuse*, et quelquefois interrompue par de violentes poussées suraiguës.

Cette forme de néphrite fut appelée par Bright et Christison : *granular atrophy degeneration*, et fut considérée comme le troisième stade du mal de Bright ; mais ces idées furent combattues par Wilks et Bartels qui considèrent, avec fort peu de raison d'ailleurs, le *small contracted kidney* ou le rein contracté au début comme une néphrite spéciale, *sui generis*.

Le *rein goutteux* des Français, *gouty kidney* des Anglais et la *sclérose rénale* de Leyden correspondent à notre classification ; mais ce dernier comprend aussi, dans sa sclérose rénale, le *rein contracté secondaire* de Bartels que nous classons dans un autre groupe. D'autre part, comme la majorité des reins contractés ne sont que le produit final d'une néphrite diffuse vraie à évolution lente, il s'ensuit que notre groupe n'est pas sans connexion avec celui de la néphrite diffuse chronique.

Au point de vue anatomo-pathologique, notre rein contracté répond dans ses grandes lignes au *rein dur atrophié* d'Ewald. Nous verrons par la suite quelle valeur il faut attacher aux nombreux synonymes employés : *atrophie granuleuse du rein*, *néphrite interstitielle chronique*, *nephritis atrophicans*, *cirrhose rénale*, *petit rein blanc et rouge*.

Nous n'avons pas cité le rein *contracté amyloïde* ; il en est de cette forme comme du *gros rein amyloïde* : plus l'organe est contracté et moins la dégénérescence amyloïde est accusée, plus la néphrite se rapproche anatomiquement et cliniquement de notre rein contracté type.

Étiologie et pathogénie. — Le rein contracté secondaire et toute une série de processus inflammatoires à marche chronique d'emblée et qui tendent à la rétraction du rein reconnaissent naturellement la même cause que les néphrites diffuses chroniques (page 330). Nous n'avons aucune donnée sur les autres causes de cette affection dont la marche est si insidieuse. Elle n'atteint que rarement l'enfance (ce n'est que tout récemment que Forster en a signalé deux cas, contrôlés à l'autopsie), et se manifeste de préférence dans la seconde moitié de la vie. Il est probable que l'ignorance dans laquelle nous nous trouvons tient à ce que les malades ne viennent nous consulter que lorsqu'il s'est écoulé des années depuis la cause qui a déterminé leur maladie.

On a invoqué dans un certain nombre de cas le *saturnisme chronique*, la *goutte* et *l'artério-sclérose* ou des maladies des vaisseaux analogues. Nous examinerons successivement ces facteurs étiologiques dans ce chapitre parce qu'ils produisent des lésions atrophiantes d'emblée, sans que le parenchyme rénal ait à subir un processus inflammatoire préalable. Par conséquent le rein contracté ne doit pas être considéré comme le résultat final d'un seul genre de lésion, mais bien d'un certain nombre de processus différents (Leyden).

1. Saturnisme. — Malgré l'opinion et les expériences négatives de Bamberger, Heubel, Jaccoud et Rosenstein, nous considérons l'influence du *saturnisme* comme démontrée dans l'étiologie des néphrites. Il y a plus de vingt ans qu'Ollivier avait étudié *expérimentalement* les rapports du *saturnisme* et de *l'albuminurie*. Gaucher et Séguin les ont étudiés cliniquement ; puis dans ces derniers temps Charcot et Gombault reprirent la question, et constatèrent que les cobayes intoxiqués par *le plomb* présentaient au bout d'un certain temps les symptômes du rein contracté, et que quelques mois plus tard on trouvait à leur autopsie des reins atteints *d'atrophie granuleuse*.

Maier et Molenaar purent à leur tour constater dans leurs expériences des lésions interstitielles et desquamatives. Enfin les recherches expérimentales de Hoffa viennent confirmer ces faits. Cet auteur ne rencontra pas chez les cobayes et les lapins le tableau typique *du rein granuleux*, mais il retrouva à la surface de l'organe des *lésions interstitielles* et *tubulaires*, ainsi que des modifications de *l'appareil vasculaire*.

D'autre part Dickinson a rencontré 26 fois le rein contracté sur 42 saturnins, et Wagner sur 150 brightiques, comprenant surtout des peintres en bâtiments et des imprimeurs, a noté 15 fois une étiologie saturnine.

Nous pourrions ajouter à ces données des faits très démonstratifs signalés par Lancereaux, Leyden, Geppert, Lublinski. Nous-même avons noté de *l'albuminurie* chez une grande partie de nos malades atteints de *coliques de plomb*, et nous avons même vu chez quelques-uns, les symptômes brightiques survivre à ces coliques. Rosenstein (1) est revenu dans ces derniers temps sur sa première opinion, et il admet maintenant que les coliques de plomb ne sont pas sans connexion avec les néphrites, mais il se refuse à croire qu'elles

---

(1) Le rapport entre les coliques de plomb et la néphrite saturnine n'est pas toujours un élément sérieux pour juger l'origine saturnine d'une néphrite. Il est rare en effet qu'un individu qui a un rein saturnin n'ait pas souffert autrefois de coliques de plomb, cependant le fait peut s'observer. Mais, sans élucider la question par l'étude clinique seule, l'expérimentation entre les mains de Charcot et Gombault nous permet depuis longtemps de ne pas douter de la néphrite saturnine. Le plomb agit *directement* sur l'élément cellulaire du rein, il crée une cirrhose spéciale consécutive à la lésion glandulaire ; il n'est pas besoin, comme certains auteurs l'ont fait, de chercher chez le saturnin un autre état morbide, tel que la goutte ou l'arthritisme, comme prédisposant à la néphrite saturnine. Tout au contraire cette dernière conduit à la goutte par suite de la dépuration urinaire insuffisante et crée cette affection connue sous le nom de *goutte saturnine*. (G. C.)

suffisent *à elles seules* à produire le mal de Bright. Bien que l'on ne soit pas encore très d'accord sur les maladies qui se déclarent chez les ouvriers qui travaillent le plomb dans le Harz, il est bon de rappeler que sur 9 malades atteints de reins contractés au début que Jacob avait observés pendant qu'il exerçait dans cette province, il y avait 8 ouvriers maniant du plomb.

On ne sait encore de quelle façon se produisent les lésions ; si elles résultent d'une *affection des artères*, causée par l'influence continuelle de la substance toxique sur les parois vasculaires ; Rossbach-Rosenstirn a prétendu que le plomb rétrécissait la lumière des vaisseaux. Peut-être le plomb se dépose-t-il dans *l'appareil glomérulaire* (Leyden, Litten) ; enfin peut-être se trouve-t-on en présence d'une *nécrose épithéliale primitive* résultant de combinaisons formées entre le plomb et le protoplasma cellulaire (Cornil, Hoffa). Toujours est-il que le rein contracté d'origine saturnine présente une grande analogie avec le rein des artério-scléreux (Leyden).

Dickinson et Lancereaux croyaient que l'intoxication *saturnine* ne produisait les néphrites que *chez les goutteux*, et que *l'arthritisme* était un intermédiaire indispensable entre le saturnisme et les néphrites, mais ces restrictions tombent d'elles-mêmes puisque, dans l'immense majorité des néphrites avec rein contracté, les malades ne sont nullement goutteux. Parmi les observations de Jacob que nous avons citées plus haut, il ne se trouve pas un seul goutteux. Il faut attacher moins d'importance aux observations de Musehold et Lublinski qui ne rencontrèrent jamais *d'acide urique* dans les reins contractés. Tancquerel des Planches a noté 752 cas de saturnisme accompagnés *d'arthralgies*, mais on sait que l'identité du rhumatisme et de la goutte n'a pas encore été suffisamment établie.

2. Goutte. — Cette étiologie avait déjà été devinée par Rayer et Todd ; ce dernier créa l'expression de *gouty kidney*, mais le rein goutteux ne fut réellement constaté que par Garrod et Dickinson. Nous nous occupons en général peu du rein goutteux ; cela tient sans aucun doute à ce que la goutte est rare dans notre pays. Il ne faudrait pas croire que des dépôts d'urates dans les reins accompagnent toujours le rein goutteux (Charcot, Ebstein) ; bien plus on a trouvé des cas indéniables de reins goutteux sans accidents articulaires, tel est le *rein goutteux primitif* d'Ebstein. Ce dernier conclut de ses expériences que les substances « *goutteuses* » peu solubles, et qui renferment des combinaisons ayant pour base l'acide urique, attaquent à l'état liquide le parenchyme rénal, et que ce n'est que dans les parties nécrosées que des urates de soude se cristallisent.

D'autre part Virchow considère les faits indiqués par Ebstein comme exceptionnels, et il pense que les lésions interstitielles sont le plus souvent indépendantes des dépôts d'urates que l'on y trouve quelquefois. Ce savant professeur a démontré, d'une façon aussi satisfaisante que possible, que l'augmentation des urates acides, alors même que ceux-ci sont encore liquides, suffisait pour engendrer la néphrite uratique (1). Nous avons examiné deux reins goutteux : l'un présentait les altérations décrites par Ebstein, et sur l'autre on n'en trouvait aucune trace (voir *Anatomie pathologique*).

3. Altérations vasculaires. — On a longtemps discuté jusque dans ces derniers temps sur le rôle étiologique des

(1) Le professeur Charcot a décrit des lésions rénales consécutives aux dépôts d'urates de soude dans le rein, des altérations épithéliales et conjonctives. A proprement parler ce sont là les lésions réelles du rein goutteux qui ne comprend pas, sous cette dénomination, la néphrite interstitielle. (G. C.)

maladies des vaisseaux, et, avant tout, sur les rapports qui unissent le rein contracté primitif avec l'artério-sclérose. D'après Leyden, ces deux affections ne sont pas sans connexion ; mais il n'en serait pas de même pour Wagner et Rosenstein, et ce dernier décrit le *rein contracté artério-scléreux* comme un fait d'une importance secondaire ; il le sépare du *rein granuleux* vrai et considère les altérations vasculaires comme *secondaires*, du moins dans la plupart des cirrhoses rénales.

A une certaine époque, nous nous étions laissé influencer par quelques cas isolés, et nous admettions avec Gull et Sutton que le rein contracté ordinaire débutait par des lésions des petits vaisseaux (1). Mais après avoir poursuivi nos études cliniques et anatomiques sur une grande échelle, nous avons été obligé de revenir sur nos idées premières et d'avouer que, s'il existe des reins artério-scléreux d'*emblée*, ces cas sont exceptionnels en comparaison de ceux qui ont pour origine une *véritable néphrite chronique*.

Nous renvoyons au chapitre de l'étiologie de la néphrite diffuse chronique, au sujet des hypothèses émises par Semmola et d'autres auteurs qui attribuent au rein contracté une origine *hématogène*.

Il est plus que probable que l'*hérédité* (2) n'est pas sans

(1) L'artério-sclérose généralisée explique, il est vrai, très facilement la néphrite interstitielle avec l'ensemble symptomatique qui l'accompagne. Sans doute, on voit des cas où la lésion des petits vaisseaux du cerveau, du cœur, des reins peut faire comprendre les troubles cérébraux, cardiaques et rénaux qui sont concomitants, de même que l'artério-capillarite est l'origine des épistaxis et de certains troubles cutanés. Mais ces faits ne doivent pas être généralisés et on observe nombre de néphrites interstitielles sans lésion artérielle et s'accompagnant de troubles cérébraux, cardiaques et cutanés. (G. C.)

(2) Dans l'artério-sclérose généralisée rentrent ces formes de mal de

influence (Samelsohn, Eichhorst), alors même qu'il n'y a aucune trace de goutte (1).

Bright dans lesquelles l'hérédité joue certainement un rôle. On voit quelquefois, en effet, des enfants ou des individus jeunes albuminuriques, polyuriques avec hypertrophie cardiaque, n'ayant eu aucune maladie capable de causer une néphrite, mais issus de parents albuminuriques eux-mêmes et artério-scléreux et dont quelques-uns des collatéraux représentent le même ensemble pathologique. Ce sont de véritables maladies artérielles transmissibles.

Pour Lancereaux l'hérédité se transmet par le système nerveux, par les feuillets interne ou externe. Comment expliquer cette hérédité artérielle, les vaisseaux se formant aux dépens du feuillet moyen? Ce qui se propage, c'est le trouble d'innervation qui agit consécutivement sur les artères. Les artères modifiées agissent ensuite sur le rein, les maladies du rein n'étant pas transmissibles par elles-mêmes.

L'hérédité signalée par le professeur Dieulafoy dans l'étiologie des hémorrhagies cérébrales s'expliquerait de la même façon. (G. C.)

(1) La thèse de Bezançon que nous avons déjà citée signale une étiologie et une pathogénie spéciales de néphrite interstitielle, l'*atrésie artérielle*. Comme le fait remarquer Bezançon, on pourrait donner à cette forme morbide le nom de « maladie de Lancereaux » si nous avions, en France, l'habitude de désigner une affection du nom de l'auteur qui l'a décrite. C'est, en effet, sur 4 observations peu détaillées, mais très probantes, et résumées sous forme de tableau synoptique, que le médecin de l'Hôtel-Dieu a étayé cette manifestation morbide. L'aplasie artérielle est généralisée. « Il y a une myocardite interstitielle, des ulcères ronds de l'estomac, une néphrite conjonctive liée à l'angiosténose. L'aplasie artérielle sert de trait d'union entre ces diverses altérations organiques, dont elle fait connaître la parenté originelle » tout comme la sclérose artérielle. « La lésion rénale n'est qu'une détermination viscérale de l'aplasie artérielle ».

Mais on peut se demander si l'étroitesse des artères, par les modifications de la pression et de l'irrigation sanguines qui peuvent en résulter, suffit à créer une néphrite interstitielle. Peut-être ! car la pathologie expérimentale nous montre les conséquences analogues des ligatures artérielles pratiquées sur le rein ; de plus, dans tous les cas observés par l'auteur, on ne relève aucun accident positif d'intoxication ou d'infection « qui permette de considérer la sclérose rénale comme le reliquat, à une longue échéance, d'une néphrite diffuse

Anatomie pathologique. — Nous avons vu que la néphrite diffuse chronique, lorsqu'elle était un peu ancienne, pouvait amener dans le rein une rétraction déjà manifeste à l'œil nu: Mais les reins de ce genre n'entrent pas de façon précise dans le cadre que nous traçons en ce moment. Nous réservons le nom de *rein contracté* aux organes dans lesquels les îlots de rétraction sont plus importants que ceux du parenchyme normal qui les entoure.

Nous avons vu aussi que les processus de rétraction ne s'ac-

---

aiguë restée ignorée et simplement conditionnée par l'angustie artérielle ».

Tout, au contraire, prouve qu'on se trouve en présence d'une « évolution lente et froide d'une sclérose interstitielle. Cependant l'aplasie artérielle n'agit qu'à titre de cause prédisposante, en infériorisant le rein vis-à-vis des agents toxiques ou infectieux, c'est-à-dire en créant à son niveau un lieu de moindre résistance. C'est une néphrite interstitielle primitive. L'aplasie artérielle qui donne naissance à cette néphrite est congénitale. C'est là le cachet spécial de l'altération de cet organe qui, dans le processus morbide général créé par l'angiosténose généralisée, fait suite à des manifestations chlorotiques. C'est par la néphrite que meurent ces rétrécis du système artériel.

Cependant nous nous permettons d'élargir encore le cadre du « *rétrécissement congénital généralisé des artères* ». Il nous a été donné d'observer une malade atteinte de rétrécissement mitral pur qui mourut à l'âge de 20 ans d'infarctus multiples (foie, rein, cerveau) et dont l'autopsie nous montra un rétrécissement artériel généralisé avec néphrite interstitielle. Je dois dire que l'examen histologique des reins n'a pu être fait malheureusement, mais qu'à l'examen à l'œil nu ils présentaient l'aspect d'une néphrite interstitielle à un degré peu avancé et qu'au milieu du tissu scléreux on reconnaissait distinctement les infarctus.

Il est donc possible que le rétrécissement mitral rentre dans le processus général de cette sténose artérielle, et que les lésions du cœur peuvent retentir sur le rein et vice-versa au cours de cette maladie, modifiant et hâtant la mort du malade. Nous n'avons pas la confirmation absolue du premier de ces faits ; nous le signalons seulement pour attirer l'attention et susciter des recherches à cet égard. (G. C.)

compagnaient pas toujours d'une *diminution du volume de l'organe*. On cite même des observations dans lesquelles le rein contracté était *augmenté de volume*, et dont le processus atrophique n'était visible qu'au microscope ; dans ces organes, *l'hypertrophie* du tissu interstitiel avait compensé et au delà *l'atrophie* du parenchyme. Mais ce sont là des exceptions, et dans la majorité des cas on trouve à l'autopsie des reins *petits* et *contractés* sans cependant pouvoir affirmer si ces reins ont été hypertrophiés à un moment donné, ou si leur diminution de volume a débuté avec le processus de rétraction (1).

Étudions maintenant l'anatomie pathologique du rein contracté classique. Il est bien entendu que nous ne traiterons ici que du rein contracté double ; le rein contracté unilatéral reconnaît une cause locale et ne rentre pas dans notre description.

L'organe est très atrophié ; son diamètre atteint à peine la *moitié* du diamètre normal ; il est dur, semblable à du cuir, et entouré d'une épaisse couche de graisse.

La *capsule* est épaissie, et elle adhère à la surface du rein. Il est impossible de décortiquer le rein sans enlever des lam-

---

(1) Nous avons déjà vu que parmi les scléroses on pouvait distinguer des scléroses atrophiantes et hypertrophiantes basées sur la pathogénie. Dans le foie on distingue aussi des scléroses hypertrophiantes avec mélange d'atrophie. Ces deux processus sont réunis et on se trouve, comme quelquefois dans la cirrhose hypertrophique graisseuse, en présence d'une sclérose atropho-hypertrophique. Mais la syphilis, elle, a un processus manifestement atrophique dès le début. En exceptant les gommes c'est la néphrite syphilitique tardive qui offre le plus bel exemple de néphrite interstitielle progressive aboutissant à la sclérose atrophique d'emblée, à un petit rein contracté type dont on peut suivre toutes les phases, comme le montre le mémoire de Mauriac. (G. C.)

beaux de substance rénale, même lorsque l'on opère avec la plus grande prudence.

La *surface* du rein est inégale, granuleuse, raboteuse. Les dépressions sont rosées ou rouges, elles correspondent à du tissu conjonctif vasculaire rétracté. Les saillies sont au contraire d'un jaune-gris, et il n'est pas besoin de microscope pour voir qu'elles sont constituées par du tissu parenchymateux d'ailleurs peu modifié. Selon que ces éléments auront une couleur foncée, tirant sur le rouge brun, ou qu'au contraire ils affecteront des teintes plus claires, on aura le *petit rein rouge* ou le *petit rein blanc*. Il est probable qu'entre ces deux formes, il n'y a aucune distinction essentielle, mais seulement une différence de degré reposant sur l'abondance plus ou moins grande de l'élément adipeux (Weigert, Wagner).

Ajoutons que le *petit rein rouge*, beaucoup plus rare, n'est presque jamais secondaire, et d'autre part qu'il représente le degré le plus avancé de la rétraction.

A côté des éminences décrites ci-dessus, on observe généralement un grand nombre de petits kystes ayant à peu près la grosseur d'un petit pois et renfermant un liquide clair (1);

---

(1) Fréquents dans la cirrhose vasculaire, ces kystes offrent une paroi doublée à leur face interne par des cellules aplaties, sans noyaux, appliquées sur celle-ci. Cette structure est identique pour tous les kystes sauf pour ceux qui sont microscopiques. Mais pour les gros kystes, notamment pour ceux de la dégénérescence kystique du rein, la ressemblance est absolue. Leur cavité est sphérique, irrégulière quelquefois et cloisonnée. Ils contiennent des boules incolores et translucides avec des produits de désintégration, ou un liquide plus ou moins épais, se colorant différemment par l'acide osmique suivant son degré de concentration. Ce liquide varie quant à sa densité, et quant à sa couleur; les éléments qu'il contient (épithélium ou sang) sont plus ou moins altérés.

On distingue deux sortes de kystes : des kystes par rétention ou des kystes par production épithéliale. Les kystes par rétention sont d'origine tubulaire ou glomérulaire ; ces derniers sont moins nombreux que les premiers. D'une manière générale le kyste par rétention est rare. La rétention intervient pendant la formation d'un kyste mais ne le produit pas. En effet les dilatations des tubes urinifères précèdent le kyste. Mais ces dilatations ne se voient jamais sans le secours du microscope. Elles existent, c'est indéniable, mais elles ne sont jamais assez considérables pour amener une cavité kystique du genre de celle dont nous parlons. De plus, comme le fait remarquer Sabourin, les causes de rétention sont fréquentes, et les kystes sont rares. Enfin dans la transformation kystique, la participation des cavités glomérulaires est très exceptionnelle.

Il est probable que le plus souvent au milieu des tubes rétrécis sur plusieurs points de leur parcours et rendus monoliformes, l'épithélium devenu indifférent peut acquérir des propriétés nouvelles, sécréter abondamment une substance semi-liquide ou colloïde et contribuer à la création de cavités kystiques. Mécanisme identique à celui qui se passe dans le foie, le testicule, le pancréas, la mamelle.

La cirrhose est-elle indispensable ? La subordination de la sclérose au développement des kystes est établie dans la majorité des observations. C'est tout ce que l'on peut dire. Mais cette subordination ne peut nous obliger à conclure à un rapport de cause à effet entre la sclérose et le kyste. Cependant l'on doit ajouter qu'il se produit toujours au niveau des portions de tubes isolés dans une plaque de tissu conjonctif.

Kelsch et Kiener sont d'un avis très différent. Pour eux il y a deux sortes de kystes : des kystes congénitaux, et des kystes par obstruction de l'anse de Henle avec participation du tissu fibreux. Nous ne nous occuperons que de ces derniers.

Les kystes associés à la cirrhose rénale reconnaissent pour causes, d'après eux, des lésions dégénératives, graisseuses ou colloïdo-graisseuses. En effet la sclérose n'existe pas au voisinage des kystes en voie de formation ; elle ne se développe que secondairement dans la période de régression des petits kystes, par irritation de voisinage, pendant la transformation hydropique des kystes, par refoulement et compression du parenchyme environnant.

Donc, comme le croient Kelsch et Kiener, la dégénérescence primitive, initiale des épithéliums, n'est pas l'élément nécessaire, suffisant et unique de la formation d'un kyste. Il faut la contribution d'un autre élément : la sclérose. Car un kyste en voie de formation devrait, si petit qu'il soit et si voisin qu'il soit de son stade initial, être pourvu d'une paroi close formée par ses propres éléments et exercer une compression sur les tubes urinifères de voisinage. Or il n'en est rien ; le kyste en voie de formation est moins un kyste qu'un foyer de ramollissement ; il n'a pas de paroi propre au moins continue, le tissu voisin ne présente aucun indice de compression, mais se transforme en déliquium par une dégénérescence colloïde ou graisseuse accompagnée ou non de prolifération sub-inflammatoire de l'épithélium. « On rencontre parfois, dans le contenu de ces kystes, le vestige non seulement d'un glomérule, mais de plusieurs glomérules et de fragments de tubes urinifères encore revêtus de leur paroi propre, faits qui ne s'expliquent point par la dilatation simple d'une capsule ou d'un tube » (Kelsch et Kiener).

Cette opinion sur la pathogénie des kystes n'est pas en accord avec celle que Cornil et Brault, Sabourin ont émise de leur côté. Dans leur description, Kelsch et Kiener ont peut-être établi une confusion entre les kystes et des lésions analogues à celles de la dégénérescence amyloïde, sans rapport ou en rapport éloigné avec les kystes. De plus les multiples dilatations des tubes urinifères par rétraction fibreuse ou par accumulation de cylindres cireux dans une branche de Henle ne sont pas des kystes comme ces auteurs le prétendent ; on reconnaît toujours la forme générale des canalicules.

Il est probable que, pour qu'un kyste se forme, il faut l'intervention d'autre chose qu'une lésion de canalisation ; l'épithélium de revêtement transformé doit subir une évolution particulière.

Il y a des variétés multiples de kystes rénaux : il y a le kyste hémorrhagique décrit par Lancereaux et qui peut acquérir un volume énorme. Son accroissement est dû, sans doute, à une vascularisation exagérée de leur paroi et à une série d'hémorrhagies comme dans l'hématocèle vaginale. Il y a encore des kystes gélatiniformes, nombreux, vésiculaires, parsemant toute la surface d'un rein très atrophié. Leur contenu est formé par une matière colloïde, dont le centre est plus foncé que la périphérie, et résultant du dépôt successif de couches régulièrement concentriques. Ils sont développés dans les tubes urinifères dont le conduit présente des étranglements. La membrane du tube forme la paroi du kyste ; elle est tapissée par une couche unique de cellules plates, quelquefois lamellaires, quelquefois légèrement grenues et conservant encore un dernier vestige de l'état granuleux antérieur. Les glomérules sont fibreux, quelques-uns sont dilatés : le bouquet glomérulaire atrophié est rejeté dans un point de la périphérie de la capsule, tandis que le reste de celle-ci est rempli par une masse colloïde transparente contenant en suspension les cellules dégénérées et

enfin il n'est pas rare de voir aussi de petites nodosités indiquées par Sabourin (1).

---

des globules lymphatiques à gros noyaux. Dans le reste du parenchyme la structure est uniforme : tubes de Henle et tubes contournés sont identiques sur des coupes transversales ou longitudinales. Ils offrent tous une section régulièrement circulaire ou légèrement elliptique. En aucun point ils ne sont vus suivant leur longueur. Il est probable qu'ils ont été décomposés en une série de petits tronçons d'égal volume, à peu près régulièrement sphériques. Il n'est pas possible de reconstituer aisément les phases successives de l'évolution antérieure de ces lésions. (G. C.)

(1) Les nodosités décrites par Sabourin se présentent sous des aspects différents. Signalées par Sturm pour la première fois, elles ont été entièrement décrites par Sabourin qui en a fait une étude complète (*Arch. de Physiologie*, 1882 ; *Rev. de Médecine*, 1884 et 1885). De la description macroscopique qu'il a donnée il résulte qu'elles ne se présentent pas toujours sous la forme de nodosités. Elles se rattachent fréquemment « aux processus élémentaires multiples dont l'ensemble et la succession constituent les diverses variétés de la cirrhose rénale ». Sur les reins où siègent ces adénomes, la surface de l'organe est rouge et les tumeurs adénomateuses apparaissent sous forme d'éminences jaunâtres, avec une zône rouge à la périphérie. Elles sont quelquefois en nombre considérable. Leur dimension varie depuis la grosseur d'un grain de millet, de chènevis jusqu'à celle d'une noisette, d'une cerise et peut atteindre même des proportions plus considérables au point que le tissu du rein ne se retrouve plus que dans une zône très limitée. Mais ces formes sont rares. Quand l'adénome est volumineux il prend généralement au rein le tiers de sa substance, de telle sorte que, s'il est situé à sa partie supérieure, il le coiffe comme s'il y avait une seconde capsule surrénale.

Ces adénomes soulèvent quelquefois la capsule et lui font faire une saillie assez marquée ; on en voit aussi qui sont plats, affaissés sur eux-mêmes, durs, alors qu'ils étaient mous dans le premier cas, et sans aucune saillie appréciable. Les plus petits, de la grosseur d'un grain de semoule, blancs opaques, sont nettement visibles sous la capsule. Leur forme parfois irrégulière, leur couleur jaune, les font ressembler à des foyers ocreux du ramollissement cortical du cerveau, quand ils sont affaissés.

Cependant, quand on a affaire à cette variété, la capsule est ridée au

A la coupe, ce qui frappe tout d'abord, c'est la *minceur* de la couche corticale ; elle peut être réduite à une épaisseur de un millimètre. Les caractères que nous avions observés à la surface de l'organe se continuent dans la couche corticale ; on retrouve dans celle-ci des cicatrices de rétraction sous forme de traînées linéaires, de coins, ou même réticulées.

Les *pyramides*, d'une couleur un peu plus foncée, n'ont pas subi d'importantes modifications, si ce n'est qu'elles sont un peu diminuées de hauteur ; il en résulte un élargissement du

---

niveau des plaques. Affaissés ou saillants, leurs contours sont très nets. En effet, la ligne de démarcation, entre les parties périphériques de la tumeur et le tissu avoisinant, indique déjà l'enkystement de l'adénome que le microscope nous montrera d'une manière très nette.

Au premier aspect d'un rein ainsi parsemé de ces tumeurs il est facile de savoir en présence de quelle lésion on se trouve. Mais quand la couleur est jaune ocre très prononcée, quand l'affaissement est très marqué, en un mot quand la régression du néoplasme est en train de se faire, on a pu confondre ce néoplasme avec des infarctus. Pareille confusion s'est vue et Sabourin avoue qu'elle a dû souvent se produire avant l'étude qu'il a faite de ces tumeurs. Mais quand le rein est contracté, parsemé de kystes, l'erreur n'est pas possible ; en faisant l'autopsie on doit reconnaître aussitôt les adénomes du rein. Par un examen attentif et parfois sur un seul rein on peut suivre la tumeur dans toutes ses phases d'évolution, sous forme d'enkystement, de régression ou de progression. Rouge, saillante, elle est en voie d'accroissement ; enkystée, elle est dure à la périphérie et dans son centre ; à la phase régressive elle est molle et pulpeuse dans son centre et dans ce cas, aussi bien que dans sa phase d'accroissement, elle est sujette à des hémorrhagies, qui modifient parfois le stroma de la tumeur par suite de son étendue et de son abondance au point de la rendre méconnaissable.

A la coupe du rein on les voit s'enfoncer dans la substance corticale, qui est leur siège de prédilection. On en a trouvé, mais très rarement, dans la substance médullaire. Ce siège, en rapport avec la sclérose du rein dont l'adénome est le plus souvent un de ses éléments, nous indique cependant déjà, à première vue, que l'adénome peut avoir une autre origine, en tout cas une évolution variable, en tant que tumeur.

(G. C.)

diamètre des bassinets. Enfin l'*artère rénale* a ses parois hypertrophiées par places, et sa lumière rétrécie.

En ce qui concerne l'étude histologique des lésions rénales nous renvoyons tout d'abord à ce que nous avons dit au sujet de la néphrite diffuse chronique.

Il n'est pas rare de constater l'atrophie de plus de la moitié de la couche corticale ; les foyers de rétraction se manifestent d'abord dans les prolongements des colonnes de Bertin, les pyramides de Ferrein ne sont prises que plus tard. Ces foyers sont constitués par un tissu conjonctif adulte plus ou moins vasculaire, et infiltré de cellules embryonnaires qui disparaissent au bout d'un certain temps.

Les *canaux urinifères* qui occupaient la place de ces foyers ont complètement disparu, ou bien ils ne sont plus représentés que par de minces traînées constituées par des cellules troubles et atrophiées, plus rarement graisseuses, et leur lumière est complètement obstruée.

Les *glomérules* présentent aussi tous les degrés d'atrophie. Leurs lésions ont d'abord été décrites par Frerichs et Beer, puis par Klebs, Rindfleisch, Traube, Thoma, Ziegler, Wagner, Leyden, etc. Le tissu conjonctif qui entoure les anses capillaires s'épaissit, il en est de même de la *capsule de Bowman* qui est infiltrée parfois de néoformations cellulaires s'imbriquant à la manière des membranes du bulbe d'un oignon ; il en résulte que les glomérules prennent l'aspect de petites sphères formées de tissu conjonctif ; elles sont plus ou moins brillantes, et ne permettent plus la filtration urinaire. Le rapprochement et le tassement de ces dernières les unes contre les autres nous prouvent combien la destruction du parenchyme est complète. Thoma a montré que les *lésions glomérulaires* avaient pour résultat de mettre le *vaisseau affé-*

rent en rapports plus immédiats avec le *vaisseau efférent*, par conséquent avec le réseau capillaire.

L'évolution des foyers cicatriciels que nous venons de décrire est probablement en rapport avec les propriétés physiologiques des différentes parties du rein (Cohnheim). Kelsch croit que les parties les moins éprouvées, les éminences, répondent aux zônes des canaux droits, tandis que les dépressions répondraient aux colonnes de Bertin. Charcot se range à l'avis de Cohnheim, mais Weigert a démontré que ces faits étaient sans importance, ou du moins n'avaient qu'un intérêt secondaire.

Pour expliquer la formation des foyers atrophiques, il faut, dans la majorité des cas, avoir recours à des lésions primitives *de l'appareil de Malpighi* (Wagner). Ce sont elles qui entraînent petit à petit l'atrophie (1) des canalicules uri-

(1) Cette atrophie se fait en effet petit à petit, surtout dans certaines formes de néphrite systématique telles que les ont décrites Cornil et Brault. Le rein se prend par segment. On trouve des tubes urinifères à peu près sains ou capables de fonctionner, à côté de tubes entièrement atrésiés ou dilatés. Il y a en quelque sorte suppléance des parties malades par les parties non altérées. C'est ce qui peut expliquer à la rigueur la survie dans certains cas et quelquefois l'absence totale de signes généraux malgré la lésion avancée du rein. Du reste les expériences de Tuffier (*Soc. anat.* 1888) prouvent d'une manière évidente avec quelle portion minime de substance rénale la vie est compatible.

Certains tubes restés sains et augmentés de volume suppléent les voisins qui sont atrophiés. C'est un système de compensation. Le rein se détruit fragment par fragment. L'hypertrophie du cœur survient pour compenser la filtration urinaire. Lorsque la compensation n'existe plus, les phénomènes graves éclatent.

Dans ce processus que nous venons d'invoquer, on a affaire à une néphrite partielle qui prend les tubes urinifères un à un et dans toute leur étendue pour les détruire de la papille au glomérule, les disséquant en quelque sorte et les exposant, pendant leur période d'atrophie ascendante, aux troubles de la sécrétion urinaire qui continue à s'effectuer dans leur partie supérieure. (G. C.)

nifères, tandis que les *lésions interstitielles* doivent être considérées comme secondaires. Contrairement aux théories de Kelsch, Bartels et Dunin, qui considèrent les lésions interstitielles comme *primitives*, le *principe pathogène*, comme dit Weigert, est le même quelle que soit la cause de la néphrite, que celle-ci soit *toxique*, *infectieuse*, *hématogène*, ou qu'elle soit due à une *maladie des vaisseaux*.

La forme de rein contracté la plus simple, qui dépend exclusivement de troubles circulatoires, est celle que nous rencontrons dans l'*artério-sclérose* (Leyden). Ici la destruction des glomérules entraîne l'atrophie des canalicules urinifères correspondants par arrêt de leur fonction (Ziegler); c'est ce qui constitue le rein contracté *primitif*. A ce processus si simple, on peut en opposer un autre beaucoup plus complexe et beaucoup plus fréquent, dont les manifestations d'abord inflammatoires affectent dès le début une tendance à aboutir au rein contracté.

La division en rein contracté *primitif* et *secondaire*, introduite par Johnson, Bartels et Leyden, ne peut guère être démontrée anatomiquement. En tous cas, les signes que Bartels et son école considéraient comme suffisants pour décrire un type spécial de rein contracté secondaire, tels qu'une atrophie moindre de l'organe, souvent un diamètre plus grand, de larges traînées conjonctives séparant les éminences, la couleur jaune, tous ces signes ne sont ni caractéristiques ni fréquents.

Enfin il n'est pas rare que le processus morbide qui engendre le tissu cicatriciel soit encore compliqué par l'arrivée d'*infarctus emboliques*, surtout chez les malades atteints de lésions cardiaques.

Toutefois nous croyons que Wagner exagère un peu en disant que la distinction de Bartels est purement oiseuse, d'autant plus qu'il existe des *petits reins blancs* dont les caractères macro et microscopiques, et en particulier la dégénérescence graisseuse du parenchyme, semblent démontrer que ces reins proviennent de l'évolution du gros rein blanc de la néphrite diffuse.

Leyden a récemment signalé une forme spéciale de néphrite *scarlatineuse* avec préparations histologiques à l'appui qu'il eut l'obligeance de nous montrer ; nous avons observé nous-même deux exemples semblables dont nous pûmes vérifier cliniquement l'origine inflammatoire aiguë.

Entre les foyers cicatriciels de l'écorce, on rencontre des espaces plus ou moins grands de substance saine dont les canalicules urinifères sont normaux ou même élargis ; leurs cellules épithéliales sont aplaties et un peu hypertrophiées : c'est ce qui constitue l'*hypertrophie compensatrice* de Kœster, de Ribbert, etc... Cette hypertrophie canaliculaire entraîne petit à petit celle des glomérules, si bien que, d'après les recherches expérimentales récentes de Fortlage, le diamètre de ceux-ci peut doubler. On peut s'expliquer la dilatation des canalicules par un travail de compensation comme nous venons de le dire, mais on peut supposer aussi qu'il est dû aux tiraillements qu'exerce le tissu cicatriciel (Buhl).

Quant aux éléments contenus dans les canalicules, ils peuvent ressembler, surtout dans le *petit rein blanc*, à ceux que l'on trouve dans la néphrite diffuse chronique. Puis on rencontre aussi, obstruant la lumière des canaux, des cylindres urinaires d'un diamètre considérable.

Ainsi que les canalicules qui font suite au glomérule, les capsules de Bowman, qui avoisinent souvent la surface de l'organe, peuvent se dilater à leur tour, et devenir alors l'origine des petits kystes signalés plus haut, qui sont tapissés de cellules aplaties et renferment un liquide jaunâtre ou colloïde.

Les *nodosités* signalées par Sabourin sont de petits amas d'éléments épithéliaux, de petits adénomes (1). Même dans

(1) L'adénome du rein est une tumeur épithéliale divisée en deux variétés ; l'une construite sur le type cylindrique, l'autre sur le type cubique. Cette division, dit Sabourin dans son premier mémoire (1882), n'a aucune prétention à une classification. Cependant elle doit être conservée, les examens faits dans la suite n'ayant apporté aucune modification à ces constatations et n'ayant fait découvrir que des involutions, des dégénérescences ou des modes d'altération de la tumeur.

Le plus souvent l'adénome est formé à la périphérie par une condensation du tissu scléreux dont le rein est le siège. Cette zône, ligne de démarcation entre les 2 tissus, celui de la tumeur d'une part et celui du rein d'autre part, se continue d'un côté avec les travées qui sillonnent la substance corticale et de l'autre avec des faisceaux fibreux d'épaississement variable qui pénètrent dans la tumeur et la divisent en lobes irréguliers. Ces cloisons de premier ordre sont remarquables par le volume des vaisseaux qui les accompagnent. Variables comme développement, ces derniers sont parfois très abondants et très volumineux en plusieurs points de la tumeur, surtout au niveau des intersections fibreuses ; les dilatations qu'ils présentent rappellent assez bien « les sinus d'un angiome caverneux » (Sabourin). Des cloisons principales se détachent en général brusquement de fines trabécules qui divisent le parenchyme en loges occupées par des éléments cellulaires. Les alvéoles et leurs parois sont tous semblables à eux-mêmes, qu'il siègent loin ou près des grosses cloisons fibreuses.

Il n'y a donc pas à chercher une constitution glandulaire avec subdivision graduelle en lobes, lobules, alvéoles par des cloisons se ramifiant à l'infini. Les alvéoles sont très variables comme formes ; les uns sont circulaires, les autres ovalaires, d'autres allongés en forme de gros cylindre, souvent recourbés sur leur grand axe. Telle est l'apparence au microscope, due à l'orientation même de la coupe. Le tissu conjonctif qui forme les parois limitantes est d'une minceur remarquable, formé de fort peu de noyaux. Jamais on n'observe de membrane propre à structure spéciale ayant une ressemblance quelconque avec la paroi des tubes du rein ; les éléments cellulaires que contiennent les alvéoles sont directement appliqués sur la travée conjonctive. Ces

les régions non atrophiées, le stroma conjonctif est généralement élargi et infiltré de cellules. Quant aux néoformations

---

cellules sont, suivant les cas, ou des épithéliums cubiques ou des épithéliums cylindriques ; généralement l'un de ces deux types prédomine à l'exclusion de l'autre ; fréquemment l'un de ces types se trouve exclusivement dans la tumeur, parfois il y a mélange des deux. Nous devons ajouter que nous ne parlons que des adénomes n'ayant subi aucune altération, ni transformation.

L'épithélium cubique est formé par des cellules prismatiques dont le noyau est généralement éloigné de la base et ne rappelle en rien les épithéliums rénaux ; il se distingue en tout cas très bien de ces derniers quand la capsule fibreuse n'existe pas et que l'adénome se perd insensiblement à sa périphérie dans le tissu rénal resté sain.

L'épithélium cylindrique formé par des cellules allongées dont le noyau est toujours rapproché de la lumière de l'alvéole laisse voir le plus souvent ces cellules sur une seule rangée. Soit qu'il y ait multiplication et prolifération de ces cellules, soit qu'il y ait augmentation de leur volume, elles arrivent à s'étrangler à leur base, à se pédiculiser et à leur extrémité saine dépassent les autres ; il se forme ainsi une stratification apparente ou réelle.

Il semble bien que cette stratification soit le plus souvent apparente par suite même de la desquamation des cellules les plus périphériques, attestée par les nombreux déchets épithéliaux que l'on trouve au fond de l'alvéole et par suite même de l'irrégularité de cette stratification. Ces cellules cylindriques sont assez volumineuses pour remplir toute la cavité des alvéoles. Dans certains adénomes où la phase proliférative semble avoir prédominé, non seulement les cellules atteignent les dimensions que nous venons de signaler, mais aussi le tissu conjonctif manifeste son accroissement par des excroissances, véritables papilles, envahissant l'intérieur des cavités alvéolaires qu'elles arrivent à combler. Un pédicule très mince les rattache à la paroi aux dépens de laquelle elles se sont développées. Leur périphérie est dentelée, déchiquetée, formée par de nombreuses dépressions qui forment autant de lames recouvertes par l'épithélium du type auquel appartient la tumeur. Les cellules épithéliales qui recouvrent ces papilles sont d'ailleurs, comme beaucoup de cellules implantées directement sur la paroi alvéolaire, déchiquetées et frangées ; leurs contours sont peu nets et leurs noyaux se colorent mal.

Cet état des cellules indique déjà que nous nous trouvons en pré-

glomérulaires et tubulaires ainsi que celles qui proviennent des éléments conjonctifs cicatriciels et qui ont été décrites

---

sence d'éléments dégénérés, par le fait même de leur compression ; mais ce n'est point là le fait d'une phase régressive de la tumeur. On retrouve cette altération, due à la compression, à la périphérie de la tumeur. Là en effet elle est facile à constater. La capsule est formée à ce niveau par des lames concentriques d'autant plus lâches et séparées les unes des autres qu'on se rapproche du centre ; d'autant plus serrées et tassées qu'on atteint les dernières limites de l'adénome. Dans les interstices laissés ainsi entre les différents feuillets capsulaires les alvéoles sont rétrécis en fuseau et n'ont plus de lumière en leur centre par le tassement des cellules épithéliales. « Il semble qu'il y ait un mode de destruction du parenchyme de la tumeur au profit de la capsule » (Sabourin). Les alvéoles s'allongent et les cellules comprimées s'atrophient et persistent un certain temps dans l'épaisseur de la capsule à l'état de corps cellulaire aplati, puis à l'état de simples noyaux formant des traînées entre les stratifications de cette capsule.

Telle est la description de la périphérie de la tumeur dans la forme la plus générale, c'est-à-dire quand il y a une capsule. Quand celle-ci fait défaut, la limite avec le tissu voisin n'est marquée que par le changement de nature et de coloration des épithéliums et les modifications de forme des cavités. On voit côte à côté, sans épaississement de la trame, un tube contourné, avec son épithélium spécial, et une cavité de la tumeur avec son revêtement tout différent. Cette cavité est d'abord simple comme celle du tube rénal, mais déjà à côté d'elle, une autre est subdivisée par des prolongements papilliformes.

La tumeur, fait qui est rare, s'est développée en plein dans une région restée saine entre les cônes fibreux. Cependant on distingue la zône d'accroissement du nodule ; car on voit, un peu en dehors des parties malades et qui apparaissent comme telles très nettement, des travées conjonctives où les tubes du rein sont complètement atrophiés. Le développement paraît se faire par transformation directe et multiplication des épithéliums rénaux sans retour préalable à l'état cubique et on semble assister à cette transformation. Les cellules perdent peu à peu leurs granulations qui obscurcissaient le protoplasma ; le noyau devient très apparent à mesure que le protoplasma s'éclaircit ; les cellules semblent contracter des adhérences avec le stroma, toute trace de paroi propre ayant disparu. De telle sorte qu'au centre du néoplasme l'alvéole est constitué avec des épithéliums à gros noyau multi-

par Pisenti, nous n'en n'avons jamais entendu parler par d'autres auteurs.

---

nucléolé dans un protoplasma clair se colorant en rose pâle par le picro-carmin.

En général, dans cette variété d'adénome où l'élément régressif manque totalement et dans laquelle la phase d'accroissement est très marquée, tout indique la multiplication : peu de tissu conjonctif et partant pas d'enkystement d'une part, et d'autre part transformation de l'épithélium rénal en épithélium du néoplasme qui se fait vraiment sous nos yeux, les différentes phases évolutives de la tumeur se distinguant dans la zône d'envahissement à sa périphérie. Envahissement probablement rapide puisque en son centre les cellules épithéliales rappellent encore la forme de celles des tubes contournés, et que sur certaines sections, on retrouve encore, la disposition de tubes rénaux. Il faut cependant ajouter qu'en plein centre, cette disposition n'existe plus ; car il est occupé par des cavités assez vastes, irrégulières, produits de la fusion de plusieurs de ces alvéoles.

Quelle est la genèse de ce néoplasme ? Les cellules des tubes contournés du rein deviennent cubiques ; elles se distinguent cependant des épithéliums de l'adénome non pas par la forme qui est sensiblement la même, mais par la coloration du protoplasma, qui, diminué de quantité, est très granuleux, et se colore en jaune brunâtre par le picro-carmin. Quoique diminué de volume il est plus considérable que celui des cellules des alvéoles. La première phase est donc caractérisée par la perte de l'épithélium ou par sa transformation. Puis le tube urinifère s'agrandit et si on fait une section au niveau d'un pareil tube on peut apercevoir non loin du tissu conjonctif néoformé plusieurs cavités assez vastes quelquefois et tapissées d'épithélium cubique vivement coloré en rouge par le picro-carmin.

Ces cavités représentent des sections de tube contourné replié sur lui-même, dont la cavité s'agrandit et dont l'épithélinm a subi la modification caractéristique. Les parois qui séparent ces cavités sont ténues et, à une phase d'accroissement plus avancé, on voit apparaître des papilles, origine des cloisons qui vont diviser le néoplasme.

Comme le dit Sturm, c'est un développement en surface qui se produit dans l'épithélium des tubuli.

Il semble que, dans la portion du tube qui a cessé de fonctionner, les éléments épithéliaux en végétant entraînent, dans leur développement, des prolongements du tissu conjonctif qui les entoure pour cons-

En général, et à part certaines complications rares, les *lésions des pyramides* consistent dans des tractus fibreux atro-

---

tituer le stroma des soulèvements papilliformes. Ces soulèvements papilliformes remplissent bientôt le tube qu'ils dilatent, comprimant le tissu de voisinage. Une petite tumeur est ainsi formée. Ces papilles, sur une section d'un tube, peuvent figurer des cloisonnements de ce dernier. Ces cloisonnements sont en raison directe du nombre et de la grosseur de ces soulèvements épithéliaux.

On peut supposer encore que la division de la tumeur en plusieurs loges résulte de l'isolement de certaines régions papillaires par soudure des lamelles conjonctives épithéliales entre elles. D'où résulterait la formation de cavités épithéliales nouvelles, closes de toutes parts, qui se comporteraient isolément comme la portion du tube rénal qui a donné naissance à l'alvéole primitif. Il y a lieu d'admettre cette soudure des lamelles épithéliales entre elles. Ainsi donc un segment de tube rénal isolé peut, par simple hypergenèse de ses éléments, donner naissance à une tumeur sans adjonction périphérique de nouveaux segments de tubuli également dégénérés. « Ainsi s'expliquerait l'enkystement de ces productions par refoulement et atrophie de tous les éléments du rein qui les entourent » (Sabourin). Mais il semble aussi que cet accroissement se fait par adjonction d'alvéoles nouveaux périphériques. Tout le pourtour de la tumeur est formé de section de tubes qui, après s'être remplis de lamelles papilliformes, semblent se crever pour mettre en liberté tous les replis épithéliaux. Le stroma d'abord épais entre les alvéoles s'amincit, s'use à mesure que les replis épithéliaux augmentent de nombre. Le centre de la tumeur ne contient plus de cavités principales, mais seulement une agglomération de lamelles recouvertes de cellules cubiques sur leurs deux faces entremêlées de papilles, et souvent à direction parallèle. Et dans l'épaisseur de la capsule d'enveloppe on voit des tubes du rein atrophiés qui, eux aussi, présentent cette végétation spéciale de leurs épithéliums et qui semblent destinés à former des lobules d'accroissement de la tumeur principale. Mais quelle est la limite de cette tendance à la prolifération épithéliale dans les tubes comprimés et atrophiés situés dans l'épaisseur de cette capsule conjonctive? Nous ne pouvons le dire. Cependant la tendance à l'enkystement est assurément manifeste.

On comprend aisément que le centre de la tumeur qui représente un état plus avancé n'offre pas la structure que nous venons d'indiquer. Cette dernière représente un état jeune du néoplasme. Dans la suite

phiant provenant de la couche corticale, et s'irradiant dans la

---

surviennent des altérations. Les cellules sont envahies par des cristaux gras ; infiltration cristalloïde qui atteint les cellules de revêtement des papilles et les cellules, déjà dégénérées, qui ont abandonné la paroi à laquelle elles étaient fixées et sont tombées dans l'interstice des prolongements papilliformes. Ces cellules sont gonflées et quand elles sont traitées par l'éther, les parties du tissu dégénéré semblent formées de petites vessies transparentes contenant un noyau délié. Mais il ne faudrait pas croire que seules les tumeurs présentant un certain volume offrent une dégénérescence marquée. Dans nombre de petits adénomes, occupant le parenchyme rénal dans une grande étendue, on voit une infiltration graisseuse assez abondante pour les rendre entièrement opaques. La matière grasse est répartie sous forme de blocs arrondis ou anguleux, fusionnés et formant des masses considérables à contours déchiquetés. Les épithéliums déformés et infiltrés encombrent les espaces interpapillaires.

Ce n'est pas tout ; au niveau de la base des papilles ou sur leur trajet, on aperçoit quelquefois, des corps très réfringents, soit isolés ou groupés en chapelets, de volume variable, arrondis ; ils semblent formés de couches concentriques de réfringence diverse et ressemblent à des blocs calcaires stratifiés qui leur donnent l'apparence de psammomes méningés (Sabourin). Ils semblent toujours situés dans l'épaisseur des travées et paraissent avoir pour origine non une altération des cellules de revêtement, ni des cellules desquamées, mais bien une altération des vaisseaux mêmes qui occupent le corps conjonctif des papilles.

Enfin les adénomes sont sujets à des hémorrhagies, parfois très abondantes et qui modifient entièrement, en certains points, leur structure. Quand l'adénome est volumineux et que l'épanchement est considérable, on serait tenté de méconnaître la tumeur si on n'examinait la capsule d'enveloppe sous laquelle on retrouve le revêtement des cellules cylindriques ou cubiques. Au milieu de magma de globules rouges on retrouve çà et là de petits amas fortement colorés en rouge, d'apparence fibrineuse, et ailleurs des houppes étoilées de cristaux jaune rougeâtre.

Le mélange de l'hémorrhagie et de la dégénérescence cristallo-graisseuse se fait, dans quelques cas, dans des proportions considérables. L'hémorrhagie semble être la première en date ; la dégénérescence est venue ensuite, dégénérescence atteignant tous les épithéliums

substance médullaire ; les canaux collecteurs sont beaucoup plus larges qu'à l'état normal.

---

qui se touchent et qui paraissent confondus en une seule masse transparente où l'on distingue à peine des noyaux très fins et quelques lisérés très déliés indiquant vaguement des interstices cellulaires, ce qui prouve une phase dégénérative considérable ; on la trouve non seulement dans les épithéliums cubiques que l'on serait tenté de regarder comme l'indice de la phase régressive par excellence, mais aussi dans les adénomes à épithéliums cylindriques.

Spontanée ou provoquée par l'hémorrhagie, la dégénérescence cellulaire présente deux degrés. Au début la partie libre du protoplasma cellulaire augmente de volume en s'infiltrant de petits blocs opaques d'apparence cristalloïde ou simplement grenus. Les cellules ainsi gonflées se tassent, se compriment et il en résulte une apparence plus régulièrement cylindrique du revêtement épithélial. Les cavités interpapillaires se comblent et disparaissent du fait même de cet accroissement cellulaire. Traitées par l'éther ces cellules, abandonnant la graisse qu'elles contiennent, apparaissent saillantes, vésiculeuses, transparentes, avec une saillie énorme : ce qui donne à la coupe un aspect très élégant. A un degré plus avancé cet aspect disparaît même après l'action de l'éther. Il n'y a plus de masses cristallines intra-cellulaires. Les cellules sont fondues en une masse transparente opaque dans laquelle on distingue à peine des noyaux, comme nous l'indiquions tout à l'heure. — L'aspect ocreux que nous avons déjà signalé dans les adénomes superficiels dont la capsule est affaissée sur la tumeur et ridée à ce niveau est dû à une sorte d'apoplexie, à une infiltration sanguine engendrant des dégénérescences cellulaires des couches superficielles du revêtement épithélial alvéolaire. Ces couches superficielles sont entièrement démolies, alors que la partie profonde reste saine. La dégénérescence graisseuse les a envahies. Le magma jaune ocre que nous avons décrit est constitué par des trabécules conjonctives dissociées, par des cellules épithéliales déformées remplies de granulations pigmentaires, des globules du sang et des blocs de pigments libres. C'est ce qui les fait ressembler aux foyers ocreux du ramollissement cortical du cerveau.

Tel est encore un autre mode de dégénérescence des adénomes. Il arrive parfois que la dégénérescence ne détruise aucun alvéole, et qu'elle s'opère dans la cavité alvéolaire restant entièrement close. Le centre de la cavité est occupé par un détritus granuleux résultant

Dans des cas exceptionnels, les petites éminences granuleuses font défaut ; c'est qu'alors la contraction du rein est

---

vraisemblablement de la fonte régressive de ces cellules en desquamation. Il y a une formation kystique aux dépens d'alvéoles adénomateux ; chose certaine pour Sabourin, puisque sur une même coupe il a trouvé tous les degrés de passage entre l'alvéole présentant à son centre une ou deux cellules en régression et le kyste amplement rempli de son magma granuleux.

Quelle est la nature de l'adénome ? Quelle est son essence même ? L'adénome rénal est lié au processus même de la cirrhose. L'adénome rénal peut reconnaître encore une autre origine, il peut représenter une inclusion de la capsule surrénale dans le parenchyme rénal (Grawitz et Israël). Il peut se généraliser et représenter une tumeur maligne analogue aux épithéliomas dont il présente d'ailleurs sur certains points la structure.

Si on considère la première hypothèse, il faut, en regardant la néphrite interstitielle comme une cirrhose épithéliale, constater que la production du tissu conjonctif est accompagnée de phénomènes bien spéciaux qui ont pour siège les tubes contournés de la substance corticale. L'épithélium se gonfle d'abord, perd peu à peu la partie libre de son protoplasma, toute la partie fonctionnelle de la cellule disparaît, la cellule est réduite à un noyau entouré d'une mince couche de protoplasma qui conserve encore quelques propriétés micro-chimiques. C'est un épithélium cubique. Dans ce rudiment d'organe cellulaire le noyau reprend la prédominance, il fixe le picro-carmin et ce qui restait de protoplasma disparaît. C'est un épithélium nucléaire ; le noyau est tout dans cet élément. L'épithélium rénal est devenu indifférent.

A ce degré d'involution cet élément peut subir l'atrophie complète. C'est la transformation la plus complète de l'atrophie rénale. Le tube rénal se rétracte sur son épithélium cubique ; toute trace de paroi propre a disparu.

La rétraction continuant la section du tube n'est plus représentée que par une sorte de lacune creusée dans la gangue conjonctive ; et les noyaux confondus dans cette dernière se perdent dans les éléments embryonnaires. Au lieu de s'atrophier, cet élément nucléaire peut-il devenir le centre de formation d'une cellule glandulaire par adjonction d'un protoplasma de nature fonctionnelle ? On n'en sait rien. En tout cas il peut végéter. En effet l'épithélium rénal devenu indifférent peut végéter et cette végétation aboutit aux adénomes.

générale, et ne s'est pas faite par foyers. Ce sont ces reins qui paraissent normaux à l'œil nu. Mais dès qu'on les examine

---

L'adénome se rattache donc manifestement au processus de sclérose dont le rein est le siège. La ressemblance de l'épithélium des cavités de l'adénome et de l'épithélium des tubes du rein en voie d'atrophie prouve encore surabondamment l'étroitesse des liens qui unissent la cirrhose rénale à l'adénome. De plus on voit toujours naître ces tumeurs dans la substance corticale, au milieu même des cônes fibreux qui la sillonnent, là où l'atrophie est la plus générale. Mais pourquoi l'épithélium est-il cylindrique et non cubique dans tous les cas? Il est probable que la polymorphie cellulaire s'explique en partie par des phénomènes de compression, surtout quand la cavité alvéolaire est remplie de papilles, en partie par des infiltrations graisseuses ou des cristaux d'acide gras dans des portions jeunes bien végétantes qui se déforment sous l'influence de ces derniers. N'y a-t-il pas lieu d'invoquer des causes analogues capables de donner d'emblée à un adénome naissant sa forme cellulaire? La cellule rénale à différents degrés de ses phases d'involution peut donner naissance aux deux variétés d'adénomes du rein. En cela les adénomes du rein sont identiques aux polyadénomes hépatiques de Kelsch et Kiener (formés de cellules possédant encore du protoplasma glandulaire) et aux polyadénomes biliaires de Kelsch et Kiener formés de cellules cubiques. Cette loi générale a des exceptions, les cellules étant sujettes à des modifications mécaniques extérieures pouvant changer la forme du protoplasma cellulaire par des phénomènes de régression, de compression ou de prolifération. Ainsi des cellules cubiques peuvent voir augmenter plus ou moins leur protoplasma si elles végètent pour leur propre compte ; de même la cellule cylindrique peut donner naissance à des éléments plus ou moins aplatis.

Les recueils de la *Société anatomique* de ces deux dernières années contiennent des observations nombreuses de néphrite interstitielle avec adénomes qui confirment entièrement cette manière de voir. M. Pilliet a été plus loin, il a décrit des adénomes de la capsule surrénale entièrement semblables à ceux du rein et caractérisés surtout par une surcharge graisseuse assez considérable pour rappeler la dégénérescence cristallo-graisseuse de Sabourin. M. Letulle considère en effet cette production comme très fréquente, surtout dans la forme d'adénomes hémorrhagiques. Elle masque parfois la structure de l'adénome. On la rencontrerait chez le vieillard.

Parmi toutes les transformations que l'adénome peut subir, il nous

au microscope, on s'aperçoit de l'erreur. D'après Lancereaux et Musehold, les granulations seraient dispersées

---

reste à en signaler une dernière. Dans son dernier travail publié en commun avec Œttinger (*Rev. de méd.*, 1885), Sabourin admet ouvertement que l'adénome peut se transformer en épithélioma, opinion que faisait pressentir son premier mémoire de 1882, « puisqu'il établissait le développement de l'adénome aux dépens des tubuli contorti ». Mais est-ce bien une transformation ? N'y a-t-il pas des cas où l'essence même de l'adénome est d'une nature cancéreuse spéciale, affirmant sa spécificité dès le début par une généralisation précoce ? Déjà Grawitz avait signalé un fait de ce genre, malheureusement sans le secours du microscope. Les observations de Sabourin et d'Œttinger concernent des reins adénomateux développés chez un saturnin brightique : les alvéoles étaient semblables à ceux du squirrhe. Le poumon était aussi le siège de tumeurs semblables. L'adénome avait donc un caractère malin comme dans le fait de Giraudeau et Legrand où existait une généralisation (*Gaz. hebd.*, 14 janvier 1887).

Il n'en est pas moins établi que l'adénome enkysté multiple forme une entité bien spéciale, sans offrir de dégénérescence, comme dans le corps thyroïde, la prostate où l'adénome est fréquent et l'épithéliome rare. La transformation en épithélioma est possible mais non fatale. D'ailleurs cette multiplicité des adénomes qui ne sont pas de nature épithéliale avait été signalée déjà par les auteurs. Virchow avait décrit des tumeurs analogues dans le rein, et, frappé de leur ressemblance avec ceux du corps thyroïde, il les avait décrites sous le nom de « goîtres surrénaux ». Rindfleisch et Lancereaux avaient aussi de leur côté fait pareille remarque. On ne saurait enfin, suivant Pilliet, et suivant les observations présentées par lui, méconnaître la structure particulière de certains adénomes qui rappelle celle des kystes mucoïdes végétants, épithéliomateux de l'ovaire.

A côté de cette variété « il en existe une autre appartenant à une tumeur rénale bilatérale, ne rappelant plus le kyste malin de l'ovaire, mais la tumeur polykystique simple qui n'en est qu'un degré. C'est le rein polykystique que Lejars assimile au cysto-épithéliome de l'ovaire. Il existerait donc entre l'adénome, le squirrhe, l'épithéliome et l'épithéliome polykystique du rein une série d'intermédiaires reliant toutes ces tumeurs par la chaîne d'une parenté étroite » (Pilliet, *Soc. anat.*, 1889, page 545).

En dernier lieu nous avons à signaler l'opinion de Grawitz et Is-

d'une façon très irrégulière dans le *rein saturnin* (1) ; Gayler prétend avoir observé dans ce cas que l'endartérite se mani-

---

raël qui considèrent les adénomes comme dus au développement des portions de la capsule surrénale restées adhérentes à la surface du rein pendant la vie intra-utérine. Les faits de ce genre sont rares. Disons cependant que Pilliet nous en communiquait deux cas. Dans l'un la capsule surrénale était restée en partie à la surface du rein, alors que le reste de la capsule était inclus dans la substance corticale ; ces deux portions communiquaient entre elles par un véritable hile. Dans l'autre il y avait absence totale de capsule à l'extérieur ; on la retrouvait sous elle, allongée, plongée dans la substance corticale. (G. C.)

(1) Lancereaux indique, en effet, les différences qui séparent, au point de vue anatomique, la néphrite interstitielle de la goutte et de l'intoxication saturnine, de la néphrite interstitielle consécutive à l'athérome des artères rénales. Dans la goutte et le saturnisme la lésion des reins n'étant pas intimement subordonnée à l'état des artères est *régulière* et symétrique ; elle se révèle par la présence, à la surface de l'organe affecté, de granulations à peu près *égales* et du volume d'un grain de millet ou d'un pois contrairement à ce qui a lieu dans le rein artériel où elle est irrégulière et asymétrique.

Lécorché et Talamon n'admettent pas ces signes comme caractéristiques de l'une ou de l'autre variété de néphrite interstitielle. « Il est aussi commun, disent-ils, de trouver des reins régulièrement atrophiés et granuleux chez les athéromateux que de voir des reins bosselés, lobulés, asymétriquement altérés chez les goutteux, les saturnins, les syphilitiques ». D'ailleurs, comme ils le font observer, Cornil et Brault invoquent le même caractère différentiel entre ces deux genres de néphrite, mais en sens inverse de l'interprétation donnée par Lancereaux. Où est la vérité ? Entre Cornil et Brault, entre Lancereaux qui veulent d'une part chercher à établir une distinction entre les processus histologiques des néphrites, et entre Lécorché et Talamon qui veulent d'autre part au contraire les unifier tous, la discussion peut se poursuivre longtemps en raison du manque de preuves.

Comme nous venons de le voir on ne peut s'appuyer sur les caractères des granulations, sur la répartition de la sclérose puisqu'ils ont servi tour à tour à démontrer une origine artérielle ou glandulaire suivant les auteurs. Seule la lésion artérielle, l'endopériartérite peut indiquer une origine vasculaire de la néphrite, « et encore, comme le disent Lécorché et Talamon, n'est-ce qu'une question d'intensité,

festait de préférence dans les glomérules, ainsi que la disparition des cellules de la couche moyenne musculaire des petites artères.

Chez des animaux intoxiqués par le plomb, Coen et d'Ajutolo ont noté d'abord une dégénérescence du parenchyme, puis une glomérulite hyaline, et enfin une néphrite interstitielle.

Le *rein goutteux* mérite une description spéciale. Ici, comme dans un certain nombre de reins saturnins, on aperçoit à l'œil nu de petits points jaune-blanc et des traînées de la même couleur qui ne sont autres que des dépôts d'urates cristallisés et formés en grande partie d'urate acide de soude. Le lieu d'élection de ces infarctus uratiques *est la couche papillaire;* toutefois la couche corticale n'est pas épargnée. Les dépôts se rencontrent aussi bien dans les canalicules urinifères (Virchow, Charcot, Cornil, Lancereaux, Wagner) que dans le tissu conjonctif (Dickinson, Litten). En examinant des reins goutteux typiques, Ebstein a rencontré des dépôts d'urates ayant l'aspect d'une substance amorphe, homogène, renfermant tout au plus des débris de canalicules urinifères. Ebstein considère ces processus de nécrose comme caractéristiques du rein goutteux. C'est par des troubles de nutrition que débute l'altération, puis les foyers nécrosés produisant un dégagement d'acides libres, ceux-ci favorisent la cristallisation des urates.

Nous avons entrepris une série d'expériences dans le but d'appuyer cette théorie, mais ce n'est pas ici le lieu de nous étendre à ce sujet. Ainsi que nous l'avons vu et que Rosenstein l'a fait remarquer lui-même, ce n'est là qu'un mode

---

car dans les néphrites diffuses les artères sont altérées, mais à un faible degré, tandis que dans la cirrhose vasculaire l'endopériartérite est portée à son summum ». (G. C.)

d'évolution du rein contracté goutteux (1). Les concrétions d'*acide urique* que l'on rencontre parfois dans les bassinets

(1) Sans doute la goutte peut compter dans l'étiologie de la néphrite interstitielle comme l'arthritisme et nombre de processus généraux. Aussi le rein goutteux est synonyme pour certains auteurs de néphrite interstitielle. Mais le vrai rein goutteux est celui qui, comme nous l'avons déjà fait observer, contient des cristaux d'acide urique et produit des îlots de sclérose autour de ces dépôts. Sous cette forme il comprend deux types.

Le premier est désigné par Rayer sous le nom de néphrite goutteuse que l'on pourrait appeler « *la gravelle du rein* » (Charcot). Elle comprend les caractères de la néphrite chronique interstitielle, mais elle est surtout caractérisée par des infarctus de sable, d'acide urique, quelquefois à l'état cristallin, et quelquefois elle peut contenir des graviers plus volumineux. Ces dépôts siègent à la surface du rein, dans la couche corticale, dans les mamelons et les papilles, dans les calices et les bassinets.

Le second type comprend la *néphrite goutteuse* proprement dite : le *rein goutteux* des auteurs anglais, signalé par de Castelnau en 1843, décrit par Todd et Garrod. Les infarctus sous forme de traînées blanches siègent dans la substance tubuleuse, jamais dans la substance corticale, quelquefois dans les mamelons ; ils se présentent sous forme d'aiguilles cristallines occupant, d'après Garrod, l'intervalle des tubes urinifères.

Pour Charcot et Cornil (*Soc. de biologie*, 1864) ils siègent dans la cavité même des tubes urinifères. Il y a des altérations concomitantes du rein correspondant aux lésions ordinaires du mal de Bright. Il existe d'abord une néphrite parenchymateuse (Charcot et Cornil) à différents degrés. Au premier degré la substance corticale est épaisse et présente une teinte jaune. Les corpuscules de Malpighi sont injectés, les tubes urinifères distendus sont remplis de cellules opaques, remplies de granulations graisseuses et protéiques. Au second degré apparaissent l'atrophie de la substance corticale et les granulations de Bright.

En dehors de ces lésions évolue la *néphrite interstitielle* qui correspond au rein goutteux des Anglais. Elle est caractérisée par un épaississement du tissu conjonctif intermédiaire aux tubules urinifères avec prolifération des noyaux ; le rein diminué de volume est ridé, grenu, rugueux à la surface. La substance corticale est très atrophiée (Char-

(voyez Néphrolithiase) n'ont pas plus de rapports avec le rein goutteux qu'avec la goutte elle-même (Virchow). Il est rare que les néphrétiques n'aient pas de *douleurs articulaires*; lorsque les malades ne souffrent pas on a alors la *néphrite arthritique sans arthrite* de Virchow.

Il nous reste encore à examiner les lésions des vaisseaux du rein, dont il a tant été parlé dans ces derniers temps, et à déterminer si ces troubles vasculaires, surtout ceux qui atteignent les petites artères et les artérioles, sont secondaires ou primitifs.

Rappelons tout d'abord que Thoma, Ewald, Wagner ont noté dans le petit rein contracté une hypertrophie des parois de l'*artère rénale* et le rétrécissement de sa lumière, lésions que Cornil, Ranvier, Friedlænder etc. (1) assi-

---

cot). L'état lardacé ne s'observe pas. Garrod signale ces altérations dans tous les cas de goutte invétérée. Elles peuvent exister de bonne heure, après 7 ou 8 accès. Elles peuvent apparaître un an après les premières manifestations de la goutte. Quoique cette forme ne diffère pas beaucoup de la maladie de Bright ordinaire, à part les cristaux d'urate de soude, les symptômes propres à cette albuminurie goutteuse se font remarquer par leur bénignité (Charcot). (G. C.)

(1) Beaucoup de processus sont sous la dépendance de l'endartérite oblitérante. A la suite d'une oblitération artérielle le champ circulatoire des organes est diminué et les échanges nutritifs sont moindres. Si un thrombus survient, rapidement il y a nécrobiose. Si l'oblitération est lente, il se produit un travail de régression dans les éléments nobles, et dans le tissu conjonctif la vitalité est excitée par une nutrition imparfaite (H. Martin); il absorbe tous les matériaux disponibles et s'hypertrophie lentement (H. Martin), c'est la sclérose dystrophique. La lésion peut gagner les tuniques artérielles et de là rayonner et gagner le tissu conjonctif ambiant. En se développant elle étouffe les éléments nobles, c'est la sclérose inflammatoire, plus rare que la sclérose dystrophique avec laquelle elle peut coexister.

Les processus qui président à ces deux scléroses peuvent se ramener cependant à un seul pour certains auteurs. En effet on a admis que le

milent à celles de l'*endartérite oblitérante* et qui ne sont pas sans rapport avec les processus atrophiques que l'on observe dans le domaine des vaisseaux interlobulaires.

Cette hypertrophie pariétale se manifeste très-tôt; Fischl et Schütz ont cherché à constituer un groupe de néphrites caractérisé par une *glomérulo-néphrite* et une endartérite en l'absence de tout autre lésion.

Le processus essentiel consiste en des végétations de la tunique interne, ces végétations ne contiennent que très rarement de nombreux noyaux, et peuvent complètement obstruer la lumière du vaisseau ; la tunique musculaire est au contraire presque intacte, et n'est que très rarement remplacée par du tissu conjonctif.

Il faut bien avoir soin de distinguer de l'endartérite oblitérante des formations *hyalines fibroïdes*, ne donnant pas la

---

premier acte de l'athérome est purement passif; il est marqué par le dépôt de gouttelettes graisseuses dans la tunique interne des artères et secondairement apparaissent autour des dépôts graisseux des traces d'irritation. Or comme les lésions de l'athérome ne se montrent sur les artères pourvues de vasa vasorum qu'au niveau des territoires irrigués par ces derniers, et seulement quand ils sont atteints d'endartérite oblitérante, on a subordonné ces lésions athéromateuses au défaut de perméabilité des vaisseaux artériels (H. Martin, *Revue de méd.*, 1881). L'athérome serait une lésion de même ordre que les scléroses viscérales. Donc athérome et sclérose sont sous la dépendance d'une même lésion localisée l'une dans les vasa vasorum, l'autre dans les viscères, lésions reconnaissant une même cause et aboutissant parfois aux mêmes effets, sclérose dystrophique et inflammatoire. La cause unique est généralement dans les maladies infectieuses qui peuvent amener soit des formes aiguës, soit des formes chroniques à longue portée, ne demandant qu'à progresser sous l'influence de nouvelles infections (Landouzy et Siredey). On peut s'expliquer ainsi un grand nombre de néphrites artérielles primitives de cause infectieuse et les associations de processus parenchymateux et interstitiels quand les deux systèmes sont atteints au cours d'une maladie aiguë. (G. C.)

réaction amyloïde et qui siègent surtout en dehors de la musculaire, et spécialement dans la tunique interne ; elles oblitèrent aussi la lumière du vaisseau, et d'après Holsti, ces formations occuperaient toute l'épaisseur de la paroi. Ces altérations vasculaires ont été découvertes par deux médecins anglais Gull et Sutton, qui les décrivirent sous le nom de *arterio-capillary-fibrosis* ; il est probable que cette affection n'est pas sans analogie avec la *hyalinose* des auteurs modernes. En tous cas, d'après Gull et Sutton, cette dégénérescence des petites artères et des capillaires pourrait se produire dans tous les organes du corps, dans les poumons, le cœur, le cerveau, l'estomac etc.. et d'après Lemcke, même dans la peau. Lorsque ces lésions s'établissent dans le rein, elles entraînent par compression l'atrophie des canalicules urinifères, et engendrent alors comme manifestation partielle le *petit rein rouge granuleux*.

Cependant cette théorie qui attribue le rein contracté à des lésions vasculaires *primitives* ne resta pas longtemps sans être attaquée (Grainger-Stewart, Galabin). Johnson prétend même que la dégénérescence vasculaire n'est qu'un phénomène *post-mortem*, ce qui est inexact. En effet Sotnitschewsky démontra d'abord l'existence de cette dégénérescence dans le cours de l'évolution du rein contracté, puis Thoma, Mahomed, Leyden, Senator, confirmèrent en tous points les idées de Gull-Sutton en considérant les lésions vasculaires comme étant *primitives*, et ces auteurs constatèrent une *endartérite fibreuse chronique* qui correspondait absolument à l'endartérite oblitérante de Friedlænder et qui amenait petit à petit les dégénérescences signalées par Gull-Sutton. Lorsque le processus hypertrophique qui a pris naissance dans les espaces interlobulaires se généralise et s'étend dans le parenchyme rénal, celui-ci s'atrophie en même temps que le rein se rapetisse. De plus, les parois des plus petits vaisseaux deviennent beaucoup plus poreuses qu'à l'ordinaire ; c'est là l'origine des troubles circulatoires que nous avons déjà indiqués.

De son côté, Cohnheim ne voit dans l'épaississement des parois vasculaires des reins de jeunes sujets atteints d'une atrophie granuleuse vraie, qu'une *artérite secondaire* de Friedlænder, analogue à celle qui accompagne si souvent les lésions interstitielles des autres organes. Buhl, Rindfleisch, Southey, Ewald se rangent à l'avis de Cohnheim. Ewald constata dans presque tous les reins atteints d'atrophie granuleuse l'hypertrophie de la tunique musculaire des artères dans différentes parties du corps, que Johnson avait déjà signalée comme une conséquence de *l'hypertrophie cardiaque*. Rosenstein considère l'épaississement de la tunique moyenne comme la modification la plus constante, et il insiste sur la rareté de la dégénérescence indiquée par Gull-Sutton.

Par contre, Ziegler se prononce en faveur d'une artériosclérose *primitive* comme étant l'origine d'un certain nombre de petits reins rouges ; Leyden confirme en tous points les opinions de Gull-Sutton ; Klebs admet un type spécial de l'artério-sclérose rénale (*red granular kidney des Anglais*, *genuine Schrumpfniere* » de Bartels) que l'on observe surtout à un âge avancé, et qu'il considère comme un processus non pas inflammatoire, mais *dégénératif*, ayant pour origine l'artério-sclérose généralisée.

Dans toute une série de cas, Leyden constata en même temps les lésions indiquées par Sutton-Gull, et l'artérite de Thoma-Ewald.

Enfin Wagner a consacré de longues études aux altérations artérielles dans le rein contracté ; et pour n'envisager que les grands traits de sa description, il les divise en deux catégories :

1° Reins contractés présentant tous les symptômes cliniques et anatomiques qui appartiennent à ce genre de néphrite, qui s'installent chez les sujets d'une quarantaine d'années, et atteints *d'endartérite chronique* de l'aorte et des grosses artères. Ces lésions artérielles se rencontrent chez les individus ayant des reins absolument normaux ainsi que les urines. On ne sait encore si elles sont primitives, secondaires, ou bien si le rein contracté ne reconnaît pas une troisième cause inconnue.

2° Il existe une catégorie de reins contractés se manifestant à différents âges de la vie, même à partir de 16 ans ; ces néphrites sont accompagnées ou non *d'artério-sclérose de l'aorte et des grosses artères*, mais l'*artère rénale* est atteinte jusque dans ses plus petits rameaux d'*endartérite oblitérante*. Dans les cas de ce genre Wagner n'admet les lésions des ramuscules artériels, c'est-à-dire l'endartérite comme *primitive* que tout au plus chez les individus syphilitiques. Dans tout autre cas, Wagner considère l'endartérite, qui peut d'ailleurs se manifester dans d'autres affections chroniques du rein (hydronéphrose, tuberculose rénale primitive, atrophie unilatérale à la suite de pyélite), que comme *secondaire*.

Nous avons fait de notre côté un grand nombre de recherches ; malheureusement nous ne les avons pas encore terminées et ne pouvons encore nous prononcer définitivement. Jusqu'ici, nous sommes persuadé que dans l'immense majorité des reins atteints d'atrophie granuleuse, y compris les petits reins rouges, la cause ne doit pas être cherchée ailleurs que dans une *véritable néphrite* à évolution insidieuse ; et les lésions artérielles presque constantes qui s'y joignent et qui correspondent assez exactement à l'hypertrophie de la musculeuse de Johnson-Ewald ne sont autres que de l'*endartérite oblitérante*, comme celles qui accompagnent tous les processus inflammatoires. Nous nous rallions donc sans restriction à Wagner et à Rosenstein, et cela pour différentes raisons :

1° Les lésions de la néphrite diffuse et celles des vaisseaux sont loin d'être toujours semblables entre elles ; elles peuvent n'être qu'ébauchées dans des néphrites très intenses ; Thoinot et Darier les ont même vu manquer complètement ;

2° L'épaississement des vaisseaux n'est pas toujours de nature *hyaline*, ainsi que Gull-Sutton et Leyden l'ont indiqué.

3° Dans la majorité des cas les sédiments urinaires sont abondants.

4° Enfin on rencontre des reins contractés absolument identiques chez de jeunes sujets, chez lesquels il ne saurait être question d'*artério-sclérose généralisée*.

Pourtant, et bien que nous n'ayons pas encore un grand nombre de preuves à apporter, nous accordons à Leyden qu'en dehors des endartérites chroniques dont le rôle n'est que secondaire dans l'évolution des néphrites, il existe des lésions *artérielles, dégénératives et primitives*, lésions qui relèvent de l'*artério-sclérose*, et qui, par suite de la diminution de l'apport du sang, engendrent petit à petit le *rein contracté d'origine vasculaire* (*gefæss-Schrumpfniere*). Ces modifications peuvent même aboutir à la véritable atrophie granuleuse rouge, dont les symptômes sont ceux du rein contracté, et qui n'a plus rien de commun avec cette rétraction peu accusée de la couche corticale, sans adhérence de la capsule que l'on rencontre dans le rein stasial par exemple, et chez les vieillards.

C'est pour ces raisons que nous croyons plus logique de

décrire dans un chapitre spécial, et non pas dans celui des néphrites, ces formes d'origine vasculaire dont la symptomatologie est caractéristique, et dont les *lésions parenchymateuses*, c'est-à-dire la *nécrose du rein*, sont peu accusées. Mais nous tenons à rappeler qu'à notre avis les vrais reins contractés, ceux qui ont quelque importance clinique, et qui aboutissent à l'atrophie granuleuse, ne sont dus qu'exceptionnellement à un processus artério-scléreux primitif dans le sens de Gull et nous ferons remarquer avec Grawitz que les idées de Gull sont en désaccord avec toute la pathologie du rein.

Au point de vue pathogénique, il est une forme de rein qui se rapproche beaucoup du rein artério-scléreux rouge : nous voulons parler du *rein contracté sénile*. Ce dernier est le siège d'une atrophie simple, sans prolifération du tissu conjonctif, bien que certains auteurs (Ballet) l'aient fait débuter par une inflammation épithéliale.

Il ne faut pas confondre le rein contracté sénile avec une autre forme caractérisée par une très faible diminution de volume, qui n'a aucune importance clinique et que Wagner a appelée *rein sénile lisse*. A part l'endartérite oblitérante des petits artères et des artérioles, le rein sénile lisse ne présente aucune autre lésion importante. On a même vu le tronc de l'artère rénale être atteint d'*atrophie scléreuse*, sans qu'il s'ensuivît une contraction consécutive (Rosenstein).

Une complication de la plus haute importance, signalée par Bright, et que l'on retrouve fréquemment à l'autopsie d'individus ayant été atteints de reins contractés, est l'*hypertrophie du ventricule gauche*.

Il n'est pas très fréquent de rencontrer une hypertrophie considérable, mais ce fait est cependant moins rare qu'une *hypertrophie concentrique* accusée. Senator avait prétendu qu'en général la néphrite parenchymateuse chronique s'accompagnait d'une hypertrophie *excentrique*, tandis que la *simple hypertrophie* appartenait plutôt au *rein contracté*, mais ni nous ni d'autres n'avons vérifié ce fait.

Spatz a conclu de ses observations que lorsqu'on examine un grand nombre de malades, on constate assez souvent que le ventricule droit participe à l'hypertrophie du ventricule gauche ; cette opinion n'est pas dénuée de fondement.

Dans une série d'observations on a noté de petits foyers de *myocardite* dans le domaine de petites branches *des artères coronaires* qui étaient oblitérées et que l'on a comparées aux lésions scléreuses des artères rénales ; ces foyers étaient en même temps le siège d'une *dégénérescence graisseuse du muscle cardiaque* (Buhl, Leyden). C'est ainsi que Guyot considère sa *sclérose cardiaque*, et Debove et Letulle leur *cœur rénal* comme une manifestation d'une diathèse fibreuse généralisée dans le sens de la théorie de Gull-Sutton.

Quant aux relations qui existent entre l'hypertrophie cardiaque et la lésion rénale, nous renvoyons à la symptomatologie, ainsi que pour certains phénomènes spéciaux tels que hydropisie, inflammations secondaires, hémorrhagies, etc.

Symptomatologie. — *Oligurie et hydropisie, albumine et cylindres abondants*, tels étaient les principaux symptômes de la néphrite diffuse chronique. Mais dans notre rein contracté ce sont des symptômes opposés que nous observons : le malade est polyurique, il n'a que bien peu de tendances à l'hydropisie ; son urine est peu albumineuse et pauvre en cylindres. Enfin quand la maladie est à un stade avancé, il n'est pas rare que l'*urémie* vienne compléter ce tableau clinique.

Ces symptômes s'observent dès que la plus grande partie du parenchyme est atrophiée, que cette atrophie résulte d'une néphrite *aiguë* ou *subchronique*, comme nous l'avons vu dans le chapitre précédent (et dans ces cas de *reins contractés secondaires* l'albumine est plus abondante), soit que la néphrite ait été chronique *d'emblée*, ou que le rein contracté relève d'une dégénérescence vasculaire *primitive*. Comme les cas du premier genre sont sans contredit de beaucoup les plus rares, il s'ensuit que dans la règle, il n'est guère possible d'affirmer avec précision la période du début. On conçoit alors que tandis que l'hydropisie engage bientôt le malade du premier groupe à consulter un médecin, les malades appartenant au second groupe restent un temps très long sans seulement se douter, ni eux-mêmes ni leur entourage, de la maladie qui les mine. La quantité de leurs urines éveille rarement leur attention ; et ce n'est que lorsque les *maux de tête*, les *palpitations*, les *troubles respiratoires*, les *dyspepsies*, les *troubles oculaires* et *auditifs*, la *pâleur*, la *neurasthénie*, l'*anémie*, l'*amaigrissement*, parfois même des *envies pressantes et fréquentes d'uriner* les ont longtemps tourmentés qu'ils vont trouver le médecin sans rapporter le moins du monde leurs souffrances à une maladie du rein. Bien des fois les médecins eux-mêmes ne portent pas un diagnostic plus exact.

Parfois les malades succombent à une attaque *d'apoplexie* ou *d'urémie* avant l'arrivée du médecin, ou ils sont emportés par une maladie intercurrente survenue comme complication de la néphrite, et à l'autopsie on trouve alors chez un individu qui n'avait jamais été malade des reins *absolument contractés*.

Etudions maintenant les troubles *fonctionnels* du rein contracté. Le malade émet une quantité d'urine qui équivaut en général à peu près au *double*, souvent au triple de la quantité normale. On a même vu des malades uriner jusqu'à *10 litres*, mais ce sont là des exceptions. Dans nos observations qui sont pourtant bien nombreuses, nous n'avons jamais noté plus de 6 litres, et ce n'est qu'exceptionnellement que nous avons compté 5 litres. On conçoit que des malades intelligents et impressionnables qui voient leur urine augmenter tous les jours, ainsi que la soif qui en résulte, puissent se croire diabétiques. Contrairement à ce qui se passe dans le *gros rein blanc lisse*, la quantité d'urine émise est à peu près proportionnelle à la quantité de boisson ingérée (Rosenstein) (1).

L'urine est transparente, pâle ; son *poids spécifique* varie de 1005 à 1010, et quand la quantité d'urine diminue il ne dépasse guère 1012. D'après nos nombreuses observations, nous accordons à ces caractères de l'urine une grande importance au point de vue du diagnostic différentiel ; il nous est arrivé plus d'une fois dans des cas douteux de pouvoir affirmer le diagnostic grâce à ces symptômes. Lorsque la quantité d'urine diminue et qu'elle descend même au-dessous de la normale (à la suite de diarrhée, vomissements, sueurs, fièvre, soif, faiblesse du cœur), le poids spécifique reste le même à peu de chose près, c'est-à-dire qu'il ne dépasse pas le poids spécifique normal. Nous avons même observé un malade dont l'appétit était mauvais, et qui n'émettait pas plus d'un demi-litre d'urine par jour : le poids spécifique dépassait à peine 1018. Somme toute le sujet atteint de cirrhose rénale a perdu la faculté d'*excréter les sels uratiques* qui donnent à l'urine son poids spécifique.

---

(1) Les causes de la polyurie tiennent : 1° à l'énorme exagération de pression qui se produit dans les vaisseaux demeurés perméables grâce à la destruction d'une grande partie des vaisseaux glomérulaires et à l'hypertrophie cardiaque concomitante ; 2° à l'augmentation du fonctionnement des épithéliums dont un grand nombre est resté intact (apport plus considérable de sang artériel en raison des modifications survenues dans le courant hématique, communication directe du vas afferens avec le vas efferens, ce qui augmente d'autant la vitesse du courant sanguin dans les capillaires interstitiels, et au niveau des épithéliums, Thoma). La suractivité des épithéliums est encore attestée par

L'*albuminurie* fait défaut ou est peu accusée ; elle est limitée, quelques fractions de gramme pour cent. D'ailleurs la quantité absolue d'albumine excrétée est assez limitée malgré la polyurie. Fleischer a noté comme maximum 9 grammes d'albumine par jour (1). Chez un malade atteint de rein contracté secondaire nous avons à peine trouvé 8 grammes

---

ce fait que les parties saines excrètent les éléments spécifiques d'une manière absolue, notamment l'urée qui correspond aux conditions actuelles de la nutrition. (G. C.)

(1) Il faut se défier de ces quantités considérables d'albumine dans le rein contracté primitif, dans la cirrhose artérielle par exemple ; car cette forme de cirrhose rénale est incompatible avec une albuminurie de 7, 8, 9 grammes par litre. Quand cette dernière survient avec ce taux, il y a presque toujours un processus parenchymateux surajouté de cause nouvelle (dépendant d'une infection de date récente ou même assez éloignée, 2, 3 mois). Nous devons nous rappeler cependant que le professeur Cornil a signalé une augmentation du taux albumineux dans la dernière période de la néphrite interstitielle.

Mais quand on se trouve en présence d'un individu présentant tous les signes du petit rein contracté ayant cependant un taux d'albumine assez élevé il est difficile de savoir si on a affaire à une néphrite interstitielle à laquelle se sont surajoutées des lésions parenchymateuses ou à une néphrite aiguë passant à l'état chronique et dans laquelle le processus scléreux va prédominer ; cette distinction est délicate à faire.

Quoi qu'il en soit, retenons ce fait : la cirrhose rénale en pleine évolution peut être le siège de processus irritatifs aigus donnant lieu à de l'albumine et modifiant ainsi la physionomie de la néphrite interstitielle. Ces foyers inflammatoires qui évoluent ainsi sur les parties restées encore saines dans le parenchyme rénal, et siégeant à côté de régions entièrement sclérosées sont d'ailleurs démontrés. Senator les admet. « Lorsqu'ils disparaissent, lorsqu'ils sont en voie de régression, l'albuminurie, celle du moins dont l'existence est démontrable par les réactifs ordinaires, et qui est sous la dépendance de ces foyers, diminuera également, d'autant plus qu'il se produit en même temps une augmentation de la quantité des urines et qu'ainsi le 0/0 d'albumine se trouve encore abaissé davantage » (Senator). Ainsi l'urine est ramenée, l'orage une fois passé, aux caractères qu'elle doit offrir dans le rein contracté.

(G. C.)

d'albumine par jour, Rosenstein indique des proportions semblables. En moyenne la quantité absolue d'albumine éliminée n'atteint pas la moitié de ces proportions. Les exercices de corps augmentent la quantité d'albumine ; cette augmentation est d'autant plus sensible ici, que lorsque le malade est au repos, l'albuminurie est à peine marquée (1). Il n'est pas rare que par l'ébullition, l'urine nocturne soit à peine troublée, tandis que l'urine diurne forme de gros flocons d'albumine.

Les attaques d'urémie, les poussées aiguës du côté des

(1) Si la santé générale n'est trop troublée et s'il n'existe pas de complication, de dégénérescence amyloïde, on observe que le chiffre de la globuline reste au-dessous de celui de la sérine ; contrairement à ce que l'on voit dans la néphrite aiguë ou dans les exacerbations de la néphrite chronique (Senator). La globuline peut ne plus former que le 1/23 de l'albumine totale ; le rapport de la globuline à la sérine se trouve donc être de 1 à 22. — A ce sujet nous signalerons encore un procédé nouveau pour reconnaître la globuline. C'est celui de Pohl. On rend l'urine alcaline par addition d'ammoniaque, on laisse reposer pendant une heure, on filtre, on ajoute au liquide filtré un volume égal d'une solution saturée à froid de sulfate d'ammonium. Si l'urine contient de la globuline, celle-ci se sépare sous forme de flocons.

Nous ne reviendrons pas sur la quantité d'albumine que contient l'urine de la néphrite interstitielle. Disons cependant que les chiffres de 1 gramme, de 2 grammes sont déjà des chiffres importants. Indiquons encore que le plus souvent « dans les premiers stades de la maladie l'albumine ne se montre qu'à certains moments et que la néphrite procède par poussées successives » (Rendu). C'est là un fait général qu'il s'agit de bien mettre en lumière et sur lequel tous les auteurs sont d'accord (Johnson, Todd, Lancereaux, Labadie-Lagrave, Senator, etc. etc. etc.).

Disons enfin, sous forme de résumé, que la présence de l'albumine dans la néphrite interstitielle est sujette à de grandes variations, qu'elle est intermittente au début, que son absence pendant une période plus ou moins longue, au début et à la fin de l'affection, est fréquente et qu'elle peut être constatée pendant toute sa durée (Dieulafoy).

(G. C.)

reins, et la fièvre s'accompagnent d'une augmentation d'albumine.

Dans quelques cas, l'albuminurie peut faire défaut surtout la nuit, et pendant un certain temps ; Bartels l'a vu manquer pendant des semaines. Rosenbach observa une série d'*albuminuries transitoires* qu'il rapporta à un rein contracté, et qui coïncidaient avec de violents maux de tête. Enfin on a prétendu que l'albuminurie pouvait faire défaut pendant toute une année.

Schuchard cite un malade dont les urines demeurèrent absolument normales, et qui n'eut de l'albuminurie que dans la dernière semaine de sa vie. A l'autopsie il trouva des reins arrivés à un degré d'atrophie extrême et dont les quelques parcelles de parenchyme non atrophié étaient le siège d'un processus inflammatoire. C'est surtout dans les premières périodes de l'évolution des reins contractés d'*origine vasculaire* que l'albumine semble avoir une tendance à faire défaut (1). Il en est de même des cas dans lesquels les symptômes cardiaques prédominent sur les symptômes rénaux

(1) Il est aisé de s'expliquer pourquoi l'albumine peut faire défaut dans cette variété de néphrite. La néphrite diffuse chronique qui aboutit au rein contracté voit son albumine diminuer insensiblement quand le tissu conjonctif fibrillaire prend le dessus.

Dans le rein contracté type le processus n'est pas sous la dépendance essentielle de la perméabilité anormale du tissu et des vaisseaux, mais bien de l'exagération de la pression artérielle dans les reins, car ce ne sont pas les vaisseaux englobés dans du tissu conjonctif, fibreux et rigide, vaisseaux épaissis eux-mêmes, qui peuvent devenir d'une perméabilité anormale pour l'albumine. Le processus tend au contraire à augmenter la tension artérielle, en diminuant l'afflux sanguin dans de nombreux territoires du rein. Respectant d'une part le parenchyme rénal en dehors des zônes sclérosées, restreignant d'autre part le champ de l'irrigation vasculaire, il ne peut pas causer d'albuminurie (ou très peu par suite de l'irritation des épithéliums voisins des plaques de sclé-

(Mahomed, Leyden, Aufrecht). D'après les observations que nous avons pu faire nous-même, en analysant chaque jour les urines de nos malades, ce qui, il est vrai, ne serait pas très facile en dehors des hôpitaux, nous avons vu que l'albumine faisait souvent défaut pendant un jour ou deux, mais qu'il était exceptionnel qu'elle manquât *complètement* pendant des semaines et des mois.

L'examen des urines nous a fait diagnostiquer plus d'une fois *une cirrhose rénale* chez des malades entrés pour une maladie de cœur, et notre diagnostic fut vérifié par l'autopsie. Cependant il ne faut pas se hâter de porter le diagnostic de rein contracté. Chez certains alcooliques dont le myocarde est touché, l'examen des urines, du pouls et des symptômes analogues à ceux de l'urémie pourraient faire croire à un rein contracté, quand en réalité on ne trouve à l'autopsie que des reins absolument sains ou peu congestionnés. Mais ces cas sont exceptionnels et n'enlèvent rien à la valeur de ce que nous avons dit plus haut au sujet du diagnostic différentiel.

On a beaucoup insisté sur la diminution de l'*urée* et sur *la*

---

rose), mais de la polyurie, comme nous l'expliquions plus haut par augmentation de la pression artérielle.

On comprendra avec raison qu'il y a des cas de néphrite artérielle sans albumine, qu'il n'est pas nécessaire de créer des périodes préalbuminuriques de la néphrite puisque, comme le fait remarquer le professeur Dieulafoy, il n'est pas dans l'essence même du processus néphritique d'amener fatalement de l'albuminurie et que si au cours d'une néphrite interstitielle, nous l'avons vu, il peut survenir de l'albumine, elle est due à des foyers inflammatoires greffés sur des îlots de parenchyme épargnés par la sclérose en train d'évoluer. Nous nous sommes assez longuement étendu sur ce sujet au chapitre de la néphrite diffuse chronique et nous savons qu'il est sans intérêt de rechercher avec insistance chez un brightique, l'albuminurie passagère se montrant peut-être tous les 2 ou 3 mois, ou même une albuminurie transitoire du moment qu'avec d'autres signes on a établi le diagnostic. (G. C.)

valeur diagnostique de ce symptôme. Fleischer a étudié spécialement cette question ; il en conclut que si cette diminution de l'urée a une tendance à s'accentuer, il n'en est pas moins vrai qu'elle n'est pas constante ; bien plus, il semblerait qu'elle fût variable selon les aliments ingérés et l'énergie des échanges intra-organiques. On ne doit donc pas s'étonner que Bartels ait noté dans plusieurs cas une quantité énorme d'urée (jusqu'à 50,0 avec une moyenne de 33,0 par jour), et cela pendant longtemps. Cependant nous ne devons considérer ces cas, même lorsque les reins sont très contractés, que comme *exceptionnels*.

Il ne faudrait pas croire non plus que le poids spécifique de l'urine fût toujours proportionnel à la quantité d'urée (Fleischer). D'après ce qui a déjà été dit, nous n'avons pas besoin de revenir sur la diminution de la sécrétion de l'urée dans l'urémie. Dans ces cas, on ne trouve guère que quelques grammes pour cent par jour.

On a voulu établir un rapport entre la diminution d'*acide urique* dans l'urine, et la présence de l'*arthrite uratique*, mais l'acide urique peut fort bien diminuer dans les urines sans qu'il y ait la moindre trace d'arthrite (Bartels, Fleischer) ; toutefois Stadthagen a prétendu tout récemment que les chiffres énoncés étaient erronés parce qu'ils avaient été obtenus par des méthodes de recherches inexactes.

Quant aux autres propriétés chimiques de l'urine chez les malades atteints de reins contractés, elles offrent comme celles de leur sang un grand intérêt en théorie ; mais elles sont tellement variables qu'elles ne sauraient avoir aucune valeur diagnostique. D'après Stokvis, Fleischer, Zülzer, etc., ce serait surtout vis-à-vis de l'*acide phosphorique* que l'insuffisance rénale serait la plus marquée.

Tandis que nous trouvions toujours des *sédiments abon-*

dants dans la néphrite diffuse, dans le rein contracté au contraire, l'urine n'est que légèrement trouble. Si on examine les urines au microscope, on ne trouve que les éléments qui forment ces légers nuages qui la traversent, ou parfois des *cylindres* peu nombreux, presque toujours *hyalins*, minces ; assez souvent cependant ils sont plus larges ; on rencontre encore des *cellules épithéliales*, troubles et atrophiées, et fréquemment des *globules blancs*, et ce n'est qu'exceptionnellement qu'on voit des *globules rouges*.

Il va de soi que dans les reins contractés *consécutifs*, il n'est pas rare d'observer des éléments qui se rapprochent de ceux que nous avons signalés dans l'urine de la *néphrite diffuse chronique*. Lorsqu'il se produit des poussées aiguës du côté des reins, les urines peuvent revêtir l'aspect de celles de la néphrite aiguë, voire même les caractères d'une urine *hémorrhagique*. La présence d'un très grand nombre de leucocytes indique qu'il y a une inflammation catarrhale des voies urinaires. Chez les femmes, il faut avoir bien soin de ne se prononcer sur l'examen des urines que si les malades ont été sondées.

Symptômes relatifs aux urines. — En général le rein contracté s'accompagne de *polyurie* ; cette dernière tient d'abord à la *pression artérielle* qui est sensiblement augmentée, et aussi à la quantité de sang que le cœur *hypertrophié* envoie aux reins. C'est précisément l'hypertrophie du cœur qui vient *surcompenser* la diminution de la quantité d'urine causée par l'inflammation du parenchyme et la destruction d'un certain nombre de glomérules ; il s'ensuit que la quantité d'eau qui filtre à travers les glomérules restés *sains* est beaucoup plus considérable qu'à l'état normal.

Enfin Ribbert fait remarquer que la substance médullaire malade résorbe incomplètement l'eau qui devrait être résorbée normalement, mais cette cause ne paraît jouer qu'un bien petit rôle dans la polyurie. On a attribué bien des causes à la polyurie, mais cela tient certainement à des observations fausses ou à des théories erronées.

Nous avons dit plus haut que le cœur *surcompensait* les lésions épithéliales. On pourrait se demander pourquoi le cœur ne se contenterait pas de *compenser* simplement les lésions parenchymateuses en livrant une quantité d'urine normale ; voici comment cela s'explique. Ce qui produit l'hypertrophie du cœur, ce n'est pas seulement la *destruction* des glomérules, mais c'est aussi la simple *inflammation*, la simple *congestion* de l'appareil glomérulaire. Or l'hypertrophie du cœur n'a pas plus de tendance à disparaître que les lésions rénales, et de plus tous les glomérules qui subissent le contre-coup d'une poussée rénale n'en subissent pas pour cela nécessairement une contraction et n'en perdent pas leurs fonctions. Dans ces conditions le cœur hypertrophié *surcompense* les lésions rénales.

Par contre l'*albuminurie* ne tient nullement, comme le voudrait Bartels, à une augmentation de la pression sanguine. L'albumine et les cylindres proviennent bien plutôt des régions rénales enflammées. La petite étendue des foyers inflammatoires explique comment l'albuminurie est si peu prononcée, et comment on l'a même vu faire défaut.

Dès que le soulagement apporté par l'hypertrophie cardiaque devient *insuffisant* pour un temps donné, ou même définitivement (que cette insuffisance soit due au surmenage du cœur, à de l'asthénie, à une maladie fébrile intercurrente, à des troubles graves de nutrition ou à des complications cardiaques ou pulmonaires), il s'ensuit des troubles de compensation qui se traduisent par une *diminution* de la sécrétion urinaire. La quantité d'urine tombe même au-dessous de la normale, et chose extraordinaire *son poids spécifique n'augmente que dans de faibles proportions*. Les proportions d'albumine augmentent ainsi que les *éléments figurés*. En un mot l'urine du rein contracté se rapproche de celle de la néphrite diffuse aiguë. On conçoit alors que, dans les dernières semaines de la maladie, le malade ait de *l'oligurie* accompagnée *d'hydropisie* et *d'urémie* (1).

Ainsi que nous l'avons vu plus haut, la compensation cardiaque s'établit sous forme d'une *simple hypertrophie* pouvant aller jusqu'à une *hypertrophie excentrique* du ventricule gauche, que le rein contracté soit secondaire ou primitif. Lorsqu'il s'y joint les phénomènes de stase, il n'est pas rare que la dilatation gagne le ventricule droit. On rencontre beaucoup plus rarement une hypertrophie *concentrique* du ventricule gauche, et ce n'est qu'exceptionnellement que le cœur est *normal* ou *atrophié*. Il ne faudrait pas croire qu'il soit toujours facile de suivre cliniquement le développement de l'hypertrophie du ventricule gauche. Traube considère le *soulèvement de la paroi par les battements du cœur* et la *résonnance* du second temps aortique comme des signes toujours suffisants pour affirmer le diagnostic ; nous croyons que cet auteur exagère ; et inversement on aurait tort de rejeter l'hypertrophie cardiaque alors que ces deux symptômes feraient défaut, car le malade peut être atteint *d'emphysème pulmonaire* ou de *faiblesse cardiaque*.

Lorsque l'hypertrophie est arrivée à son complet développement, le *pouls* présente des caractères particuliers ; ces caractères avaient si peu échappé à Bright qu'il les donnait comme signes pathognomoniques d'une maladie rénale. Le

(1) Nous avons vu que parmi ces troubles l'albuminurie de la dernière période de la néphrite interstitielle pouvait tenir à d'autres causes. (G. C.)

pouls radial est *plein*, *dur* et *tendu* à un tel point qu'on l'a comparé à un fil de métal. D'après les observations de Traube, cette résistance anormale serait indiscutablement l'expression d'une *augmentation de tension* dans le système aortique ; cette tension ne fait défaut que lorsque le myocarde est absolument affaibli et que la quantité de sang est sensiblement diminuée. Ce n'est pas ici le lieu de nous étendre sur le tracé du pouls dans le rein contracté. Nous préférons en tous cas interroger le pouls avec le doigt (1).

Les douleurs engendrées par l'hypertrophie du cœur s'annoncent la plupart du temps comme symptômes *initiaux* de la maladie (Hue-Monceaux) : ce sont des maux de tête, des bourdonnements d'oreilles, un état congestif général, des palpitations, des sensations de pression, d'angoisse sans lésions pulmonaires, du véritable asthme cardiaque, parfois même de l'angor pectoris.

Rosenstein prétend que ces troubles indiquent *toujours* une compensation insuffisante : cela n'est pas exact à notre avis. Dans les premiers stades de la maladie ces troubles sont *passagers*, ils apparaissent dans la nuit ou à la suite d'excès de toutes sortes. Ils peuvent ainsi aller et venir pendant un an ; mais plus tard quand le cœur est forcé ils deviennent continus. Dans les dernières semaines de la maladie les brightiques peuvent souffrir, tout comme les malades atteints de lésions cardiaques, d'une *dyspnée constante*. Nous ne devons pas laisser passer inaperçu le rôle que joue dans ce cas une dilatation *consécutive* du cœur qui n'a d'ail-

---

(1) Les artères très sinueuses dessinent leurs trajets serpentins et onduleux sous la peau, quelquefois au niveau de la région temporale notamment. Ces flexuosités très développées peuvent à première vue, chez un individu légèrement infiltré, pâle, anémique et dyspnéique, faire poser le diagnostic de mal de Bright. (G. C.)

leurs rien à faire avec l'urémie (Leyden). Dans d'autres cas il existe des *lésions du myocarde* et une *dégénérescence graisseuse*, ainsi que nous l'avons dit dans le chapitre précédent.

Holsti distingue dans l'évolution du rein contracté deux périodes : une période *cardio-vasculaire*, et une période *urémique*. Cette division est souvent ébauchée, mais elle n'est pas radicale. D'après Bouveret il ne serait pas rare de voir s'établir une *insuffisance aortique* consécutive.

On trouve quelquefois un *bruit de galop* comme dans la néphrite aiguë ; Potain l'a indiqué comme pathognomonique du rein contracté, mais d'après Frænztel on ne le rencontrerait pas toujours dans le rein contracté, et d'autres fois au contraire on le rencontrerait sans qu'il y ait la moindre trace d'affection rénale. Johnson croit que le *redoublement* du premier bruit n'est pas dû à un défaut de synchronisme entre les deux contractions ventriculaires, mais bien à la contraction *de l'oreillette*, qui les précède (1).

---

(1) Ces deux signes, le *bruit de galop* et le *renforcement du second bruit du cœur*, font reconnaître l'hypertrophie du cœur. Aussi on ne saurait trop insister sur leur caractère. Le bruit de galop consiste dans la surajoutation d'un bruit présystolique lequel a son maximum vers la pointe *et un peu au-dessus*. Il affecte plutôt la sensibilité *tactile* que la sensibilité *auditive*.

Il est constant et permanent dans la néphrite interstitielle. D'après Potain ce bruit surajouté serait dû à la contraction auriculaire ou bien à une dilatation active et bruyante du ventricule gauche. D'après Peter, il serait dû au dédoublement du premier temps ; dans ce cas se serait un bruit systolique. Cuffer et Guinon, ont signalé ces temps derniers (*Rev. de Méd.*, 1886) des modifications de ce bruit de galop. Tantôt le bruit surajouté était annexé au premier bruit normal, puis au second ; tantôt le bruit surajouté au premier le précédait de quelque temps et était assez prolongé pour simuler un roulement présystolique. On voit l'importance de la connaissance de ces modalités pour ne pas porter un diagnostic faux. Le bruit surajouté d'après les observations de Cuffer et Guinon n'est pas fixe. Il est variable dans son siège pendant une

Depuis Bright, on a émis bien des théories au sujet des relations qui existent entre l'hypertrophie du cœur (indépendante de lésions valvulaires) et le rein contracté et les néphrites en général. A l'heure actuelle l'accord est loin d'être fait. Nous ne ferons que jeter un rapide coup d'œil sur l'historique de la question, et nous nous en tiendrons à la savante critique de Cohnheim dont nous partageons d'ailleurs les idées.

A la théorie de Bright qui attribuait les lésions cardiaques à l'*irritation* que produirait le sang *altéré*, Traube opposa sa *théorique mécanique*. Comme d'une part, dit ce dernier, la contraction du rein et de ses capillaires empêche le sang de passer en quantité normale pour en retirer l'eau nécessaire à l'urine, et que d'autre part la rétraction agit aussi sur les capillaires qui unissent le système artériel au système veineux, il s'ensuit que la tension augmente dans l'aorte. Le cœur ayant alors une plus grande résistance à vaincre, se dilate

---

période donnée : annexé au premier bruit du cœur, on le voit suivre pour ainsi dire la révolution cardiaque de façon que pendant des semaines il occupera le grand silence, le premier bruit ensuite dont il se distinguera difficilement et le suivra quelque temps après pour se rapprocher du second.

On comprend donc, si l'on s'en tient en clinique à l'auscultation pure du cœur, à quelles erreurs on s'expose et quelles variétés de diagnostics on peut faire dans un certain laps de temps. Cette variabilité dans le siège des bruits est bien faite pour éloigner toute idée de lésions valvulaires, que certains auteurs prétendent trouver dans l'hypertrophie cardiaque d'origine rénale. Du reste Cuffer et Guinon dans leurs autopsies n'ont trouvé aucune lésion valvulaire.

Le renforcement du second bruit du cœur s'entend au niveau du foyer d'auscultation de l'aorte. Pour lui comme pour le bruit de galop il n'est pas question de lésion valvulaire. Il se distingue nettement du bruit clangoureux de M. Guéneau de Mussy (ectasie aortique) et du bruit étudié par Huchard dans les cardiopathies valvulaires et désigné par lui sous le nom de retentissement diastolique de l'aorte (en coup de marteau). Il est durable, permanent, continu. (G. C.)

et aboutit finalement à l'hypertrophie du ventricule gauche.

La théorie de Traube a été attaquée de bien des côtés ; on lui a reproché avec raison d'attribuer l'augmentation de la pression sanguine à la diminution d'urine et à l'augmentation du volume du sang. Pour ruiner la théorie de Traube, il suffisait de rappeler que l'on a vu des hypertrophies considérables accompagner des reins contractés qui avaient toujours fourni une quantité d'urine normale, et de plus que les pléthores hydrémiques les plus intenses n'élèvent que fort peu la pression sanguine (Cohnheim et Lichtheim). Toutefois Rosenstein fait judicieusement remarquer qu'il ne faut pas assimiler ces pléthores *artificielles* à début rapide à l'hydrémie qui met longtemps à s'installer. On s'est efforcé de démontrer que la pléthore séreuse était due à l'oligurie combinée (1) à l'augmentation de la quantité d'eau dans le corps, à ce que les individus atteints de reins contractés absorbaient plus d'eau qu'ils n'en éliminaient, et que la pléthore était la cause première de l'augmentation de pression sanguine. Si l'on admet ce qui a été dit plus haut, il résulte de là que les brightiques sont des polydiptiques *primitifs*. Nous pensons que les brightiques scarlatineux très hydropiques et qui boivent peu sont dans un état tout *opposé* à l'état pléthorique.

On a été jusqu'à nier que les lésions rénales étaient primitives et que c'étaient elles qui avaient engendré l'hyper-

(1) Senator regarde l'hydropisie et la polyurie comme deux effets coordonnés, dépendant d'une même cause mais non subordonnés l'un à l'autre. De telle sorte que la polyurie dans certains cas peut être considérée comme résultant de la résorption des épanchements séreux ; mais la polyurie n'est pas la cause de cette résorption. Inversement on ne peut attribuer à l'oligurie une cause efficiente dans « cette prétendue pléthore séreuse » et dans la formation des épanchements de cette nature. (G. C.)

trophie; on considéra donc ces deux manifestations comme *concomitantes.* Gull et Sutton, et avec ces deux auteurs Guyot, Edes, Pétrone et en partie Leyden cherchèrent la cause générale dans cette maladie des vaisseaux si particulière, à laquelle ils attribuent une nature *hyalino-fibreuse.* On pourrait d'abord objecter à ces auteurs que les dégénérescences générales qui accompagnent le rein contracté sont beaucoup plus rares qu'ils le disent; de plus Cohnheim a observé des reins très contractés accompagnés d'hypertrophie du cœur sans que les gros et les petits vaisseaux aient été sensiblement altérés (1). Mais sans faire entrer ces faits en ligne de compte, on peut encore objecter à Gull et Sutton que l'hypertrophie existe tout aussi bien dans la néphrite *chronique* où il ne saurait être question d'altérations vasculaires, tandis que chez les veillards atteints de *sclérose rénale*, l'hypertrophie *peut manquer* malgré les lésions vasculaires(2).

---

(1) Il est certain qu'on rencontre des cas dans lesquels il y a hypertrophie cardiaque et néphrite interstitielle sans qu'il y ait des lésions artérielles généralisées; il est certain aussi qu'inversement on trouve des lésions artérielles avec néphrite interstitielle et sans hypertrophie cardiaque, celle-ci pouvant être antérieure, contemporaine ou postérieure au développement des lésions des reins.

Il faut encore se défier de la forme du cœur qui étant lésé de par l'artério-sclérose généralisée n'est pas toujours hypertrophié. Le volume du cœur peut être normal, plus petit qu'à l'état normal et présenter, sous cet état, des lésions scléreuses avancées.

(2) Il ne semble pas toutefois, quoique Demange (de Nancy) et Haushalter aient décrit de la périartérite des vaisseaux cardiaques et une sclérose cardiaque consécutive, qu'on puisse conclure de ce qui se passe chez le vieillard à ce qui se passe dans l'artério-sclérose. Car si, jusqu'à un certain point, l'absence d'hypertrophie a lieu de nous étonner dans l'artério-sclérose généralisée, il ne peut en être ainsi dans l'involution sénile. En effet l'artério-sclérose est une *maladie* qui prend l'homme à tout âge et n'est pas l'apanage exclusif du vieillard. C'est une maladie et non une manière d'être du vieillard.

On a émis encore une quatrième théorie, c'est celle de Buhl, Debove et Letulle. L'hypertrophie serait due à des modifications qui auraient lieu *dans le cœur même*; elle dépendrait d'une *myocardite* ou d'une *dégénérescence graisseuse inflammatoire du muscle cardiaque*, c'est-à-dire d'une *sténose aortique* relative qui s'établirait par suite de l'altération du sang (1). Cette opinion n'est pas toujours vraie; Cohnheim,

---

Le rein sénile n'est pas encore jusqu'à présent assimilé et identifié à la néphrite interstitielle. Ballet admet une origine glandulaire, et pour Demange, Sadler, Cornil et Brault, si la lésion est d'origine artérielle, la sclérose qui en dépend et les lésions épithéliales qui lui sont consécutives l'éloignent du rein contracté type.

La lésion cardiaque est différente aussi; il y a, outre la sclérose, une dégénérescence graisseuse de la fibre musculaire comme il y a une dégénérescence épithéliale dans le rein sénile. Dans son hypertrophie on a décrit (Renaut) des modalités cliniques et histologiques différentes de celles qui sont liées à l'artério-sclérose généralisée. En présence de ces faits on doit penser, moins que jamais, à regarder les lésions rénales et cardiaques du vieillard comme dépendantes de lésions artérielles généralisées. On doit chercher au contraire un complexus plus général, l'involution sénile. De plus chez le vieillard l'artério-sclérose est loin d'être constante; si elle existe, elle associe ses lésions à celles produites par la vieillesse.

Il est probable que toutes les lésions scléreuses du rein et du cœur séniles décrites par Demange et rapportées par lui à la périartérite des vaisseaux de ces organes dépendent d'une artério-sclérose concomitante au processus sénile. (G. C.)

(1) Nous ne savons pas qu'il soit question dans les travaux de Debove et Letulle de sténose aortique consécutive à l'altération de la crase sanguine. Seul le mémoire fait en commun par ces deux auteurs traite de la sclérose cardiaque au cours de la néphrite interstitielle, la thèse de Letulle (1879) s'occupant de la sclérose consécutive aux lésions valvulaires du cœur. Or Debove et Letulle disent que les lésions scléreuses du myocarde sont bien l'expression locale de la fibrose artério-capillaire de Gull et Sutton dont le foyer principal a son siège dans le rein. Pour ces auteurs la sclérose est primitive et entraîne secondairement l'hypertrophie. Le mécanisme est celui de la périartérite

Rosenstein, Lépine et nous-même avons observé toute une série de reins contractés accompagnés d'hypertrophie

---

et les points d'élection sont les piliers du cœur. Voilà la théorie de Debove et Letulle.

Il ne s'agit donc pas de sténose aortique. A la rigueur, si elle survient elle s'explique par une myocardite laquelle est primitive, la sténose étant non pas secondaire mais concomitante. En effet simultanément peut évoluer une endocardite chronique atteignant les orifices aortique et mitral (Bartels, Lépine).

La théorie de Debove et Letulle analogue à celle de Gull et Sutton diffère cependant de celle-ci en ce qu'elle a substitué l'artério-sclérose à la dégénérescence fibro-hyaline et en ce qu'elle a ajouté un élément nouveau : le cœur s'hypertrophie pour lutter contre sa propre sclérose. Ces auteurs pensent même que l'augmentation de volume de l'organe est due en partie à l'épaississement des travées conjonctives interposées aux faisceaux musculaires. Si cette constatation est passible de critique, si on peut supposer qu'un organe sclérosé n'est pas apte au surcroît de travail que lui impose l'atrophie du rein, il est incontestable qu'il y a réellement une myocardite, que l'élément musculaire est altéré. Qu'on admette que l'hypertrophie musculaire soit primitive et détruite consécutivement par la sclérose, qu'on admette au contraire que la sclérose soit antérieure à l'hypertrophie, cette altération musculaire existe.

C'est Buhl qui a insisté sur le processus inflammatoire développé dans le tissu provoquant l'hypertrophie du cœur et stimulant son action. Pour lui atrophie rénale et hypertrophie cardiaque coïncident, mais se développent indépendamment l'une de l'autre. Elles relèvent d'une même origine qu'il attribue à une vague tendance à l'inflammation subaiguë. En effet, toujours d'après Buhl, il y aurait dans l'endocarde, dans le péricarde, dans les valvules, dans la substance musculaire, des traces d'inflammation ancienne. Il y a donc une lésion capable de diminuer la force de la musculature cardiaque, de dilater les cavités du cœur. Cette lésion serait d'après lui le premier agent de l'hypertrophie. Le second agent serait le rétrécissement aortique.

Comme on le voit il y a une différence entre la manière de voir de Debove et Letulle et celle de Buhl. Mais qu'on examine l'une ou l'autre de ces théories, sans s'attacher au processus de ces lésions (processus artériel avec sclérose inflammatoire ou dystrophique), la myocardite est évidente. Il est probable que s'il y a de l'endocardite, comme

du cœur dont le myocarde n'était nullement altéré et dont l'hypertrophie ne fut suivie d'aucune augmentation de pression.

Enfin Longstreth et Da Costa, ce dernier en s'appuyant sur quelques données anatomo-pathologiques, ont étendu leur théorie de l'*origine nerveuse* des néphrites à l'hypertrophie cardiaque. Cette dernière, comme les lésions vasculaires, aurait sa source *dans des modifications des ganglions sympathiques cervicaux* d'où partent des vaisseaux cardiaques.

Il s'agit avant tout d'expliquer l'augmentation de la pression sanguine. C'est ce qu'ont essayé de faire tout récemment encore les partisans de la théorie *chimique* de Bright, en

---

Buhl l'admet, celle-ci ne peut exister seule et qu'il y a en même temps de la myocardite laquelle ne lui est pas consécutive mais contemporaine.

Cependant on peut se demander jusqu'à quel point il ne pourrait pas y avoir une myocardite sous la dépendance de l'endocardite. En tout cas si elle existe elle serait légère, et on se trouverait en présence d'une alternation du myocarde produite par deux causes : l'une reconnaissant un processus général, l'autre des lésions valvulaires selon le mécanisme décrit par Letulle et Juhel-Renoy. Mais hâtons-nous d'ajouter que le plus souvent l'hypertrophie cardiaque est due à une seule cause et que les lésions valvulaires n'interviennent pas pour déformer la configuration du cœur brightique. De volume normal quelquefois, rarement au-dessous de la normale, hypertrophié généralement dans son ventricule gauche, dans ses parois, dans ses piliers, le cœur brightique est augmenté le plus souvent dans toutes ses dimensions.

Il n'est pas rare qu'il existe en même temps de la dilatation (nous savons que dans les hypertrophies développées au cours des néphrites aiguës la dilatation l'emporte sur l'hypertrophie). L'hypertrophie cardiaque du mal de Bright se distinguera donc de l'hypertrophie due à la sténose aortique, car elle a son cachet spécial. Cette dernière cause, si tant est qu'elle existe, n'est pour rien dans sa genèse, et s'il y a de la myocardite elle est attribuable au brightisme et non au rétrécissement aortique. (G. C.)

admettant une impureté du sang due à la rétention de produits uratiques, et en particulier d'*urée*.

D'après Ewald, cette impureté du sang l'empêcherait de passer plus librement dans les petits vaisseaux et les capillaires. D'après Johnson au contraire les poisons contenus dans le sang irriteraient la tunique musculaire des artères qu'ils feraient contracter. Quoi qu'il en soit, la conséquence serait la même : il en résulterait une élévation de la pression sanguine du côté du cœur, laquelle nécessiterait de plus grands efforts de la part de cet organe, et produirait finalement l'hypertrophie du ventricule gauche. Cette dernière persisterait en raison de la pression sanguine qui s'élèverait pour rétablir le passage, à travers le rein contracté, de la quantité de sang qui y filtre à l'état normal. Comme les petites artères de l'organisme seraient distendues passivement, elles seraient forcées de réagir par la contraction de leur tunique musculaire, ce qui expliquerait l'hypertrophie de cette dernière déjà indiquée par Johnson-Ewald.

Senator, sans se rattacher précisément à la théorie de Gull-Sutton, attribue aussi l'augmentation de la pression sanguine à la présence d'une quantité anormale d'urée dans le sang (1); mais nous rappelons que dans les urines formées par les reins contractés la proportion d'urée *est absolument normale*. A part quelques observations précises de Bartels et d'Ewald, on n'a jamais vu le sang surchargé d'urée tant que la nutrition se fait normalement et que la compensation cardiaque est suffisante.

Fleischer a découvert dans la salive de malades atteints de reins contractés une certaine quantité d'urée, sans qu'il

(1) L'expérience de Potain démontre que le sang additionné d'urée ne met pas un temps plus long à traverser un tube capillaire en verre que l'eau pure ou le sérum pur. (G. C.)

y ait eu aucun trouble urémique ni diminution d'urine ; cela prouve en effet que le sang doit contenir un peu d'urée, même lorsque la compensation cardiaque est suffisante. Cependant la quantité d'urée est si minime dans la salive, et elle y fait même si souvent défaut qu'il est difficile de lui attribuer une influence directe sur l'hypertrophie cardiaque qui, elle, est presque toujours constante. De plus on sait que Grützner et Ustimowitsch ont injecté directement de l'urée dans le sang, et que l'élévation de pression qui en résulta fut de courte durée.

Litten n'a jamais pu amener de troubles sérieux chez des chiens auxquels il injecta pendant des mois des quantités *colossales* d'urée. Ce n'est qu'après avoir produit artificiellement une néphrite *chronique* qu'il vit apparaître l'hypertrophie du cœur. Par conséquent il n'est pas encore nettement établi que l'hypertrophie soit due à une élimination *moindre* d'urée.

Toutes les théories que nous avons signalées jusqu'ici étant plus ou moins sujettes à caution, Cohnheim crut devoir recourir aux *troubles circulatoires qui ont lieu dans les reins malades*, en se rapprochant ainsi de l'hypothèse de Traube. D'après Cohnheim, dont nous partageons d'ailleurs l'opinion, le sang contiendrait les substances qui doivent faire partie de l'urine, en quantité normale, mais l'hypertrophie du cœur tiendrait à des *obstacles spéciaux* dans le système vasculaire du rein, et en particulier dans les glomérules. Au dire de Thomas, qui s'appuie sur un certain nombre d'expériences personnelles, cet obstacle résiderait pour la *néphrite diffuse* dans des *troubles inflammatoires des glomérules* et *des capillaires qui les entourent*, et, pour le *rein contracté*, dans *la disparition des glomérules* et dans la perte des fonctions d'un grand nombre de capillaires. La pression artérielle augmentant au fur et à mesure que la lumière des capillaires dispa-

en résulte à la longue une hypertrophie du cœur. C'est ce qui explique aussi, comme Thouvenet en a récemment donné plusieurs exemples, comment cette hypertrophie vient compliquer l'*hydronéphrose double* qui amène des troubles circulatoires dans le rein, comment elle complique encore les *reins kystiques, tuberculeux* et *cancéreux*, et en général l'*atrophie des deux reins*, lorsque celle-ci s'installe chez des individus vigoureux. D'autre part, l'hypertrophie fait défaut lorsqu'il n'y a pas de troubles circulatoires, comme dans le rein amyloïde par exemple. Par conséquent Grawitz et Israël avaient raison de dire que l'hypertrophie du cœur s'accompagne d'une certaine intégrité de l'organisme.

Un certain nombre d'auteurs considèrent *l'un et l'autre facteur*, l'accumulation de produits toxiques dans le sang d'une part, et un obstacle mécanique au cours du sang opposé par le rein malade d'autre part, comme indispensables au développement de l'hypertrophie du cœur. C'est ainsi que Potain et Hallopeau associent la théorie de Bright à celle de Cohnheim ; ces auteurs invoquent même un troisième facteur : une *action réflexe* partant du rein et amenant la contraction des artérioles (1).

(1) L'hypertrophie, dit Potain, pourrait être le résultat d'une tonicité exagérée des petits vaisseaux, tonicité dont le rein serait par action réflexe le point de départ. Car dans certains cas on ne peut invoquer une altération *spéciale du myocarde* et l'artério-sclérose ne peut être regardée à elle seule comme la cause du changement de volume éprouvé par le cœur. L'hypertension artérielle, due à la lésion rénale, à l'artério-sclérose concomitante et à la contracture des petits vaisseaux, fait si fréquent au cours du brightisme, explique facilement l'hypertrophie cardiaque. Cette manière de voir du professeur Potain expliquerait non seulement comment on peut observer l'hypertrophie cardiaque longtemps après la sclérose du rein, mais aussi pourquoi il peut y avoir une mobilité dans les signes fournis par le cœur brightique tout à fait au début de l'affection. (G. C.)

Mais nous avons vu que l'on ne pouvait invoquer une intoxication du sang que dans certains cas. Nous ne sommes pas du tout convaincu qu'une intoxication soit nécessaire au développement de l'hypertrophie, d'autant plus que Cohnheim, en invoquant un obstacle à la circulation du sang, savait fort bien que le rein n'est pas seulement nourri par ce liquide comme tout le reste de l'organisme, mais qu'il est destiné à en recevoir des *quantités considérables* qu'il a pour fonction de filtrer et de préparer ; il nous semble que les adversaires de Cohnheim ont trop pris ce fait en considération.

On a essayé d'établir expérimentalement les rapports qui existent entre les maladies du rein et l'hypertrophie du cœur ; mais on n'a pas été heureux dans cette voie.

Grawitz et Israël ont essayé d'atrophier un rein et d'entraîner une hypertrophie du ventricule gauche en liant pendant un certain temps l'artère rénale ; mais tandis que chez l'homme la contraction du rein s'accompagne toujours d'une élévation de la pression sanguine (Basch a vu l'artère radiale atteindre une pression de 240 mm. de mercure au lieu de 160 mm. environ), il ne se produit rien de ce genre chez les animaux soumis aux expériences.

De son côté Zander qui vérifia un nombre infini de fois ces expériences ne put constater une hypertrophie du cœur une seule fois. Cet auteur a de plus démontré qu'on ne pouvait nullement assimiler les reins contractés et les néphrites diffuses obtenues chez les animaux avec les phénomènes qui se passent chez l'homme.

Lewinski s'efforça d'atrophier les reins en rétrécissant le calibre des deux artères rénales, mais on peut supposer que cet auteur ait confondu une sténose de l'artère rénale avec une atrophie de l'organe. Lewinski prétend avoir constatė une hypertrophie du cœur *en même temps* qu'une hypertrophie compensatrice du second rein; mais d'abord cette assertion est en désaccord avec la clinique; de plus l'absence d'un rein ne modifie nullement la circulation, la preuve, c'est que l'extirpation d'un rein n'entraîne nullement d'hypertrophie cardiaque (Rosenstein, Simon, Zander), enfin il n'y a aucune rétention d'urée, puisque le rein sain et hypertrophié se charge précisément des fonctions qui incombaient à l'autre rein.

Enfin citons l'expérience de Straus qui après avoir lié les deux uretères vit disparaître au bout de 4 à 6 mois tout le parenchyme rénal; il constata une hypertrophie du cœur *sans que le myocarde et les vaisseaux fussent le moins du monde altérés* (1).

(1) On a vu l'hypertrophie du cœur succéder au rétrécissement de l'uretère (Roth, Potain, Exchaquet, Pitres, Weill et Lépine, Artaud et Straus). On se demande pourquoi l'hypertrophie du cœur n'est pas la règle dans les sténoses des voies urinaires inférieures, dans la plupart des cas où il y a un obstacle à l'écoulement des urines.

Voici l'explication qu'en donnent Lécorché et Talamon. La première modification causée par la gêne mécanique de la circulation rénale, c'est l'augmentation de la masse du sang par rétention de l'eau dans le sérum; d'où élévation de la pression sanguine attestée par l'examen du pouls et la « dilatation du cœur ». A cette dilatation succède l'hypertrophie. « Toute dilatation d'un organe creux à parois musculaires a, en effet, pour conséquence nécessaire son hypertrophie, pourvu que le temps et les matériaux suffisants à ce travail hyperplasique ne fassent pas défaut » (Lécorché et Talamon). Il faut donc un arrêt brusque de la filtration urinaire, seule condition capable d'augmenter la masse sanguine. La dilatation cardiaque survient ensuite, et à celle-ci succède l'hypertrophie. On comprend ainsi comment dans la néphrite atrophique où l'évolution est plutôt subaiguë que chronique, comment, dis-je, la gêne apportée à la circulation rénale est assez rapide et pourquoi il y a dilatation et hypertrophie cardiaque consécutives.

Dans les atrophies rénales secondaires aux lésions vésicales ou de l'uretère, l'évolution est au contraire moins rapide. C'est ce qui

Il y a une trentaine d'années, Kirkes et Eulenburg avaient attiré l'attention sur une complication aussi fréquente que grave qui accompagne l'hypertrophie du cœur : nous voulons parler de l'*hémorrhagie cérébrale*. D'après une moyenne tirée de différentes statistiques, on ne la rencontrerait pas moins de 16 fois sur 100. Sur 358 atrophies granuleuses, Southey a pu observer cette complication 79 fois. En dehors de l'élévation de la pression sanguine, il est probable qu'il y a un second facteur à faire entrer en ligne de compte : *une altération vasculaire* (Kirkes, Dickinson). Ces lésions cérébrales peuvent être plus ou moins apoplectiformes, *partielles* ou *totales* ; leur symptomatologie est la même que celle des hémorrhagies cérébrales en général. Lorsque le malade est examiné pour la première fois, et qu'on ne peut pas faire d'analyse d'urine, il est quelquefois bien difficile de faire le diagnostic différentiel avec l'*hémiplégie* ou le *coma urémique*. On est parfois tout surpris de trouver un *hématome de la dure-mère* à l'autopsie.

Les circonstances qui peuvent amener l'hémorrhagie cérébrale peuvent aussi bien occasionner d'autres hémorrhagies ; citons comme exemples ces épistaxis si tenaces et si rebelles ; les hématémèses sont plus rares, on note aussi des hémoptysies et des hémorrhoïdes. Dans certains cas le tableau clinique ressemble à celui d'une diathèse hémorrhagique (1), on

---

explique la rareté des hypertrophies cardiaques au cours de ces maladies. Par contre dans les néphrites aiguës l'obstruction circulatoire est poussée brusquement à son maximun, c'est pourquoi on observe souvent l'hypertrophie cardiaque. La néphrite scarlatineuse en est un exemple. (G. C.)

(1) Nous citerons à ce propos l'exemple que nous a rapporté le professeur Dieulafoy. Un enfant lui fut envoyé avec des épistaxis abondantes et de larges plaques de purpura et fut reconnu par lui comme un brightique avéré. Ces hémorrhagies faillirent mettre plu-

rencontre même de l'hématurie et des urines ayant toutes les propriétés hémoglobinuriques.

D'ailleurs les symptômes que nous avons signalés au sujet de la néphrite diffuse chronique sont, à part l'hydropisie, les mêmes dans le rein contracté. Cependant ils ne se suivent généralement pas dans le même ordre, leur combinaison est des plus variable ; ils s'installent insidieusement alors que le malade paraît en pleine santé, puis éclatent brusquement.

C'est à ces symptômes qu'appartiennent les troubles oculaires qui surviennent à la suite de la rétinite albuminurique. Ils sont bien plus fréquents dans le rein contracté que dans toutes les autres formes de néphrite. En moyenne on les rencontre dans le quart des cas de reins contractés, tandis qu'ils ne compliquent guère qu'une fois sur dix toutes les autres formes de néphrite réunies. Il est un certain nombre d'affections qu'il ne faut pas confondre avec des manifestations urémiques, et que l'on peut diagnostiquer pendant la vie au moyen de l'ophtalmoscope, et après la mort par l'autopsie ; ces

---

sieurs fois sa vie en danger, mais elles furent combattues victorieusement, et le mal de Bright qui avait tous les caractères du rein contracté primitif a évolué : il ne put malheureusement être enrayé et le petit malade mourut de sa néphrite.

Nous nous souvenons encore d'avoir vu dans le service de notre maître le professeur Dieulafoy, de nombreux exemples non seulement d'hémorrhagies cérébrales au cours du mal de Bright (rein contracté), mais aussi des épistaxis fréquentes, abondantes et très graves, du purpura généralisé.

Dans tous ces cas les lésions artérielles ne furent pas constantes à l'autopsie. On ne pouvait donc invoquer l'artério-sclérose généralisée frappant l'organisme en même temps dans plusieurs de ses territoires. Mais on peut supposer qu'il peut se présenter trois catégories de faits : dans les uns l'hypertension artérielle doit seule être incriminée, dans les autres l'artério-sclérose est la seule coupable, enfin dans des cas mixtes la tension artérielle exagérée favorise la rupture des artères chez des artério-scléreux. (G. C.)

affections sont par exemple les dégénérescences graisseuses, l'artérite, les hémorrhagies (rétinite apoplectique), la névrite optique, des lésions de la choroïde ; elles ont été l'objet d'études spéciales de la part de Liebreich, Magnus, Mauthner, Wagner, Virchow, H. Müller, Schweigger, Hirschberg (ce dernier a indiqué le moyen de diagnostiquer l'artérite capillaire fibreuse tout à fait au début). Ces affections sont du ressort de l'ophtalmologie et nous renvoyons aux ouvrages traitant de cette matière.

Ainsi que nous l'avons dit plus haut, il n'est pas rare que ce soient des troubles de la vision qui devancent tous les autres symptômes, de sorte que souvent, c'est l'oculiste qui le premier a l'occasion de diagnostiquer la néphrite. Puis les malades sont atteints de catarrhes des voies respiratoires et digestives qui engendrent de pénibles attaques d'asthme et de suffocation. Les troubles digestifs consistent en dyspepsies intenses, vomissements, diarrhées, parfois même les symptômes se rapprochent de ceux de la dysenterie ou du choléra.

Il est arrivé à plus d'un médecin de soigner un catarrhe gastrique rebelle pendant des mois et des années sans avoir pu faire le diagnostic étiologique, et de n'être édifié sur ce point que par l'autopsie. Nous voyons tous les ans des malades succomber à des *dysenteries d'origine urémique*. Dans les derniers temps de la vie, il est très difficile, parfois même impossible de dire si la dysenterie est urémique ou non.

On observe ensuite les symptômes les plus variés, qui en imposent parfois pour de l'urémie et qui résultent tous *d'altérations plus ou moins profondes du système nerveux* : ce sont des vertiges, de la céphalée (1), des névralgies souvent

(1) Ces troubles sont déterminés soit par l'artério-sclérose généralisée, soit par des spasmes des petites artérioles, soit par des accidents urémiques. (G. C.)

unilatérales que Bartels et Rosenstein ont souvent vues comme seule manifestation morbide, une irritabilité exceptionnelle, un abattement général ; les malades deviennent quelquefois tellement hypocondriaques qu'ils tentent de se suicider.

Enfin les malades sont quelquefois privés de sommeil par des prurits insupportables et des sensations de brulûres, par des névralgies qui se traduisent volontiers par une sciatique avec tendance à la symétrie, très souvent aussi par des névralgies du trijumeau, ou d'autres douleurs dont la localisation et l'intensité sont des plus variables (Berger et l'auteur). Toutefois il est intéressant de faire remarquer que ces douleurs ne *siègent jamais au niveau des reins* ; ces névropathies constituent ce que les médecins inexpérimentés appellent du rhumatisme.

Citons encore les *complications viscérales* dont l'évolution insidieuse vient tout d'un coup assombrir le pronostic. Wagner a observé 20 fois sur 150 malades une *pneumonie lobaire*, et nous avons noté cette complication au moins dans d'aussi grandes proportions ; la *pleurésie* n'est pas rare, elle est souvent séro-purulente et double ; on a aussi noté des *péricardites* avec fièvre ou apyrétiques, mais sans urines fébriles (Rosenstein) ; ce n'est qu'exceptionnellement que l'on a vu survenir la *péritonite*.

Toutes ces complications sont souvent fort difficiles à diagnostiquer, et cela parce que les malades sont abattus, que leur interrogatoire n'éclaire que peu le médecin, enfin parce que l'œdème de leurs téguments masque souvent les signes physiques. Dans certains cas elles ont été considérées comme primitives pendant la vie, et ce n'est qu'à l'autopsie qu'on les reconnaît pour secondaires. Un malade de l'hôpital de Friedrichshain se plaignit un jour de malaises, de perte d'appetit. En examinant son cœur nous constatâmes un *épanchement péricardique considérable* auquel le malade succomba le lendemain ; et les cas de ce genre ne sont pas isolés à cet hôpital. On s'est demandé si le rein contracté se compliquait d'*endocardite* ; nous avons eu trois fois l'occasion de suivre l'évolution de cette affection dans une néphrite ancienne ; une fois même, l'autopsie démontra que le rein contracté était secondaire, mais malgré ces trois affirmations nous doutons que l'endocardite soit une conséquence de la néphrite.

Les lésions du foie et de la rate n'ont rien de caractéristique. Dans un nombre respectable de cas, on a noté des troubles vaso-moteurs de la peau, voire même une gangrène symétrique des extrémités (Roques).

Lorsque les organes digestifs ne sont pas atteints, et que la compensation cardiaque est complète, la nutrition peut se faire parfaitement pendant de longues années. Il n'est pas rare que les malades deviennent obèses (Wagner, Rosenbach).

Lorsqu'au contraire la maladie devient ancienne, et que des dyspepsies intenses viennent la compliquer, que l'hypertrophie compensatrice devient insuffisante, que les malaises augmentent de plus en plus, alors les fonctions de nutrition sont bien compromises. Les malades s'amaigrissent, leur peau pâlit et se dessèche, elle devient ardoisée, les cheveux deviennent durs, rigides, les traits s'étirent et la face se grippe (nous avons ponctionné plusieurs fois des pleurésies que nous avons diagnostiquées comme étant d'origine *urémique* par ce seul fait que les téguments n'opposèrent aucune résistance au trocart). La température du corps descend au-dessous de la normale. Le sang et la graisse se condensent comme les reins (Biermer). Les appétits génitaux s'éteignent. Souvent des malades atteints de cirrhose rénale passent pour *tuberculeux* ou *cancéreux*.

Ainsi que nous l'avons déjà dit plusieurs fois, les troubles nerveux, respiratoires et digestifs peuvent avoir pour origine une intoxication urémique concordant précisément avec la rétraction du rein. C'est l'urémie qui, dans les périodes avancées de la maladie, lorsque l'insuffisance cardiaque s'est déjà fait sentir depuis longtemps et que le malade est affaibli, met fin à ses jours.

Les convulsions partielles ou totales, que l'on a quelquefois rencontrées avant tous les autres symptômes et que l'on avait prises pour des convulsions épileptiques, sont moins fréquentes que les signes dus à *l'urémie chronique*. Cette dernière s'annonce souvent sous forme de vomissements incoercibles, de troubles digestifs, d'asthme (1), plus fréquemment encore sous forme d'une affection cardiaque ou bronchitique (Rosenstein), et l'urémie peut alors en imposer pour une maladie de l'estomac ou des poumons. Mais lorsque ces troubles sont accompagnés de convulsions périodiques, que le malade comateux se recouvre d'une sueur visqueuse et de dépôts d'urée, enfin lorsqu'il dégage une odeur urineuse, le diagnostic est évident, même pour de jeunes médecins.

Dans l'immense majorité des cas, l'urémie s'annonce par un *affaiblissement du pouls*, mais dans certains cas au contraire, le pouls reste normal ou même devient un peu plus tendu. Mais il est bien entendu que ces exceptions ne suffisent

---

(1) Il faut distinguer entre l'asthme urémique qui ne s'accompagne pas de lésions cardiaques et l'asthme qui survient chez un brightique avec un cœur hypertrophié. On comprend que si cet organe est altéré l'asthme cardiaque doit être diagnostiqué de l'asthme urémique. Mais parfois ce diagnostic est difficile quand ces deux facteurs sont réunis. (G. C.)

pas pour infirmer cette règle que l'urémie coïncide généralement avec l'épuisement du cœur hypertrophié et avec la diminution d'urine qui en résulte. Il peut fort bien arriver à de jeunes praticiens de noter une *augmentation* de tension du pouls, alors que la tension tout en étant supérieure à la normale aura cependant *diminué*.

L'hydropisie n'appartient pas en réalité au rein contracté. La plupart des malades n'en sont pas atteints. Lorsque l'hydropisie apparaît chez des sujets atteints de reins contractés, c'est que l'hypertrophie du cœur est déjà depuis longtemps impuissante à compenser l'élévation de la pression sanguine et de la vitesse du sang qui se produit dans les parties du rein qui fonctionnent encore. C'est ce qui explique pourquoi l'hydropisie n'arrive que dans les derniers temps de la maladie et qu'elle coïncide avec le relâchement du cœur qui se traduit par un état congestif de l'organisme tout entier.

A part les cas qui ne sont diagnostiqués qu'au moment où l'insuffisance de la compensation cardiaque vient seulement éclairer le médecin, l'évolution des reins contractés dure des années. D'après de récentes observations de Bartels, Buhl, Wagner, il ne serait pas rare de voir la maladie persister une dizaine d'années. Nous avons observé nous-même un certain nombre de cas de ce genre (1).

---

(1) Nous devons ajouter qu'il y a des cas dans lesquels la durée ne peut être déterminée. Témoins ces malades qui arrivent à l'hôpital accusant des troubles soit dyspnéiques intenses, soit des céphalées plus ou moins violentes, soit des troubles oculaires. Le début semble être brusque d'après leur dire. Ils avaient pu se livrer à leurs travaux comme d'habitude, les jours précédents, continuer à mener leur vie ordinaire. Cependant les événements se précipitent et quelquefois, sans que d'autres symptômes soient venus s'ajouter à ceux qu'ils présentaient à leur entrée à l'hôpital, les malades meurent rapidement. L'autopsie montre des reins atrophiés et quelquefois tellement ratatinés qu'ils pré-

Biermer et d'autres auteurs ont divisé l'évolution du rein contracté en 3 périodes: une période *albuminurique*, une période *d'hypertrophie compensatrice*, et enfin un troisième stade, *celui des troubles compensateurs*, *de l'urémie* et *de la cachexie*. Cette division n'est pas toujours très nette, mais schématiquement elle représente assez bien la réalité. Dans l'urémie, les principales causes de mort sont *les lésions viscérales* et *l'hémorrhagie cérébrale*. Nous n'avons pas besoin d'ajouter que la mort peut être occasionnée par une maladie ancienne ou intercurrente telle que le *cancer* ou la *tuberculose*.

La symptomatologie du *rein contracté sénile* est loin d'être la même que celle que nous venons de décrire. Ainsi que Sadler et Ballet l'ont fait justement remarquer l'urine

---

sentent le volume d'un marron.

Il y a donc un état d'atrophie très prononcée du rein compatible avec un état de santé apparente, et il est difficile de dire avec quel fragment minime de l'organe la vie est possible. Mais il faut retenir ce fait que nombre d'individus dont les reins sont très atrophiés, peu soigneux et soucieux de leur santé comme on en trouve dans la clientèle de l'hôpital, vaquent à leurs occupations ordinaires sans paraître présenter aucun trouble. On comprend combien il est difficile de remonter dans leur passé pathologique. Un jour ils sont pris brusquement d'accidents urémiques et la mort arrive à peu près subitement sans que rien ait pu les avertir d'une fin prochaine.

Dans le service de la Morgue à Paris le professeur Brouardel trouve dans nombre de ses autopsies des reins atrophiés chez des individus morts sur la voie publique ou assez rapidement pour nécessiter une expertise médico-légale.

Le rein contracté semble fournir peut-être plus qu'on ne le croit le contingent de ces morts subites attribuées à des hémorrhagies cérébrales. Le professeur Dieulafoy en groupant les signes de ce qu'il appelle les petits accidents du brightisme nous a rendu un immense service. Il a permis de dépister ces néphrites latentes qui évoluent silencieusement et dont quelques-unes ont une terminaison si rapide qu'elles ne peuvent que nous surprendre par leur acte final et brusque.

(G. C.)

n'augmente pas dans le rein sénile, mais diminue au contraire, elle descend parfois jusqu'à un litre ou à un demi-litre. Cela s'explique par la faible tension artérielle *et l'absence* d'hypertrophie du cœur. *L'albuminurie* est rare et les accidents d'urémie semblent faire complètement défaut (1) ; en un mot le rein sénile, le rein lisse, est sans importance clinique, ce qui n'empêche pas, comme l'a dit Meigs, qu'il cause bien plus souvent la mort qu'on le croit généralement. D'après

(1) L'urine du rein contracté est différente de celle du rein sénile. Quand par l'expérience du verre de Gubler on examine l'urine d'une néphrite interstitielle, on voit un léger nuage d'albumine avec un ménisque plus ou moins abondant d'uro-hématine. Ce pigment de l'urine fait en effet rarement défaut : il est plus ou moins considérable et se révèle facilement par l'acide nitrique. Dans le rien sénile, le rein n'est pas contracté. mais il est diminué de volume et de poids. Généralement lisse il n'est granuleux que dans quelques cas. Il n'est jamais rouge ; qnand il a cette teinte il y a un élément surajouté : une congestion veineuse due à une altération cardiaque. Il est quelquefois parsemé de kystes, mais la capsule se détache facilement sans entraîner le tissu rénal sous-jacent.

La *symptomatologie* comme l'indique l'auteur n'est pas celle du rein atteint de néphrite interstitielle. L'urine est diminuée de quantité ; la densité est en raison inverse de la quantité (1013). L'urée est considérablement diminuée (7 grammes, Lecanu ; 12 grammes, Roche). L'acide urique ne se chiffre plus que par 0,20 ou 1 gramme au lieu de 2. L'acide phosphorique de 3 grammes tombe à 1 gramme et au-dessous. Les chlorures restent les mêmes. L'uro-hématine est absente des urines.

Toutes ces modifications semblent provenir à la fois de l'état anatomique du rein et des modifications du sang. Il y a donc plutôt une véritable déchéance, une involution à proprement parler ; mais non un processus pathologique. Du reste la néphrite interstitielle appartient à un processus pathologique actif qui la distingue du rein sénile, qui n'est pas une maladie. L'examen des urines nous confirme dans cette opinion. S'il y a des cas mixtes où il est difficile d'incliner nettement vers l'un ou l'autre de ces deux diagnostics, on doit penser que le vieillard peut être atteint d'artério-sclérose. Mais ce processus est surajouté et partant modifie le rein sénile en lui donnant quelques-uns des signes de la néphrite interstitielle. (G. C.)

une série d'observations, il existerait un certain nombre de formes intermédiaires entre *le rein sénile* et le rein *contracté.*

Diagnostic. — « Le médecin qui a l'habitude, dit Bartels, de considérer chaque symptôme en particulier afin d'en rechercher soigneusement la cause, et d'examiner les urines de ses malades au moindre malaise que ceux-ci présentent, celui-là pourra diagnostiquer de bonne heure cette singulière néphrite » ; et plus loin le même auteur ajoute : « l'examen méthodique de l'urine continué pendant longtemps et l'observation constante du cœur, telles doivent être les bases du diagnostic ». Ces lignes que Bartels écrivait il y a dix ans, ont conservé de nos jours leur entière valeur. Pour s'en convaincre, il suffit de relire le chapitre précédent. On examine souvent une seule fois les urines, et pour peu qu'elles ne contiennent pas d'albumine ce jour là, on rejette le diagnostic de rein contracté ; c'est là un procédé déplorable (1). Il faut noter soigneusement pendant des jours et des mois la quantité

(1) Il faut s'entourer de tous les signes auxquels peut donner naissance une néphrite pour faire un diagnostic et ne pas s'en rapporter à un seul, surtout à l'albumine ; nous l'avons déjà dit et nous le répétons. De même que, comme l'auteur l'indique, on peut ne pas trouver de l'albumine au cours d'une maladie de Bright avérée, de même l'albumine symptomatique d'une lésion rénale peut ne pas s'accompagner de symptômes du brightisme tel que l'entend le professeur Dieulafoy. Ainsi l'albumine peut être l'expression d'une lésion indéniable de l'épithélium du rein et rester à l'état isolé.

Ainsi donc, nous voyons d'une part les symptômes du brightisme évoluer sans albuminurie pendant un grand laps de temps, et d'autre part l'albumine, même d'origine rénale, n'avoir aucun retentissement sur l'organisme. Aussi de l'absence ou de la présence de l'albumine même néphrétique on ne peut rien conclure. Le rein affecté retentit sur l'ensemble de l'organisme et c'est sur l'ensemble des troubles qu'il détermine qu'il faut baser son diagnostic. Une lésion isolée du rein ne constitue pas un mal de Bright.

(G. C.)

exacte, le poids spécifique des urines et la proportion d'albumine qu'elles contiennent. Quant à une analyse chimique de l'urine plus approfondie, elle ne peut mener à l'heure actuelle à aucun résultat pratique.

Autant il est facile de faire le diagnostic quand l'urine présente les signes caractéristiques des reins contractés, que le cœur, le pouls, le tissu cellulaire, et le système nerveux offrent les altérations particulières à notre néphrite, autant le diagnostic devient difficile lorsque l'hypertrophie du cœur n'est pas encore développée et par conséquent que l'urine est à peu près normale, ou bien lorsque la compensation cardiaque est déjà troublée. Dans le premier cas, la faible quantité d'albumine fait hésiter entre une simple albuminurie physiologique et un rein contracté à l'état latent ; dans le second cas c'est le défaut de polyurie et l'ensemble des symptômes constatés au niveau du cœur qui peuvent faire méconnaître la néphrite.

Lorsque l'albuminurie *coïncide* avec de la *céphalée* ou de la dyspepsie, en même temps que le pouls est tendu, il faut se méfier (Engel, Rosenbach, Leube).

L'étiologie, à moins qu'elle ne soit imputable à l'intoxication saturnine, la goutte ou la syphilis, n'a pas grande importance.

La confusion entre le rein contracté et la période de la convalescence de *la néphrite aiguë* n'est guère admissible que dans les livres. L'anamnèse met en général rapidement sur la voie du diagnostic. La polyurie pourrait faire *songer au diabète*, mais l'observation scrupuleuse des règles que nous avons énoncées plus haut, l'examen du cœur et du pouls éviteront de commettre une erreur. Il est moins facile de différencier la *polyurie hystérique*, surtout si on examine le malade pour la première fois. C'est alors qu'il est de la plus haute importance

fique de l'urine reste peu élevé, alors que la *quantité d'urine diminue au point de descendre au-dessous de la normale* (1).

Il ne faut pas attacher une trop grande importance à l'*âge du malade,* on sait que les jeunes gens même peuvent être atteints de cirrhose rénale.

Nous ne saurions trop répéter que les malades qui ont des reins contractés peuvent rester des jours et des mois *sans albuminurie,* on ne se contentera donc pas de l'absence d'albumine et de sédiments uratiques pour rejeter le diagnostic de rein contracté.

Pour les raisons que nous avons indiquées plus haut, nous renonçons à établir dans la plupart des cas le diagnostic différentiel entre le rein contracté *primitif* ou *secondaire* (2), quoi

---

(1) On peut aussi rechercher la formule de l'inversion des phosphates selon la méthode de Gilles de la Tourette et Cathelineau. (G. C.)

(2) On observe souvent des malades qui atteints d'une néphrite aiguë voient survenir coup sur coup et successivement, à mesure que les symptômes dépendant de cette forme du mal de Bright disparaissent, les petits accidents du brightisme tels que les entend le professeur Dieulafoy (doigt mort, cryesthésie, crampes, épistaxis, céphalée, pollakiurie, etc.). Inversement on observe chez des individus l'apparition à des intervalles plus ou moins éloignés de ces mêmes signes qui finalement aboutissent à une néphrite avec une albuminurie abondante suivie d'urémie.

Il semble que dans ces deux cas il y ait deux processus en présence : l'un néphritique avec tous les symptômes d'une dépuration urinaire insuffisante, l'autre général dû à l'artério-sclérose. Il faudrait donc croire que les signes du petit brightisme aient une pathogénie différente, l'une de nature urémique ou due à l'hypertension artérielle et sous la dépendance de la néphrite, l'autre généralisée, artérielle et due aux lésions des vaisseaux. Nous avons vu que pour l'hypertrophie du cœur ces deux modes pathogéniques pouvaient être admis (Dieulafoy).

Aussi pourrait-on d'après l'une ou l'autre de ces causes admettre que dans le premier cas on a affaire à un rein contracté secondaire et dans le second à un rein contracté primitif et diagnostiquer ces deux

qu'en disent les auteurs. Il est bien rare que l'on observe des *néphrites diffuses subaiguës* qui évoluent pendant un certain temps avec tous leurs symptômes et qui font place petit à petit au tableau du *rein contracté*. Cependant nous en connaissons 4 cas bien précis, vérifiés par l'autopsie. D'ailleurs nous avons déjà vu que la différenciation de ces deux formes n'avait guère d'importance pratique.

Toutes les fois que l'on se trouvera en présence d'un *état cachectique* qu'on ne pourra rapporter ni à la tuberculose ni au cancer, on peut diagnostiquer un rein contracté.

Pour le diagnostic différentiel avec le *rein amyloïde*, nous renvoyons au chapitre qui traite de ce dernier.

Enfin nous conseillons de s'abstenir de faire un diagnostic précis, lorsque l'on sera appelé pour un malade arrivé au terme de la maladie, et que l'on trouvera un cœur dépourvu de contraction énergique, un pouls *petit*, *mou*, *irrégulier* et *fréquent*, et que l'hypertrophie cardiaque aura disparu. Lorsqu'on examine un malade de ce genre, on doit s'estimer très heureux de pouvoir diagnostiquer une affection du cœur *d'origine rénale*. On nous amena un jour un malade mourant, hydropique, et en proie à une dyspnée cardiaque des plus pénibles : ces symptômes faisaient croire à une myocardite avec endocardite récente (fébrile). Après avoir constaté que les urines fébriles étaient peu abondantes et très chargées en albumine, nous fîmes le diagnostic de néphrite. Le malade suc-

---

variétés de néphrite chronique. Dans le premier en effet l'urémie et l'hypertension artérielle causées par une néphrite aiguë survenue brusquement peuvent expliquer l'apparition hâtive des signes des petits accidents du brightisme et leur succession rapide ; dans le second, l'artério-sclérose généralisée expliquerait chacun des signes par les lésions artérielles de chaque département de l'organisme frappé, la lenteur de leur apparition et la survenue de la néphrite qui est en quelque sorte la dernière manifestation du brightisme. (G. C.)

comba et à l'autopsie faite, quelques jours plus tard, nous trouvâmes un rein contracté dont la couche corticale, très diminuée, était jaune-pâle, et de plus les altérations cardiaques que nous venons de citer (1). L'endocardite était-elle une *conséquence* de la néphrite ou bien accidentelle ? C'est ce que nous ne saurions encore affirmer.

Pronostic. — Les parties des reins qui sont atrophiées ne reviennent jamais à leur état primitif ; dans ce sens, le rein contracté est donc inguérissable. De plus lorsque la maladie

---

(1) Nombre de malades en effet par leur hypertrophie du cœur passent pour des cardiaques purs. La distinction entre ces « rénaux » et ces faux cardiaques, si l'on peut s'exprimer ainsi, est utile à faire et doit être faite sous peine de faire poser un mauvais pronostic et de faire instituer un traitement qui sera nuisible au malade. Il faut s'attacher à reconnaître, quand la chose est possible, ces dilatations et hypertrophies du cœur dès le début, même quand elles ne sont pas très prononcées. Quand le processus artério-scléreux est très net et se trouve très avancé, quand tous les troubles peuvent être rattachés sûrement à cette cause et non à l'hypertension artérielle comme on peut à la rigueur l'admettre au début de la cirrhose rénale, à ce moment le diagnostic a encore plus d'importance.

La myocardite d'origine artério-scléreuse et la myocardite consécutive aux lésions valvulaires ne sont pas toujours faciles à distinguer. Mais quand cette distinction sera faite, quand on aura saisi la détermination cardiaque de l'affection vasculaire générale, l'artério-sclérose, on s'expliquera certaines anomalies apparentes de la clinique. Huchard a créé les deux termes de *cardiopathie valvulaire*, de *cardiopathie artérielle* qui marquent bien la séparation et la différence que nous voulons établir entre les deux affections cardiaques, l'une consécutive à l'endocardite, l'autre aux lésions artérielles.

On s'expliquera encore pourquoi tel malade traité par certains médecins « comme brightique succombera avec tous les signes d'une affection cardiaque arrivée à la période d'asystolie ; et inversement pourquoi tel cardiaque avéré sera pris d'accidents rapidement mortels trahissant une lésion rénale méconnue jusqu'alors ; on sait d'ailleurs combien il est fréquent de voir ces cardiopathies artérielles se terminer par des accidents urémiques » (Weber). (G. C.)

est arrivée à une période assez avancée pour qu'on puisse en affirmer le diagnostic, elle se termine toujours par la mort. Mais ce qui peut nous consoler un peu de ce si sombre pronostic, c'est que la maladie peut durer une dizaine d'années sans faire souffrir le malade. Les malades de ce genre ne sont, somme toute, pas plus à plaindre que les individus ayant toujours été bien portants qui sont enlevés dans leur vieillesse par une *pneumonie* ou une *hémorrhagie cérébrale*.

Enfin nous avons vu un bon nombre de malades avoir eu de l'albuminurie et une élévation de la tension artérielle, puis perdre leur albuminurie et nous revenir après des années avec une urine normale et qui resta telle pendant des mois et des années. Jusqu'à quel point ces cas rentrent-ils dans la catégorie des *albuminuries simples* ou dans celle des reins contractés ? Ces périodes d'amélioration que nous constations, étaient-elles de simples rémissions ou des guérisons ? C'est une question que nous n'osons résoudre. Ce que nous pouvons affirmer avec plusieurs auteurs, c'est qu'après avoir nettement constaté tous les symptômes d'une *néphrite* nous avons noté de longues rémissions, on pourrait même dire qu'au point de vue du malade ces périodes étaient de véritables *intermittences*. Peut-être ces intervalles de santé correspondent-ils à un arrêt du processus de rétraction ?

Il est vrai de dire qu'en général la mort est immédiatement précédée d'*asthénie cardiaque*, d'*oligurie*, d'*accidents urémiques*. Cependant nous avons vu assez souvent des malades atteints d'*urémie chronique* et avoir des rémissions plus ou moins longues, nous avons même vu des moribonds se relever malgré toute attente, et sortir de l'hôpital.

Traitement. — Il est bien rare que l'on puisse agir sur la cause même du rein contracté, à moins que celui-ci ne soit dû au *saturnisme*, à la *goutte* ou à la *syphilis*.

Le traitement de la maladie elle-même est encore plus décevant. Nous ne connaissons aucun médicament *spécifique* capable d'enrayer la marche du processus de rétraction. Bartels avait indiqué l'*iodure de potassium*, mais après de nombreux essais nous pouvons affirmer avec Cantani et d'autres que ce médicament est sans action toutes les fois que la néphrite n'est pas d'origine syphilitique. Nous insistons d'autant plus sur ce fait que nous avons vu maintes fois des oculistes ordonner à leurs malades de l'iodure de potassium à hautes doses et *pendant longtemps* dans le but d'arrêter la néphrite qu'ils avaient diagnostiquée à l'ophthalmoscope ; nous répétons qu'il n'existe pas de médicament *anti-néphrétique*, et il n'est pas rare de voir les *dyspepsies* et les *maux de tête* s'accuser encore avec l'emploi de l'iodure.

Même là où l'origine syphilitique ne fait aucun doute, l'iodure est souvent infidèle. Nous connaissons sans doute un certain nombre de cas du genre de ceux de Mauriac, et dans lesquels cet auteur avait tant vanté l'action de l'iodure ; mais nous nous permettons de faire observer que ces faits visés par cet auteur ce sont plutôt des *gommes rénales* que de *vraies néphrites* que l'on a guéries.

Ainsi le médecin ne peut guère s'attaquer qu'aux *symptômes* du rein contracté ; et, nous nous empressons de le dire, il peut alors grandement soulager son malade.

Si la compensation se fait bien, on se contentera de combattre les maux de tête dus à la congestion par des *applications de glace*, des *laxatifs*, et chez les individus sanguins par de *petites saignées*. La petite quantité d'albumine que perd le malade n'a pas d'importance. Lorsqu'un malade est sur le point de succomber à une *apoplexie*, Cantani conseille de *sectionner une artère*. Ce serait commettre une erreur théorique et pratique que d'essayer de combattre la polyurie par les *astringents* et l'*ergotine*.

Mais si la compensation se fait mal, les dangers sont beaucoup plus grands. Si la diurèse diminue, et que les autres symptômes qui accompagnent le relâchement du cœur, apparaissent, il faut administrer des toniques, et essayer de la digitale. Lorsque celle-ci n'apaise pas les palpitations si pénibles pour les malades, il faut avoir recours aux *narcotiques* et à des calmants locaux. Si l'insuffisance cardiaque s'affirme davantage, on n'hésitera pas à employer tous les remèdes que nous avons indiqués au sujet du rein stasial. Smith recommande le *nitrite d'amyle*. Dans un nombre de cas malheureusement trop restreints, nous avons tiré un grand avantage d'une combinaison *de morphine et de cocaïne*, cette dernière à la dose d'un tiers de celle de la morphine.

Nous ne pouvons guère poser les règles à suivre pour combattre les *dyspepsies*. On ordonnera des aliments à la fois aussi *légers* et aussi *fortifiants* que possible. Il ne faut pas oublier que ces malades ont peu d'appétit et qu'il faut compter avec leurs caprices ; surtout que l'on ne tourmente pas les malheureux patients en leur défendant de manger, ou en ne leur permettant qu'un nombre restreint d'aliments. Combien de ces pauvres gens nous surent gré de leur laisser choisir leur nourriture et de leur permettre de revenir à leurs mets habituels !

Il n'est pas rare de voir les dyspepsies se calmer par des *bains chauds*. Mais il faut se méfier d'autant plus des *bains froids*, qu'ils augmentent la pression sanguine (L. Lehmann).

Les vomissements sont très difficiles à combattre, à moins qu'ils ne soient d'origine *urémique*, auquel cas le traitement indiqué nous a donné les meilleurs résultats. D'ailleurs, à part la glace, la morphine et la diète durant plusieurs jours, nous ne connaissons pas de remède certain.

On a proposé la teinture *d'iode*, la *créosote*, la *noix vomique*, mais nous conseillons de rejeter ces remèdes.

La *dysenterie* chez les néphrétiques est encore plus difficile à combattre que les vomissements. Le *lait* n'est que difficilement supporté, comme l'avoue Rosenstein ; on devra fixer les aliments à prendre, et administrer de l'opium même sous forme de suppositoires. *Les lavements à l'eau boriquée* amènent de très bons résultats. Mais la plupart du temps, que les diarrhées soient urémiques ou non, ces moyens sont inefficaces.

Contre l'*anémie*, on a recommandé les *préparations ferrugineuses* ; mais un assez grand nombre de malades les supportent mal, et la meilleure façon d'administrer le fer est encore d'user avec prudence de l'emploi de sources ferrugineuses. En dehors de cela, les peptonates doivent encore avoir la préférence.

Les douleurs névralgiques et les migraines sont calmées par l'antipyrine et l'antifébrine. Cependant les névralgies de toutes sortes sont si tenaces dans le cours des néphrites que l'intensité des douleurs nous a fait à elle seule diagnostiquer une lésion des reins.

La thérapeutique que nous pourrions appeler *conservatrice* est bien plus efficace que celle que nous venons d'étudier. Il est inutile de tenir continuellement le malade au repos, car ce régime pourrait plutôt lui nuire que lui profiter ; mais on évitera le surmenage physique et intellectuel ; qu'on lui fasse une existence facile, en lui évitant toute espèce de contrariété, et en lui remontant le moral autant que possible. Bartels défend à ses malades d'une façon absolue de boire de *l'alcool, du café, du thé*, nous croyons que les excès seuls sont mauvais, mais que le rôle du médecin doit se borner à voir précisément la dose que le malade peut supporter sans inconvénients. D'ailleurs si Bartels prétend que la première condition du traitement consiste à tenir le malade éloigné de ses occupations habituelles, qu'il nous soit permis de demander à Bartels combien de nos malades auront le moyen de suivre cette prescription ? Nous n'hésitons pas, comme Ayer le disait ces derniers temps, à laisser vaquer les malades à leurs affaires, *même lorsqu'ils sont atteints d'urémie au début.*

Nous n'avons rien à ajouter à ce que nous avons dit au sujet de la néphrite diffuse pour ce qui a rapport au rein contracté. Si les malades sont dans l'aisance, on leur fera passer l'été dans des forêts à une altitude moyenne, non sur des hauteurs trop escarpées ; on peut leur ordonner quelques *bains de mer*, surtout dans le midi ; on doit leur recommander de se vêtir chaudement.

Selon la forme de la maladie, et les symptômes qui l'accompagnent (obésité, goutte, anémie, cardiopathies), on choisira entre Baden-Baden, Elster, Ems, Franzensbad, Galstein, Karlsbad, Kissingen, Marienbad, Nauheim, Pyrmont, Teplitz, Wiesbaden, etc. Il n'est pas rare que ces bains améliorent considérablement l'état du malade. Mais ce qui est important, surtout lorsque la compensation cardiaque se fait mal, c'est que le malade ait bien en dehors de sa maison, tous les soins qu'il avait chez lui. Le rein contracté et le rein goutteux (Ebstein) ne peuvent se contenter d'une demi-cure.

Nous nous sommes déjà longuement expliqué sur les remèdes à employer contre l'urémie. Ce qu'il importe avant tout, surtout lorsque la compensation est insuffisante, c'est d'augmenter l'énergie du cœur. Robson et Barthelow avaient employé la *nitroglycérine* pour diminuer la tension artérielle ; ce remède a trouvé un ardent défenseur dans Rossbach. Nous avons employé ce remède chez environ douze de nos malades, parmi lesquels il y en avait certains dont les troubles étaient causés certainement par une augmentation de pression artérielle ; malgré cette médication nous avons été impuissant à combattre *l'asthme urémique*. Dans tous les cas, nous n'avons jamais vu que cette substance ait fait diminuer la tension du pouls, ni augmenter la quantité des urines ; et nous ne voyons nullement comment elle pourrait modifier les rapports qui existent entre la polyurie de la cirrhose rénale et l'hypertrophie cardiaque.

Kinnicut prétend n'avoir vu que des cas d'urémie accompagnés de tension du pouls, et jamais de faiblesse du cœur, mais on sait quelle valeur il faut attacher aux opinions de cet auteur. Leyden insiste comme nous sur l'insuccès de la nitroglycérine en question dans *l'asthme*.

On a proposé le nitrate de soude, mais nous ne l'avons pas employé.

Les lésions viscérales réclament les soins qui leur sont spéciaux. Nous conseillons de s'en tenir autant que possible dans ce cas particulier au précepte que nous avons donné plus haut : l'expectation ; et nous ne saurions trop recommander de ne pas oublier le malade en pensant au médicament.

Dégénérescence amyloïde du rein (Rein lardacé, rein cireux).

Sous ce titre, nous comprenons toutes les affections du rein, dans lesquelles les *vaisseaux* de cet organe sont le siège d'une *dégénérescence amyloïde*, que le reste de l'organe soit sain, ou, comme cela arrive le plus souvent, et ce qui justifie le nom de néphrite, que les autres éléments du rein soient lésés. Nous avons déjà vu que plus les lésions inflammatoires étaient étendues, et la dégénérescence amyloïde circonscrite, plus la maladie se rapprochait anatomiquement et cliniquement de la néphrite chronique.

L'affection qui fera l'objet de ce chapitre n'est pas rare, elle est au moins aussi fréquente que les néphrites chroniques pures et les reins contractés réunis. Les statistiques plus anciennes sont en désaccord avec notre manière de voir, mais cela vient de ce qu'elles étaient erronées ; car elles ne tenaient pas suffisamment compte des reins amyloïdes. Ainsi que nous l'avons vu, il y a toute une série de gros reins blancs qui appartiennent à notre groupe. Récemment on l'a même agrandi aux dépens des néphrites chroniques, en ce sens que l'on s'est contenté d'une amylose à peine ébauchée pour faire rentrer dans ce chapitre le rein qui en était atteint alors même que les lésions parenchymateuses beaucoup plus accusées que les autres altérations appartenaient bien plutôt à une néphrite diffuse ou au rein contracté.

C'est Rokitansky qui découvrit le premier, il y a une quarantaine d'années, le rein lardacé comme une forme spéciale du mal de Bright. Meckel, qui indiqua la réaction iodo-sulfurique, crut à des dépôts de cholestérine, mais cette opinion fut combattue par Virchow. Kekulé, Friedreich, Kühne et d'autres auteurs démontrèrent que la substance amyloïde n'était pas formée par des hydrocarbures, mais bien par des matières albuminoïdes.

On n'a pas encore pu bien préciser les relations qui existent entre les dégénérescences amyloïde et hyaline (Recklinghausen). Dans la première édition de cet ouvrage, nous avions fait pressentir que ces processus étaient de nature bien peu différente, et que l'on pouvait considérer la dégénérescence hyaline comme un *premier degré de la dégénérescence amyloïde* (1) ; les recherches que nous avons faites

(1) On a observé en effet des cas dans lesquels (Litten, Lécorché et

depuis dans la littérature médicale confirment pleinement cette manière de voir. Il semble que plus nous allons, plus

---

Talamon et l'auteur) des symptômes de lésion rénale, survenus chez des cachectiques, imposaient le diagnostic de dégénérescence amyloïde. L'autopsie révélait une augmentation de volume de divers organes, une infiltration des artérioles par une matière amorphe très réfringente. Le picro-carmin les colorait en jaune comme des parois d'artères amyloïdes. Mais l'iode ne les colorait pas en brun acajou, ni le violet de méthylaniline en rouge : l'éosine les colorait vivement (Leyden). Ces faits ont été classés sous la rubrique de dégénérescence hyaline (Marfan).

On a regardé, comme le signale l'auteur, la dégénérescence amyloïde et la dégénérescence hyaline comme deux formes d'un processus dégénératif, l'hyaline étant le premier degré de l'amyloïde (Friedreich). Tilling a observé dans la rate l'association de ces deux formes de dégénérescence sur des vaisseaux. Dans quelques cas cités par Litten la tunique moyenne était atteinte de dégénérescence amyloïde, les tuniques externe et interne de dégénérescence hyaline. Pourlui la dégénérescence hyaline précède l'amyloïde.

Lécorché et Talamon pensent que l'infiltration hyaline peut précéder ou accompagner l'amylose, mais ne partagent pas du tout la manière de voir des auteurs précédents. Car la dégénérescence hyaline précède et accompagne bien plus fréquemment la dégénérescence athéromateuse et calcaire.

Pour ces derniers auteurs la matière hyaline peut subir soit la dégénérescence amyloïde, soit la dégénérescence athéromateuse.

Cornil et Ranvier la considèrent avec la plupart des auteurs comme liée à l'artério-sclérose, car elle fait partie pour eux des lésions de l'artérite chronique.

Gull et Sutton dans leurs travaux l'avaient depuis longtemps envisagée comme une lésion spéciale indépendante de l'endo-périartérite chronique.

Mais, comme le font remarquer Lécorché et Talamon, il est probable que ce que ces auteurs ont vu répond à ce que l'on décrit en France sous le nom d'endartérite scléreuse (Leyden, Ewald, Thoma). Leyden seul semblait avoir distingué une endartérite oblitérante, frappant les artères de moyen calibre du rein, d'une dégénérescence hyaline siégeant dans les artérioles, les vaisseaux afférents et les capillaires glomérulaires. (G. C.)

les auteurs tendent à considérer ces deux substances comme deux formes d'un seul et unique processus, et ils ne voient dans la substance hyaline qu'un degré préparatoire à la substance amyloïde. Cette dernière aurait les mêmes propriétés physiques et chimiques que la première (transparence, homogénéité, insolubilité dans les alcalis, les acides, etc.), mais donnerait une réaction spéciale avec l'*iode*, l'*acide sulfurique* ainsi qu'avec les couleurs d'aniline. Toutefois ces deux modifications des tissus s'installent souvent l'une à côté de l'autre, et il est bien difficile d'établir une limite précise entre elles.

Etiologie. — La dégénérescence *amyloïde primitive du rein* est tout à fait exceptionnelle. En général cette affection apparaît comme *manifestation d'une maladie constitutionnelle*, surtout des diathèses qui aboutissent à une cachexie chronique. C'est à l'*âge moyen de la vie* (entre 20 et 50 ans) qu'elle est la plus fréquente (Fehr, Hennings, etc.).

Les malades qui souffrent depuis longtemps de *suppurations multiples* des parties molles et osseuses sont prédisposés à cette maladie. Ce sont ces dernières que nous avons déjà vu jouer un rôle si important dans l'étiologie des néphrites diffuses chroniques. D'après la statistique de Wagner qui porte sur 265 cas vérifiés à l'autopsie, la *tuberculose pulmonaire* (ulcéreuse) associée souvent à la *tuberculose intestinale* occasionnerait le plus fréquemment la dégénérescence amyloïde. Bartels a remarqué que la dégénérescence du rein était presque toujours consécutive à la formation d'une caverne ; il en conclut que le *contact des cavernes* avec *l'air atmosphérique* est une condition *essentielle* à notre maladie, en ce sens que cette dernière ne pourrait se produire sans l'action de certaines substances contenues dans l'air. Mais nous avons eu l'occasion de vérifier l'assertion de Bartels, et cette règle souffre de nombreuses exceptions, nous avons d'ailleurs constaté plus d'une fois des foyers purulents en communication constante avec l'air atmosphérique sans qu'il y ait eu le moindre processus amyloïde. Un fait bien remarquable a été signalé par Meckel, c'est que l'évolution de la dégénérescence amyloïde coïncide souvent avec un *arrêt* de la tuberculose pulmonaire, parfois même celle-ci semble rétrocéder.

Après la tuberculose, ce sont les *affections osseuses chroniques* et les *arthrites suppurées* qui entraînent le plus souvent la dégénérescence amyloïde. Citons parmi ces affections les *caries* et *nécroses scrofuleuses*, le *spondylarthrocace*, la *coxalgie*, et les *plaies* par armes à feu (Cohnheim).

Puis c'est la *syphilis* qui vient par ordre de fréquence, surtout la syphilis *invétérée* et *héréditaire*. Cependant elle peut n'être accompagnée d'aucune ulcération ni cachexie.

Ce n'est que plus rarement que les *ulcères de jambes* (H. Fischer), l'*empyème*, la *bronchectasie*, la *dysenterie chronique*, la *malaria* (Axel Key, Rosenstein, Malmsten), *la péritonite chronique*, les *suppurations du bassin* d'origine puerpérale ou autre, les *cancers de l'utérus*, les *abcès du rein* et la *pyélite*, occasionnent le rein amyloïde. La destruction d'un rein peut entraîner la dégénérescence amyloïde de l'autre. A la suite de la suppuration d'un des deux reins, nous avons vu les deux organes être atteints d'une *néphrite diffuse* et de dégénérescence amyloïde très accentuées ; et cependant nous ne croyons pas que la néphrite *chronique* ou le rein contracté puisse produire le rein amyloïde.

Tout récemment, Bouchard et Charrin ont produit le rein *amyloïde expérimental* au moyen d'inoculations répétées de microbes du pus bleu et de *la tuberculose* sur des lapins.

En général, il n'y a pas que les reins qui subissent la dégénérescence amyloïde ; les *capsules surrénales*, le *foie* et la *rate* y participent (mais nous ne savons pas s'il est vrai que le rein soit l'organe atteint le premier et le plus fréquemment). Enfin ce n'est qu'exceptionnellement que le rein est intact lorsque l'amylose est quelque peu ancienne.

Quant à la *pathogénie* exacte, c'est-à-dire au mécanisme qui détermine les dépôts amyloïdes, elle est encore obscure. On a bien prétendu que les substances amyloïdes étaient dans le sang, mais cela n'a pas été démontré (1).

---

(1) Marfan dans la *Gazette des hôpitaux* (29 déc. 1888), a résumé ainsi la pathogénie de la dégénérescence amyloïde. Après les analyses de Kékulé, Fréidreich, Schmidt, Kühne, Rudneff on reconnut que la substance amyloïde renfermait de l'azote et se rapprochait des substances quaternaires ou albuminoïdes. Aussi Lancereaux proposa-t-il la dénomination de « *leucomatose* » ou de « dégénérescence albuminoïde » qui n'a pas prévalu. Ce fait acquis, Dickinson regarda la substance amyloïde comme représentant de la fibrine privée de l'alcali libre qu'elle renferme à l'état physiologique. Le pus riche en substances alcalines et en albumine représenterait la perte faite par l'organisme ; le sang serait relativement plus pauvre en fibrine. Celle-ci se déposerait dans les organes sous forme de substance amyloïde. L'albuminurie agirait ainsi et favoriserait le dépôt amyloïde.

Cette théorie n'est pas exacte, l'impaludisme, la goutte, le rhumatisme chronique, la maladie pyocyanique produisant de l'amylose des reins sans faire intervenir les deux facteurs incriminés : le pus ou l'albuminurie.

Neumann invoque au contraire la fonction adipogène du foie. La cellule hépatique fabrique normalement de la graisse en dédoublant les matières amylacées et les albuminoïdes. Mais sous l'influence de la cachexie, la graisse n'étant pas brûlée, à cause de la diminution des oxydations elle s'accumule d'abord, d'où la dégénérescence graisseuse, puis, la fonction adipogène étant surmenée ne rend plus le même travail. La cellule hépatique donne une substance intermédiaire, la substance amyloïde. Mais on peut objecter que seul le foie devrait être altéré d'après cette théorie. A cela on peut répondre, il est vrai, que la substance amyloïde passe du sang dans la circulation pour de là se déposer dans les organes. Seul un médecin de Toronto aurait pu retrouver la substance amyloïde dans le sang.

Anatomie pathologique. — Au point de vue *macroscopique*, le rein amyloïde revêt trois formes principales d'ailleurs reliées par un grand nombre d'intermédiaires :

Pour Bartels il y a une dégénérescence amyloïde de cause spécifique, peut-être un agent chimique se formant dans les foyers purulents où il y a nécrose moléculaire des tissus. Certains agents de l'atmosphère, concourent à cette dégénérescence, peut-être l'oxygène, peut-être des ferments. Cet agent pathologique passerait dans le sang, se déposerait dans les tissus « ou par simple contact il produirait la dégénérescence amyloïde des parois vasculaires » (Bartels).

Charrin a déterminé la dégénérescence amyloïde du rein par des injections répétées de pus bleu. Au milieu d'altérations rénales variées il a constaté l'amylose survenue tardivement, quand le microbe avait disparu depuis longtemps de l'organisme. La dégénérescence amyloïde apparaît donc comme un effet éloigné des troubles nutritifs ou d'intoxications (ptomaïnes). Bouchard et Charrin ont aussi observé la dégénérescence amyloïde du rein chez un lapin tuberculeux. Brault a obtenu cette modification dans le foie d'une poule tuberculeuse.

Ainsi, à l'aide de ces expériences, on peut dire que la phthisie, la syphilis, les suppurations osseuses, en général les maladies parasitaires à longue échéance ont une profonde influence sur la nutrition qu'elles vicient. Les parasites, réunis dans des foyers de nécrose, y sécrètent leurs poisons chimiques dont les uns seraient amylogènes, les autres stéatogènes ou sclérogènes. La goutte, le rhumatisme chronique, l'alcoolisme, affections non parasitaires, aboutiraient au même résultat en causant, d'une manière différente, les mêmes troubles nutritifs.

Cet agent amylogène est charrié probablement dans le sang au début ; il attaque d'abord les petits vaisseaux et les capillaires dans lesquels il se dépose. Et si l'on veut bien considérer, dit Marfan, la dégénérescence amyloïde comme le résultat d'une action modificatrice exercée sur les parois vasculaires par un sang anormal, que sa composition ait été altérée par une maladie parasitaire, une intoxication ou une diathèse, il est aisé de se rendre compte : 1° des rapports de la dégénérescence amyloïde avec la sclérose ; 2° des rapports de la dégénérescence amyloide avec la néphrite.

Reliquat de maladies infectieuses ou toxiques, effet éloigné des troubles de nutrition qui ont accompagné ou suivi, soit le séjour des microbes pathogènes, soit l'action de poisons exogènes (plomb, etc.) ou autogènes (ptomaïnes, leucomaïnes) (G. Lion) l'artério-sclérose peut

1° Le rein est *complètement normal* à l'œil nu ; seuls les réactions chimiques et le microscope révèlent ses lésions ;

2° L'organe est *augmenté de volume*, à peu près du double ; la capsule est fine et facilement décorticable. La surface de l'organe est *lisse et jaune-pâle* ; à la coupe la couche corticale est très épaissie, dure, friable, ciroïde et sa couleur est également jaune-pâle. Lorsqu'on y regarde de plus près, on voit généralement qu'elle est parsemée de taches gris-rose, sans hémorrhagie ; et dans un certain nombre de cas, les glomérules apparaissent sous forme de *gouttelettes de rosée* d'un gris-blanc (Meckel), plus ou moins brillantes.

La couleur *rouge-foncé* des pyramides contraste avec la pâleur de l'écorce ; parfois cependant ces pyramides sont pâles. Cette forme est, somme toute, le *gros rein blanc amyloïde*, le *rein de beurre* ; c'est sans aucun doute la forme la plus fréquente de notre maladie, et celle qui autrefois était

---

être assimilée par son étiologie à l'artério-amylose. L'artério-sclérose et l'artério-amylose représentent donc l'une et l'autre la trace de processus morbides anciens ; elles reconnaissent donc même origine ; rien d'étonnant de les voir côte à côte sur le même rein, manifestations simultanées ou successives d'une même cause ou de causes diverses mais analogues se surajoutant chez un même sujet. Et en effet dans les expériences de Charrin le bacille pyocyanique détermine dans le rein des accidents immédiats et des accidents éloignés, une glomérulo-néphrite aiguë, généralisée ou partielle, pouvant guérir ou passer à l'état chronique. Ces lésions chroniques succèdent aux lésions aiguës donnant lieu au rein scléreux, granuleux, avec dégénérescence amyloïde. La cellule épithéliale frappée au début par le bacille, n'est plus soumise dans la suite à son action ; mais les lésions ont continué à évoluer dans le sens pathologique et la paroi des vaisseaux s'est infiltrée de substance amyloïde. L'infection ayant pris fin, « ses conséquences se sont poursuivies et traduites dans le rein par des lésions phlegmasiques et par des lésions dégénératives » (Marfan). Ne voit-on pas, en clinique, la tuberculose et la syphilis occasionner à la fois des néphrites et de la dégénérescence amyloïde ? (Marfan). (G. C.)

rangée parmi les *néphrites parenchymateuses chroniques* de Weigert, et qui n'est pas autre chose, en effet, lorsque le processus rétrocède.

3° Le rein a l'aspect d'un rein contracté ordinaire ; il s'en distingue tout au plus par une rétraction un peu moins accentuée (quelquefois même, lorsque l'amyloïde est d'origine syphilitique, le rein est un peu augmenté de volume) ; la surface de la coupe est un peu plus brillante et l'organe est un peu plus pâle que dans le rein contracté.

Cette forme est le *rein contracté lardacé* ; elle est particulière à la syphilis à évolution *lente*, mais elle est beaucoup plus rare que la forme précédente. Entre ces trois types, on observe une variété infinie de nuances, et il ne manque pas de formes transitoires se reliant les unes aux autres.

Au microscope, on observe deux ordres de lésions : d'une part celles qui sont *caractéristiques de la dégénérescence amyloïde*, et de l'autre celles qui envahissent *le parenchyme proprement dit*. Ces dernières font défaut dans les reins amyloïdes du premier groupe ; en d'autres termes, il existe des reins *amyloïdes purs*. C'est à tort que Cornil et Ranvier les ont niés.

En ce qui concerne particulièrement le processus *amyloïde*, ce qui frappe tout d'abord c'est *l'inconstance de ses localisations*. Elles sont en effet des plus variables, et ce n'est que d'une façon très générale que l'on peut dire que le processus attaque de préférence les *glomérules* en développant les anses de leurs pelotons et les *vaisseaux afférents*, il frappe moins les vaisseaux efférents, ceux de la couche corticale, les vaisseaux droits et les veines. Dans certains cas, le processus attaque la substance médullaire qui devient bientôt pâle. Dans les vaisseaux mêmes, c'est tantôt la *membrane propre* surtout celle des *canalicules droits* (Eberth), tantôt les épithéliums, surtout à l'extrémité des bâtonnets (Kyber) ou les cylindres hyalins et durs qui peuvent être le siège de la dégénérescence. Kyber trouva à l'intérieur des canaux des masses amorphes, crevassées, d'origine nettement épithéliale qui donnaient une réaction *amyloïde*. Bartels dit avoir rencontré des éléments semblables disséminés dans différents territoires du rein et il les décrit comme des matières sédimenteuses. Quoi qu'il en soit, la grosseur de l'organe ne dépend pas de la dégénérescence amyloïde, mais bien des *lésions des autres tissus du rein.*

Pour des détails histologiques plus précis au sujet de l'épaississement homogène, de l'éclat brillant des tuniques *moyenne* et *interne* des artères, et pour le reste des lésions rénales, nous renvoyons aux traités d'anatomie pathologique (1).

---

(1) La dégénérescence amyloïde débute par les capillaires et les petites artères. Si elle siège dans les grosses artères ; elle frappe les vasa vasorum. Les veines et veinules sont toujours exemptes de cette dégénérescence. Dans les artérioles elle envahit d'abord la membrane interne dans sa portion sous-endothéliale, l'endothélium restant intact, puis elle atteint successivement la tunique musculaire, puis l'adventice beaucoup plus tard, enfin le tissu conjonctif environnant. La matière amyloïde se dépose d'une façon diffuse dans les cellules, puis ces dernières se détruisent, perdent leurs noyaux et se transforment en blocs amorphes. Les parties altérées deviennent transparentes, vitreuses, homogènes ; les parois des artérioles s'épaississent ; les vaisseaux deviennent noueux et ressemblent aux racines de l'ipécacuanha (Grainger Stewart). Le vaisseau diminue de calibre.

L'examen microscopique nécessaire pour déceler les lésions au début se fera à l'aide du violet de méthylaniline, tout en contrôlant les résultats par la teinture d'iode. La dégénérescence débute par les vaisseaux du glomérule. La destruction du glomérule résulte de la confluence de petites plaques amyloïdes. Les cellules glomérulaires diminuent de nombre et disparaissent, et, à un moment, entre les anses on n'aperçoit plus que de petits éléments très peu nombreux, atrophiés, colorés en bleu pâle, dernier vestige de la couche périvasculaire. Jamais il n'y a de glomérulite desquamative au début du processus comme Ribbert

On croyait autrefois que les vaisseaux amyloïdes étaient *obstrués*, mais il y a une quinzaine d'années, Münzel put injecter ces vaisseaux sur le cadavre. Litten dit avoir injecté aussi tout récemment des vaisseaux amyloïdes.

Lorsque l'amyloïde est bien accentuée, on peut en faire le diagnostic à l'œil nu ; il suffit de laver la surface de coupe afin d'en enlever le sang aussi complètement que possible, puis d'y verser une *solution d'iode*. Les points qui sont le siège d'une dégénérescence graisseuse se teintent en *rouge*. Si on ajoute de *l'acide sulfurique*, la couleur rouge brune se change en *violet* tirant sur le bleu ; cette nouvelle réaction que Virchow considère comme caractéristique de l'amyloïde n'a pas lieu lorsque le rein n'est qu'à la période préparatoire de la dégénérescence amyloïde, c'est-à-dire à la *période hyaline*.

---

le prétend (Cornil et Brault). Cette dégénérescence amyloïde aboutit à l'obstruction des capillaires (Heller). Le glomérule amyloïde est imperméable à l'injection.

Des glomérules, la dégénérescence gagne les vaisseaux afférents, puis efférents (d'abord les vaisseaux droits), puis les artères intertubulaires, puis les capillaires. Les tubes urinifères sont quelquefois atteints, les tubes droits d'abord, les anses de Henle ensuite. Les canaux contournés sont respectés (Cornil). Les cellules épithéliales des tubes atteints dégénèrent-elles? Cela est rare. Jurgens et Kyber n'ont vu cette dégénérescence qu'au niveau des glomérules. On observe plutôt la dégénérescence granuleuse ou graisseuse et le fusionnement de ces cellules entre elles. Dans les tubes auxquels ces cellules appartiennent on voit des cylindres, cylindres hyalins, rarement granuleux.

Le cas d'Axel Key que l'auteur rapporte d'ailleurs est unique ; une seule fois on a trouvé un cylindre à dégénérescence amyloïde. Les cylindres hyalins volumineux donnent au rein et son augmentation de volume et sa consistance.

Le processus peut débuter par les vaisseaux afférents du glomérule (Cornil et Brault). Straus a trouvé une dégénérescence amyloïde localisée dans les vaisseaux droits. (G. C.)

Pour faire des préparations *microscopiques*, il faut laisser les coupes dans la solution de Lugol, puis faire couler de l'acide sulfurique sous la lamelle ; les endroits amyloïdes apparaissent alors dans la plupart des cas d'un *brun-violet* virant vers le bleu, et dans d'autres cas vers un beau bleu. Parfois, l'acide sulfurique ne modifie qu'à peine la couleur donnée par l'iode ; dans ces cas la dégénérescence n'est pas d'une nature bien déterminée, et elle tient le milieu entre les dégénérescences *hyaline et amyloïde* proprement dites ; cela est d'autant plus vrai qu'il y a déjà quelques années, nous avions fait remarquer que les couleurs *d'aniline* donnaient dans ces cas des réactions très nettes.

Parmi ces réactifs les principaux sont le violet de *méthyl* et de *gentiane* ; mais leur emploi est beaucoup moins sûr que le précédent car ils peuvent rester sans action alors que l'iode et l'acide sulfurique réagissent. Les couleurs d'aniline teignent les foyers amyloïdes en *rouge vif*, sur un fond *bleu-violet*. Le *vert de méthyl* (qui contient du violet de méthyl) donne des contrastes encore plus frappants. Somme toute, la réaction par les couleurs d'aniline est plus sensible que celle de l'iode et de l'acide sulfurique. D'ailleurs si on traite la surface de coupe d'un rein avec des couleurs d'aniline, et si l'amylose est intense, l'organe présente à l'œil nu de beaux dessins : lorsqu'on décolore un peu le rein avec du vinaigre ou de l'alcool faible, les glomérules apparaissent d'un *beau rouge*, ils ressemblent à des gouttes de cire à cacheter (1).

(1) Signalons encore une solution faible de sulfate d'indigo. Le tissu sain se colore en bleu qui ne tarde pas à tourner au vert, les parties amyloïdes restent bleues beaucoup plus longtemps. Letulle s'est servi de l'éosine. On colore toute la préparation avec une solution d'éosine, on lave avec une solution de potasse à 40 p. 100 puis à 10 p. 100 ; les parties saines se décolorent et les parties amyloïdes restent colorées en rose vif. Le tissu élastique a une réaction analogue.

Lorsque l'on se trouve en présence du *gros rein blanc amyloïde*, le microscope révèle à côté des processus *dégénératifs* les lésions caractéristiques du *rein gras*, ou de la *néphrite diffuse chronique* ; on voit alors les épithéliums troubles jusqu'à l'*adiposité*, en même temps que l'on constate de la *glomérulo-néphrite* et une infiltration interstitielle et même des foyers de rétraction. Les *cylindres* ont les caractères que nous avons indiqués au sujet des sédiments de l'urine. Wagner trouva ces cylindres en si grand nombre qu'il attribua l'hypertrophie de l'organe à leur présence.

Dans le *rein contracté lardacé*, on rencontre en même temps que des processus de dégénérescence amyloïde, des *processus intenses de rétraction* sur lesquels nous nous sommes suffisamment étendu dans le précédent chapitre. Les glomérules atrophiés donnent la plupart du temps la réaction amyloïde. Les auteurs les plus autorisés considèrent les altérations du tissu conjonctif comme une conséquence de la dégénérescence amyloïde ; il est de fait que l'obstacle opposé au cours du sang par cette dernière qui rétrécit la lumière des vaisseaux, rend cette opinion très plausible. Cependant, en ce qui concerne non seulement la dégénérescence amyloïde, mais les processus inflammatoires proprement dits, il est juste de faire remarquer qu'il ne se produit rien de notable dans les autres viscères, tels que le foie, le cœur, les ganglions lymphatiques, et on est tenté de se deman-

---

Cornil a employé la safranine qui colore en rouge les parties saines et en jaune les parties amyloïdes.

D'après la remarque fort juste de Marfan, il faut éviter certaines causes d'erreur; il faut se rappeler que les tissus anhystes décomposent, comme les cartilages, le violet. Il faut contrôler toutes ces colorations par la teinture d'iode. Après le violet de méthylaniline, le procédé de choix est la réaction iodée pour les examens à l'œil nu (Cornil, *Soc. anat.*, 1887, page 659). (G. C.)

der si ce n'est pas Cohnheim qui est dans le vrai en considérant *l'amylose* et *la néphrite* comme deux processus *indépendants*. C'est du moins ce que semble confirmer l'existence de ces néphrites sous forme de reins tachetés, mouchetés, gros et blancs, atrophiques dont les lésions néphrétiques sont très développées tandis que la dégénérescence amyloïde n'est encore qu'au premier degré. Il est facile de s'expliquer la coïncidence fréquente de ces affections par le fait qu'elles ont une origine commune. L'amyloïde peut suivre ou précéder la néphrite (Klebs, Ebstein, Litten, Leyden, etc.). Quant à cette opinion que la néphrite est primitive et que la dégénérescence en est la conséquence, elle se trouve déjà réfutée par les exemples où l'on trouve une néphrite sans dégénérescence et réciproquement (1).

---

(1) Marfan dans son article de la *Gaz. des hôp.* sur le rein amyloïde rapporte que la dégénérescence amyloïde s'observe dans le rein en même temps que les néphrites chroniques diffuses (gros rein blanc), la néphrite interstitielle, la dégénérescence graisseuse, la dégénérescence kystique, la tuberculose rénale. Elle en représente un épiphénomène (Cornil et Brault).

Marfan examine tout d'abord les cas où la néphrite diffuse chronique se complique de dégénérescence amyloïde. Dans les néphrites diffuses la dégénérescence amyloïde s'observe dans les formes les plus lentes (Cornil et Brault), elle accompagne également ces lésions bâtardes confinant aux néphrites, dégénérescence graisseuse avec épaississement du tissu conjonctif, dégénérescenee colloïde des cellules avec ou sans graisse, dégénérescence parenchymatense de Ziegler. D'après Marfan ces faits renferment une partie de ceux sur lesquels se sont appuyés Traube et Klebs en Allemagne, Kelsch en France, pour nier l'existence de la néphrite parenchymateuse et considérer cette dernière comme une lésion dégénérative.

La coexistence incontestable et fréquente du gros rein blanc et de la dégénérescence amyloïde a fait admettre par Lécorché et Talamon qu'il n'y a pas de gros rein blanc sans dégénérescence amyloïde. Sur plus de 20 cas examinés par eux, une seule fois la dégénérescence amyloïde a fait défaut ; et encore dans ce seul cas la dégé-

Pour l'hydropisie, l'hypertrophie cardiaque, et les autres manifestations du rein amyloïde, nous renvoyons à la symptomatologie.

La description de l'amyloïde des autres organes et de leurs lésions anatomiques doit être faite avec la maladie principale (phthisie, syphilis, caries, etc.) et n'est pas ici à sa place.

Symptomatologie. — Si on se rappelle :

1° Que la maladie principale souvent cachectisante suit son cours en même temps que le rein amyloïde ;

---

nérescence hyaline existait, et celle-ci est d'après eux le premier stade de l'amyloïde.

La distribution de l'amyloïde occupe de place en place un ou deux glomérules, parfois quelques artères afférentes, quelques vaisseaux droits dans les pyramides. Elle est quelquefois plus marquée et occupe le second rang. Les néphrites chroniques diffuses au cours desquelles elle se développe surviennent généralement chez des individus affaiblis, strumeux, cachectiques (Cornil et Brault).

Marfan examine ensuite les cas dans lesquels la dégénérescence amyloïde peut accompagner aussi la néphrite interstitielle (cirrhose artérielle). D'après Lécorché et Talamon la lésion serait celle du petit rein blanc. Le rein est petit, la décortication facile, la surface pâle et granuleuse. Les granulations seraient identiques à celles du petit rein rouge contracté.

Il existerait une troisième variété, toujours d'après le même auteur. Chez un sujet syphilitique, la dégénérescence kystique aurait accompagné la dégénérescence amyloïde (Cornil et Brault). Enfin la dégénérescence amyloïde serait associée à la dégénérescence kystique.

On peut donc diviser la dégénérescence amyloïde dite secondaire en 4 groupes. La relation entre la dégénération et le processus initial dont elle dépend ne laisse place à aucun doute. Cependant dans un de ces cas Cornil et Brault ont noté une amylose tellement généralisée, que les troubles circulatoires qui en résultaient amenaient l'atrophie des épithéliums, l'affaissement des tubes, et l'épaississement du tissu conjonctif. On se trouvait en présence d'une dégénérescence amyloïde primitive : car dans la néphrite diffuse le collapsus des tubes ne s'accompagne pas de lésions épithéliales, et dans la cirrhose artérielle il n'y a pas de lésions dans les grosses et moyennes artères. (G. C.)

2° Qu'en dehors du rein, il existe toujours d'autres viscères prenant part à la dégénérescence amyloïde ;

3° Que la dégénérescence graisseuse s'accompagne le plus habituellement de néphrite ou de contraction du rein, on concevra facilement combien il est difficile de décrire un tableau clinique répondant à la fois à tous les symptômes que peut présenter le rein amyloïde, et à toutes les lésions anatomiques dont il peut être atteint.

L'urine est des plus variables ; ni l'*albumine*, ni l'*urée* ne sont contenues en proportions constantes, et la *quantité d'urine émise par jour*, ainsi que son *poids spécifique* sont aussi peu déterminés. Il arrive même parfois que les urines présentent dans certains cas des caractères absolument opposés à ceux qu'elles présentent dans d'autres, tellement qu'il n'en est pas un seul dans lequel l'examen des urines puisse fournir des symptômes *pathognomoniques*. L'*anémie*, la *cachexie*, l'*hydropisie*, les *diarrhées*, la *fièvre* sont parfois absolument en désaccord avec ce qui se passe du côté de la sécrétion urinaire. C'est ce qui explique comment Traube décrit une diurèse *normale* ou un peu augmentée avec *diminution* du poids spécifique au début de la maladie, et une urine *peu abondante*, *rouge*, de densité élevée, dans une période plus avancée et accompagnée de fièvre et de congestion ; tandis que nous voyons Bartels et Rosenstein signaler une urine *normale* dans le rein amyloïde, et enfin Wagner constater dans la plupart des cas de l'*oligurie*.

Cependant nous essayerons d'établir l'ensemble des symptômes caractéristiques que peut fournir l'examen des urines, et qui répondent aussi exactement que possible aux faits cliniques et pathologiques. Mais nous prévenons le lecteur que, nous ralliant à Wagner, nous ne pourrons faire rentrer toutes nos observations avec vérifications anatomiques dans le schéma de Cohnheim.

Dans la plupart des cas, et nos observations personnelles en font foi, le rein *amyloïde pur*, surtout lorsqu'il n'y a ni fièvre, ni stase sanguine, émet une quantité d'urine un peu *supérieure* à la moyenne ; peut-être cette augmentation est-elle en rapport avec une résorption moins active de la part de la substance médullaire (Ribbert, Rosenstein). Le poids spécifique de l'urine est un peu diminué et celle-ci est *pâle*. Puisque l'urine est claire, il s'ensuit que les sédiments sont peu nombreux. Mais par contre, l'*albuminurie* est notable (1 0/0 et davantage), beaucoup trop intense pour être due simplement à des troubles circulatoires comme par exemple à une élévation de la pression sanguine dans les reins. Rosenstein insiste avec raison sur ce fait, bien qu'il soit contredit par Dickinson et Ewald. Il semble au contraire bien plus logique d'admettre que les *glomérules* et avec eux les *vaisseaux interstitiels* (Senator) aient acquis par la dégénérescence amyloïde la faculté de laisser passer l'albumine tout en interceptant le passage des éléments figurés (Cohnheim).

Pourtant, il ne manque pas de cas, dans lesquels l'urine est restée pendant longtemps, et même pendant toute la durée de la maladie sans *albumine*, et d'ailleurs *normale*. Des observations de ce genre nous ont été communiquées par Pleischl et Kolb, Grainger-Stewart, Rosenstein, Litten, Naunyn, Cohnheim, Wagner, Fræntzel, Straus, P. Guttmann. Nous-même en avons observé de si fréquents exemples que nous ne comprenons pas comment on a pu les signaler comme de rares exceptions. On serait tenté d'admettre avec Lécorché que la dégénérescence amyloïde *pure* lorsqu'elle n'est accompagnée d'aucune lésion néphrétique ne produit pas d'albuminurie ; mais Traube a démontré que le fait même de la dégénérescence amyloïde des vaisseaux rénaux s'accompagnait de ce symptôme. On peut s'expliquer une partie des cas que nous citions tout à l'heure par le fait que la dégénérescence amyloïde avait justement épargné les glomérules (Cohnheim, Straus, Rosenstein qui en rapporte un cas) ou bien encore par le fait suivant que les glomérules étaient tellement dégénérés qu'ils ne prenaient plus aucune part à la sécrétion rénale; mais il n'en reste pas moins un bon nombre de cas qui demeurent encore sans explication (1).

L'urine de la néphrite amyloïde ressemble à celle de la *néphrite diffuse chronique* avec laquelle le gros rein blanc a été souvent confondu. L'absence de l'hypertrophie du cœur favorise *l'oligurie*, *la concentration et le trouble des urines*; cependant ces signes sont très variables. *L'albuminurie* est ici particulièrement accentuée car elle reconnaît une double cause : les *lésions néphrétiques* et la *dégénérescence amyloïde*. On a quelquefois noté jusqu'à 5 0/0 d'albumine; le maximum que nous ayions trouvé s'élevait à 3 0/0.

Dans le rein *contracté lardacé*, l'hypertrophie du cœur pouvant se manifester ou au contraire faire défaut, les urines se rapprocheront dans le premier cas de celles que nous avons analysées au chapitre du rein contracté, tandis que dans le second, la *polyurie*, ce caractère si important, manquera.

---

(1) Straus explique l'absence d'albumine par la topographie de l'amylose qui porte surtout sur les vaisseaux droits et fort peu sur les glomérules. Lécorché et Talamon déclarent que dans l'amylose pure du rein il n'y a pas d'albumine parce que l'infiltration du bouquet glomérulaire ne se complique pas de l'inflammation du revêtement épithélial de ce bouquet, seule condition pathogénique capable, d'après eux, de donner lieu à l'albuminurie.

Lancereaux croit que l'albumine fait défaut au début de la maladie seulement. (G. C.)

Nous ne nous étendrons pas davantage sur les théories qui peuvent être émises au sujet de l'albuminurie, de la quantité d'urine et du poids spécifique.

En ce qui concerne les sédiments, nous savons que les reins lardacés purs livrent de rares cylindres hyalins ; lorsqu'il s'y joint une néphrite, on rencontre des cylindres plus ou moins graisseux ; plus rarement ces cylindres sont larges et parsemés de granulations sombres ; enfin ils ont exceptionnellement des caractères franchement épithéliaux.

C'est à tort, nous pouvons l'affirmer, que Rosenstein a prétendu que toutes les formes de néphrite amyloïde étaient caractérisées par des sédiments *peu abondants*. Dans des cas d'amyloïde intense, nous avons observé à plusieurs reprises un certain nombre de dépôts de cylindres de toutes sortes, épithéliaux, corpuscules graisseux, leucocytes, etc. D'après Wagner, les cylindres ciroïdes seraient beaucoup moins nombreux dans les urines que dans les reins de cadavres.

Quelques auteurs, parmi lesquels nous comptons Stewart, Bartels, Wagner, Kyber, ont pu observer la réaction amyloïde sur des cellules épithéliales et sur leurs dérivés, mais les faits de ce genre sont malheureusement exceptionnels. Nous l'avons noté nous-même plusieurs fois, mais nous ne saurions trop mettre en garde contre la confusion que l'on fait quelquefois avec des épithéliums hyalins des voies urinaires qui sont, comme on le sait, sensibles à *l'iode* (comparer le chapitre : Gonorrhée) ; ces cylindres hyalins sont physiologiques. On rencontre des globules blancs dans la moitié des cas, et des globules rouges en moyenne dans le quart des cas (Wagner), mais ces derniers ne sont jamais en assez grand nombre pour rendre l'urine hémorrhagique.

Senator avait prétendu que dans la dégénérescence amyloïde du rein, les urines contenaient, en dehors de l'albumine du sérum, une bien plus grande quantité de paraglobuline que les urines albumineuses d'autres néphrites, mais Petri, Heynsius, Führi-Snetlage n'ont pu vérifier l'assertion de Senator.

L'urée, l'acide urique, et les autres sels *uratiques* dépendent moins de l'état du rein que des échanges qui se produisent entre les différentes substances (Bartels), elles n'ont donc pas d'intérêt clinique.

D'après les statistiques réunies d'un certain nombre d'auteurs (Fehr, Rosenstein, Wagner) l'hydropisie, et surtout l'œdème des membres inférieurs et l'ascite accompagneraient le rein lardacé dans plus de la moitié des cas. On a prétendu et non sans raison, que l'œdème des pieds avec albuminurie qui surviennent parfois chez les phtisiques étaient l'indice d'une néphrite. Il est bien difficile alors, sinon impossible, de déterminer la part qui revient à la maladie principale, à la cachexie, ou aux thromboses des veines du membre inférieur, et celle qui est dévolue à la néphrite. Pour *l'ascite*, on a invoqué des troubles circulatoires de la veine porte produite par la compression de ganglions lymphatiques amyloïdes, ou par la dégénérescence amyloïde des vaisseaux hépatiques (Roberts, Murchison). Lécorché veut que la *plèvre* et le *péricarde* soient toujours épargnés, mais nous nous élevons avec Bartels contre cette manière de voir.

Tout le monde est d'accord sur la rareté de *l'hypertrophie du cœur*. Wagner ne l'a observée que 10 fois sur 265. Cette rareté concorde bien avec la théorie de Cohnheim sur le mécanisme qui amène l'hypertrophie dans les affections du rein ; et en effet, toutes les conditions indispensables à une élévation de la pression sanguine manquent chez les malades atteints de rein amyloïde qui sont toujours plus ou moins cachectiques ; elles seraient plutôt remplies chez les *syphiliti-*

ques bien portants et atteints de *rein lardacé granuleux* ou qui sont à la première période de l'affection (Friedreich, Bœckmann), il en serait de même chez les *phtisiques* dont les *processus pulmonaires* rétrocèdent avec l'apparition de la dégénérescence amyloïde, et dont la nutrition s'améliore avec le développement du rein amyloïde (Ebstein).

En général, les *hémorrhagies cérébrales*, les *lésions du tissu cellulaire*, et l'*urémie* sont aussi rares que l'hypertrophie cardiaque. Rosenstein n'a observé des accidents urémiques que deux fois, et nous ne les avons notés qu'une seule fois. Cela s'explique par le fait que la quantité d'urée excrétée dans les urines diffère bien peu de la normale (Bartels, Fleischer).

Les malades sont bien plus souvent sujets à des *vomissements incoercibles* ; mais il est fort difficile de dire si ces derniers sont de nature urémique, s'ils sont dus à une dégénérescence amyloïde du tube digestif, ou enfin à des troubles circulatoires du système porte (Whitaker).

Il en est de même des diarrhées qui résistent à tous les régimes et à tous les traitements. Il va de soi que l'*entérite* n'est pas toujours étrangère à ces troubles fonctionnels.

Les *lésions viscérales* secondaires dont nous avons déjà parlé sont beaucoup plus rares dans le rein ciroïde que dans les néphrites diffuses ou dans le rein contracté (1).

---

(1) Ajoutons à tous les symptômes énumérés l'hématurie, signalée une fois chez un syphilitique (Bartels).

Les vomissements sont incoercibles ; les matières vomies sont aqueuses et légèrement acides. Edinger a observé la disparition absolue de l'acide du suc gastrique dans 2 cas d'amylose stomacale. Bartels et Edlefsen ont observé des matières vomies à réaction alcaline. Peut-être l'urémie était-elle en cause?

Le sang est diminué de densité (Lancereaux) et sa masse serait réduite de moitié (Rindfleisch). L'hémoglobine est en moindre quan-

Les *débuts* de l'affection sont lents et insidieux à part de rares exceptions (Bull la vit apparaître quelques jours après la maladie initiale). D'après les observations de Bartels à l'avis duquel nous nous rangeons, la maladie débute par une albuminurie légère et intermittente.

La *durée* du rein amyloïde dépend naturellement de la maladie qui lui a donné naissance ; il est bien rare que chez les phtisiques il se prolonge plusieurs années, et généralement se termine en moins d'une année. Mais il en est autrement pour les amyloses primitives, la syphilis, les maladies osseuses, la malaria, surtout dans les classes aisées qui peuvent se procurer tous les soins nécessaires. Chez des individus riches, on a vu la maladie durer une dizaine d'années. Gerhardt porte un pronostic plus favorable dans l'enfance.

Nous avons vu des phtisiques dont on attendait la mort depuis des semaines, et qui devenus amyloïdes reprirent des forces et vécurent encore pendant des mois. Cependant les pertes considérables d'albumine et les troubles des fonctions digestives ne sont pas sans altérer profondément la santé du malade, et c'est à elles que l'on doit attribuer en partie l'*anémie* et l'*abattement des malades*. La mort est causée par la maladie principale, par une cachexie extrême, parfois par des diarrhées impossibles à arrêter et rarement par l'urémie.

Diagnostic. — A part les cas exceptionnels dans lesquels des cylindres et des matières sédimenteuses présentent la réaction amyloïde, il n'est jamais possible d'affirmer un diagnostic avec certitude en ne se basant que sur l'examen des urines ; il est bien préférable de rechercher l'étiologie. Et cependant, même dans ce dernier cas, si on se trouvait en présence

---

tité qu'à l'état normal ; les leucocytes sont plus nombreux, l'albumine diminuée, la fibrine augmentée. (G. C.)

d'individus albuminuriques et hydropiques, cachectisés par une longue suppuration, il ne faudrait pas se hâter d'affirmer un rein amyloïde au début, car nous avons vu que ces conditions peuvent très bien engendrer la *néphrite diffuse chronique*. Lorsque le diagnostic reste en suspens, et que dans des cas analogues à ceux que nous venons d'esquisser on note une tumeur du *foie* ou *de la rate*, ce signe acquiert une valeur toute particulière. Toutefois, ces symptômes ne suffisent pas toujours à faire éviter une erreur de diagnostic ; car on a vu le foie et la rate, hypertrophiés pendant la vie, ne présenter aucune dégénérescence amyloïde à l'autopsie.

Rosenstein conseille aussi avec raison de ne pas se contenter de l'exploration de l'organe et de son degré d'hypertrophie pour en déduire le degré de l'amylose. On ne sait encore jusqu'à quel point la *hyalinose* peut participer à l'hypertrophie de l'organe.

Lorsque tous ces symptômes concomitants ou consécutifs font défaut, le diagnostic ne peut être basé que sur des probabilités. Il est évident qu'il est aussi impossible de diagnostiquer les cas de ce genre lorsque les urines sont *normales*, que de reconnaître en clinique les *gros reins blancs* et les *atrophies granuleuses légèrement amyloïdes* ; d'ailleurs nous avons déjà vu que ces formes ne rentraient déjà plus dans le groupe du *rein lardacé*. Lorsque les voies urinaires sont le siège d'une inflammation catarrhale, le diagnostic est rendu singulièrement difficile. Cependant lorsque l'urine amyloïde subit des changements subits et sans cause appréciable, ces oscillations peuvent aider au diagnostic.

Pour différencier le rein *amyloïde* du rein *contracté ordinaire*, on peut tenir compte de l'*hypertrophie du cœur* et du *pouls caractéristique*, en se rappelant toutefois que ces symptômes peuvent accompagner le rein *amyloïde lardacé*. Une urine de faible densité, et *peu albumineuse* parlerait en faveur d'une *atrophie granuleuse pure*.

On ne saurait trop recommander de ne pas pousser trop loin le diagnostic différentiel avec la *néphrite diffuse chronique pure*, et de ne pas chercher à séparer trop nettement les trois formes principales de rein lardacé. Wagner craignait fort de confondre le rein amyloïde avec la *tuberculose rénale*; il suffira de rechercher des bacilles dans l'urine (1).

On se rappellera enfin une fois pour toutes que le schéma que nous venons de tracer est encore bien insuffisant pour que le diagnostic soit certain ; et dans la plupart des cas, un clinicien sérieux ne devra poser qu'un diagnostic réservé.

Pronostic. — En général, le rein amyloïde se termine par la mort. Il n'y a guère que quelques cas isolés de guérison *probable* (Stewart, Bartels, Baümler, Gerhardt, Eichhorst, Wagner). Malgré le grand nombre de cas que nous avons eu l'occasion d'observer nous n'en connaissons pas un seul de guérison certaine; Rosenstein doute aussi de la possibilité d'une guérison, même lorsque le processus n'a été que peu étendu.

D'après Litten cependant, on pourrait arriver, en augmentant la quantité du sang et en améliorant la nutrition, à faire rétrocéder le processus amyloïde et ramener le rein au

(1) La recherche du bacille de Koch dans les urines est difficile; il est, en outre, très rare de le constater dans ce milieu non seulement à cause de la difficulté de sa recherche, mais aussi à cause de son peu de fréquence, à cause encore de la tuberculose concomitante des voies urinaires inférieures, et des néphrites qui les compliquent. Nous dirons donc que le diagnostic entre la néphrite diffuse chronique et la tuberculose rénale n'est pas très aisé. (La technique pour chercher les bacilles tuberculeux dans les urines a été indiquée par de Gennes dans les *Annales des maladies des organes génito-urinaires* du Professeur Guyon, 1887.) (G. C.)

premier stade de la maladie, c'est-à-dire à la période *hyaline*. Cet auteur, dans le but d'étudier cette rétrocession enferma quelques morceaux de reins amyloïdes dans la cavité abdominale d'animaux soumis à ses expériences. Après quelques mois, ces petites parcelles étaient devenues poreuses, entourées d'abondant tissu conjonctif vascularisé, et contenant de nombreuses cellules géantes qui avaient pénétré aussi dans des glomérules amyloïdes, et qui provenaient sans doute de l'immigration de leucocytes. La dégénérescence amyloïde s'était transformée en dégénérescence hyaline. Ræhlmann décrit aussi une rétrocession d'une dégénérescence amyloïde de la conjonctive.

C'est plutôt lorsque l'on a affaire à une syphilis guérissable ou à des affections chirurgicales chez les enfants que le pronostic est plus favorable ; mais nous sommes loin d'être aussi optimistes que Gerhardt qui considère dans ces cas la guérison comme à peu près certaine.

La durée de la maladie dépend naturellement du terrain sur lequel elle se développe. On ne peut guère se fier à la proportion d'albumine pour dire si le processus progresse, reste stationnaire, ou subit un mouvement rétrograde. Ce sont bien plutôt les fonctions de nutrition qui éclaireront le médecin dans cette occurrence. Un certain nombre de malades peuvent poursuivre leurs occupations ordinaires pendant longtemps. Nous avons vu un vieux syphilitique atteint de rein lardacé granuleux remplir pendant des années un poste de gardien fort pénible (1).

(1) Lancereaux croit que la dégénérescence amyloïde des syphilitiques est susceptible de guérison. Pour porter un pronostic avec quelques chances de certitude on tiendra compte de l'albuminurie, qui est un signe fâcheux de la généralisation de l'amylose à d'autres organes ; on tiendra compte aussi de la cause et du terrain. (G. C.)

Traitement. — Le meilleur moyen de combattre cette affection consiste encore dans une prophylaxie rationnelle, dans le traitement chirurgical des affections qui peuvent lui donner naissance, dans une médication énergique contre la syphilis ou la malaria lorsque ces affections ont causé la maladie.

Mais lorsque l'amylose est bien établie, les chances de guérison sont bien peu nombreuses. Même dans ce cas, il faut s'attacher à combattre la cause de l'affection générale. L'amylose des phtisiques n'est guère facile à combattre ; si le malade souffre d'hydropisie, de dyspepsie, d'urémie, on opposera à ces complications le traitement que nous avons déjà indiqué.

L'hydropisie semble encore résister davantage à la diurèse et à la diaphorèse que dans les néphrites non amyloïdes. Nous avons vu des résultats remarquables, sinon durables, obtenus par de fréquentes scarifications. Il nous a semblé que les plaies cutanées étaient bien moins prédisposées à la suppuration chez les cachectiques amyloïdes que chez les autres brightiques en général.

Nous ne parlerons pas du traitement de l'affection elle-même. Nous n'avons aucune confiance dans les prétendus médicaments spécifiques une fois que la maladie est déclarée ; et nous jugeons inutile d'énumérer tous les remèdes plus ou moins consacrés par la tradition (1).

Dans ce qui précède il a été souvent question de deux au-

(1) Cependant quelques auteurs ont préconisé des moyens généraux, le régime lacté, une alimentation riche en azote, le fer. Bartels conseille l'iodure de potassium. Dickinson propose un traitement en accord avec sa théorie ; il prescrit les sels alcalins à acides végétaux (tartrates, citrates de potasse et de soude). Murchison et Ranald-Martin préconisent l'acide chlorhydrique ou nitrique à l'intérieur ; les mêmes auteurs conseillent des bains d'acide chlorhydrique à 30 ou 60 grammes par bain. (G. C.)

tres dégénérescences du rein, de la dégénérescence *parenchymateuse* (gonflement trouble) et de la dégénérescence *graisseuse des cellules épithéliales* qu'il ne faut pas confondre avec *l'infiltration* graisseuse produite par l'obésité ou la lipomatose. C'est aux traités d'anatomie pathologique et de pathologie générale qu'il appartient de décrire ces formes, d'ailleurs sans importance clinique, à moins qu'elles ne compliquent des reins ischémiés ou une néphrite. Nous nous contenterons de rappeler que ce sont le foie, les reins et le cœur qui sont le siège de prédilection de ces deux métamorphoses. Virchow considérait ce gonflement trouble (dégénérescence granuleuse) comme un stade antérieur de la dégénérescence graisseuse ; mais la réaction albumineuse des granulations plaide contre cette opinion. Ces granulations, solubles dans l'acide acétique, insolubles dans l'éther, remplissent les cellules épithéliales, déjà hypertrophiées et dégénérées, et donnent à l'organe cet aspect mat, opaque, si particulier, qui le fait ressembler à un « organe cuit ». Il ne manque pas de dégénérescences graisseuses qui n'aient été précédées d'aucun gonflement parenchymateux, cette altération cellulaire n'est pas en général suivie d'adiposité.

Les causes de ces deux métamorphoses sont identiques. Elles sont *générales* et *locales* (maladies infectieuses, intoxications, altérations du courant artériel, Zielonko, v. Platen), Nous ajouterons simplement que lorsqu'on soumet l'organe à la chaleur on observe une dégénérescence graisseuse, mais il ne subit pas de gonflement trouble (Litten) ; ce dernier que l'on retrouve quelquefois à l'autopsie doit être rapporté à une infection générale plutôt qu'à la fièvre.

Parmi les poisons, nous citerons le phosphore, l'arsenic et certains acides minéraux. Comme type de ces intoxications on peut prendre le rein graisseux des individus empoisonnés par le phosphore. Enfin il faut encore citer comme cause l'anémie pernicieuse. Les maladies cachectisantes (tuberculose et cancer) amènent plutôt la disparition de la graisse dont elles surchargent le sang, en produisant alors une *infiltration* graisseuse. D'après Rosenstein la sénilité sans artério-sclérose mènerait aussi à la dégénérescence graisseuse qui conduit à l'atrophie. La cause essentielle réside alors dans la diminution d'acide urique (A. Frænkel).

Pour la *nécrose de coagulation*, comparer l'*infarctus hémorrhagique*.

Examinons maintenant la valeur de l'opinion de Senator et de Lépine qui ont vivement proclamé les rapports immédiats entre l'*albuminurie* et la dégénérescence des épithéliums du rein. Senator a entrepris une série d'expériences à ce sujet, et essayé d'établir un parallèle entre la dégénérescence graisseuse produite par le phosphore, et l'albuminurie. Si les cellules épithéliales des canaux urinifères ont pour fonction d'empêcher l'albumine de passer des vaisseaux interstitiels dans les canaux urinifères, on conçoit que la dégénérescence du protoplasma de ces cellules brise la barrière qui était opposée à l'albumine, et qu'il se produise alors de l'albuminurie.

Ayant vu apparaître une albuminurie intense dans une néphrite diphtéritique dont les reins ne présentaient aucune altération glomérulaire, mais une dégénérescence des canaux urinifères de la couche corticale, nous avions déjà eu recours à cette hypothèse pour expliquer l'albuminurie. Cependant, si séduisante que soit la théorie de Senator, il ne faut pas oublier que Rosenstein et nous-même avons observé un bon nombre de dégénérescences graisseuses *totales* à la suite d'anémie pernicieuse, sans qu'elles fussent accompagnées de la moindre trace d'albumine dans les urines ; des faits de ce genre démontreraient que la dégénérescence des épithéliums ne serait pas la seule cause d'albuminurie.

Nous ne savons rien de nouveau sur la signification clinique de ces métamorphoses des épithéliums des reins, d'origine probablement toxique et qui ont été l'objet d'études répétées, telles que les nécroses épithéliales, le gonflement hyalin (dégénérescence glycogénique) dans le diabète sucré (Armanni, Ebstein, Ehrlich, Frerichs, J. Straus). On est encore bien peu d'accord sur les relations qui existent entre cette dégénérescence et le coma diabétique. Neelsen et Fichtner ont récemment rencontré chez des diabétiques, en même temps qu'une dégénérescence glycogénique des anses de Henle, une dégénérescence graisseuse de la couche corticale, mais sans nécrose cellulaire ni lésions interstitielles. Les limites de ce livre nous empêchent d'entrer dans plus de détails histologiques à ce sujet (1).

---

(1) On peut distinguer au cours du diabète sucré trois sortes d'altération des cellules rénales.

La première est attribuable à la suractivité du rein dans l'hypertrophie simple de cet organe ; elle consiste en un accroissement notable de la cellule sans dégénérescence. Cet accroissement est la cause directe de l'augmentation de volume du rein. C'est une véritable hypertrophie cellulaire sans désintégration du protoplasma (Cornil et Brault, Inglessis). Hypertrophie fonctionnelle, elle siège surtout dans la substance corticale.

Mais cette lésion n'appartient pas en propre au diabète. Elle est plutôt la caractéristique d'une suractivité de la cellule. En effet dans le diabète non polyurique on ne l'observe pas, tandis que dans les polyuries simples sans glycosurie elle existe ordinairement.

Les deux autres lésions ont été désignées par Straus sous les noms de lésion d'Ebstein et de lésion Armanni-Ehrlich.

La lésion d'Ebstein est rare. Elle est caractérisée par une nécrose de l'épithélium des tubes contournés et même parfois des tubes droits des rayons médullaires. Le protoplasma des cellules épithéliales est

Affections des reins conduisant à la suppuration (néphrite suppurative, apostémateuse, néphrite interstitielle, néphrite circonscrite, néphrite en foyers purulents, abcès du rein).

Ces affections n'étaient pas inconnues à Hippocrate, et avant Rayer on comprenait aussi dans ce groupe les collections purulentes des bassinets, les *pyonéphroses* et toutes les autres conséquences de la pyélonéphrite. La pathogénie de ces néphrites suppuratives n'a été éclairée que depuis les travaux bien connus de Virchow et de Cohnheim sur les *abcès emboliques*.

Les néphrites qui se terminent par suppuration sont infiniment plus rares que toutes celles que nous avons étudiées jusqu'ici ; et comme une intervention chirurgicale est presque toujours nécessaire, ces néphrites sont traitées dans les services de chirurgie ; c'est ce qui justifie le nom de *surgical kidney* des Anglais. Nous n'avons observé ces suppurations que dans le 1/10 environ des néphrites diffuses. Dans la grande majorité des cas, il s'agissait de processus secondaires.

---

transformé en une masse irrégulièrement granuleuse dont le noyau ne se colore plus.

La lésion d'Armanni-Ehrlich est une dégénérescence hyaline. Elle consiste dans la transformation des cellules en grosses vésicules claires, transparentes, à protoplasma homogène dont les parois sont épaisses et bien distinctes et dont le noyau se colore vivement et facilement par les réactifs. Elle se présente d'après Straus sous deux aspects suivant les réactifs employés, d'où les descriptions différentes d'Armanni et d'Ehrlich que Straus a identifiées. Par les réactifs ordinaires elle apparaît comme une métamorphose hyaline ou vitreuse (Armanni) ; par l'emploi de la gomme iodée, les mêmes cellules se montrent infiltrées de glycogène (Ehrlich). Cette altération cellulaire s'observe dans les deux branches de Henle et dans quelques tubes collecteurs. (G. C.)

Étiologie et pathogénie. — Les agents de la purulence semblent être amenés dans les reins par le sang. C'est ce qui arrive dans les néphrites suppuratives. Elles ont pour origine:

1. — Des processus *pyémiques* et *septiques* dans le sens le plus large du mot. C'est surtout sous forme d'une *endocardite ulcéreuse maligne* que se propage l'infection. Cette endocardite sert alors d'intermédiaire entre la néphrite et la maladie initiale [fièvre puerpérale, infection à la suite de plaies, maladies infectieuses aiguës, actinomycose (1) (Israël) phtisie, etc]. Les embolies de colonies microbiennes qui avaient déjà été pressenties par Beckmann, et démontrées par Recklinghausen, Klebs, Eberth, Weigert, exercent leur action spécifique en développant en général des abcès *métastatiques* miliaires. Il ne manque pas de formes intermédiaires entre ces néphrites et celles que nous avons étudiées sous le nom de *néphrites diffuses d'origine septique*. Mais ces processus pyémiques peuvent produire dans le rein de vastes foyers purulents, de véritables *abcès* ainsi que dans tous les organes du corps, notamment dans le *poumon* et dans le *foie*. Steven divisa ces abcès en abcès de petit volume symétriques, multiples, occupant surtout la couche corticale, et en abcès de grand volume, constituant parfois un foyer purulent

(1) Ross, dans le *Centralblatt für Bakteriologie und Parasitenkunde* du 18 avril 1891, signalait deux cas de néphrite suppurée due probablement à l'*aspergillus fumigatus* qu'il retrouva dans les urines d'individus ayant eu des hématuries, des coliques néphrétiques, et chez lesquels on avait porté le diagnostic de lithiase rénale. M. Desmond, vétérinaire, serait arrivé à le cultiver sur plaques après l'avoir prélevé dans le rein d'un bœuf au cours d'études qu'il faisait sur la tuberculose des bêtes à cornes. Cette maladie serait commune chez les bœufs en Australie où Ross aurait pu l'observer souvent. Les deux cas constatés chez l'homme ne sont pas assez probants pour faire regarder cette affection comme certaine. Cependant nous avons cru devoir les signaler, de nouvelles recherches devant être entreprises par ces auteurs. (G. C.)

unilatéral selon leur origine (pyémiques, ou venant à la suite d'endocardite ulcéreuse) ; mais cette division ne nous paraît pas *toujours* répondre aux faits, car ici comme ailleurs nous trouvons une variété infinie de formes intermédiaires qui empêchent d'établir une limite bien nette. Bœttcher a démontré qu'un abcès rénal provenait d'un foyer purulent *pulmonaire* par la présence dans le rein de fibres élastiques du poumon.

2. — Les éléments pyogènes peuvent arriver jusqu'au rein par les voies urinaires. A part de rares exceptions dans lesquelles l'infection gagne directement les reins sans attaquer les bassinets, ces derniers sont en général infectés avant les reins ; ils forment en quelque sorte un milieu intermédiaire entre l'infection des voies urinaires et celle du parenchyme rénal. En d'autres termes l'étiologie de ces suppurations est dans la *pyélite* ou la *pyélonéphrite*, remarque de la plus haute importance pratique. Pour éviter des répétitions fastidieuses, nous renvoyons le lecteur au chapitre qui traite de ces deux affections. En général les néphrites purulentes sont *d'origine calculeuse*, ou bien elles sont dues à un obstacle quelconque siégeant dans l'uretère et s'opposant à l'écoulement de l'urine (rétrécissement, hypertrophie de la prostate). Elles peuvent être dues aussi à une maladie de la *moelle épinière*, celle-ci n'agit pas *directement* comme le voulait Rayer, mais par l'intermédiaire d'une cystite secondaire (1).

---

(1) Dans une note présentée à l'Académie des sciences en avril 1889, le professeur Guyon a étudié les conditions de réceptivité de l'appareil urinaire à l'invasion microbienne, lesquelles dépendent des propriétés diverses des micro-organismes ainsi que d'états pathologiques multiples. Ces deux facteurs créent la prédisposition morbide.

« La rétention d'urine, les lésions traumatiques ou spontanées de l'urèthre, de la vessie, des uretères et des reins, tout ce qui modifie la nutrition et le fonctionnement normal de ces organes, fournissent les

3. — Il est rare que la néphrite suppurée soit produite par propagation de foyers purulents de voisinage, à la suite

---

conditions voulues pour la mise en état de réceptivité » (Guyon).

D'après la communication du chirurgien de l'hôpital Necker, on voit dans quelle voie il faut s'engager pour connaître le mode d'infection des voies urinaires et par suite du rein. Les agents, causes d'infection générale et de suppuration rénale, sont connus. Il s'agit de déterminer comment ils agissent, de quelle façon ils pénètrent dans le filtre rénal. Énumérer sèchement les causes des pyonéphroses et des abcès des reins sans les grouper, sans avoir recours à l'étiologie et à la pathogénie, ce n'est pas faciliter l'étude de la pathologie. Dans sa communication du mois d'avril 1889 à l'Académie des sciences, le professeur Guyon ne se contente pas de dire seulement que le cathétérisme de l'urèthre peut engendrer des accidents pyémiques graves, mais il explique pourquoi et comment ils surviennent.

Beaucoup de malades, dit-il, se sondent dans les conditions les plus favorables pour permettre l'inoculation. De longues années se passent sans accident apparent, l'inoculation restant localisée à la vessie. Chez d'autres l'infection rapide de l'appareil urinaire tout entier est la conséquence prochaine, parfois immédiate, d'un cathétérisme pratiqué sans précautions antiseptiques. La « rétention d'urine incomplète avec distension » fournit les conditions de réceptivité les plus convenables à l'infection. En effet les malades affectés de cette forme de rétention prennent les caractères d'un état dû à des troubles complexes symbolisés sous la dénomination de « cachexie urinaire ». Sous cette forme non septique la fièvre manque, les micro-organismes aussi, le malade n'étant pas infecté. Qu'on pratique sur ce malade des cathétérismes sans les précautions antiseptiques rigoureuses, l'infection survient et s'étend rapidement à tout l'appareil urinaire. Tout en effet favorise la pullulation des micro-organismes introduits avec la sonde : la stase de l'urine avec dilatation s'étendant du glomérule au col de la vessie, les troubles de la nutrition locale dus à l'artério-sclérose et au ralentissement de la circulation, l'état de congestion permanent de tout l'appareil urinaire, les troubles généraux dus à la perturbation des actes digestifs ; « tout est prêt, en effet, pour la multiplication de l'agent infectieux, tout assure sa propagation aux uretères et aux reins ».

Au contraire dans la rétention aiguë complète l'infection s'établit moins facilement. D'abord la nécessité dans laquelle on se trouve d'évacuer l'urine de la vessie, fait qu'on évite par cela même la stagnation

de phlegmons *périnéphritiques*, de phlegmons du *foie*, de la *rate*, du *psoas*, de carie des *vertèbres lombaires*.

---

de celle-ci, facteur considérable dans l'infection. Mais néanmoins il y a des variétés. Un rétréci diffère d'un prostatique ; chez le premier, à moins de traumatisme, de lésions surajoutées, les micro-organismes restent localisés dans la vessie. Localisée, n'est pas durable ; la stase urinaire cesse bientôt. Les symptômes morbides, s'il y en a eu, disparaissent par le seul fait du rétablissement de la miction. Chez le prostatique « l'inoculation de la vessie persiste et s'étend plus tard aux uretères et aux reins ».

L'expérimentation est en accord avec les faits cliniques. Si on introduit dans la vessie d'un lapin ou d'un cobaye les cultures pures de microbes pathogènes, on constate 24 heures après l'absence de micro-organismes. Ils ne se retrouvent que si on a employé des doses massives de microbes très virulents, à doses répétées, et encore n'existent-ils que dans la vessie. Si on détermine chez le lapin des rétentions simples par ligature de la verge sans inoculation de microbes, on observe de la congestion dans tout l'appareil urinaire ; on ne trouve aucun micro-organisme dans les organes altérés. Si on injecte des microbes pyogènes en même temps qu'on pratique la ligature de la verge, la cystite survient si la ligature reste en place pendant 24 heures. Les microbes se retrouvent dans l'urine des bassinets.

La réceptivité de l'appareil est en raison même du degré et de la durée de la rétention. Les lésions qu'elle détermine favorisent l'action des agents pathogènes ; elles rendent plus durables et plus graves les effets de l'infection.

De tous ces faits le professeur Guyon a conclu que l'infection reconnaît le plus ordinairement pour cause l'inoculation directe de la vessie ; que dans les rétentions lentes abandonnées à elles-mêmes l'évolution est aseptique, que l'infection est fatale à la suite d'une intervention septique. Il ajoute que chez ces malades à réaction si sensible, de même que dans l'état normal, l'urèthre ne livre pas passage aux germes, qu'ils ne pénètrent dans la vessie que s'ils y sont directement introduits. Chez deux lapins il a créé une rétention d'urine en sectionnant la moelle. L'un de ces animaux reçut dans la vessie une injection de culture du *bacterium pyogenes* ; l'autre ne fut point injecté. Tous deux moururent après 40 et 48 heures avec la vessie énormément distendue. Celui qui avait reçu l'injection microbienne avait de la cystite œdémateuse, les urines de l'autre étaient aseptiques.

4. — Il est aussi rare d'observer des suppurations du rein d'origine *traumatique*. Les plaies de ce genre ont été produi-

---

Par les expériences du professeur Guyon on comprend la pathogénie des infections rénales par voie ascendante, on voit qu'il ne s'agit pas seulement d'apporter des micro-organismes dans un organe déterminé pour l'infecter, qu'il y a des conditions pathogéniques à rechercher, qu'il faut tenir compte de la virulence des microbes, de leur quantité, de l'état dans lequel se trouve l'appareil au moment de l'infection. Il en est de même pour les suppurations rénales par voie descendante ou sanguine. Les abcès miliaires, les abcès métastatiques du rein, les suppurations rénales consécutives aux endocardites infectieuses réclament pour se produire soit une virulence spéciale des micro-organismes jetés dans le torrent circulatoire, soit un état spécial d'altération rénale. Car le streptocoque par exemple peut aussi bien déterminer une néphrite diffuse aiguë qu'une néphrite suppurée et il est rationnel de penser qu'il y a des conditions qui déterminent son évolution dans un sens ou dans un autre.

Les micro-organismes que l'on trouve le plus souvent sont des staphylocoques, le streptocoque, dans les infections générales déterminées par la voie sanguine. Ils se développent peut être à titre d'infections secondaires compliquant l'infection initiale, fièvre typhoïde, pneumonie, les micro-organismes pathogènes tels que le bacille d'Eberth ou le pneumocoque Talamon-Frænkel n'ayant pas été signalés dans les abcès rénaux des néphrites qu'ils déterminent au cours de l'infection générale. Ils ont leur point de départ dans les différentes suppurations locales qui surviennent dans la maladie générale, furoncle, abcès, ecthyma, plaques de Peyer ulcérées, etc., etc. Les abcès miliaires sont d'autant plus fréquents que ces suppurations locales sont nombreuses. Aussi ne s'étonnera-t-on pas de les voir plus souvent dans la fièvre typhoïde que dans la pneumonie. Pour ce qui concerne les infections par voie ascendante, celles qui surviennent à la suite de la multiplication des microbes dans les voies urinaires inférieures, le *bacterium pyogenes*, comme l'ont prouvé Albarran et Hallé dans leur communication à l'Académie de médecine en 1888, est celui qui prend la plus grande part à la formation des abcès rénaux. C'est en quelque sorte une infection locale. Mais, comme l'a prouvé Albarran dans sa thèse, le *bacterium pyogenes*, soit seul, soit associé à des cocci ou à des bâtonnets non encore bien déterminés, peut envahir la circulation générale et de là se propager au rein du côté opposé.

tes par une chute ou un coup au niveau de la région lombaire, avec écrasement ou rupture du rein. La plupart du temps la mort survient par *hémorrhagie* ou par des lésions d'autres viscères avant que la néphrite ait eu le temps de s'établir. C'est avec raison que Maunoury, confirmant ce qu'avait déjà dit Chambers, fait remarquer que la suppuration des plaies du rein était beaucoup plus rare qu'on ne le croyait généralement, et que, dans les cas authentiques de ce genre, elle avait souvent été produite par des manœuvres d'un médecin (cathétérisme). D'après Quincke et Singer, il semblerait que les abcès du rein évoluent avec une lenteur extraordinaire, et qu'ils ne se manifestent qu'à l'occasion d'une maladie intercurrente qui sert alors de prétexte (typhus, lithiase).

Ces faits ont été démontrés à la suite de compression et de dilatation de l'uretère septique d'un côté, aseptique de l'autre. Le rein du côté aseptique a été infecté par voie descendante, par la voie sanguine. Il offrait un *locus minoris resistentiæ* et cela seul a suffi à déterminer la pullulation des micro-organismes dans son parenchyme.

Le *locus minoris résistentiæ* est donc nécessaire pour provoquer les abcès rénaux. Car expérimentalement l'injection seule du *bactérium pyogenes* dans le sang ne produit pas ces abcès. Il faut, comme dans l'expérience de Max Schuller pour les articulations, contusionner le rein en même temps qu'on pratique l'injection du bacille. En effet d'une part le rein lésé par la voie urinaire d'un côté influence son congénère par la suractivité fonctionnelle qu'il lui impose il crée ainsi chez ce dernier un *locus minoris resistentiæ* analogue à celui que l'on détermine expérimentalement par une contusion ; et en effet d'autre part le rein infecté par l'uretère d'un côté infecte le rein du côté opposé par la voie sanguine en lançant dans la circulation générale les parasites qu'il contenait, reproduisant ainsi ce que fait l'expérience en injectant des micro-organismes dans la voie sanguine. Comme on le voit, il y a non seulement association de micro-organismes dans les infections rénales, il y a aussi association de processus, les reins s'infectant à la fois par les voies ascendante et descendante. (G. C.)

5. — La *tuberculose rénale* peut parfois déterminer la néphrite suppurée.

Enfin il reste un certain nombre de cas qui rentrent dans la série des néphrites suppurées dites *idiopathiques*, et dont nous ne pouvons encore préciser la cause. C'est à cette catégorie qu'appartiennent les abcès qui surviennent chez les *diabétiques*, et que l'on n'a pas craint de rapporter à un refroidissement. Rosenstein cite un de ces prétendus cas *spontanés* dans lequel il fut impossible de découvrir des micro-organismes (comparer Pyélite).

On a prétendu que certains médicaments très actifs, tels que la cantharide, avaient produit des abcès ; mais cette opinion peut être considérée comme non avenue.

Anatomie pathologique. — Lorsque la néphrite *métastatique* est d'origine *pyémique* ou *septique*, ou qu'elle est due à l'*endocardite ulcéreuse*, on rencontre surtout dans les deux reins des foyers emboliques *miliaires*. Là où les foyers arrivent à la surface de l'organe, la capsule est plus adhérente qu'ailleurs. A la vue, l'organe est hypertrophié, trouble ; à la coupe l'aspect est le même. Le rein est tacheté de *gris* ou de *rouge* ; sa circonférence et sa surface de section sont parsemées de petits points atteignant quelquefois la grosseur d'un grain de chénevis ; ces petits points sont *gris-jaune*, et d'après nos observations personnelles presque toujours entourés d'une zône hyperhémiée ou même hémorrhagique. Dans la couche corticale, ces grains sont ronds ou cunéiformes ; dans la couche médullaire ils sont linéaires. Quand ces grains augmentent de volume, on dirait que l'organe est rempli de pustules varioleuses ; nous avons même observé de petites éminences centrales.

Lorsqu'on examine ces grains au microscope, on voit qu'ils résultent d'une infiltration cellulaire au centre de laquelle on aperçoit des colonies plus ou moins grandes de *microcoques* (strepto, staphylococcus). Ces foyers ont leur siège de prédilection autour des corpuscules de *Malpighi* et des *veines*. La méthode de Gram avec ses colorations différentes donne de fort belles préparations. On aperçoit alors les micro-organismes, colorés en bleu-noir, pulluler dans les pelotons glomérulaires, dans les capillaires qui les entourent, dans les artères et veines de petit calibre, et enfin dans les interstices de la couche corticale et de la couche médullaire (1). On a observé en même temps des infarctus obstruant les artères. Les cellules épithéliales qui occupent les régions péricapsulaires et périveineuses envahies par les foyers purulents ne tardent pas à se nécroser, et à grossir l'abcès (2). Lorsqu'il se produit de *véritables abcès* rénaux dits *idiopathiques* consécutifs à un processus pyémique, comme ceux qui engendrent les suppurations hépatiques et pulmonaires, on trouve à la coupe des régions plus ou moins étendues dont les tissus ont complètement disparu et sont remplacés par de larges foyers purulents dont les parois d'abord rugueuses deviennent lisses dans la suite. Les parties du rein qui ont été

---

(1) On les observe aussi au niveau de la voûte sus-pyramidale. Cette constatation a été faite par Albarran; nous avons observé aussi ce fait maintes fois. Dans les vaisseaux sus-pyramidaux d'un certain calibre on constate en effet des embolies microbiennes considérables; une grosse colonie microbienne peut remplir le vaisseau et dans les parois et le tissu voisin on peut voir quelques micro-organismes isolés. « Autour de ces embolies il se forme des abcès » (Albarran) et dans quelques cas la distribution des organismes, infiniment plus abondants dans l'intérieur du vaisseau, montre bien qu'ils ont été apportés par le sang et qu'ils ont colonisé dans l'embolus. C'est ce que Widal a démontré pour le foie dans l'infection par le streptocoque. (G. C.)

(2) La cellule épithéliale peut se nécroser par ischémie. Elle peut aussi prendre part activement au processus, pouvant être envahie par les micro-organismes (Cornil et Babès). (G. C.)

épargnées sont en général très hyperhémiées ; la couche corticale se confond avec la couche médullaire, sans qu'on puisse établir de zône limitante bien nette entre ces deux couches ; enfin on y rencontre des lésions plus ou moins nettes de néphrite diffuse.

Lorsque la fonte des éléments du rein s'étend de plus en plus vers la périphérie, et que les foyers purulents deviennent confluents, on se trouve alors en présence de vastes poches de pus ; on a même vu dans certains cas le rein tout entier être absolument transformé en une cavité purulente. Ewald cite un cas de ce genre dans lequel la suppuration avait envahi toute la moitié droite de l'abdomen en empiétant même sur l'autre moitié. En général ces pyonéphroses sont la conséquence de *pyélonéphrite*.

Lorsque le bassinet a été attaqué avant le rein, ou en même temps, il est souvent fort difficile de dire si le point de départ a été dans le rein, ou si au contraire la néphrite est consécutive à une pyélite qui s'est propagée au rein par les voies urinaires. Enfin quand les suppurations du rein s'étendent encore, elles donnent lieu à des phlegmons *périnéphritiques*, à des fusées purulentes rétro-péritonéales, souvent suivies de fistules dans la région lombaire ou abdominale antérieure ; parfois même le pus perfore les organes voisins et s'étend dans le foie, le côlon, l'intestin grêle, même dans les bronches, et enfin dans le péritoine.

Lorsqu'au contraire la maladie marche vers la guérison, les foyers se vident, et le pus est remplacé par des granulations ou du tissu induré (1). Il n'est pas rare de voir en ré-

(1) Un tissu de sclérose peut succéder à ces foyers purulents et amener leur guérison quand ils ne sont pas de trop grand volume. Le tissu fibreux dans de vieux tubercules anatomiques amène la guérison histologique en enserrant les parties caséeuses et en produisant leur

sulter une *dégénérescence amyloïde*. Contrairement à ce que disent Rosenstein et Ebstein, nous avons observé cette dégénérescence amyloïde *des deux côtés* alors même que la néphrite purulente n'avait été qu'unilatérale.

Pour plus de détails au sujet des phlegmons *périnéphritiques* qui, ainsi que nous l'avons vu, peuvent être l'origine de néphrites suppurées, nous renvoyons au chapitre qui en a été l'objet (1).

Au sujet de l'anatomie pathologique des formes d'ailleurs les plus fréquentes de néphrites purulentes développées par

---

crétification. Du reste cette formation d'un tissu sclérosé n'a pas lieu de nous surprendre. La sclérose peut être associée à la suppuration, se retrouver sur un même rein, les micro-organismes pouvant amener dans cet organe soit du tissu fibreux, soit des abcès ; ces deux processus étant sans doute en rapport avec des degrés de virulence des micro-organismes.

On peut comprendre ainsi comment lorsque des micro-organismes acquièrent une virulence supérieure, lorsqu'ils se trouvent en plus grande quantité, ou qu'une nouvelle espèce de micro-organismes intervient au cours de l'infection, comment, dis-je, la néphrite scléreuse peut se transformer en néphrite suppurée. Les foyers embryonnaires constatés souvent au sein de la sclérose ne « sont que des abcès avortés ; les phagocytes ont détruit les microbes et le tissu embryonnaire peut s'organiser en tissu adulte » (Albarran).

Nous avons constaté un cas qui vient à l'appui de cette manière de voir. Sur un rein atteint de néphrite diffuse siégeaient des abcès miliaires dont quelques-uns avaient tourné à la purulence, dont quelques autres présentaient du tissu embryonnaire avec beaucoup de leucocytes et dont quelques autres enfin étaient devenus complètement fibreux. (G. C.)

(1) Il ne faut pas oublier que le phlegmon périnéphritique peut être, dans certains cas, comme l'a démontré Albarran, l'effet et non la cause de la néphrite suppurée. Quand l'invasion microbienne se fait par la voie lymphatique la propagation à la capsule des micro-organismes contenus dans les espaces lymphatiques du rein est de toute évidence dans les préparations d'Albarran (thèse 1888. Communication à la *Société de biologie*, 1889). (G. C.)

l'intermédiaire des *voies urinaires*, nous renvoyons à ce que nous avons dit au sujet de la *pyélite* et de la *pyélonéphrite* et aussi à la *néphrolithiase*. Dans la plupart des cas, les suppurations sont unilatérales (Voir encore Tuberculose rénale).

Enfin nous laissons aux traités de chirurgie le soin de décrire l'anatomie pathologique des traumatismes du rein en général unilatéraux ; nous nous contenterons de dire que lorsque la mort survient dans les premiers jours on trouve de larges extravasations sanguines dans les uretères, la vessie et surtout dans le rein, dont les tissus sont généralement plus ou moins fendillés et désagrégés.

Lorsque la néphrite a eu le temps de se développer, l'organe est gonflé et hyperhémié, et de plus il est imbibé par un liquide trouble de couleur brune ; le parenchyme contient de nombreux foyers hémorrhagiques, au milieu desquels apparaissent les foyers purulents ; ces derniers occupant surtout la couche corticale. Ces foyers ont une tendance très marquée à la confluence et à l'extension. Dans des cas particulièrement graves, surtout lorsqu'ils sont accompagnés d'infiltration d'urine, l'organe tout entier se mortifie et se transforme en une espèce de bouillie pulpeuse et purulente.

Symptomatologie et diagnostic. — Les abcès métastatiques *miliaires* ne sont guère faciles à diagnostiquer pendant la vie, et cela, parceque leur évolution ne modifie en rien la marche de la maladie principale. Lorsque le médecin a été assez heureux pour faire le diagnostic d'*endocardite infectieuse*, il peut supposer des abcès du côté du rein, et son diagnostic se trouve souvent confirmé ; mais dans tout autre cas ce n'est que d'une façon inattendue que l'on trouve des abcès miliaires à l'autopsie.

Même lorsqu'il s'agit d'abcès plus grands à la suite de pyohémie, tant que ces derniers restent enkystés dans le parenchyme rénal, il est bien difficile de les diagnostiquer, car, comme les abcès de petit volume, ils n'influent nullement sur la marche de la maladie générale.

Enfin les autres formes de néphrites purulentes, à moins que celles-ci ne soient le résultat d'un traumatisme, passeront souvent inaperçues même pour un clinicien exercé, surtout lorsqu'elles seront consécutives à des affections des voies urinaires et à la lithiase rénale. Les symptômes de l'affection initiale masquent le plus souvent ceux de la néphrite. Somme toute, les néphrites purulentes pures sont exceptionnelles et Rosenstein avait bien raison de dire il y a déjà quelque 20 ans « qu'elles sont si rares qu'on ne peut en donner qu'une esquisse bien incomplète ». Mais si le processus lui-même n'est accompagné d'aucun symptôme important, il n'en n'est pas de même de ses *complications*.

Il est bien rare que les abcès dont il est question ici affectent une marche aiguë. Une forte élévation de température, des frissons, des vomissements, des douleurs de reins, des dyspepsies ouvrent la scène. Il arrive cependant que les abcès des reins s'annonçent brusquement par ces symptômes et affectent dans la suite une marche chronique, si bien qu'il n'existe pas de différence entre eux et ceux qui sont chroniques d'emblée ; ces derniers sont presqu'exclusivement *consécutifs*. Tantôt la fièvre fait défaut, ou est peu accusée, marquée seulement par quelques légers frissons (1). Le plus

(1) Rayer, Tapret et Roger ont signalé, dans les néphrites terminées par la production d'abcès multiples dans le rein, des symptômes exceptionnellement graves et en particulier une stupeur très prononcée. « Il est difficile de dire si cette stupeur est en rapport avec la formation des petits abcès ou si elle ne dépend pas plutôt de la gravité de la maladie générale » (Cornil et Brault). (G. C.)

souvent nous avons noté des courbes de température avec de grandes oscillations variant entre 36 et 39°, atteignant dans des cas graves de septicémie 40 et 41°. Dans les cas d'*endocardite ulcéreuse* nous avons observé à plusieurs reprises des ascensions et des descentes brusques de 5 à 6 degrés à quelques heures de distance. Dans la moitié des cas les malades ne se plaignent pas de douleurs de reins. Cependant nous avons vu des patients torturés jour et nuit pendant des semaines et des mois. Mais ce n'est pas ainsi que les choses se passent généralement ; les douleurs s'apaisent ordinairement pendant le repos, et augmentent au moindre mouvement. Elles s'irradient souvent vers l'aine, le testicule, les grandes lèvres, la cuisse du même côté. On prend assez souvent des douleurs *réflexes* pour de vraies douleurs de reins. Nous avons vu une femme crier pendant la palpation du rein sain, et supporter sans grande douleur celle du rein malade. L'examen, surtout lorsqu'il est fait par un médecin brutal ou inexpérimenté, est excessivement douloureux ; nous avons même vu des malades anesthésiés au chloroforme crier pendant plusieurs heures après leur réveil. Quelquefois, pour soulager leur douleur, ils plient la cuisse du côté malade, cette flexion constante évite ainsi toute compression nerveuse. On distinguera cette néphrite d'une coxalgie par l'absence de douleur dans la flexion passive, et au contraire par leur exacerbation dans l'extension du membre inférieur (Roberts). Mais nous engageons à ne pas trop s'appuyer sur ce symptôme.

Les caractères de l'urine sont assez compliqués dans la plupart des cas. Tout d'abord, rappelons que la néphrite diffuse peut provoquer l'albuminurie fébrile ; mais ce sont surtout les catarrhes compliqués des voies urinaires qui s'accompagnent parfois de suppurations. Dans les néphrites suppurées *pures*, il n'y a ni albuminurie, ni beaucoup d'éléments figurés (cylindres, cellules épithéliales du rein).

On a signalé dans quelques observations de l'anurie pendant des jours entiers ; nous n'avons jamais observé rien de semblable, et il ne nous semble pas que l'anurie fasse partie du tableau clinique des néphrites suppurées sans complications, puisque les reins ont encore une certaine partie de leur parenchyme capable de fonctionner. Nous croyons plutôt que l'anurie accompagne certaines complications survenues à la suite de la néphrite, telles que lésions des voies urinaires, destruction d'un rein reconnaissant une autre cause et amenant une suppuration intense de son congénère. Mais par contre rien n'est plus fréquent que l'oligurie et des envies fréquentes d'uriner, même lorsque les voies urinaires sont intactes. Quant à la pyurie et à l'hématurie symptomatiques d'une pyélite consécutive, nous renvoyons au chapitre qui traite de cette dernière. Lorsque l'urine dépose tout d'un coup d'abondants sédiments purulents, cette purulence indique généralement que l'abcès a fait irruption dans le bassinet. En général, les masses de pus sont teintées de sang, parfois même ammoniacales et sanieuses ; elles se modifient alors rapidement. Toutefois, dans un certain nombre de cas, on observe les symptômes d'une cysto-pyélite chronique. La plupart des néphrites suppurées ne sont diagnostiquées qu'au moment où se produisent ces décharges purulentes. Mais il ne faut pas oublier que ces dernières peuvent avoir pour cause un *phlegmon périnéphritique* ou un abcès par congestion qui se seraient frayés un chemin jusqu'aux voies urinaires.

On peut affirmer l'origine rénale du pus, toutes les fois que l'urine contient des lambeaux de parenchyme (Taylor, Wiederhold), de véritables *sequestres* du rein dans lesquels le microscope fait découvrir des glomérules et des canaux urinifères ; mais, malheureusement pour le clinicien, les faits de ce genre sont exceptionnels. Il serait moins rare de trouver dans les urines des *fragments de pyramides* nécrosés (Przewoski).

Il est un troisième symptôme objectif, apparent surtout lorsque la maladie est ancienne et que la suppuration ayant envahi une grande partie du rein a rencontré un obstacle à son écoulement. En effet, lorsque l'on explore la région lombaire au moyen de la *palpation*, on sent une tumeur, rarement assez fluctuante pour que l'on puisse affirmer son contenu ; nous verrons dans la suite (voir hydronéphrose) quels sont les caractères différentiels de cette tumeur. Quelquefois lorsque la fluctuation fait défaut, une ponction exploratrice amène du pus ; encore ne faut-il pas confondre un abcès du rein avec des phlegmons *extra-rénaux*, surtout avec des lésions du péritoine (voir hydronéphrose).

On observe quelquefois des troubles de la *motilité* et de la *sensibilité* dans le membre inférieur du côté correspondant ou même des deux côtés. Mais le nombre de ces *paralysies* et *paraplégies urinaires* est encore beaucoup trop restreint dans la science pour que l'on puisse être fixé sur la pathogénie de ces accidents d'ailleurs étrangers à la néphrite diffuse. On suppose une compression des branches nerveuses correspondantes par le pus (Simon), ou une paralysie réflexe (Stanley, Leroy, Brown-Séquard, Levinson) ; et en se basant sur des expériences physiologiques et cliniques, on a invoqué l'influence considérable qu'exercent les abcès du rein sur l'organisme. Certains faits anatomiques tels que lésions profondes du *nerf sciatique* et de la *moelle épinière* (Leyden, Kussmaul) semblent confirmer cette dernière hypothèse. Rosenstein attribue en grande partie cette paraplégie à l'irradiation du processus suppuratif le long des nerfs, c'est-à-dire à une névrite ascendante ; dans tous les cas bien nets, tous les organes urinaires étaient attaqués ; d'après lui, le mal de Bright n'entraîne jamais ces lésions. Nous ne partageons pas l'avis de Rosenstein.

Nous avons déjà parlé de l'écoulement du pus dans le bassinet, terminaison aussi *fréquente* qu'heureuse. Les voies qu'il peut se frayer sont nombreuses (voir l'anatomie pathologique). Lorsqu'il doit faire issue en arrière et à la partie externe du rein, la région lombaire présente une tumeur rouge et fluctuante ; lorsqu'il s'écoule en grande quantité, l'urine est ammoniacale et on l'y retrouve à l'état de décomposition.

Le pronostic est beaucoup plus grave lorsque le pus perfore le tissu conjonctif *rétro-péritonéal*, et détermine de vastes phlegmons et des abcès par congestion qui viennent s'ouvrir dans les régions inguinale ou périnéale.

Nous avons vu que le pus pouvait fuser dans l'intestin, le foie et les poumons. Dans le premier cas on est mis sur la voie du diagnostic par le mélange des matières fécales avec du *pus*, et dans le dernier, les malades sont pris subitement de dyspnée et expectorent en toussant du pus d'odeur urineuse. Les cas de ce genre ne sont pas fatalement mortels, mais lorsque le pus fait irruption dans la cavité abdominale, il survient rapidement une péritonite mortelle.

La terminaison la plus heureuse est celle dans laquelle le foyer purulent se vide, et fait place à des granulations et à du tissu cicatriciel. Cependant l'épanchement purulent ne se tarit pas toujours, il se fraye des voies nouvelles qui donnent souvent lieu à de nombreuses fistules, et au bout de longs mois le malade succombe à la fièvre hectique, à une cachexie extrême, à l'amylose ou à la phtisie qui viennent compliquer la néphrite.

Lorsque la néphrite a été précédée ou suivie de lésions des

voies urinaires, elle revêt, surtout vers la fin, une forme *typhique*; dans ces cas, le malade subit une forte dépression nerveuse, avec brusques exaspérations intercurrentes, délire, oligurie, frissons, dyspepsies, diarrhées, sécheresse de la bouche; le sujet est abattu, déprimé, le pouls est filiforme, petit à petit il se couvre d'une sueur visqueuse, le coma survient, et le malade meurt. Il nous est encore difficile de dire jusqu'à quel point cette *urosepsie* est en relation avec l'urémie. Lorsque l'urine subit une fermentation ammoniacale, et qu'on ne constate pas de crampes, pas d'hydropisie, pas de changement dans les traits du visage, et que les malades sont secoués par de violents frissons, on a eu raison d'écarter, dans ces cas, l'idée d'urémie (Treitz, v. Jaksch, Sée) puisqu'ici ce sont des substances *alcaloïdes* résultant de la décomposition de l'urine dans les voies urinaires, et non dans les reins, qui sont résorbées. On avait songé à attribuer ces symptômes à de l'*ammoniémie*, mais ils ne concordent guère avec ceux que l'on observe dans l'intoxication ammoniacale expérimentale, laquelle s'accompagne toujours de convulsions (Rosenstein). Nous ne saurions trop insister sur ce fait, que dans ces trois dernières années, nous avons noté ces symptômes alors même que toute décomposition ammoniacale faisait défaut; de plus nous avons vu des convulsions interrompre de temps en temps l'état comateux, et elles semblaient précisément coïncider avec une diminution marquée de l'urine (il est vrai que celle-ci n'est pas toujours facile à mesurer dans ces cas). Ainsi nous avons observé des faits absolument analogues à ceux que nous avons décrits dans l'urémie chronique qui accompagne la *néphrite diffuse* et le *rein contracté*. D'après les travaux de Bouchard sur la variété des poisons urinaires comme agents de l'autointoxication, ces symptômes pouvaient bien être de nature urémique, d'autant plus que dans ces derniers temps Senator et Saundby disent avoir vu des symptômes absolument identiques à ceux que Kussmaul a signalés dans le coma diabétique.

Ces réserves faites, nous croyons avec Rosenstein et Jacksh qu'il faut accorder une grande part à la résorption de l'urine altérée ou des produits purulents ayant subi une fermentation. On a vu des malades qui avaient complètement perdu un rein, et dont l'autre était en pleine suppuration, rester plusieurs jours *anuriques*, sans cependant que des symptômes cérébraux se déclarassent (Willmot).

Quant à la symptomatologie et à la marche particulière aux blessures du rein et aux néphrites traumatiques, nous renvoyons aux traités de chirurgie. En général, le traumatisme est immédiatement suivi d'*hématurie*, parfois même la vessie contient de gros caillots, et ce n'est que quelques jours après l'accident que se déclare la pyurie, qui est le symptôme caractéristique de la suppuration du rein, encore cette pyurie fait-elle souvent défaut. Même dans ces néphrites traumatiques il n'est pas rare d'observer une marche insidieuse, durant des mois entiers (Anger) et pendant lesquels l'urine est constamment sanguinolente et purulente. Dans des cas exceptionnels, on a pu, au moyen du cathétérisme des uretères, préciser la source de l'hémorrhagie.

En ce qui concerne le diagnostic, nous renvoyons encore aux chapitres *pyélonéphrite* et *phlegmon périnéphritique*.

Pronostic. — Le pronostic est naturellement très grave lorsque la néphrite est d'origine pyémique ou septicémique. Comme on ne peut pas prévoir l'issue de la maladie, le pronostic doit toujours être réservé. Nous avons vu dans le chapitre précédent quelles étaient les terminaisons les plus heureuses : nous n'y reviendrons pas. Nous n'avons jamais vu la guérison survenir dans l'espace de quelques jours. Souvent même un traumatisme, lorsqu'il n'a pas présenté de danger immédiat pour la vie, donne lieu à une forme insidieuse de néphrite, qui peut se prolonger pendant des mois, voire même durant une année. Lorsque le malade est pris de fièvre hectique, et que la cachexie s'annonce en même temps que surviennent les symptômes d'urosepsie que nous décrivions tout à l'heure, le pronostic est singulièrement aggravé, alors même qu'une médication anti-urémique aurait un peu amélioré l'état général, et que les diarrhées (Asmuth) se seraient calmées pendant quelque temps.

Traitement. — La thérapeutique est toujours impuissante lorsque les abcès du rein ont une origine pyémique ou septicémique. Lorsque la néphrite résulte de la propagation par les voies urinaires des processus inflammatoires d'une pyélite, d'une cystite ou d'un rétrécissement de l'urèthre, ou bien lorsqu'elle est la conséquence d'un phlegmon périnéphrétique, on arrivera quelquefois à un bon résultat en s'attaquant à la cause première.

En général, les formes *aiguës* exigent du repos et une médication anti-fébrile rationnelle, y compris les applications de glace dont cependant il n'y a pas grand'chose à espérer ; les saignées ont souvent un excellent effet, mais nous ne les conseillons qu'au début de la maladie, et si le malade est d'une robuste constitution.

Lorsqu'au contraire la maladie revêt une marche *chronique*, et que le malade présente des symptômes d'hecticité, outre les bains on ordonnera une nourriture fortifiante ; si les douleurs sont fortes on usera de cataplasmes, de morphine, d'opium (aussi en suppositoires), de chloral, enfin des narcotiques en général que l'on sera quelquefois obligé d'administrer pendant longtemps et à hautes doses. Quant à la valeur du traitement anti-fébrile, nous nous sommes expliqué sur ce point au chapitre de la néphrite aiguë. Le médicament qui nous paraît le plus fidèle est la *quinine ;* mais il va de soi que cette substance n'arrête nullement les processus de suppuration.

S'il s'est formé un *abcès* ou une *poche purulente*, une intervention chirurgicale est indiquée, bien que Maunoury conseille de ne pas opérer trop tôt, surtout lorsque la néphrite est d'origine traumatique. (Comparer le chapitre du rein calculeux).

Note additionnelle. — MM. Achard et Renault ont soutenu tout récemment l'identité du *bacterium pyogenes* des infections urinaires et du *bacterium coli commune*. Par les cultures ces deux microorganismes ne se différenciaient pas ; ils avaient même action sur le rein lorsqu'on faisait des injections dans l'urèthre. Ces résultats sont conformes à ceux qu'a obtenus Krogius, d'Helsingfors, qui les communiquait en même temps. Dans la séance de la *Société de biologie* du 19 décembre 1891, Reblaud avançait qu'il croyait probable l'identité des deux microbes, mais qu'il existait pourtant dans les cultures sur gélatine, ensemencées par piqûre, des différences qui permettaient à un œil exercé le diagnostic immédiat du coli-bacille et de la bactérie pyogène. C'est là une différence de second ordre (Reblaud, Albarran et Hallé) et qui tient peut-être au séjour du microbe dans les voies urinaires. Sa présence est fréquente au niveau du prépuce et à la vulve (Bouchard); en pénétrant dans le canal de l'urèthre il deviendrait virulent. Krogius cependant ne l'a jamais constaté dans la sphère génito-urinaire à l'état normal. — Rodet (*Soc. de biologie*, déc. 1891) conclut également à l'identité du coli-bacille et de la bactérie pyogène. MM. Achard et Hartmann (*Soc. de biologie*, 16 janvier 1892) ont rapporté un cas de fièvre uréthrale due au *bacterium coli commune*.

Albarran pense aussi (*Tumeurs de la vessie*, Paris, 1892) que l'identité est probable et Morelle (Etude bactériologique des cystites, *La cellule*, 1891) identifie la bactérie pyogène avec le *baccillus lactis aerogenes* et le *coccobacillus* de Rovsing.

Ces travaux, et notamment ceux de Rovsing et de Morelle ne nous semblent donc que confirmer le rôle prépondérant de ce baccille (bactérie pyogène) dans les infections urineuses. (G. C.)

www.ingramcontent.com/pod-product-compliance
Ingram Content Group UK Ltd.
Pitfield, Milton Keynes, MK11 3LW, UK
UKHW012142240726
13966UKWH00001B/105